全国高等教育药学类规划教材

中国石油和化学工业优秀教材

# 药物设计学

唐赟 编著

U0392034

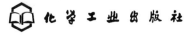

化学工业出版社

·北京·

《药物设计学》全书共四篇：导论篇、基础篇、方法篇、应用篇。其中导论篇（第 1 章）总体介绍药物、药物发现、药物设计等基本概念，以及药物设计的发展历程、主要特性；基础篇（第 2～5 章）主要介绍药物设计学的分子基础、理论基础、信息学基础以及传统药物设计知识；方法篇（第 6～9 章）主要介绍药物靶标识别和预测方法、计算机辅助先导化合物发现方法、计算机辅助先导化合物优化方法、临床前研究中的药代动力学性质与毒性预测方法；应用篇（第 10 章）则为读者选取了几个成功的药物设计实例。本书从基本概念入手，兼顾基础知识、基本技能和应用实例，整体内容深入浅出，写作语言浅显易懂，章节体系与其它同名教材有较大不同，在传统药物设计的基础上，重点突出计算机辅助药物设计。

《药物设计学》可作为全国高等医药院校药学专业及相关专业的本科生、研究生教材，也可供从事新药研究和开发的科研人员参考。

**图书在版编目(CIP)数据**

药物设计学/唐赟编著. —北京：化学工业出版社，2020.1（2024.1重印）

全国高等教育药学类规划教材

ISBN 978-7-122-35993-3

I. ①药… II. ①唐… III. ①药物-设计学-高等学校-教材 IV. ①R918

中国版本图书馆 CIP 数据核字（2020）第 003213 号

---

责任编辑：褚红喜　宋林青　　　　　　　　文字编辑：陈小滔
责任校对：宋　玮　　　　　　　　　　　　装帧设计：关　飞

---

出版发行：化学工业出版社（北京市东城区青年湖南街 13 号　邮政编码 100011）
印　　装：三河市延风印装有限公司
787mm×1092mm　1/16　印张 23½　字数 593 千字　　2024 年 1 月北京第 1 版第 4 次印刷

---

购书咨询：010-64518888　　　　　　　　售后服务：010-64518899
网　　址：http://www.cip.com.cn
凡购买本书，如有缺损质量问题，本社销售中心负责调换。

---

定　　价：68.00 元

# 序

　　新药创制是我国建设创新型国家的重点领域之一，而计算机辅助药物设计也已成为创新药物发现的驱动力和关键核心技术。因此，对药学及相关专业的大学生而言，如果能学习一些计算机辅助药物设计的知识，将会有助于推动我国新药发现和研究能力的提升。特别是在大数据和人工智能技术来临的时代，以计算机辅助为主要手段的药物设计学已发展成为一门新兴交叉学科，急需一本面向大学生的与时俱进的教材，以普及药物设计学相关知识，从而为我国新药创制培养更多掌握药物设计思想的专业人才。

　　国际上计算机辅助药物设计研究的兴起是在20世纪60年代初期。相比之下，我国药物分子设计研究起步较晚，大体始于20世纪70年代后期，我的导师嵇汝运院士是我国药物设计学科的一位奠基人。我于1978年考入中国科学院上海药物研究所，在嵇先生指导下攻读研究生，开始接触这个全新的领域。20世纪80年代，嵇先生在国内学术期刊上发表了多篇科普文章，推动药物设计在国内逐步发展起来。唐赟是1991年考入上海药物研究所跟随嵇先生和我学习药物分子设计的，算是我国较早进入该领域的研究人员之一，至今已近三十个年头，可以说是参与和见证了计算机辅助药物设计在我国发展和壮大的过程。多年在一起工作，我对他非常熟悉。他在学期间，就在比较简陋的条件下做出了一些具有创新性的研究，比如将现在非常热门的人工神经网络方法引入药物设计研究中；率先采用同源模建方法让我们看见了多巴胺受体和阿片受体的三维结构模型，进而研究了相关药物的作用机制，并得到了后续生物实验的证实；他还针对多种药物的类似物进行了3D-QSAR研究，为我国新药发现做出了贡献。最近蒋华良院士牵头为《中国科学：生命科学》撰写综述，系统回顾了我国药物分子设计四十年的发展历程，以向新中国成立七十周年献礼，其中就可以看到唐赟的相关贡献。

　　唐赟1996年从上海药物研究所博士毕业以后，曾到国外留学、工作近八年，2004年回国开展独立研究，先是在复旦大学工作，后到华东理工大学协助蒋华良院士创建药学院。自进入华东理工大学工作以来，他一方面协助建立了从本科专业到一级学科博士点和博士后流动站的完整的药学学科链，另一方面积极进行药物设计学的科学研究和人才培养。十几年来辛勤耕耘终有收获，如今药物设计学已是华东理工大学药学学科的特色方向，他主讲的药物设计学课程是上海市重点课程，药学专业的本科生和研究生都听过他的课，他负责的药学学科在教育部第四轮学科评估中也名列国内B+行列。目前，已培养了十几位博士和四十几位硕士，这些毕业生正在制药企事业单位或高等院校发挥着骨干作用。

　　在长期的教学和科研实践中，他深感一本合适的药物设计学教材对本科生和研究生学习和应用非常重要。因此，多年前他就筹备撰写这样一本适用而有特点的教材，以反映最新的学科概貌，又不至于太过深奥，可以作为药物设计学入门之用。

　　经过多年的努力，尤其是最近一年多时间的集中精力撰写，现在终于完成了书稿，可喜

可贺！由于唐赟一直在药物设计一线从事科研和教学工作，熟悉本学科领域的主要内容和前沿发展方向，因而对本学科具有较好的理解和认识。我阅读了这部书稿，感觉本书内容新颖，语言浅显易懂，从基础到方法到应用都有涉及，不但包括常见的先导化合物发现与优化方法，而且包括新发展的潜在靶标预测、临床前药代动力学性质与毒性预测等方法，比较系统、全面地反映了药物设计学的主要内容。书中案例充分，且许多案例更是他及其研究团队这些年来已发表的研究成果。尤其是有些章节，比如信息学基础、靶标预测、基于结构的先导化合物优化、骨架跃迁、药代动力学性质与毒性预测等，都是他精心撰写的，并提供有大量最新文献，这些内容可以说是首次进入国内同类教材。相信本教材的出版，将丰富药物设计学的学科内涵，让大家从教材中接触到科研文献中的前沿领域，对推动我国药物设计学的人才培养和新药创制事业一定会有重要作用。

当然，药物设计学仍然是一门发展中的学科，尤其是随着大数据和人工智能技术的快速发展，新的药物设计方法和技术也将不断涌现，学科内容将随之不断提升。因此，本教材不可能包罗万象，涵盖药物设计的每一个细节。我将乐意看到，随着学科的不断发展，本教材以后也能得到不断的修订和完善，以满足大家学习和研究的需求。

陈凯先

中国科学院院士
中国科学院上海药物研究所研究员
2019 年 9 月 14 日于上海

# 前言

传统上，科学研究方式大体可分为理论研究和实验研究两类。理论研究就像数学或者理论物理学一样，只需要一张纸、一支笔就可以进行；而实验研究则像化学或者生物学一样，一般需在试管或者瓶瓶罐罐中进行，许多时候实验条件还很苛刻，难以达成。进入 21 世纪以来，随着计算机科学技术的快速发展，高性能计算已进入人们日常生活，以高性能计算为基础的计算机模拟已逐渐发展成为第三类科学研究方式。所谓计算机模拟，是指将需要在试管中进行的化学或生物学实验（其它学科类推），先在计算机虚拟现实的条件下进行仿真预演，以评估将要进行的实验是否会按预期设想进行，并得到预期结果。如符合预期，则可在试管中进一步开展实验，并阐明其微观机制；如不能进行，则分析原因，并进行新的实验设计，以避免实验损耗。因此，计算机模拟得到了越来越广泛的应用，并已全面介入新药研发的各个阶段。2013 年诺贝尔化学奖授予三位计算化学家，这充分证明了计算机模拟已与瓶瓶罐罐中的实验研究同等重要了。现在已进入信息时代，大数据与人工智能无处不在，因此，学习计算机模拟技术，对于解决化学和生命科学中的重大问题，对于新药研发，具有十分重要的意义。

药物分子设计是一种典型的计算机模拟。因为药物分子看不见、摸不着，也不能直接拿人体来做实验，因此如何设计既安全又有效的药物分子，任务十分艰巨。通过计算机模拟，可以充分利用前人已累积的海量实验数据，一方面利用人工智能方法发掘数据间的内在联系，建立具有预测能力的计算模型；另一方面可以模拟药物分子在人体内的行为方式和作用机制，从而将具有不良性质的候选药物分子尽早排除，提高成功机率。本人自 1991 年开始，在中国科学院上海药物研究所跟随陈凯先院士和嵇汝运院士学习计算机辅助药物设计，之后一直从事计算机辅助药物设计相关的科研与教学工作，迄今已有近三十个年头。本人参与和见证了药物设计学在我国的发展和壮大过程，熟悉药物设计学的前沿领域。尤其是从教十六年来，已先后指导了十几位博士生及四十几位硕士生毕业，对药物设计学已有较深刻的理解和认识。

华东理工大学药学院由华东理工大学与中国科学院上海药物研究所合作办学，于 2004 年 9 月成立，本人参与了学院初创和学科建设工作，并从建院伊始就确定药物设计学为我们的特色学科方向。我们 2005 年获批设立药学本科专业，2006 年获得药学一级学科硕士学位授予权和药物化学二级学科博士学位授予权，2009 年获批设立药学一级学科博士后科研流动站，2011 年获得药学一级学科博士学位授予权。我们在最初的药学本科专业课程设置中就将"药物设计学"确定为主干必修课程，并从制药工程专业 2004 级和 2005 级中分别选拔 11 人和 12 人组建了药学班，从 2006 年秋季开始试讲药学专业课程。药物设计学放在药物化学和药理学课程之后，在大三下学期即 2007 年春季开始授课，配套有药物设计实验，至 2019 年已连续为 13 届药学专业学生授课。本课程于 2007 年 3 月获得校精品课程立项建设，2010 年 9 月获得上海市重点课程立项建设，现已成为华东理工大学药学专业的特色课程。十三年来，我们编写了课程

讲义供同学们使用，也选用过几种《药物设计学》教材。但总感觉目前已有的教材尚存在一些不足，难以满足我们的教学需求。一个主要原因就是这些教材都以传统药物设计知识为主，而现代计算机辅助药物设计内容比较陈旧，分量也不够多，这与相关主编几乎都是药物化学家有关，没有直接从事计算机辅助药物设计研究的经历。同时，本人经过十三年的本科教学实践，授课内容也得到不断优化和完善。本人已深刻体会到，要系统学习药物设计学课程，需要学习哪些基础知识，又需要具备什么实践技能，尤其是需要加强基于计算机模拟的药物设计学内容教学，才能适应时代发展的需要。因此，我决心根据自己的讲课心得和体会，编写一本以计算机辅助药物设计为主要内容的本科教材，兼顾传统药物设计知识。目的是让学生熟悉计算机辅助药物设计的基本方法和技能，能自己动手开展简单的药物设计研究。

由于平时忙于教学和科研，前些年还承担有学院管理任务，因此本书写作断断续续，已历时八年之久。由于近年来大数据和人工智能在新药研发中的应用越来越广泛，我感到了时间的紧迫，因此最近一年多来，我的主要任务就是写作本书，直到最近完成了全部书稿的写作。为了与时俱进，我在书稿中增添了大数据和人工智能的相关内容，以满足同学们对新知识学习的渴望。在写作过程中，我也查阅了大量最新原始文献，趁机完成了自己对药物设计学的知识更新。当前，我国新药研发正处在从 Me-Too、Me-Better 药物向原始创新（First-In-Class）药物转变的关键时期，各大制药企事业单位纷纷设立药物设计部门，急需更多能从事计算机辅助药物设计的专门人才，希望本书的出版能部分满足这种需求，药物设计学在人工智能时代必将大放异彩。

本教材的内容特色是：基于大数据和人工智能技术，突出计算化学和化学信息学、计算生物学和生物信息学方法对现代药物发现的指导作用，强调从源头入手、全程参与进行创新药物设计。同时，我们也强调从基本概念入手，首先介绍药物设计所需要的基本知识，然后介绍计算机辅助药物设计的基本方法和技能，最后介绍应用实例。整体内容力求深入浅出，写作语言力求浅显易懂。尤其是其中的信息学基础、靶标预测、先导化合物发现和优化、药代动力学与毒性预测等章节，大量融入了我们自己的科研成果，也是其它同类教材所缺乏的内容。

在本书写作过程中，本人得到了化学工业出版社的大力支持，以及上海市新药设计重点实验室众多老师和研究生的热忱帮助。其中刘桂霞教授参与了第 3 章的初稿写作，李卫华教授参与了第 7 章和第 9 章的初稿写作，程飞雄博士（现为美国 Case Western Reserve University 助理教授）参与了第 4 章和第 6 章的初稿写作；此外，写作过程中我还参阅了沈杰、李瑾、许哲军、初燕燕、胡国平、程飞雄、李晓、张臣、程建昕、李杰、吴曾睿、杨弘宾、蔡迎春等历届同学的博士学位论文相关内容，以及沈喨喨、方菁、邝光林、陈雷、徐聪颖、卞汉平、陈英杰、蔡金亚、孙丽霞、范德方、曹倩倩等同学的硕士学位论文，在此一并表示感谢！特别感谢恩师陈凯先院士从百忙之中抽出时间，阅读本书初稿，提出宝贵意见和建议，并欣然作序，这是对学生的莫大鼓舞和支持！

本书除了可作为药学及相关专业的本科生教材外，也可作为药学及相关专业的研究生教材，还可以供从事药物设计、药物化学、化学生物学、农药设计、生态环境毒理、化学品风险评估等研究的科研人员参考。最后，由于药物设计学发展太快，许多新知识、新概念不断涌现，因此写作难免疏漏；加上时间较紧，书中不足之处在所难免，敬请广大读者朋友批评指正！

唐赟

**2019 年 9 月 10 日于上海华东理工大学**

# 目录

## 绪 论　　　　　　　　　　　　　　　　1

0.1　药物设计学的形成与发展 ·········· 1
0.2　学习药物设计学的意义 ········ 2
0.3　本书内容简介 ············· 3

思考题 ·················· 4
参考文献 ················· 4

## 第一篇　导论篇

## 第1章　药物设计概述　　　　　　　　6

1.1　什么是药物? ··········· 6
　1.1.1　药物的基本概念 ······ 6
　1.1.2　药物的主要属性 ······ 8
　1.1.3　药物的主要来源 ······ 8
　1.1.4　药物发现的历史回顾 ··· 9
1.2　什么是药物设计? ········ 10
　1.2.1　药物设计的基本概念 ··· 10
　1.2.2　药物设计的主要特性 ··· 12
　1.2.3　药物设计的起源 ······ 13
　1.2.4　药物设计的发展历程 ··· 16
1.3　一个经典的药物设计实例 ··· 18

　1.3.1　靶标确定 ········· 18
　1.3.2　先导化合物发现 ······ 19
　1.3.3　靶标结构模型设想 ···· 20
　1.3.4　先导化合物结构优化 ·· 21
　1.3.5　卡托普利诞生的意义 ·· 22
1.4　药物设计所需的知识、技能
　　　和条件 ············· 23
本章小结 ··············· 24
思考题 ················ 25
参考文献 ··············· 25
拓展阅读 ··············· 26

## 第二篇　基础篇

## 第2章　药物设计的分子基础　　　　28

2.1　概述 ············· 28

2.2　药物分子结构特征············ 29

2.2.1 手性 ·········· 30
2.2.2 类药性 ·········· 32
2.2.3 药物分子结构解析 ·········· 33
2.2.4 配体效率 ·········· 35

**2.3 靶标分子结构特征** 36
2.3.1 蛋白质 ·········· 37
2.3.2 糖 ·········· 46
2.3.3 核酸 ·········· 47

**2.4 药物-靶标相互作用原理** ·········· 50
2.4.1 药物作用的分子药理学基础 ········· 50
2.4.2 药物-靶标相互作用模式 ········· 50
2.4.3 药物-靶标相互作用类型 ········· 51

**本章小结** ·········· 52
**思考题** ·········· 52
**参考文献** ·········· 52
**拓展阅读** ·········· 53

# 第3章 药物设计的理论基础 54

**3.1 概述** ·········· 54
**3.2 分子模拟基本知识** ·········· 55
3.2.1 几个常用名称 ·········· 56
3.2.2 分子文件格式 ·········· 57

**3.3 量子力学** ·········· 60
3.3.1 量子力学的起源 ·········· 60
3.3.2 量子力学基本理论 ·········· 62
3.3.3 量子力学计算方法 ·········· 64
3.3.4 量子化学在药物研究中的应用 ······ 66

**3.4 分子力学** ·········· 70
3.4.1 分子力学力场 ·········· 70
3.4.2 常用的分子力场 ·········· 72
3.4.3 分子力学与量子力学比较 ·········· 74

**3.5 分子动力学** ·········· 75
3.5.1 分子动力学基本原理 ·········· 76
3.5.2 常用分子动力学方法 ·········· 76
3.5.3 分子动力学模拟的应用 ·········· 77

**3.6 结合自由能计算** ·········· 80
3.6.1 自由能微扰和热力学积分方法 ······· 81
3.6.2 基于经验方程的结合自由能
计算方法 ·········· 83
3.6.3 基于分子动力学采样的自由能
预测方法 ·········· 85

**本章小结** ·········· 88
**思考题** ·········· 88
**参考文献** ·········· 89
**拓展阅读** ·········· 90

# 第4章 药物设计的信息学基础 91

**4.1 概述** ·········· 91
**4.2 信息学基础知识** ·········· 93
4.2.1 数据库基础 ·········· 93
4.2.2 统计学基础 ·········· 95

**4.3 信息处理的基本方法** ·········· 97
4.3.1 信息处理的一般流程 ·········· 97
4.3.2 学习策略 ·········· 98
4.3.3 统计分析方法 ·········· 99
4.3.4 机器学习方法 ·········· 100
4.3.5 神经网络与深度学习 ·········· 104
4.3.6 模型评价 ·········· 107

4.3.7 模型构建工具 ·········· 109

**4.4 化学信息处理** ·········· 111
4.4.1 化学分子结构表达 ·········· 112
4.4.2 分子结构的数学描述 ·········· 115
4.4.3 分子相似性计算 ·········· 118
4.4.4 预测模型构建 ·········· 119
4.4.5 虚拟化合物库设计 ·········· 121

**4.5 生物信息处理** ·········· 123
4.5.1 序列分析 ·········· 124
4.5.2 蛋白质结构预测 ·········· 125
4.5.3 同源模建 ·········· 127

4.5.4 序列比对和结构预测的在线资源
和工具 ·············· 128
**本章小结** ················ 129

思考题 ····················· 129
参考文献 ··················· 130
拓展阅读 ··················· 131

## 第5章　传统药物设计方法　132

**5.1　概述** ················ 132
**5.2　先导化合物的发现** ········ 133
5.2.1　基于天然产物活性成分发现
先导化合物 ········ 133
5.2.2　基于内源性生物活性物质发现
先导化合物 ········ 134
5.2.3　基于药物的副作用发现先导
化合物 ············ 135
5.2.4　基于药物的代谢作用发现先导
化合物 ············ 136
5.2.5　化合物库筛选发现先导化合物 ··· 136
5.2.6　其它途径 ············ 137
**5.3　先导化合物优化原则** ······ 137
**5.4　生物电子等排原理** ········ 138

5.4.1　"生物电子等排体"的由来 ····· 138
5.4.2　生物电子等排体的类型 ········ 139
5.4.3　生物电子等排原理的应用 ······· 140
**5.5　前药原理** ·············· 142
5.5.1　前药的定义及基本特征 ········ 142
5.5.2　前药设计时需要考虑的问题 ····· 143
5.5.3　前药原理的应用 ········ 144
**5.6　拼合原理** ·············· 146
**5.7　其它先导化合物优化方法** ········ 147
**本章小结** ················ 149
**思考题** ················· 149
**参考文献** ················ 149
**拓展阅读** ················ 150

## 第三篇　方法篇

## 第6章　药物靶标识别与预测　152

**6.1　概述** ················ 152
**6.2　靶标识别与确证** ·········· 153
**6.3　网络药理学与靶标预测** ······ 154
**6.4　基于结构的靶标预测** ······· 157
6.4.1　反向分子对接 ········ 158
6.4.2　反向药效团匹配 ······· 159
**6.5　基于配体的靶标预测** ······· 160
6.5.1　相似性搜索 ·········· 160
6.5.2　机器学习 ·········· 162
**6.6　基于网络的靶标预测** ······· 164
6.6.1　基于网络推理方法 ······· 164

6.6.2　药物子结构驱动的网络推理算法 ··· 168
6.6.3　基于随机游走方法 ······· 170
6.6.4　基于基因表达谱方法 ········ 171
**6.7　靶标预测方法的应用** ········ 172
6.7.1　药物重定位 ········· 173
6.7.2　活性化合物的潜在靶标预测 ····· 177
**6.8　靶标预测的在线资源和工具** ····· 180
**本章小结** ················ 182
**思考题** ················· 183
**参考文献** ················ 183
**拓展阅读** ················ 186

# 第7章　计算机辅助先导化合物发现

187

7.1　合理药物设计概述 ⋯⋯⋯⋯⋯ 187

7.2　分子对接 ⋯⋯⋯⋯⋯⋯⋯ 189

　7.2.1　分子对接基本概念 ⋯⋯⋯⋯ 189

　7.2.2　分子对接的一般流程 ⋯⋯⋯ 190

　7.2.3　配体构象搜索方法 ⋯⋯⋯⋯ 191

　7.2.4　受体柔性处理方法 ⋯⋯⋯⋯ 193

　7.2.5　打分函数 ⋯⋯⋯⋯⋯⋯ 194

　7.2.6　分子对接工具 ⋯⋯⋯⋯⋯ 197

　7.2.7　分子对接的应用 ⋯⋯⋯⋯ 198

7.3　药效团模建 ⋯⋯⋯⋯⋯⋯ 199

　7.3.1　药效团基本概念 ⋯⋯⋯⋯ 199

　7.3.2　药效团特征 ⋯⋯⋯⋯⋯ 199

　7.3.3　药效团模型的构建 ⋯⋯⋯⋯ 201

　7.3.4　药效团模型的应用 ⋯⋯⋯⋯ 202

7.4　虚拟筛选 ⋯⋯⋯⋯⋯⋯⋯ 203

　7.4.1　虚拟筛选概念 ⋯⋯⋯⋯⋯ 203

　7.4.2　基于结构的虚拟筛选 ⋯⋯⋯ 204

　7.4.3　基于配体的虚拟筛选 ⋯⋯⋯ 206

　7.4.4　虚拟筛选的应用 ⋯⋯⋯⋯ 210

7.5　全新药物设计 ⋯⋯⋯⋯⋯ 211

　7.5.1　全新设计的基本概念 ⋯⋯⋯ 211

　7.5.2　全新设计的一般流程 ⋯⋯⋯ 212

　7.5.3　全新药物设计的应用 ⋯⋯⋯ 216

7.6　应用实例 ⋯⋯⋯⋯⋯⋯⋯ 217

　7.6.1　研究背景 ⋯⋯⋯⋯⋯⋯ 217

　7.6.2　基于结构虚拟筛选发现 ERβ
　　　　选择性配体 ⋯⋯⋯⋯⋯ 218

　7.6.3　基于活性化合物的相似性搜索 ⋯ 221

　7.6.4　ER 配体药效团模型构建 ⋯⋯ 222

　7.6.5　采用组合虚拟筛选策略发现新型
　　　　选择性 ERβ 配体 ⋯⋯⋯ 223

　7.6.6　研究小结 ⋯⋯⋯⋯⋯⋯ 227

本章小结 ⋯⋯⋯⋯⋯⋯⋯⋯⋯ 227

思考题 ⋯⋯⋯⋯⋯⋯⋯⋯⋯⋯ 228

参考文献 ⋯⋯⋯⋯⋯⋯⋯⋯⋯ 228

拓展阅读 ⋯⋯⋯⋯⋯⋯⋯⋯⋯ 230

# 第8章　计算机辅助先导化合物优化

231

8.1　概述 ⋯⋯⋯⋯⋯⋯⋯⋯ 231

8.2　经典 QSAR 方法 ⋯⋯⋯⋯ 232

　8.2.1　QSAR 基本概念 ⋯⋯⋯⋯ 232

　8.2.2　QSAR 发展简史 ⋯⋯⋯⋯ 233

　8.2.3　QSAR 的三个支柱 ⋯⋯⋯ 235

　8.2.4　QSAR 模型构建步骤 ⋯⋯⋯ 239

　8.2.5　QSAR 建模的注意事项 ⋯⋯ 240

　8.2.6　QSAR 应用 ⋯⋯⋯⋯⋯ 241

　8.2.7　相关软件和网络资源 ⋯⋯⋯ 242

8.3　3D-QSAR 方法 ⋯⋯⋯⋯⋯ 242

　8.3.1　CoMFA 方法 ⋯⋯⋯⋯⋯ 243

　8.3.2　CoMSIA 方法 ⋯⋯⋯⋯⋯ 244

　8.3.3　基于靶标结构的 3D-QSAR 方法 ⋯ 245

　8.3.4　3D-QSAR 应用实例 ⋯⋯⋯ 245

8.4　基于结构的先导化合物优化 ⋯⋯ 252

　8.4.1　分子模拟技术的应用 ⋯⋯⋯ 252

　8.4.2　基团变换策略 ⋯⋯⋯⋯⋯ 253

　8.4.3　合环开环策略 ⋯⋯⋯⋯⋯ 255

　8.4.4　邻位修饰策略 ⋯⋯⋯⋯⋯ 257

　8.4.5　肽键变换策略 ⋯⋯⋯⋯⋯ 258

8.5　骨架跃迁 ⋯⋯⋯⋯⋯⋯⋯ 259

　8.5.1　骨架的定义 ⋯⋯⋯⋯⋯ 259

　8.5.2　骨架跃迁的起源和发展 ⋯⋯ 259

　8.5.3　骨架相似性的量度 ⋯⋯⋯⋯ 261

　8.5.4　骨架跃迁的方法分类 ⋯⋯⋯ 261

　8.5.5　骨架跃迁的应用 ⋯⋯⋯⋯ 266

8.6　基于性质的先导化合物优化 …… 266

8.6.1　分子骨架库构建 ……… 266

8.6.2　骨架指纹的定义 ……… 268

8.6.3　骨架跃迁的程序实现 …… 269

8.6.4　ADMET 性质优化案例 … 271

本章小结 ……………………… 273

思考题 ………………………… 274

参考文献 ……………………… 274

拓展阅读 ……………………… 276

# 第9章　药代动力学性质与毒性预测 `277`

9.1　概述 ……………………… 277

9.2　药物的体内过程 ………… 278

9.3　ADMET 预测的一般流程 …… 280

9.4　药物理化性质预测 ……… 281

9.4.1　脂溶性 ……………… 282

9.4.2　水溶性 ……………… 283

9.4.3　pK_a 值 ……………… 285

9.5　药代动力学性质预测 …… 287

9.5.1　吸收 ………………… 287

9.5.2　分布 ………………… 291

9.5.3　代谢 ………………… 298

9.6　药物毒性预测 …………… 306

9.6.1　药物毒理学简介 …… 306

9.6.2　计算毒理学的出现和发展 … 307

9.6.3　毒性预测模型 ……… 308

9.6.4　警示子结构识别 …… 314

9.7　相关软件和网络资源 …… 317

本章小结 ……………………… 320

思考题 ………………………… 320

参考文献 ……………………… 320

拓展阅读 ……………………… 325

# 第四篇　应用篇

# 第10章　药物设计应用实例 `328`

10.1　概述 …………………… 328

10.1.1　基于配体药物设计的成功实例 … 329

10.1.2　基于结构药物设计的成功实例 … 330

10.2　靶向神经氨酸酶的抗流感
病毒药物设计 …………… 332

10.2.1　酶抑制剂设计概述 … 332

10.2.2　流感与神经氨酸酶 … 332

10.2.3　扎那米韦的设计 …… 334

10.2.4　奥司他韦的设计 …… 335

10.2.5　案例启示 …………… 336

10.3　靶向 μ 阿片受体的新型镇痛
药物设计 ………………… 337

10.3.1　GPCR 配体设计 …… 337

10.3.2　镇痛药与阿片受体 … 338

10.3.3　新型镇痛药的设计过程 … 339

10.3.4　案例启示 …………… 341

10.4　靶向 MDM2-p53 相互作用界面的
抗肿瘤药物设计 ………… 341

10.4.1　蛋白-蛋白相互作用 … 341

10.4.2　肿瘤与 MDM2-p53 相互作用 … 342

10.4.3　MDM2 抑制剂的发现历程 … 344

10.4.4 案例启示 ┈┈┈┈┈┈┈┈┈┈┈┈ 346

**10.5 靶向雄激素受体-DNA 相互作用界面的抗肿瘤药物设计** ┈┈┈┈┈ 346

10.5.1 蛋白质-DNA 相互作用 ┈┈┈┈┈ 346

10.5.2 雄激素受体与前列腺癌 ┈┈┈┈┈ 346

10.5.3 虚拟筛选获得苗头化合物 ┈┈┈┈ 347

10.5.4 CADD 辅助先导化合物优化 ┈┈┈ 348

10.5.5 案例启示 ┈┈┈┈┈┈┈┈┈┈┈┈ 348

**本章小结** ┈┈┈┈┈┈┈┈┈┈┈┈┈┈┈┈ 349

**思考题** ┈┈┈┈┈┈┈┈┈┈┈┈┈┈┈┈┈┈ 349

**参考文献** ┈┈┈┈┈┈┈┈┈┈┈┈┈┈┈┈ 349

**拓展阅读** ┈┈┈┈┈┈┈┈┈┈┈┈┈┈┈┈ 351

**中文索引** / 352

**英文索引** / 357

# 绪 论

学习要点

◎ 了解药物设计学出现的背景；
◎ 了解药物设计学的学科内涵；
◎ 了解学习药物设计学的必要性；
◎ 本书内容简介。

## 0.1 药物设计学的形成与发展

在人类同疾病的长期斗争中，药物发挥着越来越重要的作用。但新药研发是一个十分艰难的旅程，需要耗费大量的人力、物力和财力，必须综合运用各种最新科学技术。近三十年来，计算机技术得到了快速发展，尤其是无线互联网的出现和发展，使得计算机全面介入了人们生活中的衣食住行。如今一部智能手机就是一台计算机，且其计算能力都远超三十年前的超级计算机。在大数据和人工智能来临的时代，计算机正在各方面大显神通。

毫无疑问，计算机在新药研发中同样具有不可替代的作用。借助于计算机在数据分析处理、模型构建预测、分子图形模拟等方面的能力，计算机已全面介入新药研发的各个阶段。从疾病基因组分析到靶标识别和确证，从先导化合物发现和优化到临床前研究，计算机的介入都使得新药研发的时间大为缩短，成本大为降低，而成功率却大为提高。

在这样的背景下，出现了药物设计学（Drug Design）这样一门新兴交叉学科。简单说来，药物设计学就是以计算机为工具，综合应用各种计算方法和信息处理技术，来辅助新型药物分子发现和设计的学科，通俗点说就是计算机辅助药物设计（Computer-Aided Drug Design，CADD），也有人称之为计算药物化学（*In Silico* Medicinal Chemistry，或 Computational Medicinal Chemistry）[1]。本学科突出计算化学和化学信息学、计算生物学和生物信息学对创新药物发现的指导作用，强调从源头入手进行创新药物设计，包括从小分子化合物

入手和从基因入手开展研究。

　　药物设计学原本是药物化学的一部分（即计算药物化学），是药物化学家在长期药物合成实践中设计药物分子的经验总结，后来陆续加入了化学、生物学、药学、计算机科学等相关学科内容，从而形成了今天相对独立的、多学科交叉的新兴学科。中国科学院上海药物研究所是国内最早开展药物设计研究的单位之一，1978 年就开始了相关研究生培养，2004 年率先设立了药物设计学博士点，标志着本学科的正式形成。与此同时，复旦大学药学院于 2001 年率先将"药物设计学"列为药学本科专业必修课程，仇缀百教授主编的面向 21 世纪课程教材《药物设计学》于 1999 年 11 月出版[2]，奠定了本学科的基础。由于出版较早，该教材主要介绍经典药物设计内容，仅提到初步的计算机辅助药物设计知识。之后，山东大学等也相继开设了相关课程，并陆续有几种同名教材出版[3-10]。尤其是仇缀百教授主编的《药物设计学》，在 2008 年 6 月出版了第二版[6]，2015 年 8 月改由叶德泳教授主编出版了第三版[8]，在同类教材中处于领先地位。本人参与了该书第二版和第三版的编写工作，第三版中计算机辅助药物设计的内容已占有三分之一的篇幅。

　　在大数据和人工智能时代，药物设计学至少包括两个方面的内容：分子信息学（Molecular Informatics）和分子模拟（Molecular Modeling）。分子信息学主要是指利用人工智能技术（主要是机器学习方法），对药物设计过程中所涉及的大数据进行分析、处理，以发现其内在联系和规律，从而建立具有预测能力的模型；分子模拟则主要是利用可视化的分子模拟技术，在计算机上针对分子的三维结构进行计算和操作，可以直接看到分子运动及相互作用的细节，并对分子结构进行改造。

　　药物设计学主要为"干的（Dry）"研究，需要与"湿的（Wet）"研究如化学合成和生物测试紧密合作，共同构成新药研发的三驾马车，才能发挥最大效力。因此，在新药研发的企事业单位，药物设计、药物合成和生物测试已是密不可分的三部分。

## 0.2　学习药物设计学的意义

　　第一，作为一门新兴交叉学科，药物设计学的出现具有其历史必然性。计算机辅助药物设计早在 20 世纪 60 年代初期就出现了，后来随着计算机科学技术的发展而得到快速的发展。但开始只是作为药物化学的一部分出现，而且在现在的学科目录中，药学一级学科下的二级学科中还没有药物设计学。但国家自然科学基金委的申请代码中已有"药物设计与药物信息"，并且中国科学院上海药物研究所已在 2004 年设立了"药物设计学"二级学科博士点，这些都可以说明药物设计学已是有别于药物化学的新兴学科。现在药物设计学除了与药物化学有学科交叉，跟药理学等也有学科交叉，比如"网络药理学"可以说是药物设计学的一部分，跟计算化学、计算生物学、化学信息学、生物信息学等也密不可分。因此，为从事新药研发，有必要系统学习药物设计学知识。

　　第二，计算机只是药物设计学的一个研究工具，也可以说是平台或载体。仅仅会使用计算机，会安装软件和点击按钮，就想成为一个好的药物设计专家，是远远不够的。必须系统学习相关知识，并进行大量的专门训练，才能理解预测或分析结果能告诉我们什么；同时，

对这些方法的局限性有一个透彻的了解，才能更好地进行药物设计。当然，现在网络上已经有许多免费工具包（如工作流工具、交互式数据分析工具）和数据库使用，计算技能学习起来还是比较容易的；而要掌握药物设计的精髓，则要困难一些。

第三，药物设计学已是新药研发的核心学科，在各大制药公司或者新药研发机构，发挥着越来越重要的作用，已成为新药研发的"催化剂"（Catalyst），因此有人把"计算机辅助药物设计"的英文缩写CADD，更改成了"Computer-Accelerated Drug Design"，即"计算机加速药物设计"。比如，协助高通量筛选团队设计化合物库，并通过虚拟筛选分析其命中化合物；协助药物化学家对新分子实体登记进入数据库，设计可以优先合成的大量虚拟化合物库；协助结构生物学家实现基于结构的药物设计；协助计算生物学家识别和验证潜在的治疗靶标；等等。因此，即使你在制药企事业单位从事化学合成或者生物测试研究，学习药物设计学也将有助于你与药物设计专家进行沟通、交流。

第四，学习药物设计学，有助于改变思维，即在传统的实验思维模式的基础上，建立计算思维模式。长期以来，人们习惯的科学研究模式是理论研究和实验研究两大类，现在通过学习，他们将会发现，还存在第三种研究模式，即计算研究。实际上，计算研究可以说是理论研究和实验研究之间的桥梁，因为许多实验操作复杂，条件苛刻，或者代价昂贵，为降低失败的风险，可以根据理论原理，将需要开展的实验研究，预先在计算机虚拟条件下进行模拟，从而为实验研究提供指导和预测。新药研发模式即是如此，尤其是现在已进入大数据和人工智能时代，前人已在新药研发方面累积了海量的实验数据，包括失败的经验教训，计算模拟可以充分利用这些已有知识，从而避免重复劳动，以降低成本，节约资源。

很明显，药物设计学是一门真正的交叉学科，需要跨学科团队工作。因此，今天的药物设计专家，越来越多的是来自不同的背景，而不仅仅是化学，还有计算机科学、数学、统计学、物理学等，不同背景的科学家对新药发现都有积极的贡献。

## ▪▪▪ 0.3 本书内容简介 ▪▪▪

总体说来，药物设计是一个先归纳、后演绎的过程：归纳即是指基于大量个体的实验数据，分析其内在联系，发现其内在规律，然后建立具有泛化能力的预测模型；演绎是指应用所建立的具有泛化能力的预测模型，对新的分子个体进行设计和预测，以指导新化合物的合成和优化。实验数据掌握得越多，设计出来的分子成为药物的可能性就越大。

为了实现药物设计的目标，不但需要掌握一些基础知识，如化学小分子和生物大分子的结构、性质及其相互作用，量子力学、分子力学、分子动力学知识，而且需要掌握一些信息处理技能，用于化学信息和生物信息的处理；同时还要掌握一些药物设计的基本方法和技巧，以及具备必要的计算机软硬件设施，等等。因此，药物设计学所涉及的内容较宽广，作为一本入门级别的本科生学习教科书，本书尝试按如下章节进行介绍，以便读者能循序渐进地学习，从而对整个学科有所了解。

本书共包括10章内容，按关联性可分为4个部分：

第1部分为导论篇，即第1章。总体介绍药物、药物发现、药物设计等基本概念，药物

设计的发展历程、主要特性，并介绍一个经典的药物设计实例——卡托普利的发现。

第 2 部分为基础篇，包括第 2 章到第 5 章。第 2 章主要介绍药物设计所需要的分子基础，包括小分子、大分子的结构和性质，以及小分子-大分子相互作用的知识；第 3 章主要介绍药物设计所需要的理论基础，包括分子模拟基本概念、量子力学、分子力学、分子动力学的基本内容，以及结合自由能计算等基础知识；第 4 章主要介绍药物设计所需要的信息学基础，包括信息处理基本方法如统计分析和机器学习方法，化学信息处理和生物学信息处理方法；第 5 章主要介绍传统的药物设计知识，包括传统的先导化合物发现方法和先导化合物优化方法。

第 3 部分为方法篇，包括第 6 章到第 9 章。第 6 章主要介绍靶标识别和预测方法，包括基于结构的靶标预测、基于配体的靶标预测、基于网络的靶标预测等方法；第 7 章主要介绍计算机辅助先导化合物发现方法，包括分子对接和药效团模建两个基本技能，虚拟筛选和全新药物设计两种先导化合物发现的主要途径；第 8 章主要介绍计算机辅助先导化合物优化方法，包括基于配体的 QSAR/3D-QSAR 方法、基于结构的优化方法、骨架跃迁方法、基于性质的优化方法等；第 9 章主要介绍临床前研究中的药代动力学性质与毒性预测方法。

最后部分为应用篇，即第 10 章。为读者选取了几个成功的药物设计研发实例，包括基于酶结构的药物设计、基于受体结构的药物设计、靶向蛋白-蛋白相互作用界面的抑制剂设计、靶向蛋白-核酸相互作用界面的抑制剂设计等。

希望读者通过本书的学习，能够对药物设计学的全貌有所了解，比较系统地掌握药物设计学的基础知识和基本技能，并能够开展药物设计的应用研究。

## 思 考 题

1. 什么是药物设计学？试述药物设计学的大体研究内容。
2. 试述学习药物设计学的意义。
3. 试述本书的主要内容体系。

## 参考文献

[1] Brown N. *In Silico* Medicinal Chemistry：Computational Methods to Support Drug Design. Cambridge，UK：Royal Society of Chemistry，2016.
[2] 仇缀百. 药物设计学. 北京：高等教育出版社，1999.
[3] 俞庆森等. 药物设计. 北京：化学工业出版社，2005.
[4] 姜凤超. 药物设计学. 北京：化学工业出版社，2007.
[5] 徐文方. 药物设计学. 北京：人民卫生出版社，2007.
[6] 仇缀百. 药物设计学. 第 2 版. 北京：高等教育出版社，2008.
[7] 徐文方. 药物设计学. 第 2 版. 北京：人民卫生出版社. 2011.
[8] 叶德泳. 药物设计学. 第 3 版. 北京：高等教育出版社，2015.
[9] 方浩. 药物设计学. 第 3 版. 北京：人民卫生出版社，2016.
[10] 姜凤超. 药物设计学. 北京：中国医药科技出版社，2016.

## 第一篇

# 导 论 篇

# 第1章
# 药物设计概述

## 学习要点

◎ 了解药物的基本概念及基本属性，了解药物发现的简史；

◎ 掌握药物设计的基本概念，了解开展计算机辅助药物设计的必要性；

◎ 了解药物设计的起源及发展历程；

◎ 掌握药物设计的主要特性，了解药物设计与汽车设计、时装设计等的区别与联系；

◎ 从卡托普利的发现过程，了解药物设计的大体内容和一般流程；

◎ 了解从事药物设计所需要的基础知识、基本技能和实验条件。

## 1.1 什么是药物？

### 1.1.1 药物的基本概念

人体是一个复杂的化学和生物反应器。人体中含有大量的生物大分子，比如蛋白质、核酸、糖类、脂肪等；人体中也含有无数的小分子，比如水、维生素、神经递质等。这些分子之间的相互作用，就构成了生命活动。一旦某个环节出现异常，就可能引发疾病。所谓药物，就是一些外来的化学物质，可以用来调节异常的生命活动，使之恢复正常，从而治疗疾病。

提起药物，大家应该都不陌生，或多或少都接触并使用过。药物有各式各样的，比如，口服的药丸、胶囊，注射的针剂，滴注的眼药水，涂抹的药膏，粘贴的膏药，还有中药汤剂，等等（图1-1）。这些药物可以说是人们健康生活的卫士，其主要作用就是消炎、镇痛、治病，药物也可以用于疾病预防和诊断。由于药物的使用，许多几十年前的不治之症现已可治愈，比如肺结核；有些疾病甚至已不再出现，比如天花。这大大延长了人类的寿命。

日常使用的药物，实际上是已制成不同剂型、可以供患者直接使用的药品（Medicine）。药品由主成分和药用辅料等配制而成，主成分即为真正的药物（Drug），一般为有机小分子化

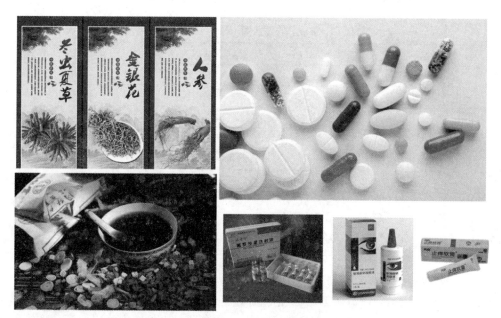

图 1-1　常见的各式各样药物示例

合物，这就是我们药物设计的研究对象，其在药品中的含量并不高（如口服给药一般剂量为
0.25～1000mg）；药用辅料主要为淀粉等，用于改善药物的物理化学性质或药代动力学性质
等，如提高化学稳定性、降低胃肠道刺激、减轻注射疼痛、降低难闻气味和不良味道等。

药物的命名方法有多种（图 1-2）。药物作为一种化合物，其本身按照国际标准命名法
都有一个化学名称，该名称即为药物的化学名。由药物的化学名通常可以得到其化学结构，
但该名称一般既长又拗口，即使专业人员也难以记住，单从名字来看，也根本不知道是治疗
什么疾病的药物。因此化学名不为大众所接受，而采用其它名称来标识药物。上市药物一般
会有一个药品通用名（Generic Name），也称为国际非专有名（International Nonproprietary
Name，INN）。根据药品通用名，大体可以了解药物用于治疗哪一类疾病（表 1-1），如伊马
替尼；厂家在生产和销售药物时，会根据药物的功能、特性等给药物取一个响亮的便于记忆
的注册商标名，也叫商品名（Trade Name），如格列卫（Gleevec）。药品通用名一般是指药
物主要有效成分，与剂型无关；同一个通用名下，可有多个商标名，商标名一般与厂家、剂
型相关。研究阶段的候选药物通常还有一个研究代码，它是研究单位给众多化合物的编号，
如 STI-571[1]。

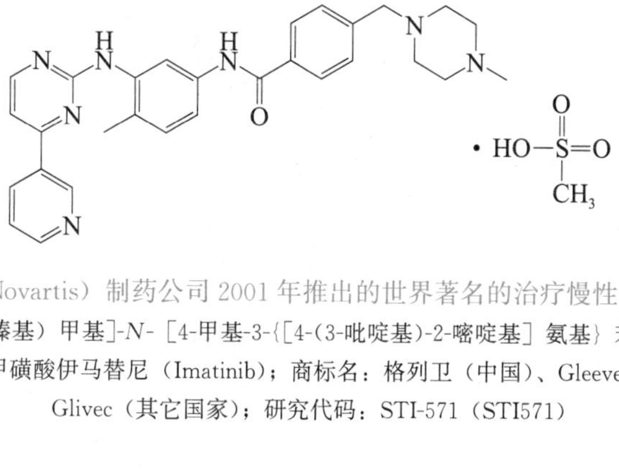

图 1-2　瑞士诺华（Novartis）制药公司 2001 年推出的世界著名的治疗慢性骨髓型白血病药物[1]
化学名：4-［(4-甲基-1-哌嗪基）甲基]-N-［4-甲基-3-｛［4-(3-吡啶基)-2-嘧啶基］氨基｝苯基］苯甲酰胺甲磺酸盐；
通用名：甲磺酸伊马替尼（Imatinib）；商标名：格列卫（中国）、Gleevec（美国）、
Glivec（其它国家）；研究代码：STI-571（STI571）

表 1-1    INN 采用的部分词干及对应的中文译名

| 词干 | 词干译名 | 药物举例 | 药物类型 |
| --- | --- | --- | --- |
| -cillin | 西林 | 盘尼西林(青霉素) | 抗生素 |
| Cef- | 头孢 | 头孢菌素 | 抗生素 |
| -conazole | 康唑 | 咪康唑 | 抗真菌药 |
| -vir | 韦 | 阿昔洛韦 | 抗病毒药 |
| -tinib | 替尼 | 伊马替尼 | 抗肿瘤药 |
| -statin | 他汀 | 洛伐他汀 | 降胆固醇药 |
| -nidazole | 硝唑 | 甲硝唑 | 抗菌药 |
| -caine | 卡因 | 普鲁卡因 | 局部麻醉药 |
| -oxacin | 沙星 | 氧氟沙星 | 合成抗菌药 |

出于安全性考虑，也为了防止药物被滥用，药物通常被分为两大类型：处方药物和非处方药物。处方药物（Prescription Drug）是指那些必须通过由专业医生根据病情需要而开具的书面处方才能在药店购买到的药物，服用时还必须遵循医生的嘱咐，以保证药物的正确使用，从而达到治疗的目的。非处方药物则是指那些不需要医生处方即可在药店直接购买到的药物，一般标识为 OTC（Over the Counter），通常是一些安全性能好的、容易使用的、能治疗一些常见疾病的药物，如治疗头痛、感冒、皮肤过敏或皮炎等简单疾病的药物，如阿司匹林、复方醋酸地塞米松乳膏。患者可通过非处方药物进行自我治疗与保健，而无需去医院。至于哪些药物属于处方药，哪些药物为非处方药，则需由国家药品监管部门定义。

## 1.1.2  药物的主要属性

从以上叙述可以看到，药物属于化学物质，主要是单体化合物（含有机小分子化合物、核苷、多肽、蛋白质等），也有单质（如硫黄），还有混合物（如中药复方、多种单体药物混合使用）。但并不是随便一个化合物都能成为药物，一个化合物要成为药物，至少要具备药物的基本属性。

首先是安全性（Safety），药物要进入人体治病，尽量不要对人体产生有害的毒副作用，安全性永远是第一位的；其次是有效性（Efficacy），即药物对给定的疾病能产生足够的疗效，从而缓解症状、治愈疾病，这是用药的目的。安全性和有效性是药物的两个基本属性。

一个药物还要有合适的半衰期和良好的生物利用度，这样可以制成不同的剂型成品，保证适当的服药周期，如一天两次、一天一次，及其它给药剂量，以达到治疗目的。

药物的其它属性还包括稳定性、质量可控性，这样便于生产、运输、储存和使用；还有经济属性，能获得经济效益；等等。

## 1.1.3  药物的主要来源

那么，药物是从哪儿来的呢？一般说来，药物主要有两种来源：天然来源和人工来源。其中人工来源又可分为依靠化学手段获得和依靠生物手段获得两种。

自远古以来，天然产物（Natural Product）一直是药物的主要来源，1800 年以前甚至

可以说是唯一来源。其中又以植物为主，此外还有微生物、海洋生物、动物、矿物等来源。例如，镇痛药物吗啡源自鸦片，抗癌药物紫杉醇源自红豆杉，抗生素青霉素源自青霉菌。

随着化学合成技术的发展，利用化学合成手段得到了许多原本自然界不存在的化合物，包括天然产物的衍生物，从而大大扩展了药物的来源。据美国化学文摘社统计，截至目前化合物数目已超过1.4亿[2]，其中大部分是人工合成化合物，因此化学合成已是药物来源的重要手段。

生物来源药物包括两层含义：一方面如多肽、抗体、疫苗等蛋白药物本身就是生物药物；另一方面，近年来，随着发酵等生物技术的迅猛发展，可以采用比化学合成更温和的生物学手段获得小分子化合物，因此生物来源的药物正日益受到重视。

## 1.1.4 药物发现的历史回顾

但是，药物又是如何得来的呢？要回答这个问题，我们首先得简单回顾一下药物发现的历史（图1-3）。

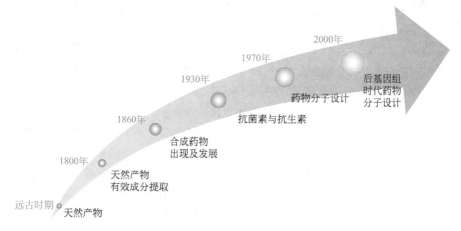

图 1-3　药物发现的主要历史分期

药物最早来自大自然。从远古时期开始，人类在探索自然、改造自然的同时，也在不断地利用自然，利用大自然赋予的天然产物来治疗自身疾病，主要为植物的叶、根、茎、皮等，也有动物的甲壳、脏器和分泌物等，还有少量矿物。在漫长的过程中，人们逐渐积累了丰富的以天然产物来治疗疾病的知识，因此药物是人类长期利用自然的经验结晶。古人已为我们留下了许多典籍，比如古希腊迪奥科里斯（Dioscorides，公元40—90年）编著的《药物学（De Materia Medica）》对约600种植物药进行了阐释[3]，是现代植物术语的重要来源，并提出了提取鸦片作为外科麻醉药的观点，这是欧洲药学史上第一部专著，一直到17世纪都被奉为医药宝典；古代中国有"神农尝百草"的传说；唐朝孙思邈（公元581—682年）被后世尊为"药王"，他编著的《千金要方》首创"复方"概念，对唐代以前的医药学成就进行了系统总结，被誉为我国最早的一部临床医学百科全书；明朝李时珍（公元1518—1593年）编著的《本草纲目》，载有药物1892种，收集医方11096个，是天然药物之集大成者。中草药在中国的使用一直延续至今，形成了众所周知的"中药"，与中医相辅相成。

1803年法国药剂师Derosne从植物中分离出那可丁（Narcotine）；1805年德国药物学

家 Sertürner 首次从鸦片中分离得到吗啡（Morphine）；1817 年从植物马钱子中提取出马钱子碱（Strychnine）；1819 年分离得到番木鳖碱（Brucine）、胡椒碱（Piperine）、咖啡因（Caffenine）；1820 年从金鸡纳属植物中提取出奎宁（Quinine）；等等。这些生物碱（Alkaloids）的分离获得，标志着药物发现进入了一个新阶段，即天然产物有效成分提取时期。但刚开始时并不知道如何阐明这些成分的化学结构，也不清楚如何利用。第一个被确定结构的是毒芹碱（Schiff，1870 年）。1860 年以前，几乎没有纯化的生物碱应用于临床。从 19 世纪中叶开始，随着化学理论特别是有机化学理论的发展，提取的生物碱数目的增加及对生物碱结构的确定，人们开始逐渐采用有机合成方法得到天然化合物，并在合成过程中对化合物结构进行修饰或改造。

随着合成药物即现代西药的出现，制药学与制药工业也开始出现。现代制药工业有两个源头：一个是 19 世纪中叶一些药店由卖药转为对吗啡、奎宁等药物的规模生产，如 Merck 公司起源于 1668 年建立在德国的一家小药店，19 世纪 40 年代开始生产药物；另一个是 19 世纪 80 年代起，一些染料和化学公司建立了研究实验室，并发现了其产品的药用价值，从而开始生产药物，如德国 Bayer 公司。19 世纪末，药物化学和药理学开始作为学科出现，药物化学成为识别和制备合成药物的学科，药理学成为研究药物如何影响病理条件的学科。

1932 年德国病理学家、细菌学家多马克（Domagk）发现了首个磺胺类（Sulfoamides）抗菌药物百浪多息（Prontosil）[4]，从而开创了抗微生物化学疗法的新纪元，多马克也因此获得了 1939 年诺贝尔生理学或医学奖。20 世纪 30 年代也是另一个新纪元时期——抗生素治疗的诞生，第一个抗生素即青霉素（Penicillin G）[4] 于 1942 年投入使用，在第二次世界大战中挽救了成千上万人的生命；1967 年利福平（Rifampicin）的发现是结核病化学疗法历史上最为伟大的成就之一。同一时期也是西方制药工业蓬勃发展、不断取得突破的黄金时代。

20 世纪 60 年代早期定量构效关系（Quantitative Structure-Activity Relationship，QSAR）概念的提出，标志着药物分子设计时代的到来。本时期的特点是：随着计算机的出现和发展，计算机逐步进入药物研究领域，出现了计算机辅助药物设计；药物研究开始进入分子水平，合理药物设计思想出现并取得成功；分子生物学和结构生物学的发展，使得生命科学对药物研究越来越重要。

21 世纪初人类基因组计划（Human Genome Project）的完成，标志着后基因组时代药物设计时期的到来。本时期的特点是：生命科学的迅速发展，使得能采用各种组学技术和化学生物学技术来发现更多的药物作用靶标和药物；大规模、自动化、理性化手段将成为常规的药物发现方法；计算机技术渗透到了药物研发的各个阶段；新方法、新技术还将不断涌现，与大数据和人工智能技术相结合，从而极大地提高药物研发的效率。

## ▦▦ 1.2 什么是药物设计？ ▦▦

### 1.2.1 药物设计的基本概念

从药物发现的历史回顾中可以看到，药物发现是一个耗资巨大、艰辛曲折的过程，并且越来越困难。随着社会经济的快速发展和人们生活水平的显著提高，人们对健康的需求日益

增长。因此，开展创新药物发现研究，为人们提供更好更多的药物，是我们药学工作者义不容辞的任务，也是促进我国国民经济又好又快、持续发展的重要保证。

创新药物研究的核心是先导化合物的发现和优化。先导化合物（Lead Compound，简称 Lead）是指结构新颖、具有成为药物的基本特征、对某一特定疾病具有明确疗效的化合物。对先导化合物的化学结构进行适当修饰，以改善其物理化学性质并提高治疗指数，使其成为候选药物。传统上先导化合物的来源主要有天然产物提取、偶然发现或随机筛选等。

但是这种化学驱动的药物发现方法，缺乏对疾病形成机制的深入理解，因而具有许多不确定性，难以满足现代人们对健康的需求。这是因为：一方面，现代社会中不断有新的疾病出现，比如 20 世纪 80 年代初出现的艾滋病（AIDS），现已成为人们健康的巨大威胁；2003 年出现的严重急性呼吸综合征（SARS），曾给我国人民带来巨大伤痛；2007 年出现的"人感禽流感"；2009 年出现的"猪流感"（后改称甲型 H1N1 流感）；等等。这些新出现的疾病迫切需要人们在短时期内迅速寻找治疗对策，有时间紧迫感。另一方面，对已知的疾病，许多也还没有找到十分对症的药物，比如癌症、糖尿病、阿尔茨海默病等复杂性疾病，目前都还难以根治；即使已有临床使用的药物，也或多或少存在各种缺陷，并且在药物治疗过程中一些由微生物（包括寄生虫、细菌、真菌、病毒等）引起的疾病能逐渐产生耐药性，使得原有药物失效。因此，我们必须化被动为主动，积极采用各种有效手段，掌握疾病发生规律，使药物发现过程理性化、系统化、规律化，以不断研究、设计和发现新型药物分子来满足人们的需求。

同时，生命科学的迅速发展也为新药研究走向理性化、系统化、规律化创造了条件。如 20 世纪中叶随着 DNA 双螺旋结构的发现而出现的分子生物学，70 年代初出现的结构生物学等，使得人们对疾病产生的分子基础有了深入的了解，为药物发现打下了深厚的基础。尤其是 21 世纪初，随着人类基因组计划的完成而出现的蛋白质组学、结构基因组学、系统生物学等新兴学科，正在为新药研究带来一场革命。21 世纪被誉为"生命科学的世纪"，事实上，可以说整个生命科学都是在围绕"医药"两个字而展开。研究生命的奥秘，就是为人类控制疾病、健康长寿服务的。因此，现在新药发现已是生物学驱动的过程，起始于对疾病产生机制的理解，然后确定潜在的药物作用靶标（Target），即对疾病产生具有关键作用的生物大分子，再基于靶标进行先导化合物的发现和优化，最后是临床前研究和临床试验（图 1-4）[5]。

但创新药物研究是一项周期长、投资大、风险高的任务。据统计，一个全新药物从概念到成功上市，平均需要花费 12～15 年时间，耗资则从 2001 年的 8 亿美元激增到 2014 年的

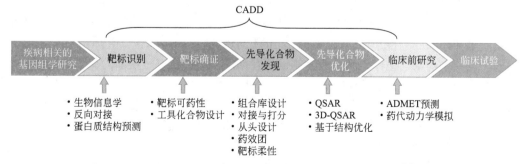

图 1-4　现代药物从概念到上市的研究与开发过程示意图[5]

26 亿美元[6]，至少要合成 1 万个化合物。因此，缩短新药研发周期、减少研发费用、降低研发风险一直是各大制药企业和新药研究机构追求的目标。为了达到目标，各种新兴技术被不断开发出来，包括药物设计技术。

所谓药物设计（Drug Design），是指基于对疾病靶标和/或已知活性化合物的结构、性质及其相互作用等先验知识的理解和归纳总结，发现其中的规律，然后像设计汽车、飞机和时装一样，有目的地设计出专一地作用于特定靶标的药物分子。

## 1.2.2　药物设计的主要特性

所谓设计，是指一种有目标和计划的创作行为、活动，具有创新性，不同于模仿或仿制。设计的理念和流程大体可分为六个阶段：概念（Concept）、探索（Discovery）、定义（Definition）、细化（Refinement）、开发（Development）以及发布（Launch），从事设计的人员称为设计师。因此，药物设计与建筑设计、时装设计、汽车设计、飞机设计等一样，是一种设计活动，也遵循大体相同的设计理念和流程，其差别只是设计的对象不同。

但是，与建筑设计、汽车设计等宏观设计相比，药物设计具有自己的独特性。首先，药物一般是小分子化合物，因此药物设计属于微观的分子设计（Molecular Design），具有分子所特有的两个属性：一是分子体系看不见，摸不着，人们难以用五官去直接感知，只能根据分子表现出来的宏观性质进行间接了解；二是分子中原子等微观粒子的运动遵循量子力学（Quantum Mechanics）原理，具有波粒二象性，测不准关系。其次，与同属于分子设计的材料设计相比，药物设计的产品要进入机体内发挥药效，面对的是生命体，而材料设计一般是与非生命体打交道。

针对药物设计对象"看不见、摸不着"的特性，人们通常以计算机为设计工具，充分利用计算机在图形模拟、数值模拟和互联网络方面的强大功能，因此一般叫做**计算机辅助药物设计**（Computer-Aided Drug Design，CADD）[5,7]。计算机的优越性主要表现在三个方面：首先是图形模拟能力，借助计算机的图形显示功能，可以将看不见、摸不着的分子显示出来，方便观察其几何形状、化学性质及其在分子相互作用中的匹配情况，并对分子进行手动操作，还可以模拟分子的动态变化过程；其次是数值模拟能力，借助计算机的数据处理能力和机器学习算法，可对大量分子体系进行快速、准确计算，如化合物结构优化，定量构效关系（QSAR）分析等；最后是互联网络能力，借助计算机的互联网络功能，可以共享网络上海量的化学、生物学和药学相关信息。

针对药物设计的第二个特性，人们发展了分子力学（Molecular Mechanics）方法来处理复杂分子体系（图 1-5），即将宏观的牛顿力学引入微观体系：将组成分子的原子看成是具有一定质量和体积的刚性小球，而原子之间的化学键则看成是弹簧（具体请参见第 3 章）。因为药物设计中药物与靶标之间一般为非键相互作用，不涉及电子层面的化学键的生成或断裂，因此原子作为最小粒子单位，而不需细分为原子核和电子，这是分子力学的依据。当然分子力学中的常数需要采用量子力学计算获取。分子力学可以用于处理很大很复杂的体系，比如多达几十万个原子的复杂蛋白体系，并且具有较高的准确度，因而成为药物设计中的常规武器。具体请参阅本书第 3 章。

针对第三个特性，设计药物分子时，不仅要考虑药物分子的生物活性，还要考虑其对机体的安全性，以及药物在体内的吸收、分布、代谢、排出情况。用药物治疗时，

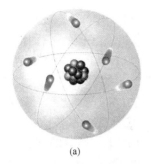 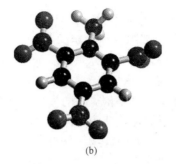 

图 1-5　原子模型（a）和运用分子力学原理表达的分子模型示意图（b）

要考虑的两个重要指标：①剂量，即一次给药的量；②频率，即多长时间给一次药。从药物的体内过程中我们可以发现，药物从给药部位到达作用靶标，中间经过许多关口使药量受损失，实际上在作用部位发生药效的量与总的给药量的比值即为生物利用度（Bioavailability），计算药物的剂量大小时一定要考虑药物的生物利用度和最低有效浓度。药物要有效必须要维持其血液浓度在最低有效浓度之上，但不是浓度越高越好。因为药物为体外异物，当其在体内的量积聚到一定程度时就会对人体产生毒副作用，这就是说药物的血液浓度又必须维持在最低中毒浓度之下，即介于最低有效浓度和最低中毒浓度之间，从理论上说，二者之间的差值越大药物就应越安全。因此为了防止出现毒副作用，将治疗所需药物的总量分成多次给药，而为了维持药效，则需要算出给药的频率，这与药物的作用时间有关，通常用半衰期 $t_{1/2}$ 来表示。因此有关药物治疗的两个重要的药代动力学性质为生物利用度和半衰期。

总之，计算机辅助药物设计（CADD）就是药物发现的"催化剂"（Catalyst），可以降低药物发现的成本，加快药物发现的进程。因此，也有人直接将 CADD 理解为"计算机加速药物设计（Computer-Accelerated Drug Design）"。当然，药物发现时不使用 CADD 也是可以的，只是需要更高的成本、更长的时间而已。

近二十年来，尽管各种高新技术被广泛应用于药物研发，但据美国政府问责局（US Government Accountability Office）的研究指出[8]，到目前为止大部分新技术还只是增加新药研发费用，而对新药发现与开发没有实际贡献。唯有计算机辅助药物设计技术，已转化为生产力，显著促进了新药研发的效率和速度，节约了研发成本。因此，计算机辅助药物设计已成为创新药物研究的核心技术。尤其是近年来，随着大数据和人工智能技术在药物设计中的广泛应用，计算机技术几乎覆盖了从靶标识别与确证、先导化合物发现与优化以及临床前药物研究与开发的全过程（参见图 1-4）[5]。目前，药物设计学已快速发展成为一门多学科交叉的高技术学科。

## 1.2.3　药物设计的起源

药物设计思想的起源，可以追溯到一个世纪以前的德国，当时德国的科学技术水平处于世界最前列。第二次世界大战以后，美国则成为了世界科学技术发展的领头羊。经过对药物设计历史发展的梳理，药物设计思想应该有如下四个源头。

### （1）费舍尔与"锁钥"模式

最先需要提到的是德国化学家、1902 年诺贝尔化学奖获得者埃米尔·费舍尔（Emil Fischer，图 1-6）。大家一定都用过锁和钥匙吧，但有谁关注过钥匙开锁的工作原理呢？费舍尔教授注意到了这一现象，并在研究酶（Enzyme）与底物（Substrate）的专一性结合时，提出了著名的"锁钥"模式（Lock-and-Key Model）（图 1-6）。众所周知，酶是生物催化剂，人体内复杂的生物化学反应，就是依靠酶的催化作用而完成的。酶的种类繁多，一般来说一种酶只能催化一种特定的反应，因此酶的催化具有高度的专一性。费舍尔教授在 1894 年发表的论文中明确提到：酶（锁）对底物（钥匙）的专一性源自其几何形状的互补性[9]。这种"锁钥"模式就是现代"分子对接"和"基于结构药物设计（Structure-Based Drug Design，SBDD）"思想的起源。

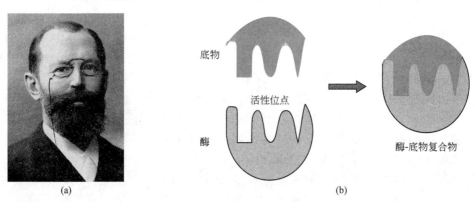

底物

活性位点

酶

酶-底物复合物

(a)             (b)

图 1-6 （a）埃米尔·费舍尔（Emil Fischer，1852—1919），德国化学家，因在糖和嘌呤合成方面的贡献获得 1902 年诺贝尔化学奖；（b）"锁钥"模式示意图

### （2）埃尔利希与"受体"概念

其次需要提及的是德国细菌学家和免疫学家、1908 年诺贝尔生理学或医学奖获得者保罗·埃尔利希（Paul Ehrlich，图 1-7）。1908 年，埃尔利希在研究细胞染色时，发现细胞表面某些地方能被某种染料染色，因此他认为细胞表面一些特定生物组织对染料具有特殊亲和力，从而率先提出了"受体"（Receptor）概念。他进一步地提出了"魔弹（Magic Bullet）"设想[10]：他认为魔弹能专一性作用于引起疾病的细菌，并摧毁之，但对患者其它器

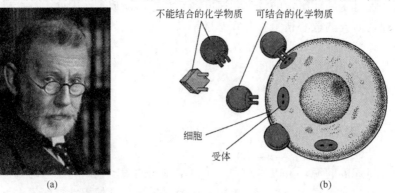

不能结合的化学物质    可结合的化学物质

细胞

受体

(a)             (b)

图 1-7 （a）保罗·埃尔利希（Paul Ehrlich，1854—1915），德国细菌学家和免疫学家，化学疗法的奠基人之一。因免疫学方面的贡献获得 1908 年诺贝尔生理学或医学奖；（b）受体概念示意图

官无害，此即"化学疗法"思想的起源。现在的"靶向药物"概念就是"魔弹"思想的发展。

根据"魔弹"思想，1909 年埃尔利希开发了世界上第一个化疗药物"洒尔佛散（Salvarsan）"，它是治疗梅毒的特效药[11]。洒尔佛散原叫 606，因为其是合成的用于测试的第 6 组中的第 6 个含砷化合物。

### （3）科文·汉什与定量构效关系

提起计算机辅助药物设计，人们最先想到的还是科文·汉什（Corwin Hansch）的定量构效关系（Quantitative Structure-Activity Relationship，QSAR，图 1-8），实际上这是基于配体药物设计（Ligand-Based Drug Design，LBDD）思想的起源。

QSAR 的思想最早可追溯到 1868 年，当时苏格兰物理学家 A. C. Brown 和 T. R. Fraser 提出设想：物质的生理作用是其化学组成和成分的函数，即 $\Phi = f(C)$，可惜他们一直没有找到实例来证实这个设想。直到 1935 年，美国化学家哈米特（L. P. Hammett，1894—1987）通过实验建立了苯甲酸取代基 X 结构与反应性之间的数学关系，即有机化学中著名的哈米特方程［Hammett Equation，图 1-8（b）］[12]，其中 $K$ 为平衡常数，$\rho$ 为反应常数，即斜率；$\sigma$ 为取代基的电性参数，即哈米特常数。

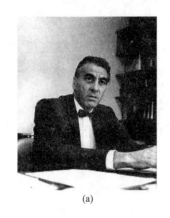

$$\log(K_X / K_H) = \rho\sigma \text{ 或 } \log K_X - \log K_H = \rho\sigma$$

（a）　　　　　　　　　　　　（b）

图 1-8　（a）科文·汉什（Corwin Hansch，1918—2011），美国化学家，计算机辅助药物设计的先驱者；（b）哈米特方程图示

1962 年，Hansch 和 Muir 首次采用分配系数 $\log P$ 和哈米特常数 $\sigma$ 研究了植物生长调节剂结构与生物活性之间的定量关系[13]，式(1-1) 中 $\pi$ 为取代基的疏水参数。

$$\log\frac{1}{C} = 4.08\pi - 2.14\pi^2 + 2.78\sigma + 3.36 \tag{1-1}$$

$$\pi = \log P_X - \log P_H$$

1964 年，Hansch 和 Fujita 系统阐述了定量构效关系方法，即著名的 Hansch 分析法[14]。QSAR 使得基于配体药物设计成为现实。

### （4）艾尔文·昆茨与分子对接

基于费舍尔的"锁钥"模式原理，美国加州大学旧金山校区（UCSF）的艾尔文·昆茨（Irwin Kuntz）教授率先提出了"分子对接（Molecular Docking）"概念（图 1-9），即小分子与大分子发生相互作用的方式，并于 1982 年发表了第一个分子对接软件 DOCK[15]，至今仍被广泛应用。"分子对接"方法使得"基于结构药物设计（Structure-Based Drug Design，

SBDD）"成为现实。

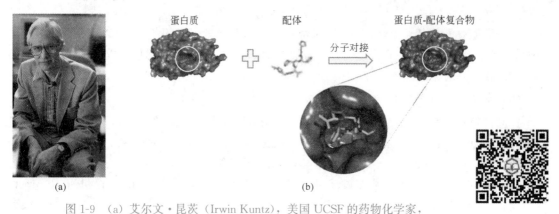

图 1-9 （a）艾尔文·昆茨（Irwin Kuntz），美国 UCSF 的药物化学家，
基于结构药物设计的先驱者；（b）分子对接示意图

## 1.2.4 药物设计的发展历程

计算化学的历史可追溯至 20 世纪初量子力学的诞生（参见本书 3.3.1 节），但计算机辅助药物设计的直接起源，则是 20 世纪 60 年代初期 Hansch 提出的**定量构效关系**（QSAR）[13,14]，至今已走过近六十年的历程。药物设计的发展历程大体可以分为三个阶段：经验药物设计，合理药物设计，系统药物设计。

从 QSAR 提出到 20 世纪 80 年代，由于对疾病靶标结构知识所知甚少，药物发现仍是化学驱动的过程。药物设计的主要用途就是对先导化合物进行定向结构修饰，然后进行 QSAR 分析，即寻找同系物中局部结构变化所引起的生物活性变化规律，以便发现活性更好的衍生物。其中药物化学家的经验对结构优化非常重要，因此叫做**经验药物设计**（Empirical Drug Design）阶段，也是药物化学家习惯的传统药物设计阶段。在这一阶段，先导化合物的发现仍然依赖于偶然发现和随机筛选等途径。

20 世纪 90 年代初期起，由于计算机科学技术的发展和分子图形学的出现，加上结构生物学的兴起，被测定结构的生物大分子数目呈几何级数递增，因而逐渐出现了基于生物大分子三维结构的药物设计方法。基于结构药物设计（SBDD）方法充分考虑靶标口袋的几何形状和化学特性，采用"锁钥"模式设计与口袋形状和性质互补的小分子，将药物的化学和生物学特性有机地结合起来，具有合理性，因而迅速成为药物设计的主流方法，被称为**合理药物设计**（Rational Drug Design），也叫理性药物设计[16,17]。尽管 QSAR 方法也在同期发展到考虑小分子三维结构的 3D-QSAR 阶段，但 SBDD 方法仍然取得了比 QSAR 更为突出的成就。SBDD 不但可用于对单个靶标的先导化合物进行优化，而且可基于多个相似靶标进行先导化合物优化，以显著提高药物对其中一个靶标的选择性，现已成为药物设计的主流方法。但是该方法存在的一个明显缺陷就是将靶标结构视为静止不动，而事实上靶标的结构一直是在运动着的，因此难以考虑靶标结构的柔性是目前 SBDD 方法的一个不足之处，也是该方法尚未取得全面成功的主要原因。这个问题目前随着分子动力学模拟方法在药物设计领域的广泛应用，以及计算机能力的不断提高，正在积极解决之中。SBDD 另一个不足之处是没有考虑药物分子的药代动力学性质和毒性，而这些性质正是药物开发失败的重要原因。

20 世纪 90 年代中期出现的组合化学（Combinatorial Chemistry）和高通量筛选（High-Throughput Screening）大大改变了药物发现的面貌，使传统药物发现中单个化合物合成和测试的模式，进化到了大量化合物同时合成和测试的时代，也使得药物设计从先导化合物优化阶段尝试进入到先导化合物发现阶段。组合化学和高通量筛选曾被人们寄予厚望，但并没有给人们带来预期的**新化学实体**（New Chemical Entity，NCE）数量的显著增加。在这种形势下，化学信息学（Chemoinformatics）的概念被提出[18]，用来泛指一切与化合物结构有关的信息的储存、操作、搜索和管理等，早期的 QSAR 分析也属于化学信息学范畴。基于对组合化学和高通量筛选的反思，出现了计算机虚拟组合化学库设计以及基于分子对接（Molecular Docking）和药效团（Pharmacophore）模型的数据库**虚拟筛选**（Virtual Screening，VS）[19]。目的是在高通量合成和筛选之前在计算机上进行预筛选，以减少实验合成和筛选的化合物数目，从而显著提高了成功率。与此同时，"类药性"（Drug-likeness）概念被提了出来，辉瑞（Pfizer）公司的利平斯基（Lipinski）基于对已知药物的结构和性质分析，于 1997 年率先提出了"五倍律"（Rule-of-Five）经验规则[20]，该规则已被广泛应用于化合物数据库的预筛选。同时也认识到了与药物体内吸收、分布、代谢、排出有关的药代动力学性质和毒性（Absorption，Distribution，Metabolism，Excretion，and Toxicity，ADMET）是药物失败的一个主要原因，因此出现从药物设计一开始即对化合物的 ADMET 性质进行理论预测的现象[21]。目的是希望在分子设计之始，将可能具有不良药代动力学性质和毒性的分子排除在研究之外。

　　20 世纪 90 年代中期开始至 21 世纪初基本完成的人类基因组计划（Human Genome Project，HGP），为我们带来了越来越多的药物作用靶标，也彻底改变了药物设计的面貌，药物发现进入了生物学驱动的时代。目前我们正处在后基因组时代（Post-genomic Era），一个显著特点就是：基因组学（Genomics）、蛋白质组学（Proteomics）、生物信息学（Bioinformatics）等学科的迅猛发展，为我们提供了大量潜在的疾病靶标，而目前已经利用的靶标尚不足其十分之一，绝大部分靶标的生物学功能还不清楚，也没有已知的先导化合物可以利用。现在摆在我们面前的是这样两个大型数据空间：一个是化学空间（Chemical Space），即含有大量小分子化合物；另一个是生物学空间（Biological Space），即含有大量的生物大分子靶标。我们需要做的就是在这两个空间中建立一种映射关系，以便迅速有效地发现新型靶标和新型先导化合物，此即方兴未艾的化学基因组学（Chemogenomics）技术[22]。

　　进入 21 世纪以来，计算机技术已渗透到药物研发的各个阶段[5]，从靶标发现和确证，到先导化合物的发现和优化，再到临床前和临床研究，都可以进行模拟、分析和预测指导；同时，基于分子片段（Fragment）的全新（de novo）药物设计技术已日趋成熟[23,24]，并与 X-Ray、NMR、SPR 等实验技术相结合，导致了更多的高活性化合物的出现；互联网技术的迅速发展，更多的信息资源可以迅速从网络免费获得。所有这一切，使得药物设计进入了一个全新时期。

　　特别是 2010 年以来，由于系统生物学（Systems Biology）的快速发展，出现了网络药理学（Network Pharmacology）[25]、系统药理学（Systems Pharmacology）[26] 等新概念，从而颠覆了人们"一个药物→一个靶标→一种疾病"的线性药物发现模式，代之以"多个药物→多个靶标→多种疾病"的网络药物发现模式。一个药物在体内不仅仅作用于单一靶标，而是很可能作用于多个靶标，从而为解决毒副作用问题打下了基础，也为复杂疾病的精准治疗带来了希望。因而药物设计进入**系统药物设计**（Systems Drug Design）时代，随着大数据和人工智能技术的广泛应用，海量的化学和生物医学数据已是无处不在，药物设计大有作

为的时代也已经来临。

## 1.3 一个经典的药物设计实例

卡托普利（Captopril），第一个血管紧张素转化酶（Angiotensin Converting Enzyme, ACE）抑制剂，用于治疗高血压。该药由美国施贵宝（Squibb）公司开发，于 1981 年 4 月 6 日经美国 FDA 批准上市，商标名为 Capoten，1996 年 2 月在美国专利到期，成为普通药物（Generic Drug）。它通过影响肾素-血管紧张素系统来降压，对于各型高血压均有明显的降压作用，是应用最为广泛的降压药物之一，也是当前公认最安全、最适于老人和有高血压合并心、脑、肾等重要器官并发症患者的药物之一（图 1-10）。

卡托普利是基于结构药物设计的第一个成功实例，其发现过程具有示范作用，在此予以简要介绍[27,28]。

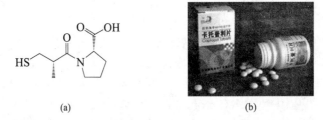

(a)　　　　　　　　　　(b)

图 1-10　（a）卡托普利的结构式；（b）卡托普利药品包装

### 1.3.1 靶标确定

高血压是指人体血压高于正常值，从而危害人体健康的一种疾病。世界卫生组织/国际高血压联盟（WHO/ISH）指南中对高血压的定义为：未服抗高血压药物情况下，收缩压≥140mmHg 和/或舒张压≥90mmHg。高血压已经成为了全球最常见的心脑血管疾病，也是我国心脑血管疾病中发生最多的一种，对人类健康的威胁很大，而且会造成生活质量下降。根据卫生部门的统计资料显示，目前我国高血压患者已超过 1.3 亿，患病率在 10% 左右，并以每年 300 万的速度增加，其中老年人的高血压患病率更是高达 25%～35%。

合理药物设计的第一步是要研究疾病产生的机制并确定合适的药物作用靶标。对高血压疾病产生的机制的研究已有很长一段历史，早在 20 世纪中叶，英国药理学家约翰·范恩（John Vane）就通过系统研究认识到肾素-血管紧张素系统对调节人体血压具有重要作用（图 1-11）[29]。肾素（Renin）是一种水解蛋白酶，当血压较低时，肾脏就分泌肾素到血液中，它直接作用于肝脏所分泌的血管紧张素原（Angiotensinogen，十四肽），使血管紧张素原转变成十肽的血管紧张素（Angiotensin）Ⅰ。血管紧张素Ⅰ在正常血浆浓度下无生理活性，经过肺、肾等脏器时，在血管紧张素转化酶（ACE）的催化作用下，形成血管紧张素Ⅱ（八肽）。血管紧张素Ⅱ可经酶作用，脱去一个天冬氨酸，转化为血管紧张素Ⅲ（七肽）。

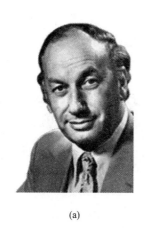
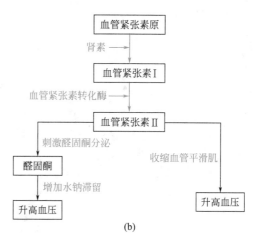

图 1-11　(a) 约翰·范恩（John Vane，1927—2004），英国药理学家，因阐明阿司匹林的作用机制而获得 1982 年诺贝尔生理学或医学奖；(b) 肾素-血管紧张素系统调节人体血压的原理示意图

血管紧张素Ⅱ具有很高的生物活性，有强烈的收缩血管的作用，其加压作用为肾上腺素的 10～40 倍，而且可通过刺激肾上腺皮质球状带，促使醛固酮（Aldosterone）分泌、滞留水钠、刺激交感神经节增加去甲肾上腺素分泌、增加交感神经递质和提高特异性受体的活性等，使血压升高。因此，肾素-血管紧张素系统与高血压的形成密切相关，其中有多个环节可以提供潜在的降压药物作用靶标，如抑制肾素的分泌、抑制肾素的催化活性、抑制 ACE 的催化活性、抑制血管紧张素Ⅱ与受体的结合等。通过比较分析，ACE 首先被确定为降低血压药物的作用靶标。

## 1.3.2　先导化合物发现

　　在确定了靶标以后，大约在 1967 年，美国施贵宝（Squibb）公司决定开发 ACE 抑制剂作为抗高血压药物。这一方面是因为当时心血管疾病在发达国家已比较普遍，因而这方面的药物具有很高的商业吸引力；另一方面是因为英国药理学家范恩作为该公司顾问，极力说服该公司研究人员相信抑制 ACE 在心血管疾病治疗中具有美好的前景[30]。

　　接下来的任务就是寻找能作用于 ACE 的先导化合物。当时已知巴西热带丛林中有一种毒蛇，使香蕉种植园的工人被咬后，因血压急剧下降而死亡。因此研究人员猜测这种毒蛇的毒液中含有能降低血压的成分，正好当时巴西圣保罗大学有两位药理学家获得了这种毒液的样品，试图研究其毒性机制。其中一位就把样品带到了伦敦范恩的实验室，1970 年研究人员证实蛇毒中某种成分能抑制 ACE 产生血管紧张素Ⅱ。范恩马上意识到这个蛇毒的重要性，于是建议施贵宝公司研究蛇毒成分。最终施贵宝公司的 David Cushman 和 Miguel Ondetti 把蛇毒液进行分离、提取和纯化，得到了一种降血压物质，并确定为九肽。这个九肽被命名为替普罗肽（Teprotide）[31]，经范恩实验室证实其有抑制 ACE 产生血管紧张素Ⅱ的活性，并在纽约一家医院注射给高血压患者，显示了降血压的功效（图 1-12）。替普罗肽的发现及降血压功效，也证实了范恩提出的 ACE 为高血压治疗靶标的设想。

　　Cushman 和 Ondetti 同时还合成了几个替普罗肽的类似肽，并发现 C 末端的氨基酸序列为 Phe-Ala-Pro 时，其抑制 ACE 的活性最好。替普罗肽曾被批准进入临床试验，尽管结

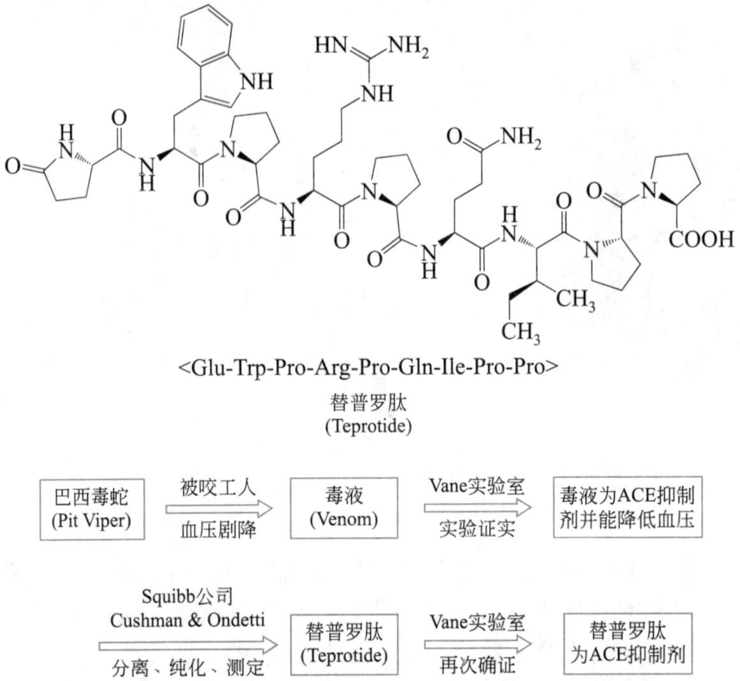

<Glu-Trp-Pro-Arg-Pro-Gln-Ile-Pro-Pro>

替普罗肽
(Teprotide)

图 1-12　替普罗肽结构及其作为 ACE 抑制剂的发现流程

果不错，但不久即被停止试验。因为是多肽，不能被口服吸收，只能被注射使用，将使得产品价格昂贵，因而失去商业价值。因此，小分子 ACE 抑制剂的开发成为了研究方向。

## 1.3.3　靶标结构模型设想

Cushman 和 Ondetti 尝试筛选了施贵宝公司库存的 2000 多种化合物，但并没有得到 ACE 抑制剂，正当他们感到"山重水复疑无路"之际，1974 年 3 月 13 日他们读到了一篇羧肽酶 A 与一个特别强的小分子抑制剂 L-苄基丁二酸结合的文章，从而使得 ACE 抑制剂发现之路"柳暗花明"。

关于羧肽酶 A 的研究要从 1968 年讲起。当时美国哈佛大学的 Lipscomb 教授采用 X 射线测定了羧肽酶 A 的三维结构[32]，这是第一个测定的金属蛋白酶晶体结构；随后他们研究了羧肽酶 A 与不同底物的结合模式。1973 年，美国北卡大学的 Byers 和 Wolfenden 基于羧肽酶 A 的晶体结构，通过模拟底物结构，报道了一个简单的羧肽酶 A 抑制剂 L-苄基丁二酸[33]。这就是上述 Cushman 和 Ondetti 阅读到的文章。

虽然当时 ACE 的结构并不清楚，但已知 ACE 是一种肽酶，负责将底物血管紧张素 I 羧基末端的二肽切除，产生血管紧张素 II，其生物学功能与羧肽酶 A 十分类似。羧肽酶 A 为含锌离子的金属肽酶，负责将底物肽羧基末端的一个氨基酸残基切除，且当时其晶体结构已经被解析出来。研究发现两个酶都能被 EDTA 和其它金属螯合剂抑制生物活性，都能被金属离子 $Mn^{2+}$、$Zn^{2+}$、$Co^{2+}$ 以相似程度重新激活，且都不能切除末端为酰胺或双羧基的氨基酸，因此研究人员假设 ACE 也为含锌离子的金属肽酶，并且推测二者活性位点应该具有相似结构。因此根据羧肽酶 A 的活性位点结构，建立了 ACE 的活性位点结构模型，如图 1-13 所示[30]。在这个假想模型中，活性位点应：含有一个

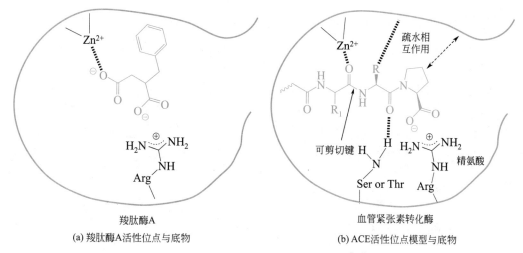

(a) 羧肽酶A活性位点与底物          (b) ACE活性位点模型与底物

图 1-13　酶与底物结合模式设想图示[30]

带有正电荷的残基（羧肽酶 A 中为 Arg 145），以便与底物肽链 C 末端的带负电荷的羧基氧结合；应含有一个锌指结构，以便与次末端（丁二酰）肽键上的羰基结合；应含有一个氢键供体，以便与底物形成氢键。

有了 ACE 活性位点模型以后，接下来就是寻找先导化合物。前述替普罗肽可以作为先导化合物使用，用于发现拟肽小分子类似物。

# 1.3.4　先导化合物结构优化 [34]

为了发现有机小分子抑制剂，以 ACE 抑制活性最好的替普罗肽类似物 C 末端三肽 Phe-Ala-Pro 为起点，合成了一系列带有羧基烷烃酰基的氨基酸化合物。从中发现，当氨基酸残基为 L-Pro 时抑制活性最好，这与替普罗肽的末端正好相符。因此接下来的实验大部分都运用 L-Pro 的衍生物。

根据 L-苄基丁二酸（即苄基琥珀酸）与羧肽酶 A 活性部位的结合特点，推测琥珀酰羧基与活化中心锌离子结合时可能起到关键作用，结构类似于与锌离子结合的二肽产物的琥珀酰氨基酸衍生物极有可能可以特异性抑制 ACE，因此在 Ala-L-Pro 的基础上，得到的琥珀酰-L-Pro，对 ACE 具有特异性抑制作用，但活性很低。

在图 1-13 的设想模型中，羧基烷烃酰基链不仅要与锌指结构结合，而且要作为次末端的氨基酸残基填满 ACE 的活性部位，因此猜想，若羧基烷烃酰基链带有支链，则可能会影响其对酶的抑制活性。据此合成了一系列带有支链的化合物，并对其进行了生物测试，从中发现侧链的 2 号位上加一个甲基，并且为 D 构象时，可以使化合物的抑制活性提高大约 15倍，由此获得 D-2-甲基丁二酰基-L-脯氨酸（SQ13297）。

为了寻找对 ACE 活性部位有更大亲和力的化合物，对羧基烷烃酰基类氨基酸进行了大量的结构修饰。结果表明，用巯基代替羧基时，化合物的抑制活性提高了 1000 倍左右，由此获得了卡托普利这个结构简单但抑制活性高的药物（图 1-14）。

卡托普利于 1977 年开始全面临床试验，1981 年获得美国 FDA 批准上市，开创了一类全新的高血压治疗药物。此后，卡托普利还获准用于心衰和糖尿病、肾病等疾病治疗，为全球数亿患者带来了福音。

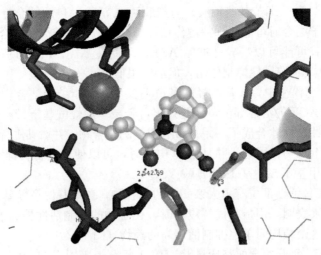

<Glu-Trp-Pro-Arg-Pro-Glu-Ile—N

SQ20881=
替普罗肽

丁二酰基-L-脯氨酸

D-2-甲基丁二酰基-L-脯氨酸
SQ13297

(S)-3-巯基-2-甲基丙酰基-L-脯氨酸
SQ14225
卡托普利

图 1-14　卡托普利的结构优化过程[34]

## 1.3.5　卡托普利诞生的意义

卡托普利的成功开发是一个重大突破，它为药物发现带来了革命性的基于结构药物设计的全新思想。有意思的是，ACE 及其抑制剂的复合物晶体结构直到 2003 年初才被解析出[35,36]（图 1-15），晶体结构显示 ACE 与羧肽酶 A 的三维结构并不一样，但这并没有妨碍卡托普利的成功，因为催化活性位点的设想是对的。随着卡托普利的成功，采用类似的 QSAR 方法，更多的 ACE 抑制剂被相继开发出来，以克服卡托普利的一些缺陷，如默克（Merck）公司的恩纳普利（Enalapril），施贵宝公司的福森普利（Fosinopril）等。

图 1-15　卡托普利与 ACE 复合物晶体结构图示
（PDB 代码：1UZF，与当初设想高度吻合）

# 1.4 药物设计所需的知识、技能和条件

从卡托普利的研究实例可以发现，药物设计的基本流程为：

① 需要弄清楚疾病产生的机制，在此基础上确定药物作用靶标，然后根据靶标结构或者结构模型进行药物设计研究，这是后基因组时代典型的生物学驱动的药物发现过程；

② 确定靶标结构以后，再根据天然配体或底物在靶标口袋的结合模式，发现先导化合物，这是药物设计的第一步；

③ 采用 QSAR 等知识，对先导化合物进行优化，包括结构优化和性质优化；

④ 确定候选药物，进入临床前研究和临床试验。

在这个过程中，计算设计、化学合成和生物测试人员需要密切合作，经过一到多个循环，才能获得最终产物。

从药物设计的基本流程也可看出，从事药物设计研究不但需要具备较好的有机化学、生物化学和物理化学知识，而且需要具备较好的计算机应用和信息处理能力，最好具有一定的计算机编程能力，至少掌握一门脚本语言，比如 Linux Shell 语言、Python 语言，这样就能根据需要，自己去编写脚本程序。当然，较好的药学背景知识也是必不可少的，比如药物化学、药理学、药剂学、药物分析学、毒理学等，可以说，药物设计学是药学专业的核心课程。

同时，要开展药物设计研究，还需要具有一定的计算机软硬件设施。

**（1）常用药物设计硬件**

由于药物设计通常涉及大量的计算和信息处理，因而计算机是必不可少的，目前一般采用高性能计算机集群系统（High-Performance Computing Cluster，HPCC）。这些计算机主要承担计算量巨大的任务如量子化学计算、分子动力学模拟、高通量虚拟筛选等。HPCC 通常含有多个节点，每个节点都可以是独立的计算机，其中一个为主节点，行使服务器的功能，用于用户登录和账户管理，其它的均为计算节点，节点之间通常采用千兆网线（Gbit Cables）和交换机（Hubs）进行连接，以尽量减少线路对数据传输的阻碍。

HPCC 的操作系统通常采用 Linux 系统，如 Red Hat Linux 等。Linux 是 1991 年由芬兰赫尔辛基大学计算机系学生 Linus Torvalds 在 UNIX 系统基础上开发的操作系统，既具有 UNIX 并行、安全、稳定等优点，又能运行在个人电脑上，且是免费开源的。因此，Linux 系统是药物设计中通用的操作系统，研究者除需要较熟练掌握 Linux 基本命令外，还需要熟悉 vi 文本编辑程序。一般 Windows 系统工作电脑可作为终端，利用远程登录工具如 Putty、Xmanager、Hummingbird，可进入 Linux 服务器工作。

同时，药物设计中经常要进行分子图形显示分析，如蛋白质结构显示分析、药物-受体相互作用分析、量子化学计算结果分析等，因此需要计算机具有较好的图形显示功能。为了加强观看分子三维结构的效果，可以配备立体眼镜（Stereoscopic Eyes）。

**（2）常用药物设计软件**

除操作系统外，专门的药物设计软件是必不可少的。按照功能的不同，这些应用软件可

以分为如下类型。

① 量子化学计算，如 Gaussian、Gamess、Jaguar、MOPAC 等；

② 分子力学和分子动力学计算，如 CHARMM、AMBER、GROMOS、GROMACS 等；

③ 分子对接和打分评价，如 DOCK、Autodock、GOLD、Glide、FlexX 等；

④ 药效团模建，如 Catalyst、DISCO、Phase 等；

⑤ 同源模建，如 Modeller、Composer 等；

⑥ 分子图形显示、分析，如 PyMol、DS Visualizer、RasTop 等。

一些商业软件公司将上述功能模块集成，形成了一些药物设计软件包，常见的有：

Schrödinger 公司的 Maestro 软件包（https：//www. schrodinger. com/）；

BIOVIA 公司的 Discovery Studio 软件包（https：//www. 3dsbiovia. com/）；

Chemical Computing Group 的 MOE 软件包（https：//www. chemcomp. com/）；

OpenEye 公司的 OpenEye 软件包（https：//www. eyesopen. com/），其中部分模块对学术用户免费。

近几年来，也有许多免费的药物设计软件包出现，使得开展药物设计的门槛越来越低，比如 TeachOpenCADD（https：//github. com/volkamerlab/TeachOpenCADD）[37]，由德国柏林 Charite 医科大学的 Volkamer 课题组开发，可免费下载使用。美国爱达荷州立大学 Xu 实验室发展的 ezCADD（http：//dxulab. pharmacy. isu. edu/curry/ezCADD/main. html）[38]，则是一个在线的药物设计系统。

**（3）常用网络资源**

随着互联网的迅速发展和大数据时代的到来，网络资源对分子模拟和药物设计的作用日益重要，通过网络，我们可以迅速进行相关文献检索、免费分子模拟软件下载等，尤其是可以迅速获得基因序列、蛋白质序列、序列比较分析、蛋白质三维结构等生物学信息，以及小分子数据库、网络在线检索小分子、小分子性质在线预测等化学信息。

互联网上的有关资源一般都是免费使用的（本书后面许多章节都有相关资源介绍），其中许多免费资源还可以开放获取。大体上可以分为以下几种类型：①数据库，从小分子到大分子，从基因序列到蛋白质结构，网络数据库资源应有尽有；②免费软件，通过网络可以免费下载许多用于分子模拟与设计的程序和软件；③在线服务网站，除免费软件下载外，越来越多的网站提供在线服务功能，即 Web Server，直接在网页上进行相关操作而得到结果；④综合位点和专业 BBS 论坛，可获得许多信息，甚至在线与同行进行交流讨论，获得帮助。

本章小结

本章从基本概念入手，辅以具体案例，为读者给出了药物设计的概貌。

首先介绍了药物和药物设计的基本概念，从药物发现的历史回顾中可以看到，药物设计的出现是历史发展的必然；也介绍了药物设计的发展历程及药物设计的主要特性。其次以抗高血压药物卡托普利的发现为案例，介绍了药物设计的基本流程。最后，在基本概念和案例介绍的基础上，大致介绍了学习药物设计需要具备的基础知识、基本技能和实验条件，而这些正是我们后面各章将要系统学习的。

## 思 考 题

1. 什么是药物？药物有何基本特性？
2. 什么是药物设计？为什么要进行药物设计？
3. 药物设计与时装设计、汽车设计等相比，有何异同点？
4. 了解药物设计思想的几个源头。
5. 了解药物设计的发展流程，药物设计大体经历了哪三个阶段？
6. 通过对卡托普利发现的案例学习，谈谈药物发现和设计的基本思路和流程。

## 参考文献

[1] Roskoski R. STI-571：an anticancer protein-tyrosine kinase inhibitor. Biochem. Biophys. Res. Comm.，2003，309：709-717.

[2] CAS（美国化学文摘社）. http：//cas-china. org/.

[3] De Materia Medica-Wikipedia. https：//en. wikipedia. org/wiki/De_Materia _Medica.

[4] Bentley R. Different roads to discovery：prontosil（hence sulfa drugs）and penicillin（hence β-lactams）. J. Ind. Microbiol. Biotechnol.，2009，36：775-786.

[5] Tang Y，Zhu W，Chen K，et al. New technologies in computer-aided drug design：toward target identification and new chemical entity discovery. Drug Discovery Today：Technologies，2006，3（3）：307-313.

[6] DiMasi J A，Grabowski H G，Hansen R W. Innovation in the pharmaceutical industry：new estimates of R&D costs. Journal of Health Economics，2016，47：20-33.

[7] Jorgensen W L. The many roles of computation in drug discovery. Science，2004，303：1813-1818.

[8] Shekhar C. In silico pharmacology：computer-aided methods could transform drug development. Chem. Biol.，2008，15：413-414.

[9] Fischer E. Einfluss der konfiguration auf die wirkung der enzyme. Ber. Dtsch. Chem. Ges.，1894，27：2985-2993.

[10] Schwartz R S. Paul Ehrlich's magic bullets. N. Engl. J. Med.，2004，350：1079-1080.

[11] Lloyd N C，Morgan H W，Nicholson B K，et al. Salvarsan-the first chemotherapeutic compound. Chemistry in New Zealand，2005，69（1）：24-27.

[12] Hammett L P. The effect of structure upon the reactions of organic compounds. Benzene derivatives. J. Am. Chem. Soc.，1937，59（1）：96-103.

[13] Hansch C，Maloney P P，Fujita T，et al. Correlation of biological activity of phenoxyacetic acids with Hammett substituent constants and partition coefficients. Nature，1962，194：178-180.

[14] Hansch C，Fujita T. $\rho$-$\sigma$-$\pi$ analysis. A method for the correlation of biological activity and chemical structure. J. Am. Chem. Soc.，1964，86（8）：1616-1626.

[15] Kuntz I D，Blaney J M，Oatley S J，et al. A geometric approach to macromolecule-ligand interactions. J. Mol. Biol.，1982，161（2）：269-288.

[16] Gane P J，Dean P M. Recent advances in structure-based rational drug design. Curr. Opin. Struct. Biol.，2000，10：401-404.

[17] 唐赟，陈凯先，嵇汝运. 合理药物设计研究. 药学进展，1994，18（4）：193-198.

[18] Brown F K. Chapter 35. Chemoinformatics：what is it and how does it impact drug discovery. Annual Reports Med. Chem.，1998，33：375-384.

[19] Walters W P，Stahl M T，Murcko M A. Virtual screening：an overview. Drug Disc. Today，1998，3：160-178.

[20] Lipinski C A，Lombardo F，Dominy B W，et al. Experimental and computational approaches to estimate solubility and permeability in drug discovery and development settings. Adv. Drug Del. Rev.，1997，23：3-25.

[21] Van de Waterbeemd H，Gifford E. ADMET in silico modeling：towards prediction paradise? Nat. Rev. Drug Disc.，

2003，2：192-204.

[22]  Bredel M，Jacoby E. Chemogenomics：an emerging strategy for rapid target and drug discovery. Nat. Rev. Genet. ，2004，5：262-275.

[23]  Hajduk P J，Greer J. A decade of fragment-based drug design：strategic advances and lessons learned. Nat. Rev. Drug Disc.，2007，6：211-219.

[24]  Congreve M，Chessari G，Tisi D，et al. Recent developments in fragment-based drug discovery. J. Med. Chem.，2008，51：3661-3680.

[25]  Hopkins A L. Network pharmacology：the next paradigm in drug discovery. Nat. Chem. Biol.，2008，4（11）：682-690.

[26]  Danhof M. Systems pharmacology-towards the modeling of network interactions. Eur. J. Pharmaceut. Sci.，2016，94：4-14.

[27]  Smith C G，Vane J R. The discovery of captopril. FASEB J.，2003，17（8）：788-789.

[28]  Cushman D W，Ondetti M A. History of the design of captopril and related inhibitors of angiotensin converting enzyme. Hypertension，1991，17：589-592.

[29]  Ng K K F，Vane J R. Conversion of angiotensin Ⅰ to angiotensin Ⅱ. Nature，1967，216：762-766.

[30]  Cushman D W，Ondetti M A. Design of angiotensin converting enzyme inhibitors. Nat. Med.，1999，5：1110-1112.

[31]  Ondetti M A，Williams N J，Sabo E F，et al. Angiotensin-converting enzyme inhibitors from the venom of *bothrops jararaca*：isolation，elucidation of structure，and synthesis. Biochemistry，1971，10（22）：4033-4039.

[32]  Steitz T A，Ludwig M L，Quiocho F A，et al. The structure of carboxypeptidase A. V. Studies of enzyme-substrate and enzyme-inhibitor complexes at 6Å resolution. J. Biol. Chem.，1967，242：4662-4668.

[33]  Byers L D，Wolfenden R. Binding of the biproduct analog benzylsuccinic acid by carboxypeptidase A. Biochemistry，1973，12：2070-2078.

[34]  Cushman D W，Cheung H S，Sabo E F，et al. Design of potent competitive inhibitors of angiotensin-converting enzyme：carboxyalkanoyl and mercaptoalkanoyl amino acids. Biochemistry，1977，16（25）：5484-5491.

[35]  Natesh R，Schwager S L U，Sturrock E D，et al. Crystal structure of the human angiotensin-converting enzyme-lisinopril complex. Nature，2003，421：551-554.

[36]  Natesh R，Schwager S L，Evans H R，et al. Structural details on the binding of antihypertensive drugs captopril and enalaprilat to human testicular angiotensin Ⅰ-converting enzyme. Biochemistry，2004，43：8718-8724.

[37]  Sydow D，Morger A，Driller M，Volkamer A. TeachOpenCADD：a teaching platform for computer-aided drug design using open source packages and data. J. Cheminform.，2019，11：29.

[38]  Tao A，Huang Y，Shinohara Y，Caylor M L，Pashikanti S，Xu D. ezCADD：a rapid 2D/3D visualization enabled web modeling environment for democratizing computer-aided drug design. J. Chem. Inf. Model.，2019，59（1）：18-24.

## 拓展阅读

[1]  Ravina E. The Evolution of Drug Discovery：From Traditional Medicines to Modern Drugs. Wiley-VCH，Weinheim，Germany，2011.

[2]  蒋华良，朱维良，郭宗儒，等译. 实用药物化学. 北京：科学出版社，2012 年. 原著：Wermuth CG.（Ed. ）The Practice of Medicinal Chemistry，3$^{rd}$ Ed. Academic Press，July 2008.

[3]  唐赟. 药物分子设计——从入门到精通（当代化学译丛）. 上海：华东理工大学出版社，2012. 原著：Schneider G，Baringhaus K-H. Molecular Design：Concepts and Applications. Wiley-VCH，March 2008.

## 第二篇

# 基 础 篇

# 第2章
# 药物设计的分子基础

## 学习要点

◎ 了解疾病产生的分子机制，及药物作用靶标的主要类型；

◎ 掌握药物分子的基本结构特征，手性及手性药物概念，构型与构象的区别；

◎ 从三个层面来了解化学小分子，及各层面间的关系；

◎ 掌握类药性概念，了解"五倍律"的内涵；

◎ 掌握蛋白质和核酸的基本组成单元的结构特征，三字母和单字母代码；

◎ 了解各类蛋白质靶标类型的结构与功能特征；

◎ 了解维持蛋白质和核酸基本结构的主要作用力；

◎ 了解药物与靶标是如何发生相互作用的，掌握相互识别的基本原理。

## 2.1 概　述

　　人体是一个复杂的生物化学系统，许多生物大分子在其中形成相互作用通路或网络，还有许多小分子（包括内源性分子和外源性分子）在其中参与调控，共同维持生命活动的正常运行。一旦某个部位或者环节出现紊乱或失调，就将产生疾病。药物的作用就是使紊乱或失调的生命活动恢复正常。因此，药物分子和靶标分子就是我们的研究对象，是药物设计的物质基础。我们需要预先了解研究对象，比如这些分子的结构和性质特征，弄清楚它们是如何发生相互作用的，这样才能开展药物设计研究。

　　药物通常为化学小分子，以口服吸收为最佳选择。对某些暂时没有发现特效小分子药物的疾病而言，肽类、拟肽物、核苷类似物甚至蛋白质也可以是药物，但需以注射等方式给药，以提高生物利用度。因此，如无特别说明，此处所说药物均指有机小分子药物。

　　药物在体内要与特定的生物大分子即靶标（Target）进行相互作用，才能产生预期的药

效。这些靶标可能是蛋白质、核酸、糖类或者脂类，也可能是它们的相互作用复合物。其中蛋白质包括酶、受体、离子通道等多种类型，是药物作用的主要靶标。

药物与靶标之间的相互作用，即化学小分子与生物大分子之间的相互作用，是药物设计的分子基础。因此本章将重点介绍药物小分子的结构和性质特征、靶标大分子的结构和性质特征以及药物小分子和靶标大分子相互作用的基本原理，对应内容主要是复习以前学过的有机化学、生物化学和物理化学知识。

## 2.2　药物分子结构特征

在我们的周围存在着一个化学空间，其中含有数不胜数的化学小分子，理论上来讲小分子数目可达 $10^{100}$ 个，甚至更多。目前美国化学文摘社（Chemical Abstracts Service）登记的化学分子数目已达到 1.56 亿种（截至 2019 年 8 月）[1]，但这还只是占化学空间的很小一部分。这些化学小分子有的结构可能非常相似，只有一到两个原子的差别，但有的结构可能相去甚远，千差万别。

尽管如此，我们可以从三个层面来理解一个化学小分子（图 2-1）：第一个层面即核心层，是指分子结构的基本组成；第二个层面是中间层，是指分子的物理和化学性质；第三个层面是外围层，是指分子的生物学性质或效应。一般说来，第一层面结构决定第二层面性质，第二层面性质决定第三层面效应，最终是第一层面的结构决定第二和第三层面的性质或效应，这就是后续的定量构效关系（QSAR）等相关内容的基础。下面对这三个层面的内容分别予以简单介绍。

第一层面：分子结构本身（包括分子的二维和三维结构）。分子结构式首先含有分子的元素类型和原子组成、分子量、分子式

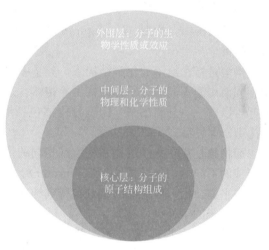

图 2-1　从三个层面来理解分子结构知识

等分子基本信息；其次含有分子中各原子间的连接方式，比如构型、构象，尤其是手性中心，应重点关注；再者，从分子结构式中可以获得分子中氢键供体数目、氢键受体数目、可旋转键数目、芳香环数目等信息。

第二层面：分子单独存在时所表现出来的物理性质和化学性质。这是分子本身所具有的性质，比如溶解性（含水溶性和脂溶性）、膜渗透性、电离性、极性、化学反应性等，有什么样的结构就有什么样的理化性质，相似的结构则具有相似的性质，即结构决定性质。

第三层面：分子在生物体内与生物大分子相互作用所表现出来的生物学效应。这是分子单独存在时所没有的性质，但在与生物大分子相互作用以后就能表现出来，比如生物活性或者毒性。但活性、毒性并不是一成不变的，随着活性化合物在体内的量积累到一定程度，化

合物也会显现出毒性来，"是药三分毒"就是这个道理。

上述三个层面中，分子结构是核心，它决定了后面两个层面的信息。对化学小分子及相关信息的处理属于化学信息学的范畴（参见后面第 4 章相关内容），尤其是根据分子结构直接预测分子的物理和化学性质甚至生物活性或毒性，即定量结构-性质（活性、毒性）关系（QSPR、QSAR、QSTR），一直是研究的热点，相关内容可参见后面第 8 章、第 9 章。

药物分子一般是化合物，因此具有化合物的普通属性，尤其是有机化合物，比如烷烃、烯烃、炔烃、卤代烃、醇、醚、醛、酮、酸、酯、胺、酰胺、芳香化合物、杂环化合物等。读者可通过复习有机化学教材来了解相关知识，在此就不复赘述。

但并不是任意化合物都能够成为药物。化合物要成为药物，必须具有一定的结构特征。通过对已有的上市药物及开发失败的候选药物的结构特征进行归纳、分析，可以发现药物分子结构具有一些共同的特征，下面予以重点介绍。

## 2.2.1 手性

目前临床上所用的药物 50% 是手性药物，其中世界上销量最大的 10 个药物中有 9 个是手性药物。这主要是因为构成药物靶标的基本单元——氨基酸、核苷酸等都是手性结构（参见本章 2.3 节），因此首先需要了解手性概念。

### 2.2.1.1 基本概念

分子结构中，**构型**（Configuration）和**构象**（Conformation）是两个十分重要但又容易混淆的概念。

**构型**是指在给定的化学结构下，分子中原子在键合时所形成的不同的空间排列。化学结构相同而构型不同的分子称为构型异构体，这样的异构体能稳定存在，并且如果它们混合在一起可以被一一分离出来。构型异构体包括顺反异构体（$Z$、$E$ 型）和立体异构体（$R$、$S$ 构型）等类型。

而**构象**是指在化学结构和构型都相同的情况下，分子中的原子由于单键的内旋转而在空间形成的不同的构象异构体（Conformer）。这些构象体可以相互转化，并在一定温度下达到动态平衡，但一般无法通过分离得到纯净的个体。分子中单键数越多，其可能的构象体就越多，分子的柔性也就越大。

**手性**（Chirality）是分子构型的一个重要因素。与 4 个不同基团相连的碳原子被称为手性碳原子（又称手性中心，常用 $*C$ 表示，图 2-2），含有一个手性碳原子的分子称为手性分子，手性分子具有一对对映异构体（Enantiomer），相互间呈实物与镜像关系（如图 2-2 所示）。

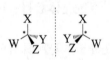

图 2-2 手性中心与对映异构体示意图（W、X、Y、Z 代表手性碳原子上不同的原子或取代基）

一对对映异构体中，使平面偏振光向左旋的为左旋体（Levo-），用"（−）-"或"$l$-"表示；使平面偏振光向右旋的为右旋体（Dextro-），用"（＋）-"或"$d$-"表示。左旋体与右旋体，旋光度相同、旋光方向相反，因此对映异构体又称为旋光异构体。等量的左旋体与右旋体相混合形成外消旋体（Racemate）。外消旋体一般用（±）-或（$dl$）-、DL-等表示，没有旋光性。含有 $N$ 个手性中心的分子，理论上来说具有 $2^N$ 个旋光异构体。其中呈镜像对称的两个异构体为对映异构体，不能形成镜像对称的两个异构体则称为非对映异构体。

上述 D/L 构型为相对构型，因为需要采用旋光仪来测定旋光性才能确定构型，很不方便，且对多手性中心的分子，D/L 不能区分各手性碳的构型。因此，通常采用 R/S 构型来确定分子的手性，具体确定规则请参阅有机化学教材。R/S 构型又称为绝对构型，能对分子中的每一个手性中心都给出明确的构型。

### 2.2.1.2 手性分子的性质

由于手性中心的存在，使得对映异构体和非对映异构体的物理、化学性质和生物学效应具有或多或少的差异性，具体表现为：

**(1) 物理性质**

一对对映异构体除了旋光方向不同，其它物理性质（如熔点、沸点、溶解度、电离常数等）都相同；非对映异构体的物理性质则不同，包括旋光性也不同。非对映异构体之间可采用分步结晶、分馏等方法进行分离。

**(2) 化学性质**

对映异构体与非手性试剂反应时化学性质相同，反应速率也相同；若与手性试剂反应，化学性质相似，但反应速率有差异；非对映异构体的官能团相同，化学性质相似，但反应速率存在差异。尤其是酶催化的反应，差别更大。

**(3) 生物学效应**

对映异构体的生物活性存在多种情况，值得关注的有以下几种。

① 对映异构体具有不同的生物活性强度。手性分子的立体结构与受体的立体结构（受体靶位）有互补关系时，其活性部位才能进入受体的靶位，产生应有的生理作用。而一对对映异构体只有其中一个适合进入一个特定受体靶位，产生生理效应。比如氯霉素含有两个手性中心，四个异构体，但只有 (1R,2R)-异构体有效，其它异构体几乎无效，其抗菌活性比为 100∶0.4（图 2-3）。

② 对映异构体具有完全相反的生物活性。两个对映异构体与同一受体均有一定的结合亲和力，但一个为激动活性，另一个为拮抗活性。如哌西那朵（Picenadol，图 2-3）是与哌替啶具有类似药效的镇痛剂，该化合物也含有两个手性中心四个异构体，其中一个异构体为 μ 阿片受体激动剂，另有一个则为拮抗剂；进一步构型测定，确定 (3R,4R)-异构体为 μ 阿片受体激动剂，(3S,4S)-异构体为 μ 阿片受体拮抗剂[2]。

③ 对映异构体具有不同的药理活性。对映异构体作用于不同的靶标而呈现不同的药效，从而可在临床上用于不同的治疗目的。如右旋丙氧酚（Dextropropoxyphene，图 2-3）是阿片类镇痛药，左旋丙氧酚为镇咳药；安非他明（Amphetamine，图 2-3）的左旋体是精神兴奋药，而右旋体则为减肥药。

④ 一种对映异构体具有药理活性，另一种对映异构体则具有毒性作用。如沙利度胺（Thalidomide，图 2-3）具有镇静作用，曾在 1957—1961 年间被联邦德国等批准用于治疗失眠症和孕妇的妊娠反应，故称为"反应停"，但产生了许多畸形胎儿，造成了 20 世纪世界上最大的药物灾难。其原因就是该药物含有一个手性中心，而上市药物为外消旋体；经拆分研究，发现其 R-异构体具有镇静作用，且无毒副作用，但 S-异构体及其代谢产物具有严重的胚胎毒性和致畸性。

⑤ 对映异构体的作用具有互补性。如普萘洛尔（Propranolol，图 2-3）的 S-构型的 β-受体阻断作用比 R-构型强 100 倍，但 R-构型对钠通道具有阻断作用，二者在治疗心律失常

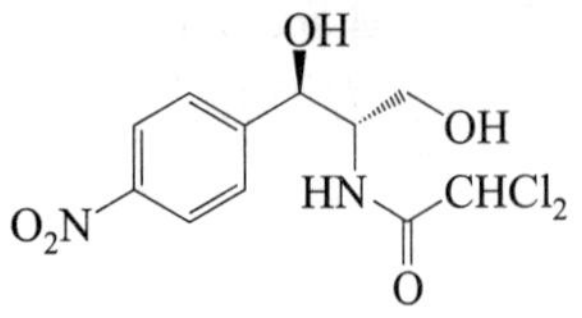

(1R,2R)-(-)-氯霉素 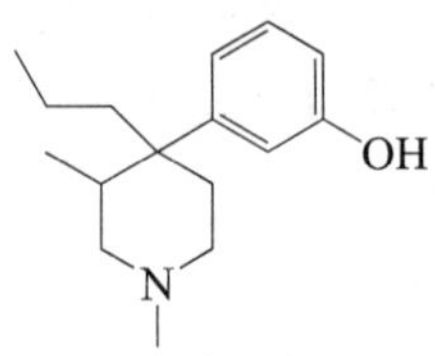 　　　哌西那朵 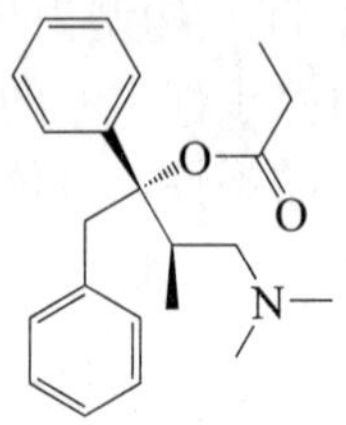 　　　右旋丙氧酚

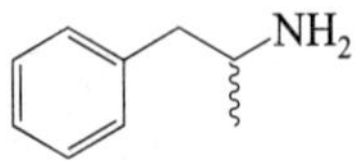

安非他明 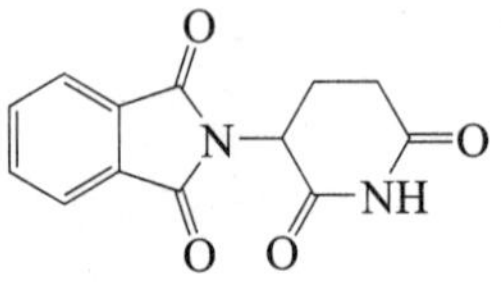 　　　沙利度胺 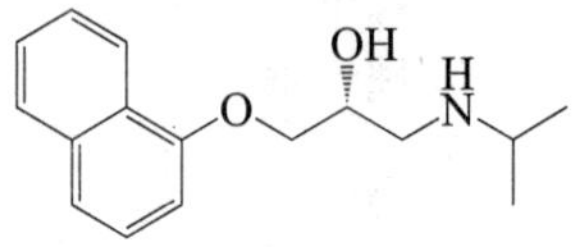 　　　普萘洛尔

图 2-3　几种手性药物的分子结构式

时，具有协同作用。

### 2.2.1.3　手性分子的制备

由于对映异构体的物理和化学性质非常相似，但生物活性可能相近，也可能完全不同，甚至有毒性，因此手性分子制备时需要区别对待。

对上一小节所述的五种具有不同生物活性的情况，除了最后一种情况不需要拆分，适合外消旋给药外，其余四种情况都需要拆分，获得各个异构体单体。如果合成得到的是外消旋体，则需要利用两种异构体的物理或化学性质差异性进行拆分；最近更多的是采用手性定向合成方法，利用手性催化剂（如有机小分子催化剂、金属催化剂）进行不对称合成，只合成一个异构体，从而得到手性药物。具体请参阅药物不对称合成方面的专著，在此不复赘述。

## 2.2.2　类药性

一个成功的药物分子除了需要具有良好的药效外，还需要具有足够的安全性，并具有良好的药代动力学（Pharmacokinetics）性质，使得药物能够从给药部位通过层层关卡如细胞膜、肝脏首过代谢等顺利到达作用部位，从而以较好的生物利用度（Bioavailability）发挥药效，这就需要药物具有一些普通化合物分子所不具有的特性。许多候选药物在临床试验中失败的原因，并不是因为它们对于预期的药物靶标活性不够，而是因为它们具有不良的药代动力学性质，使得它们没有足够的机会和时间到达靶标部位去发挥药效，或者因为它们对机体显示出较大的毒性。因此，能够成为药物的化合物分子大多都具有一些共同的结构和性质特征，这就是通常所说的类药性（Drug-likeness）。

类药性就是通过对已知药物的结构和性质特征进行统计分析，而归纳总结出来的一些共性规则，可用于快速判断一个化合物是否具备成为药物的基本特征，从而可在药物研发早期即决定是否需要深入研究该化合物，以免在药物开发后期付出高昂的代价。著名的"五倍律"（Rule-of-Five，也有人翻译为"五规则"）就是最早的类药性判断标准。

"五倍律"是美国辉瑞（Pfizer）制药公司的资深研究员利平斯基（Lipinski）通过对"世界药物索引（World Drug Index，WDI）"中的 2245 个药物进行分析总结，于 1997 年

率先提出来的经验性规则[3]。该规则内容共四条，包括：

① 分子量不超过 500；

② 亲脂性 clog$P$ 值不超过 5；

③ 氢键供体数不超过 5；

④ 氢键受体数不超过 10。

如果一个化合物在上述四条规则中至少有两条不符合，则该化合物的被动吸收能力或者膜渗透性较差，难以通过口服吸收。该规则自提出后，已在国际制药行业得到广泛的应用，并且在没有更好的类药规则出来之前，仍将具有一定的参考价值。

尽管如此，"五倍律"只是一个很粗略的经验性规则，可用于指导设计口服吸收有效的类药性分子。但不能教条，如果将其视为一个严格的标准去执行，将有失偏颇。比如，有人对 4500 个类药分子的分子量和亲脂性的分布情况进行了统计分析，从图 2-4 中可以明显地看出，分子量大于 500 及 clog$P$ 大于 5 的类药分子也占有一定的比例。同时也应该看到，对口服吸收不好的药物，目前也可以通过采用前药原理或者新型药物递送系统，解决口服问题。

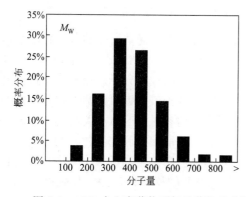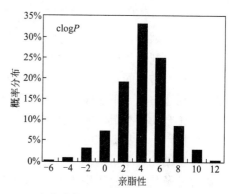

图 2-4　4500 个上市药物及候选药物的分子量（$M_W$）和亲脂性（clog$P$）的直方分布图

在利平斯基之后，近年来又有人陆续补充了几条经验性规则，以进一步完善类药性评价。比如，一个类药分子不应该：

① 含有多于 5 个的可旋转键，以限制其构象柔性；

② 极性表面积大于 120Å$^2$，以避免潜在的生物利用度差的问题；

③ 预测的水溶性（logS）低于－4（溶解度单位：mol/L）。

这些规则都仅供参考。关于类药性的计算机预测，请参阅本书第 9 章。

## 2.2.3　药物分子结构解析

一般说来，药物分子具有结构多样性，但也有一些共同的结构特征。分析这些共同的结构特征，将有助于在药物分子设计时避免出现不合理的结构。已有许多研究人员对已知上市药物及候选药物的分子结构特征进行了系统分析，从而梳理出药物分子结构应具有的一些结构特征。下面予以简单介绍。

1996 年，美国 Vertex 制药公司的 Bemis 和 Murcko 率先将分子形象地划分为"骨架"和"侧链"[4]。他们将一个分子分割为四个单元，即环体系（Ring System），连接子（Linker），侧链（Side Chain）和骨架（Scaffold 或 Framework，参见图 2-5）。各结构单元的定义如下：

① 环体系，即分子结构中的环或共享一条边（即化学键）或一个顶点（即原子）的多个环的体系。稠环或者螺环都被定义为单一的环体系。

② 连接子，是指连接两个不同的环体系时所出现的顶点（即原子）和/或边（即化学键）。比如二苯基甲烷在两个不同的环体系间即含有一个单原子的连接子。

③ 侧链，即那些不属于环体系或连接子的原子。

④ 骨架，是指环体系和经连接子连接的环体系，也就是说，去掉侧链后所剩下的部分。根据定义，非环状分子就没有骨架。如图 2-5 中显示的分子骨架含有两个不同的环体系（一个单环和一个三环），中间由一个三原子组成的连接子连接而成。

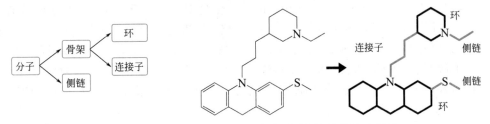

图 2-5　分子被划分成骨架、连接子及侧链等几部分示意图

根据这样的划分，药物化学家就可以采用合理设计方法得到涵盖所需的各种化学类型的分子结构库，包括骨架库、侧链库、连接子库等。骨架跃迁（Scaffold Hopping）的目的，就是为了发现具有不同骨架但却显示相同或非常相似的药理活性的分子。能够成功进行骨架跃迁的理想筛选方法，不仅能在一个给定的化学子空间里找到最大数量的活性化合物，而且找到的活性化合物拥有最大的多样性。具体骨架跃迁方法请参见第 8 章相关内容（8.5 节）。

寻找多样性骨架具有多方面的原因。首先，从化合物获取途径和先导化合物优化前景来看，不同化学结构类型可提供更多的选择；其次，针对某一特定生物靶标，多个先导化合物结构可以降低药物开发过程中因不良 ADMET 性质而失败的概率；最后，骨架跃迁也可以用于将天然底物改造为类药性更高或更容易合成的化学结构类型。此外，具有不同骨架类型的相似活性化合物，也有利于获得新的知识产权保护。

图 2-6 列举了几个重要的药物分子骨架。显而易见，六元芳香环在已知的合成药物中是主要的构造模块。化学结构类型的多样性常常只是通过连接子的改变以及不同的取代模式来获得。某些特定的分子骨架频繁出现在具有不同药理活性的分子中，使得药物化学家可以从这些骨架衍生出对某类靶标具有高亲和力的配体分子，这类骨架可以称为优势结构（Privileged Structure）。优势结构的提出，可以激发药物化学家针对特定靶标设计并合成含有优势结构的化合物数据库，以用于活性筛选。

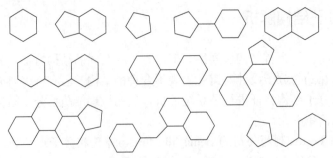

图 2-6　在药物和先导化合物结构中发现的最常见的分子骨架类型[4]

诺华公司的 Ertl 在 2003 年通过分析含有大量已知药理活性化合物的德温特世界药物索引（World Drug Index，WDI），得到了最常出现的药物取代基[5]。图 2-7 列举了几个类药取代基例子。

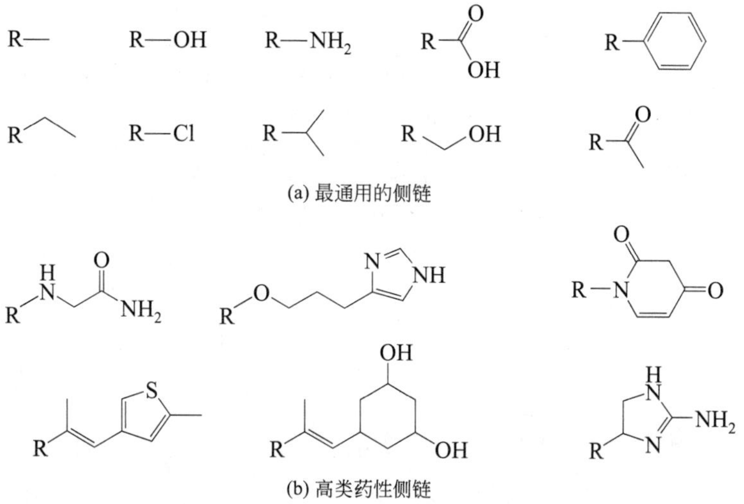

(a) 最通用的侧链

(b) 高类药性侧链

图 2-7　世界药物索引（WDI）中已知药理活性分子的 10 个最通用的
侧链（a），以及选取的 6 个高类药性侧链（b）例子

但是药物分子中也要避免出现一些被公认的毒性基团或者具有化学反应性的基团，即警示子结构（Structural Alerts，SA），第 9 章的 9.6.4 节将对警示子结构识别方法进行介绍。图 2-8 显示了几个在药物设计中通常应该避免用到的取代基，绝大多数是反应性的或不稳定的基团，有些取代基可能会使化合物的水溶性变差（如硫脲衍生物）。这些有害的取代基，通常被药物设计人员列入"黑名单"而不被采用。

## 2.2.4　配体效率

配体效率（Ligand Efficiency，LE）也是药物设计时需要考虑的一个问题[6]。药物分子结构并不是越复杂越好，我们希望设计的分子中每一个原子都能发挥效能，因此在先导化合物结构优化过程中，尽量减少先导化合物中的冗余原子，此即配体效率问题。

为了获得成功的具有临床意义的候选分子，药物化学家们通常需要关注前期化合物的活性、选择性、体内的细胞活性、溶解性、代谢稳定性、生物利用度以及可接受的毒性等。配体效率是优化先导化合物的一个重要参数，它影响化合物的物理化学和药代动力学等性质。就通常的小分子药物研发而言，从苗头或先导化合物到候选药物，化合物的分子量都会增加，原因何在？简单说来，就是为了增加目标分子的活性，这对药物化学家而言无疑具有巨大的诱惑力，然而当化合物分子量增加到一定程度时，可能会使其水溶性和渗透性等性质变差，从而导致体内吸收很差，因此为了表征化合物活性的有效性，Andrews 等提出了配体（苗头或先导化合物）中的每个重原子对结合能的贡献，从而可能减少多余原子存在的必要性，旨在归一化化合物的活性和分子量，即配体效率[7]。

配体效率 LE 为分子中单个重原子的结合能，可从分子的解离常数 $K_d$ 计算而得[6]：

$$LE = \frac{\Delta G}{HA} = \frac{-RT\ln K_d}{HA} \tag{2-1}$$

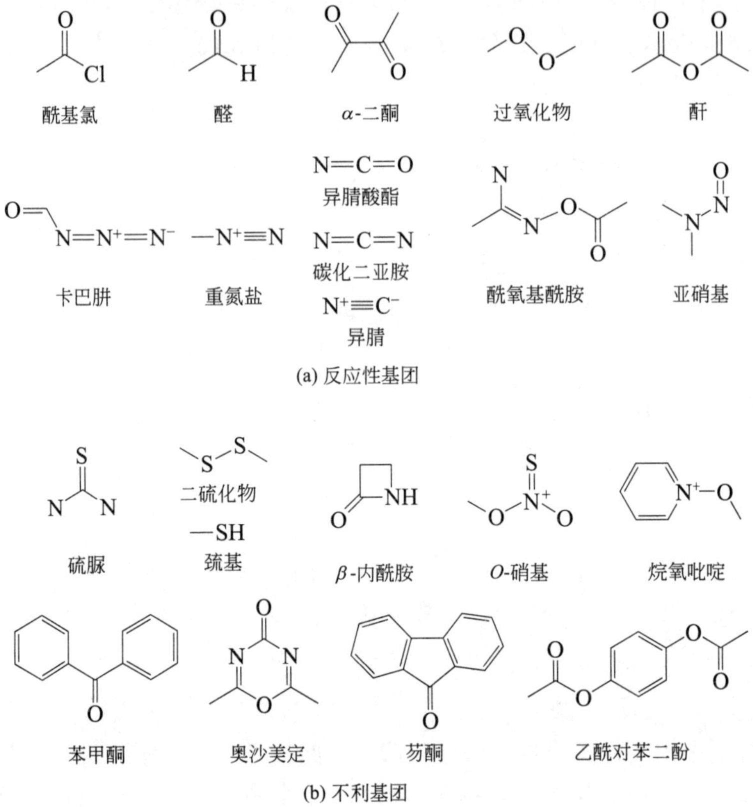

酰基氯　　　醛　　　α-二酮　　　过氧化物　　　酐

N=C=O
异腈酸酯
N=C=N
碳化二亚胺
N⁺≡C⁻
异腈

卡巴肼　　　重氮盐　　　　　　　　　酰氧基酰胺　　　亚硝基

(a) 反应性基团

二硫化物
—SH
巯基

硫脲　　　　　　　　β-内酰胺　　　O-硝基　　　烷氧吡啶

苯甲酮　　　奥沙美定　　　芴酮　　　乙酰对苯二酚

(b) 不利基团

图 2-8　部分警示子结构举例

一般来讲，这样的取代基在药物设计中应避免出现。但注意巯基和 β-内酰胺在已知药物中出现过

式中，$\Delta G$ 为配体结合自由能，可从配体的解离常数 $K_d$ 计算得到；$T$ 为绝对温度；$R$ 为理想气体常数；HA 为配体中除氢外的重原子数。

Pfizer 公司筛选类药性化合物的分析数据表明，每个重原子的平均分子量是 13.286，即分子量为 500 的化合物，大约有 38 个重原子。例如，当分子解离常数 $K_d$ 为 10nmol/L，LE 由 0.27kcal/mol 提高到 0.36kcal/mol（1kcal/mol＝4.18kJ/mol），那么化合物的分子量由 541（41 个重原子）降低到 405（30 个重原子），这或许能为之带来较好的药代动力学等性质，因此配体效率或许是发现候选分子的一个重要参考指标。

# 2.3　靶标分子结构特征

药物作用靶标主要是蛋白质，也有少量药物直接作用于核酸，近年来糖类在药物研究中的重要性也越来越突出，因此需要了解这三类生物大分子的基本单元、结构和性质特点；同时，生物药物也变得越来越重要，比如抗体药物、蛋白质或多肽药物、糖类药物等，也需要了解这些生物大分子的结构和性质特点，下面分别进行简单介绍（主要是复习生物化学

相关知识）。对生物大分子及其相关信息的处理属于生物信息学的范畴，尤其是对蛋白质进行序列比对、同源性分析及三维结构预测，是生物信息学在药物设计中的重要应用，具体请参见后文第 4 章相关内容。

## 2.3.1 蛋白质

蛋白质存在于所有的生物体中，是构成生物体最基本的结构物质和功能物质。蛋白质是生命活动的物质基础，参与了几乎所有的生命活动过程。当蛋白质的结构、功能或者相互作用通路出现异常，将引起疾病的发生，因此蛋白质是最主要的药物作用靶标。在进行基于结构药物设计之前，需要先了解蛋白质的基本结构组成及功能。

### 2.3.1.1 基本结构单元

#### （1）氨基酸

蛋白质的基本结构单元是氨基酸。目前已知构成蛋白质的天然氨基酸有 20 种，除脯氨酸外，这些天然氨基酸在结构上的共同特点：

① 与羧基相邻的 $\alpha$-碳原子（$C_\alpha$）上都有一个氨基，因而称为 $\alpha$-氨基酸；

② 除甘氨酸外，其它所有氨基酸分子中的 $C_\alpha$ 都为手性碳原子，所以都具有旋光性；每一种氨基酸都具有 D-构型和 L-构型两种立体异构体（图 2-9）。目前已知的天然蛋白质中氨基酸都为 L-构型。

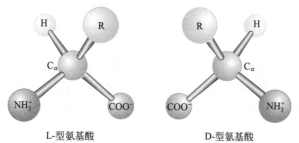

图 2-9  氨基酸构型通式（不同 R 基团导致不同的氨基酸）[8]

图 2-9 中不同的 R 基团使得相应的氨基酸具有不同的化学性质（表 2-1），比如天冬氨酸（Asp）和谷氨酸（Glu）为酸性氨基酸，带一单位负电荷；赖氨酸（Lys）、精氨酸（Arg）和组氨酸（His）为碱性氨基酸，Lys 和 Arg 带一单位正电荷，His 的咪唑环的 $pK_a$ 值约为 6，存在互变异构现象，在接近生理 pH 值下，因局部环境变化，可以呈中性或带一单位正电荷（图 2-10）。因咪唑环能结合和释放质子，因此 His 常出现在酶催化反应的活性位点。其中异亮氨酸（Ile）和苏氨酸（Thr）侧链上的第一个碳即 $C_\beta$ 也是手性中心，因而共有两个手性中心，但构型是确定的。$C_\alpha$ 原子及相连的氨基、羧基构成蛋白质的主链称为骨架（Backbone），而 R 基团则称为侧链（Side Chain），这些侧链是靶标与药物专一性识别的基础。

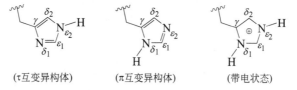

图 2-10  组氨酸咪唑环的三种可能互变异构（Tautomer）状态[9]

表 2-1 构成蛋白质的 20 种天然氨基酸一览表[8]

| 中文名称 | 三字母代码 | 单字母代码 | R 基团结构 | R 基团性质 | 潜在作用 |
|---|---|---|---|---|---|
| 甘氨酸 | Gly | G | —H | 中性 | — |
| 丙氨酸 | Ala | A | —CH$_3$ | 疏水脂肪链 | 疏水作用 |
| 缬氨酸 | Val | V | (H$_3$C)$_2$CH— | 疏水脂肪链 | 疏水作用 |
| 亮氨酸 | Leu | L | (CH$_3$)$_2$CH—CH$_2$— | 疏水脂肪链 | 疏水作用 |
| 异亮氨酸 | Ile | I | H$_2$C—CH$_3$, *CH(CH$_3$)H— | 疏水脂肪链 | 疏水作用 |
| 蛋氨酸（甲硫氨酸） | Met | M | H$_3$C—S—CH$_2$—CH$_2$— | 疏水脂肪链 | 疏水作用 |
| 脯氨酸 | Pro | P | 环状结构（NH$_2^+$、COO$^-$、CH$_2$、CH$_2$、CH$_2$） | 疏水脂肪链（与主链骨架成环） | 疏水作用 |
| 苯丙氨酸 | Phe | F | 苯环—CH$_2$— | 疏水芳香环 | 疏水作用 |
| 酪氨酸 | Tyr | Y | HO—苯环—CH$_2$— | 疏水芳香环 | 疏水作用，酚羟基可形成氢键作用 |
| 色氨酸 | Trp | W | 吲哚环—CH$_2$— | 疏水芳香环 | 疏水作用 |
| 丝氨酸 | Ser | S | H—O—CH$_2$— | 极性 | 氢键作用 |
| 苏氨酸 | Thr | T | H—O—*CH(CH$_3$)— | 极性 | 氢键作用 |
| 半胱氨酸 | Cys | C | H—S—CH$_2$— | 极性 | 二硫键，弱氢键作用 |

| 中文名称 | 三字母代码 | 单字母代码 | R 基团结构 | R 基团性质 | 潜在作用 |
|---|---|---|---|---|---|
| 天冬氨酸 | Asp | D | | 负电性 | 静电作用 |
| 谷氨酸 | Glu | E | | 负电性 | 静电作用 |
| 天冬酰胺 | Asn | N | | 极性 | 氢键作用 |
| 谷酰胺 | Gln | Q | | 极性 | 氢键作用 |
| 赖氨酸 | Lys | K | | 正电性 | 静电作用 |
| 精氨酸 | Arg | R | | 正电性 | 静电作用 |
| 组氨酸 | His | H | | 正电性 | 氢键作用,静电作用 |

### (2) 多肽

一个氨基酸的氨基与另一个氨基酸的羧基之间失去一分子水，形成的酰胺键称为肽键，所形成的化合物称为肽。由两个氨基酸组成的肽称为二肽，由十个以内氨基酸残基组成的肽一般称为寡肽，由多个氨基酸残基组成的肽则称为多肽（图 2-11）。组成多肽的氨基酸单元称为氨基酸残基。氨基酸的顺序是从氨基末端残基开始，到羧基末端残基结束。

### (3) 肽键

肽键的特点是氮原子上的孤对电子与羰基具有明显的共轭作用，因而组成肽键的原子（6个原子）处于同一平面（图 2-12）。肽键中的 C—N 键具有部分双键性质，不能自由旋转。在大多数情况下，以反式结构存在。

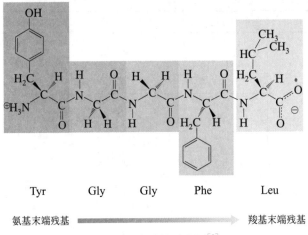

Tyr      Gly      Gly      Phe      Leu

氨基末端残基 ➡ 羧基末端残基

图 2-11　多肽链示意图[8]

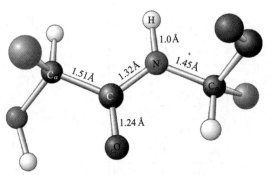

图 2-12　典型肽键构型及键长（1Å＝$10^{-10}$ m）[8]

#### (4) 拉氏图 （Ramachandran Plot）

在肽键中，虽然连接两个残基的 C—N 键不能自由旋转，但每个残基中氨基和羧基与 $C_\alpha$ 原子间形成的两个键都是可以自由旋转的单键，这两个相邻键的自由旋转使得蛋白质可以以各种方式进行折叠。这两个键的旋转可用相应的二面角来度量，$C_\alpha$ 原子与氨基 N 原子间所形成键的二面角叫做 $\phi$，$C_\alpha$ 原子与羧基 C 原子间所形成键的二面角叫做 $\Psi$，从氨基 N 原子看向 $C_\alpha$ 原子，或者从 $C_\alpha$ 原子看向羧基 C 原子，顺时针旋转的角度为正值，逆时针旋转的角度为负值（图 2-13）。$\phi$ 和 $\Psi$ 两个二面角就决定了多肽链的走向。但 $\phi$ 和 $\Psi$ 并不能任意

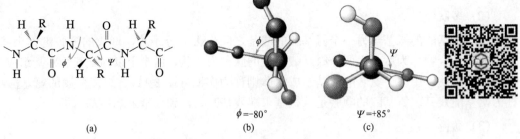

$\phi = -80°$      $\Psi = +85°$

(a)      (b)      (c)

图 2-13　二面角 $\phi$ 和 $\Psi$ 定义示意图

(a) 二面角由以该键为中心的四个相邻主链原子定义；(b) 从氨基 N 原子看向 $C_\alpha$ 原子，显示如何测量 $\phi$ 值；

(c) 从 $C_\alpha$ 原子看向羧基 C 原子，显示如何测量 $\Psi$ 值[8]

取值，而是具有一定的限制。印度科学家 Ramachandran 最先注意到这个现象，他发现由于原子间的立体碰撞，许多角度组合是不允许的，因此他在1963年率先报道[10]，以 $\phi$ 为横坐标、$\Psi$ 为纵坐标画了一个二维图，从而可以清晰地看到允许存在的（$\phi$，$\Psi$）组合，后来该二维图就以他的名字命名为拉氏图（图2-14）。该图可用于判断蛋白质结构是否合理，尤其是在后面要介绍的同源模建中，被广泛用于评价所模建的蛋白质结构模型是否合理。已有一些软件和在线服务可自动制作拉氏图，如 PROCHECK（https：//www.ebi.ac.uk/thornton-srv/software/PROCHECK/）。

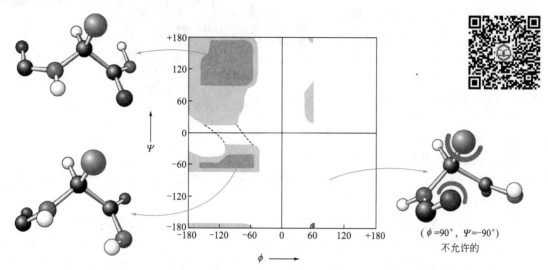

图2-14　一个典型的拉氏图

$\phi$ 和 $\Psi$ 的取值范围都是－180°到＋180°，这样以 0°为界可分为四个区域，深绿色为最适合的取值区域，浅绿色为允许取值的区域，空白处为不允许的区域。左上角的大块深绿色区域一般为 β折叠构象，左下角的深绿色区域一般为 α螺旋构象[8]

### 2.3.1.2　蛋白质的基本结构特征

蛋白质结构分为一级结构、二级结构、三级结构和四级结构。蛋白质一级结构（Primary Structure）包括：①组成蛋白质的多肽链数目；②多肽链的氨基酸的排列顺序；③多肽链内或链间二硫键的数目和位置。其中最重要的是多肽链的氨基酸顺序，它是蛋白质生物功能的基础。自从1953年 F. Sanger 测定了胰岛素的一级结构以来，现在已经有成千上万种不同蛋白质的一级结构序列被测定。维持蛋白质一级结构的作用力是肽键和二硫键。

蛋白质二级结构（Secondary Structure）是蛋白质分子中某一段肽链的局部空间结构，也就是该段肽链骨架原子之间的相对空间构象，并不涉及氨基酸残基侧链的构象。α-螺旋（Helix）、β-折叠（Sheet）是蛋白质二级结构的主要形式，此外还有转角（Turn）、卷曲（Coil）等形式（参见图2-15）。维持蛋白质二级结构的作用力主要是氢键。

蛋白质三级结构是指整条肽链中全部氨基酸残基的相对空间位置，也就是整条肽链的所有原子在三维空间的排布位置（即主链和侧链的所有原子的空间排布，参见图2-15）。一般非极性侧链埋在分子内部，形成疏水核，极性侧链在分子表面。

对于二、三级结构而言，只涉及由一条多肽链卷曲而成的蛋白质，在体内有许多蛋白质分子含有两条或多条肽链。每一条肽链都有完整的三级结构，称为蛋白质的亚基。亚基与亚基之间呈特定的三维空间排布，并以非共价键相连接，这种蛋白质分子中各个亚基的空间

排布及亚基接触部位的布局和相互作用，称为蛋白质的四级结构。各个亚基间的结合力主要是疏水作用，氢键和离子键也参与维持四级结构。

蛋白质的空间结构决定着其行使的生物学功能，一个伸展开来或随机排布的肽链是没有生物活性的。蛋白质的三维结构测定通常需要借助于 X 射线晶体学或核磁共振（NMR）等技术，X 射线晶体学是蛋白质结构测定的主要手段，但要求蛋白质具有一定的溶解性，并能结晶；NMR 目前尚难以测定分子量比

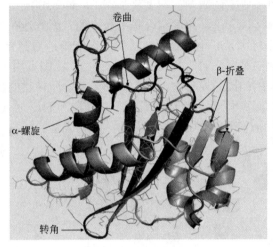

图 2-15　蛋白质二级结构和三级结构示意图
二维码所示图片中蓝色为 N 末端，红色为 C 末端

较大（超过 30000Da）的蛋白质，这是其局限性。此外，电镜、中子衍射、质谱等也已在蛋白质结构测定中具有越来越广泛的应用。

虽然 X 射线晶体学和 NMR 等技术是蛋白质结构测定的有效手段，但却远远跟不上飞速发展的 DNA 和蛋白质一级序列测定的速度。目前，蛋白质氨基酸序列的信息急剧增长，因此迫切需要直接由蛋白质的氨基酸序列出发进行高级结构的预测。蛋白质的一级结构决定高级结构是所有进行蛋白质结构预测的理论基础。具体预测方法参见后面 4.5 节"生物信息处理"部分。

### 2.3.1.3　主要蛋白质靶标类型

蛋白质是主要的药物作用靶标，包括酶（Enzyme）、受体（Receptor）、离子通道（Ion Channel）等多种类型，各类蛋白质的主要结构特征简述如下。

**(1) 酶**

酶是一类具有催化活性的蛋白质，也叫生物催化剂（Biocatalyst），即酶参与人体各种化学反应的进行，但本身并不消耗，反应完成以后可再生利用，其在反应中的作用是降低反应活化能，提高反应速率，但不改变反应的平衡常数［图 2-16 (a)］。人体内各种各样的生化反应几乎都是在酶的催化下进行的。酶催化的反应物叫做底物（Substrate），酶对底物的催化具有高度的专一性，一般一种酶只催化一种特定的反应或产生特定的构型。酶上与底物结合并发生催化反应的地方叫做活性位点（Active Site），通常为酶表面一个洞或狭长的腔体［Cavity，图 2-16 (b)］。组成酶活性位点的氨基酸侧链基团主要有 Glu 和 Asp 的 —COOH，Lys 的 ε-NH₂，His 的咪唑基，Ser 的—OH，Cys 的—SH，Tyr 的侧链基团等。这些酶催化反应所必需的基团称为必需基团。一般需要三个残基参与反应，称为催化三联体（Catalytic Triad）。酶表面其它能与配体结合的口袋叫做变构位点（Allosteric Site），这些位点通过与配体结合而改变酶的活性构象，从而间接影响酶的催化活性。

按照组成不同，酶可分为单纯酶和结合酶两大类。单纯酶即蛋白质本身具有催化活性，如乙酰胆碱酯酶；结合酶的酶蛋白（Apo-Enzyme）本身没有催化活性，必须有辅酶因子（Cofactor）协助，才具有催化功能，如血管紧张素转化酶需要锌离子参与底物催化，辅酶因子与酶蛋白一起叫

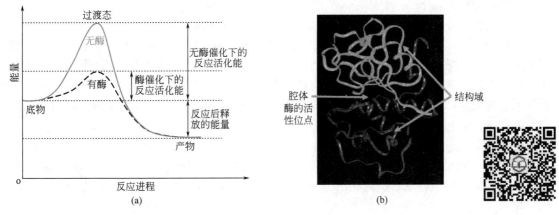

图 2-16 （a）酶催化反应示意图；（b）酶表明腔体示意图

做全酶（Holo-Enzyme）。辅酶因子主要有金属离子如 $Zn^{2+}$、$Fe^{2+}$ 等，有机小分子化合物如腺苷三磷酸（Adenosine Triphosphate，ATP）、烟酰胺腺嘌呤二核苷酸（Nicotinamide Adenine Dinucleotide，NAD）、黄素腺嘌呤二核苷酸（Flavin Adenine Dinucleotide，FAD）等。

酶的催化活性可以被多种抑制剂降低。酶抑制剂常被用作药物，也可以作为毒物。酶抑制剂通常可分为不可逆抑制剂和可逆抑制剂两大类。不可逆抑制剂是指抑制剂以共价键与酶活性中心的必需基团结合，使酶失活，酶一旦被抑制后就无法再恢复活性状态；可逆抑制剂是指抑制剂通常以非共价键与酶或酶-底物复合物可逆性结合，使酶的活性降低或丧失。可逆性抑制剂又可以进一步分为如下三类：①竞争性抑制剂，抑制剂与底物竞争结合酶的活性位点，阻碍酶-底物复合物的形成，使酶的活性降低（即抑制剂和底物不能同时结合到活性位点）；②非竞争性抑制剂，抑制剂可以与底物同时结合到酶上，但抑制剂不结合到活性位点（即底物与抑制剂之间无竞争关系）；③反竞争性抑制剂，比较少见，抑制剂不能与处于自由状态下的酶结合，而只能和酶-底物复合物结合。

目前已知的可被酶催化的反应约有 4000 种，酶一般溶解于细胞质中，也有与各种膜结构结合在一起的，还有一些在细胞内合成后再分泌到细胞外的。通常酶的英文名称是在催化底物或者反应类型的名字最后加上-ase 作为后缀，而对应中文命名也采用类似方法，即在名字最后加上"酶"。例如，乳糖酶（Lactase）是能够剪切乳糖（Lactose）的酶；DNA 聚合酶（DNA polymerase）能够催化 DNA 聚合反应。根据酶的反应性质，可以将酶分为六大类，依次为：氧化还原酶（Oxidoreductase）、转移酶（Transferase）、水解酶（Hydrolase）、裂合酶（Lyase）、异构酶（Isomerase）、连接酶（Ligase）。

由于酶催化反应具有高度专一性，一旦某类反应被证明与某种疾病相关，则催化该反应的酶就自然成为潜在的药物作用靶标（具体实例参见 10.2 中"酶抑制剂设计概述"）；同时，药物代谢反应也需要酶的作用，在药物设计时需要高度重视（参见后面第9 章相关内容）。

**（2）受体**

**受体**是细胞膜上或细胞内能特异识别生物活性分子（信号分子）并与之结合的成分，能把识别和接收的信号正确无误地放大并传递到细胞内部，进而引起生物学效应的特殊蛋白质。能与受体呈特异性结合的生物活性分子称为配体（Ligand），包括神经递质、激素、自体活性物质和各种药物。暂时没有找到对应配体的受体，叫做孤儿受体（Orphan Recep-

tor）。受体与配体结合，一般具有饱和性、特异性、可逆性、高亲和力等特性。

受体大体可分为四类：G 蛋白偶联受体（G-Protein Coupled Receptor，GPCR）、离子通道（Ion Channel）受体、单跨膜受体、核受体（Nuclear Receptor）等。GPCR 具有 7 个跨膜螺旋，许多激素的受体都属于这一类，传导作用较慢；离子通道受体直接与通道偶联，快速产生神经递质作用，通过配体的结合控制通道的开关；单跨膜受体通常与激酶相连，如酪氨酸激酶受体；核受体是位于细胞核内与激素结合的受体，一般为 DNA 结合蛋白，或许与基因转录有关。

配体的类型通常可分为以下四类。激动剂（Agonist）：药物对受体的亲和力很强，内在活力也较大，能激活整个受体分子，使其产生生物效应，即激动作用；拮抗剂（Antagonist）：对受体亲和力很强，但内在活力为零，于是占领了受体位点，阻断了信息分子的作用，使其不产生生物效应；反向激动剂（Inverse Agonist）：与激动剂作用于同一个受体，但产生相反的作用，也称为负拮抗剂；部分激动剂（Partial Agonist）：对受体亲和力很强，内在活力不是零，但数值也不大，一方面产生程度上不强的效应，另一方面又阻断了信息分子的生物效应，表现为部分激动效应。

**GPCR** 为一条长链的糖蛋白[11]。其 N 端在细胞外侧，C 端在细胞内，中间形成七个跨膜螺旋结构和三个细胞内环（C-I、C-II、C-III）、三个细胞外环［E-I、E-II、E-III，参见图 2-17 （a）］。这类受体的特点是其细胞内第三个环（C-III）能与鸟苷酸结合蛋白（Guanylate-Binding Protein，简称 G 蛋白）相偶联，从而影响腺苷酸环化酶（Adenylate Cyclase，AC）或磷脂酶 C 等的活性，使细胞内产生第二信使。GPCR 是人体内最大的受体蛋白超家族，其成员数量已超过 2000，包括多巴胺受体、阿片受体、毒蕈碱乙酰胆碱受体、组胺受体等，每类受体又含有若干亚型受体。根据配体的不同至少可分为四类亚家族。GPCR 介导众多细胞信号传导事件，受各种因素诱导，如激素、神经递质、光、气味、味道等。因此 GPCR 的功能失调会导致许多疾病的产生，如阿尔茨海默病、帕金森病、侏儒症、色盲症、色素性视网膜炎和哮喘等。通过调节有关 GPCR 介导的信号传导还可以治疗抑郁症、精神分裂症、失眠、高血压、虚弱、焦躁、紧张、肾功能衰竭、心脑血管疾病和炎症等病症。目前上市小分子药物的 1/3 是 GPCR 的激动剂或拮抗剂。2001 年畅销药物前 50 名中的 20％属于 G 蛋白相关药物。

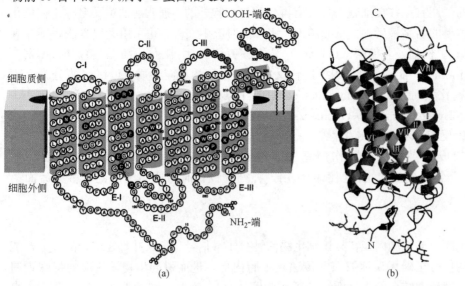

图 2-17　（a）GPCR 按序列排列示意图；（b）2000 年测定的牛视紫红质的晶体结构

GPCR 属于膜蛋白，水溶性很差，加上在细胞膜上含量低微，很难得到晶体，因此常规 X 射线晶体学方法没法使用。GPCR 成了结构生物学家难啃的骨头。1990 年，第一个具有 7 个跨膜螺旋结构的细菌视紫红质（Bacteriorhodopsin）通过电子衍射方法被测定[12]。尽管其不属于 GPCR 家族，但其拥有相似的跨膜结构，且与 GPCR 家族的 Rhodopsin 具有相同的配体和功能，因而在较长一段时间内被广泛用于模建 GPCR 结构。2000 年，第一个哺乳动物 GPCR，即牛视紫红质（Bovine Rhodopsin）的晶体结构被测定［图 2-17（b）][13]。2007 年，第一个人体 GPCR，即 β2 肾上腺素受体（β2-Adrenergic Receptor）的高分辨率晶体结构被测定[14]。最近几年，采用冷冻电镜技术，GPCR 的结构测定取得重大突破，目前已有超过 50 个成员被测定了结构，为基于结构药物设计打下了基础[15]。

### （3）离子通道

**离子通道**是细胞膜上一些亲水性蛋白质微孔道，它能让特定的离子如钙离子和钾离子通过，并控制这些离子进出细胞，具有受体的特性：能选择性结合离子并产生介导反应；离子通道的开放和关闭，称为门控（Gating）。根据门控机制的不同，离子通道分为三大类：①电压门控型（Voltage-Gated）通道，因膜电位变化而开启和关闭，以最易通过的离子命名，如 $K^+$、$Na^+$、$Ca^{2+}$、$Cl^-$ 通道，各型又分若干亚型；②配体门控型（Ligand-Gated）通道，由递质与通道上的结合位点结合而开启，以递质受体命名，如乙酰胆碱受体通道、谷氨酸受体通道、门冬氨酸受体通道等；③机械敏感型（Mechanosensitive）通道，它是一类感受细胞膜表面应力变化，实现胞外机械信号向胞内转导的通道，根据通透性分为离子选择性和非离子选择性通道，根据功能作用分为张力激活型和张力失活型离子通道。其中配体门控型通道属于受体，主要为五聚体结构的 Cys-Loop 超家族，成员包括烟碱乙酰胆碱（nACh）受体、$5-HT_3$ 受体、$GABA_A$ 受体、$GABA_C$ 受体、甘氨酸受体等。由于这类通道为膜受体，难溶于水，因此结构也非常难以测定。目前研究得最多的是 nACh 受体，其五聚体组装模型及低分辨率晶体结构参见图 2-18。

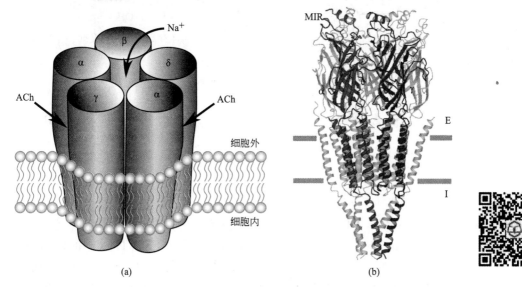

图 2-18 （a）nACh 受体五聚体结构模型；（b）低分辨率测定的 nACh 受体五聚体结构

**单跨膜螺旋受体**主要有酪氨酸蛋白激酶受体型和非酪氨酸蛋白激酶受体型。前者为催化受体（Catalytic Receptor），如胰岛素受体和表皮生长因子受体等，它们与配体结合后即有

酪氨酸蛋白激酶活性，既可导致受体自身磷酸化，又可催化底物蛋白的特定酪氨酸残基磷酸化；后者与配体结合后，可与酪氨酸蛋白激酶偶联而表现出酶活性，如生长激素受体、干扰素受体。这类受体全部为糖蛋白且只有一个跨膜螺旋结构。

**核受体**多为反式作用因子，当与相应配体结合后，能与 DNA 的顺式作用元件结合，调节基因转录。能与此型受体结合的信息物质有类固醇激素、甲状腺素、肾上腺皮质激素、类维生素、维甲酸等。核受体通常为含 400～1000 个氨基酸残基组成的单体蛋白质，包括高度可变区、DNA 结合区、铰链区、配体结合区四个区域（图 2-19），一般药物设计以配体结合区作为研究对象，但也有以 DNA 结合区为靶点进行药物设计的例子（参见本书 10.5 节的案例）。人体中共有 48 条基因编码核受体，已成为药物作用的重要靶标。

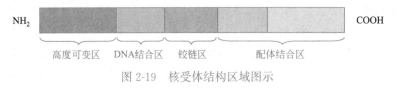

图 2-19　核受体结构区域图示

## 2.3.2　糖

糖（Sugar）是一类多羟基醛或多羟基酮类化合物或聚合物，是生命活动中重要的信息分子，它们参与了几乎全部生命活动过程，在细胞、生物大分子及其相互之间的信息传递和能量传递中起着不可替代的作用。就连细菌和病毒感染过程也有糖参与，通过改变细菌、病毒或靶细胞的糖组分，可以抑制细菌和病毒的感染，甚至设计出糖类药物。

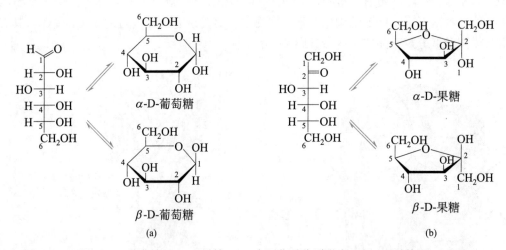

图 2-20　葡萄糖（a）和果糖（b）内环化后分别形成 α 和 β 两种构型

如同氨基酸是蛋白质的基本结构单元、核苷酸是核酸的基本结构单元一样，糖的基本结构单元为单糖（Monosaccharide）。单糖是指由 C、H 和 O 原子按照 $C_nH_{2n}O_n$ 的比例构成的物质（已有许多例外被发现），故糖最初又被称为"碳水化合物"（Carbohydrate）。单糖中除一个碳原子上含有羰基氧外，其余每个碳上都含有一个羟基，且碳链没有分支。但同构成蛋白质的氨基酸只有 20 种和构成核酸的核苷酸只有 4 种不一样的是，单糖的数目是不确定的。按照羰基位置的不同，单糖可分为醛糖和酮糖；按照碳原子数目的不同，单糖又可分为丙糖、丁糖、戊糖、己糖等。由于单糖分子中存在着多个手性中心，因而又导致多个异构

体。同时单糖通过分子内环化作用形成环状结构——以呋喃环和吡喃环最常见，又产生一个新的手性中心即异头碳，具有 $\alpha$ 和 $\beta$ 两种构型。由此可以看出，仅仅是基本结构单元，单糖的结构就比氨基酸和核苷酸的结构复杂得多。如分子量同为 $C_6H_{12}O_6$ 的葡萄糖和果糖结构差异就很大（图 2-20）。核酸中的骨架核糖即为一种五元单糖。

两分子单糖结合，脱掉一分子水，即成为二糖，二糖基之间新形成的键叫做糖苷键（Glycosidic Bond）。理论上说，两个单糖的任何两个羟基之间都可缩合脱水，但自然界存在的二糖一般有一个稳定的优势构型，如蔗糖的优势构型见图 2-21。

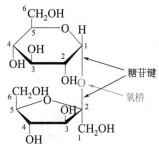

图 2-21　蔗糖为一分子 $\alpha$-D-葡萄糖和一分子 $\beta$-D-果糖通过 $\alpha$（1→2）糖苷键连接而形成

二糖再与一分子单糖缩合生成三糖，依此类推，含 2～20 个糖基的糖链一般叫做寡糖，多于 20 个糖基的糖链则叫做多糖。同蛋白质和核酸一样，多糖的结构也可分为初级结构和高级结构，其中一级结构为初级结构，二、三、四级结构为高级结构。但与蛋白质和核酸不一样的是，糖不但具有直链结构，往往还具有分支结构。因而多糖的一级结构除包括糖基的组成和排列顺序外，还需包括相邻糖基的连接方式、异头碳构型以及糖链有无分支、分支的位置与长短等内容，比蛋白质和核酸的一级结构复杂得多。多糖的二级结构是指多糖主链间以氢键为主要次级键而形成的有规则的构象。多糖的三级结构和四级结构则是指在二级结构的基础上，由于糖基之间的非共价相互作用，导致二级结构在有序的空间里产生的有规则的构象。

糖基之间通常以一个糖基的 C1 位半缩醛羟基与另一个糖基的 C2、3、4、5、6 位羟基形成糖苷键相互连接。由于一个己糖除 C1 位外共有 5 个羟基，它既可以只与一个糖基相连，也可以与多个糖基相连。因而，形成的糖链结构可以是直线形（一天线），也可以是二分枝（二天线）、三分枝（三天线）、四分枝（四天线）甚至五分枝（五天线），糖链的排列也有方向性（图 2-21）。C1 半缩醛羟基游离的末端称为还原端，另一端称为非还原端。通常一条糖链仅有一个还原端，但非还原端可以多达几十个甚至数百个。这样，糖链中糖基的种类、排列顺序，分枝的部位、方式、数目以及糖链的长短共同构成了极为复杂的糖链结构变化，这种糖链结构的差异成为由一个细胞传递给另一个细胞的一种生物信息，在多细胞生物中发挥重要的调节作用。

## 2.3.3　核酸

核酸是一类重要的生物大分子，担负着生命信息的储存与传递，是遗传物质的载体，是基因工程操作的核心分子。核酸分为两大类：脱氧核糖核酸（Deoxyribonucleic Acid，DNA）和核糖核酸（Ribonucleic Acid，RNA）。

DNA 是由双链分子形成的双螺旋结构，存在于细胞核和线粒体内，是遗传信息的携带者，决定着细胞和个体的基因型。而 RNA 是单链分子，具有多种结构形状，存在于细胞质和细胞核内，主要参与细胞内 DNA 遗传信息的表达和传递，根据功能的不同可以分为信使 RNA（mRNA）、转运 RNA（tRNA）、核糖体 RNA（rRNA）等。近年来还发现 RNA 具有许多调节功能，可用于疾病的基因治疗。

后基因时代的药物发现起始于基因序列分析，遵循从基因到功能再到药物的流程。而生

命科学的中心法则是从 DNA 到 RNA 再到蛋白质（图 2-22），其中 RNA 是遗传信息从 DNA 传递到蛋白质的中转站，在生命活动中起着核心作用，并控制着蛋白质的生物合成。RNA 发挥生物功能通常需要与蛋白质结合形成复合物，因此正确理解 RNA 结构及 RNA-蛋白质相互作用是研究相关生命过程的基础。尤其值得注意的是，RNA 是逆转录病毒如 HIV-1 的遗传物质，是病毒复制的起点；RNA 在细菌蛋白质合成方面也起着不可替代的作用，抗生素如四环素就是作用于 RNA 的，因此 RNA 已成为开发新型抗病毒药物和抗细菌药物的重要靶标。

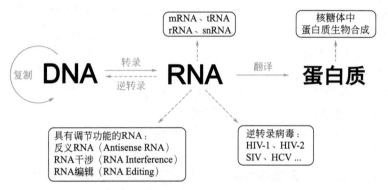

图 2-22　生命科学的中心法则图示

随着结构生物学技术的迅速发展，越来越多的 DNA、RNA 结构以及 DNA、RNA 与小分子或蛋白质复合物结构已被测定。结构生物学研究表明，RNA 分子同蛋白质分子一样具有结构多样性和明确的配体结合腔体；同时根据图 2-22 所示中心法则，RNA 先于蛋白质而存在，若抑制单个 RNA 分子的功能，将导致多个蛋白质分子也被抑制。

核酸的基本化学组成见图 2-23。核酸的基本组成单位是核苷酸（Nucleotide），核苷酸由核苷（Nucleoside）和磷酸组成，核苷又由碱基和核糖组成。磷酸根和核糖构成核酸的主链骨架，碱基则为侧链。

**（1）核糖**

组成核酸的核糖有两种（图 2-24）：DNA 所含的糖为 $\beta$-D-2'-脱氧核糖；RNA 所含的糖则为 $\beta$-D-核糖。

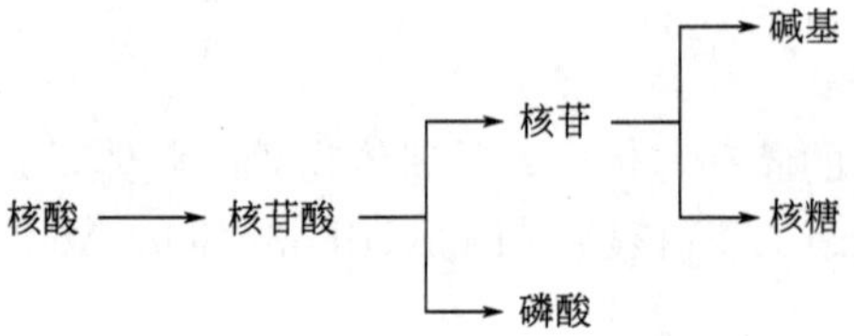

图 2-23　核酸的基本化学组成　　　　　　图 2-24　核糖的化学结构式

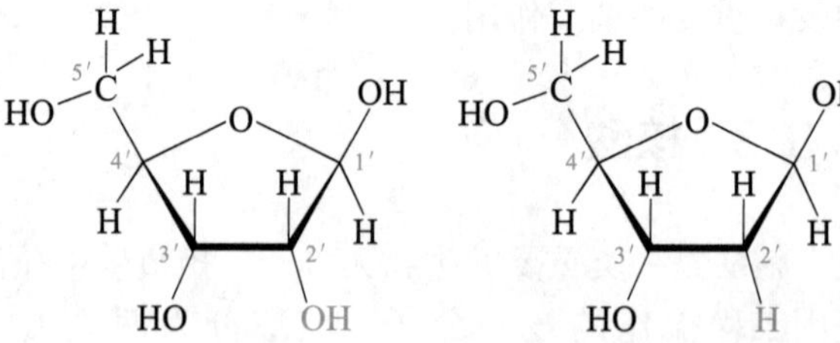

**（2）碱基**

核苷中的碱基分两类（图 2-25）：嘌呤（Purine）和嘧啶（Pyrimidine）。DNA 和 RNA 中的嘌呤是一样的，均为腺嘌呤（Adenine，A）和鸟嘌呤（Guanine，G）。但嘧啶有三种：DNA 中为胞嘧啶（Cytosine，C）和胸腺嘧啶（Thymine，T），RNA 中则为胞嘧啶和尿嘧

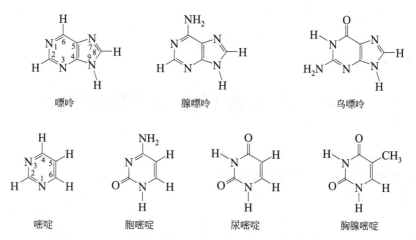

嘌呤　　　　　　　　腺嘌呤　　　　　　　　鸟嘌呤

嘧啶　　　　　　胞嘧啶　　　　　　尿嘧啶　　　　　　胸腺嘧啶

图 2-25　核苷中所含嘌呤和嘧啶的化学结构式

啶（Uracil，U）。碱基与核糖的连接是在 $1'$-糖基碳与 9-碱基氮（嘌呤）或 1-碱基氮（嘧啶）之间形成 C—N 键，称为 C—N 糖苷键。

### （3）磷酸

　　磷酸根连接前一个核苷的 $5'$-OH 和后一个核苷的 $3'$-OH，形成 $3',5'$-磷酸二酯键，从而使得核酸形成长链大分子，具有 $5'$-末端和 $3'$-末端。每一个磷酸根带 −1 价电荷。

　　DNA 的碱基顺序就是遗传信息存储的分子形式，生物界物种的多样性即寓于 DNA 四种核苷酸千变万化的不同排列组合之中。DNA 是反向平行的互补双螺旋结构［图 2-26（a）］，最先由 Watson 和 Crick 于 1953 年发现，因此称为 Watson-Crick 螺旋，即 B-DNA 构型，后来又发现有 A-DNA、Z-DNA 等不同构型。DNA 双螺旋结构中，亲水的脱氧核糖基和磷酸基骨架位于双链的外侧，而碱基位于内侧，A 和 T 配对，G 和 C 配对［图 2-26（b）］，形成碱基对（Base Pair）。碱基对 AT 之间形成两个氢键，而 GC 之间则产生三个氢键，

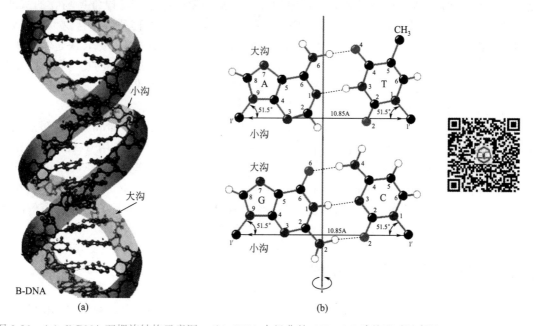

图 2-26　（a）B-DNA 双螺旋结构示意图；（b）DNA 中经典的 AT、GC 碱基配对示意图

相邻碱基对之间由碱基平面间的疏水作用维系。碱基对中与糖基相连的一侧形成小沟（Minor Groove），另一侧则形成大沟（Major Groove）。

# 2.4 药物-靶标相互作用原理

## 2.4.1 药物作用的分子药理学基础

药物作用的分子药理学基础是：药物和靶标进行有效结合，包括二者在立体空间上的互补，电荷分布上的相匹配，通过各种键力的作用使二者相互结合，形成复合物，进而引起靶标分子的构象改变，触发机体微环境产生与药效有关的一系列生物化学反应，从而产生生理效应。药物-靶标的特异性结合可用下面的方程来表示：

$$D+R \rightleftharpoons DR-E \tag{2-2}$$

式中，D 为药物；R 为靶标；DR 为药物与靶标形成的复合物；E 为生物效应。只有药物和靶标形成特异性复合物之后，才能产生药理效应。并且这种结合是可逆的，一旦左边的药物浓度因代谢而减少，复合物就会逐渐解离。通常认为药物的生物活性与其和靶标的结合亲和力 $K_a$ 有关。上述方程的热力学参数为结合的标准自由能（$\Delta G^\ominus$）、焓（$\Delta H^\ominus$）和熵（$\Delta S^\ominus$）。它们通过下面的方程而联系起来：

$$\Delta G^\ominus = -RT\ln K_a \tag{2-3}$$

$$\Delta G^\ominus = \Delta H^\ominus - T\Delta S^\ominus \tag{2-4}$$

从这里可以看到，药物与靶标的相互结合过程，是一个物理化学过程，遵循物理化学原理。从热力学上来看，开始给药时，药物浓度高，反应向右进行，逐渐形成复合物，等复合物达到最低起效浓度后，开始发挥药效；达到平衡以后，要持续给药，以维持药物的浓度，保持药效；等治疗完成，不再给药，药物浓度不断减少，平衡向左移动，复合物不断解离，最终释放出全部药物分子。从动力学上来看，药物与靶标结合和解离的速率，决定着药物起效时间的快慢，以及起效时间的长短。因此，进行药物设计时，需要了解药物与靶标的相互作用细节，既要知道结合亲和力的强弱，又要知道结合和解离速率的快慢，而这些就需要具有物理化学知识，在此不作赘述。

药物与靶标之间的相互作用，对受体而言，可以分为激动作用（Agonism）、部分激动作用（Partial Agonism）、反向激动作用（Reverse Agnoism）、拮抗作用（Antagonism）、变构效应（Allosteric Effect）；对酶而言，可以分为可逆性抑制作用（Reversible Inhibition）、不可逆抑制作用（Irreversible Inhibition）、激活作用（Activation）等。这些相互作用通常存在剂量-效应关系，可通过实验定量测定其相互作用大小，常见的有半数有效浓度（$EC_{50}$）、半数抑制浓度（$IC_{50}$）、抑制常数（$K_i$）、解离常数（$K_d$）等。

## 2.4.2 药物-靶标相互作用模式

药物与靶标发生相互作用时，实际上遵循两个基本原则，即药物与靶标结合部位的几何形状具有互补性，同时化学性质也具有互补性（图 2-27）。几何形状如不能互补，则药物与

靶标部位之间要么有空隙，要么有位阻；化学性质如不能互补，则药物与靶标部位之间要么结合力很弱，要么产生排斥力。为了产生合适的相互作用，传统上药物与靶标的结合采用"锁钥"（Lock-and-Key）模式，一把钥匙开一把锁，一个特定的药物分子能与特定的靶标部位相互作用。但是越来越多的实验事实证明靶标分子不是静止不动的，而是一直处在不断的运动变化之中，因此药物与靶标的结合更多地采用

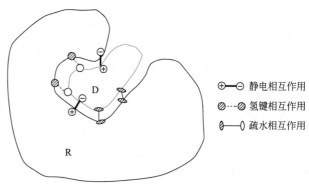

图 2-27　药物-靶标相互作用示意图
D 表示药物，R 代表靶标

静电相互作用
氢键相互作用
疏水相互作用

"诱导-契合"（Induced-Fit）模式来描述，即游离靶标的口袋难以容纳药物，但药物分子的结合可诱使靶标部位的构象发生变化，然后出现形状和性质互补。"诱导-契合"模式可以以手套为例来打比方，手套相当于靶标的结合口袋，而手则相当于药物。当手套空着不用时，里面是扁的，以节约放置空间，此时其内部空间如固化肯定容纳不下手；但手套实际上是柔软的，当手指逐渐伸进手套，里面空间就会逐渐张开，最终与手指和手掌完美互补。

## 2.4.3　药物-靶标相互作用类型

原子与原子之间的相互作用一般分为两类：共价键和非共价键。共价键是两个原子各提供一个价电子的成键相互作用，这是药物与受体间能产生的最强的结合键。该键难以生成，但一旦生成后就不易断裂，属于不可逆过程。而药物是体外异物，一旦完成治疗使命，就应被代谢并排出体外，因此药物与靶标的结合一般不通过共价键进行，而采用较弱的非共价键，如离子键、氢键等。室温下，这些非键相互作用（Non-bonded Interaction）是可逆平衡的，易于断裂。

分子间非共价相互作用主要有静电相互作用、氢键相互作用和疏水相互作用。疏水性基团相互靠近时，溶剂分子能被排挤掉，从而形成较强的相互作用。静电相互作用即离子键相互作用，也叫盐桥，它是正负电荷基团在一定距离时形成的离子键。在生理 pH 环境时，药物分子中的多种基团，如羧基、磺酰胺基、脂肪族胺基等都是电离状态，同时蛋白质等受体靶标的分子表面可以电离的基团也全部质子化，因此药物分子可以与受体分子以离子键相互结合。

氢键实际上是一种特殊的静电相互作用。氢原子的电负性很小，当氢原子与电负性较大的原子如 O、N、F、Cl、S、P 等相连时，氢原子上的电子被吸附到这些电负性大的原子上而显部分正电性，当这样的基团与另外的电负性大的原子如 O、N、F 等靠近时，能形成一种特殊的相互作用，即氢键。氢键表述为 D—H···A，其中 D 为氢键供体（Donor），A 为氢键受体（Acceptor）。标准氢键相互作用中，H 与 A 间的距离不超过 2.5Å，D 与 A 间的距离不超过 3.5Å，D、H、A 之间夹角大于 120°。氢键具有方向性，D、H、A 一定要满足上述条件才能形成。

除上述主要相互作用外，药物与靶标之间相互作用还有：离子-偶极和偶极-偶极相互作用，即药物和靶标中的某些基团原子间由于电负性的差异，电荷分布不均，导致电子的不对

称分布，因而生成偶极，只要电荷相反并分布适当，所形成的偶极就能被受体中的离子或其它偶极所吸引；芳香环上的大离域π键，阳离子-π相互作用时，如果与阳离子有合适的距离和角度，也可以形成较强的相互作用；卤碱相互作用，这是近年来新提出的作用类型。

通常来说，生物分子之间的相互作用包括两部分内容：结合亲和力（Binding Affinity）和专一性（Specificity，SP）。分子之间结合力的强弱由亲和力决定，但分子之间的结合是否导致相应的生物学功能的出现则由专一性决定。分子之间结合的主要驱动力是亲和力，但亲和力没有方向性，而专一性则具有方向性。在这三种主要的非键作用中，疏水作用的贡献为亲和力；静电作用的贡献主要为亲和力，但也贡献部分专一性；氢键相互作用主要贡献为结合专一性。蛋白质靶标具有主链（即骨架）和侧链之分，由于每个残基的主链都是一样的，只有侧链结构具有不同的形状和性质，因此小分子化合物与靶标侧链的相互作用对专一性具有更重要的意义。

## 本章小结

本章主要介绍了药物设计研究对象（药物分子和靶标分子）的结构和性质特征，尤其是药物设计中需要重点关注的化学小分子的手性、类药性、分子片段等概念，生物大分子各组成单元的特性，从而为开展药物-靶标相互作用及药物设计打下分子基础。实际内容是为大家复习了一下有机化学、生物化学及物理化学的相关知识。

## 思考题

1. 一个化学小分子，包括几个层次的含义？
2. 什么是手性中心？手性化合物的对映体性质有何异同点？
3. 什么是手性药物？手性药物的对映体在什么情况下需要拆分？通常有什么方法可以拆分？
4. 试写出含苯环的氨基酸的结构、名称、三字母和单字母代码。
5. 蛋白质有几级结构？其中二级结构主要有几种类型？维持二级结构的作用力主要是什么？
6. 核酸结构由哪几部分组成？DNA和RNA结构的主要区别有哪几点？
7. 碱基主要有哪几种？各有何区别和联系？
8. 小分子-大分子相互作用主要可分为哪两种类型？相互作用的基本原则是什么？
9. 小分子-大分子相互作用力主要有哪几种？其中专一性作用力为哪些？

## 参考文献

[1] CAS（美国化学文摘社），https：//www.cas.org/.
[2] Froimowitz M，Cody V. Absolute configurations and conformations of the opioid agonist and antagonist enantiomers of picenadol. Chirality，1995，7（7）：518-525.
[3] Lipinski C A，Lombardo F，Dominy B W，et al. Experimental and computational approaches to estimate solubility and permeability in drug discovery and development settings. Adv. Drug Del. Rev.，1997，23：3-25.
[4] Bemis G W，Murcko M A. The properties of known drugs：1. Molecular frameworks. J. Med. Chem.，1996，39：2887-2893.

[5] Ertl P. Cheminformatics analysis of organic substituents: identification of the most common substituents, calculation of substituent properties, and automatic identification of drug-like bioisosteric groups. J. Chem. Inf. Comput. Sci., 2003, 43: 374-380.

[6] Hopkins A L, Groom C R, Alex A. Ligand efficiency: a useful metric for lead selection. Drug Discov. Today, 2004, 9: 430-431.

[7] Andrews P R, Craik D J, Martin J L. Functional group contributions to drug-receptor interactions. J. Med. Chem., 1984, 27: 1648-1657.

[8] Berg J M, Tymoczko J L, Gatto Jr G J, et al. Biochemistry (Eighth Edition). W. H. Freeman & Company, New York, 2015.

[9] Miao Y, Cross T A, Fu R. Differentiation of histidine tautomeric states using $^{15}$N selectively filtered $^{13}$C solid-state NMR spectroscopy. J. Magnetic Resonance, 2014, 245: 105-109.

[10] Ramachandran G N, Ramakrishnan C, Sasisekharan V. Stereochemistry of polypeptide chain configurations. J. Mol. Biol., 1963, 7: 95-99.

[11] Hill S J. G-protein-coupled receptors: past, present and future. British Journal of Pharmacology, 2006, 147: S27-S37.

[12] Henderson R, Baldwin J M, Ceska T A, et al. Model for the structure of bacteriorhodopsin based on high-resolution electron cryo-microcopy. J. Mol. Biol., 1990, 213: 899-929.

[13] Palczewski K, Kumasaka T, Hori T, et al. Crystal structure of rhodopsin: a G protein-coupled receptor. Science, 2000, 289: 739-745.

[14] Rasmussen S G F, Choi H J, Rosenbaum D M, et al. Crystal structure of the human β2-adrenergic G-protein-coupled receptor. Nature, 2007, 450: 383-387.

[15] Hauser A S, Attwood M M, et al. Trends in GPCR drug discovery: new agents, targets and indications. Nat. Rev. Drug Discov., 2017, 16: 829-842.

## 拓展阅读

[1] 邢其毅等. 基础有机化学. 第 3 版. 北京：高等教育出版社，2005.

[2] 王镜岩等. 生物化学. 第 3 版. 北京：高等教育出版社，2002.

[3] 胡英等. 物理化学. 第 6 版. 北京：高等教育出版社，2014.

# 第3章
# 药物设计的理论基础

**学习要点**

◎ 掌握量子化学、计算化学、分子模拟的基本概念，了解三个概念的区别与联系；

◎ 了解药物设计中常用文件格式、长度和时间单位、坐标体系；

◎ 了解量子力学起源，掌握量子力学基本方程——薛定谔方程；

◎ 知道求解薛定谔方程的三个基本近似处理方法，掌握量子力学的三种主要计算方法；

◎ 掌握量子力学与分子力学之间的区别与联系，以及分子力学的适用范围；

◎ 了解传统力场、第二代力场、通用力场所包含的力场项内容，知道不同力场所应用的体系（力场的选择）；

◎ 掌握分子动力学模拟的历史和发展，掌握分子动力学模拟常用三种系综的含义；

◎ 了解结合自由能计算的几类方法，以及各类方法的优点和局限性。

## 3.1 概 述

由于药物设计的对象，无论药物小分子还是靶标大分子，都是由原子和电子等微观粒子构成的，而微观粒子应遵循量子力学（Quantum Mechanics）基本原理，因此，从事药物设计需要掌握一些量子力学的基本知识。但由于量子力学通常从电子层面入手来解决问题，有些深奥难懂，且能处理的体系较小；而药物设计一般不涉及核外电子，且需处理的体系很大，因此，人们将宏观体系的牛顿力学引入微观体系，发展了分子力学（Molecular Mechanics），以及后续的分子动力学（Molecular Dynamics），二者均以原子作为最小粒子，能较好地处理药物设计所涉及的分子体系。因此，药物设计的理论基础就是量子力学和分子力学，而药物设计中将分子可视化的分子模拟（Molecular Modeling）技术就是建立在量子力

学和分子力学的基础之上。所以说，要学习药物设计学，就必须掌握一些量子力学和分子力学的基础知识，才能深入理解药物和靶标之间的相互作用细节，以及相关方法的发展。下面先简单介绍一下分子模拟的基本概念，然后介绍量子力学、分子力学、分子动力学的知识，最后介绍受体-配体相互作用的结合自由能的计算方法。如要深入学习量子力学和分子力学的知识，请阅读相关专著。

在介绍理论基础之前，首先需要区分如下几个相近的概念：

### (1) 理论化学（Theoretical Chemistry）

理论化学通常指量子化学（Quantum Chemistry），即运用量子力学的原理和方法从电子层面来研究化学中的基本问题，如化学键的本质、分子的物理性质以及分子间成键相互作用等。

### (2) 计算化学（Computational Chemistry）

计算化学指以计算机为工具，采用各种理论计算方法来理解和预测分子系统的行为规律，如生物大分子、药物分子、材料分子等，并指导新分子的设计，这些理论计算方法不仅包括量子力学，而且包括分子力学、分子动力学、能量最小化、构象分析等其它方法。

### (3) 分子模拟（Molecular Modeling）

分子模拟指不但采用计算化学的方法来研究分子系统的行为，而且应用分子图形学原理在计算机屏幕上显示和操作分子的三维结构以及与三维结构有关的性质，以更直观的方式来研究分子系统的行为。

# 3.2　分子模拟基本知识

分子模拟，顾名思义，是针对分子而进行的一种模型操作，即根据分子图形学原理，采用理论计算方法如量子力学、分子力学、分子动力学等在计算机上模拟或模仿分子行为的一门技术。分子模拟操作的对象是分子，包括化学小分子和生物大分子。由于分子模拟技术不但能形象直观地把看不见、摸不着的分子可视化，比如线状（Line）模型、棒状（Stick）模型、球棒（Ball-and-Stick）模型、空间填塞（Space-Filling）模型（图3-1），而且能对分子进行操作，如位置移动、大小缩放，或按任意方向进行旋转，用人机交互的方式精确"测量"分子中任意两个原子之间的距离，两个或三个相邻价键所形成的键角和二面角等，操作极为方便，储存也很容易，因而极大地促进了计算机辅助药物设计的发展。

分子模拟主要有两种形式，即静态模拟（Molecular Modeling）和动态模拟（Molecular Simulation）。静态模拟只考虑分子中各原子的 $xyz$ 三维坐标，即分子在某一时间点上的构象，主要采用量子力学和分子力学进行构象优化；而动态模拟除 $xyz$ 三维坐标外，还加入了时间 $t$ 作为第四维，因而可以考察分子在某一时间段内的构象变化情况，主要采用分子动力学来模拟生物分子体系的动态变化过程。就像拍照和录像一样，静态模拟就好比拍了一张照片，而动态模拟则好比拍了一段录像。

目前，分子模拟已成为药物分子设计中的基本工具。借助于分子模拟技术，人们能方便

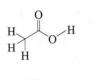

乙酸

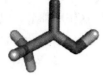

(a) 棒状模型

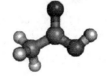

(b) 球棒模型

(c) 空间填塞模型

图 3-1　小分子的几种常见模型（以乙酸为例）

地阐释分子的真实结构和构象，对分子进行构象分析、量子化学、分子力学和分子动力学计算，模拟生物大分子体系，模拟小分子-大分子之间、大分子-大分子之间的相互作用，进行构象搜寻、结构搜寻、分子设计等。

分子表面是分子模拟中的一个重要概念，其基本定义由 Lee 和 Richards 给出[1]。分子表面可分为范德华表面（van der Waals Surface）、溶剂可及表面（Solvent-accessible Surface）及其它分析表面如 Connolly 表面（图 3-2）。范德华表面与溶剂可及表面不同，如果把分子想象为由相应原子范德华半径为半径的球所组成，则所有这些球的叠加将产生很像分子空间填塞模型的分子范德华表面（和体积）；而溶剂可及表面是分子表面中溶剂可接近的部分，一般采用半径为 1.4Å 的水分子为探针球，从分子外部围绕构成分子的原子球滚动，当探针球恰巧接触一个原子球时，即产生记录该原子的溶剂可及性的点，这些点连同凹陷表面构成分子的 Connolly 表面，而探针球心的轨迹即构成分子的溶剂可及表面[2]。对小分子而言，这两种表面实际上没有区别；但在蛋白质中，分子中有大量区域"在分子内部"，由于外部原子阻止溶剂探针的进入，故分子的内表面不属于溶剂可及表面。在两个或三个原子结合的地方，范德华表面和溶剂可及表面也有一些小差别，原子间缝隙是溶剂不可及的，由跨越探针球面与原子球面接触点的小点表示。

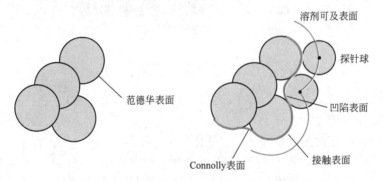

图 3-2　分子范德华表面和溶剂可及表面示意图

## 3.2.1　几个常用名称

### (1) 常用长度单位

常用长度单位为埃（1Å＝$10^{-10}$ m）、纳米（1nm＝$10^{-9}$ m）。化学键键长一般在埃的级别，而分子大小一般在纳米级别。

### (2) 常用时间单位

常用时间单位为微秒（1μs＝$10^{-6}$ s）、纳秒（1ns＝$10^{-9}$ s）、皮秒（1ps＝$10^{-12}$ s）、飞秒

（1fs＝$10^{-15}$ s）。蛋白质折叠运动一般在微秒级别，而分子动力学模拟的步长一般在飞秒级别。

**（3）常用数据量级**

基本单位是比特（bit），1B（byte）＝8 bit；1KB＝1024 B；1MB＝1024 KB；1GB＝1024 MB；1TB＝1024 GB。

**（4）常用坐标系统**

笛卡尔坐标（Cartesian Coordinates），即我们通常所说的直角坐标，以原点为参照中心，分子中每一个原子都具有 $x$、$y$、$z$ 三个坐标值；原点选择不一样，每个原子的坐标就不一样，分子相对原点做平移或旋转操作后，原子坐标也将不一样。常用分子文件格式如 Sdf、Mol2 和 Pdb 都采用笛卡尔坐标。内坐标（Internal Coordinates），只考虑分子中原子之间的相对位置，即指定一个原子为计算起点，用两个原子之间的距离（即键长）、三个原子形成的角度（即键角）和四个原子构成的二面角来表征分子的构型。内坐标通常表示为 **Z** 矩阵（**Z**-Matrix，图 3-3）形式，在量子化学计算等方面有广泛的应用。

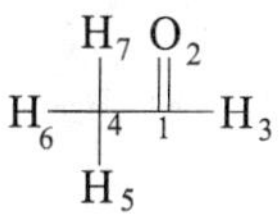

| 原子 | 相连的原子编号 | 键长/Å | 形成键角的原子编号 | 键角/° | 形成二面角的原子编号 | 二面角/° |
|---|---|---|---|---|---|---|
| $C_1$ | 0 | 0 | 0 | 0 | 0 | 0 |
| $O_2$ | 1 | 1.20 | 0 | 0 | 0 | 0 |
| $H_3$ | 1 | 1.10 | 2 | 120.0 | 0 | 0 |
| $C_4$ | 1 | 1.50 | 2 | 120.0 | 3 | 180.0 |
| $H_5$ | 4 | 1.10 | 1 | 110.0 | 2 | 0.0 |
| $H_6$ | 4 | 1.10 | 1 | 110.0 | 2 | 120.0 |
| $H_7$ | 4 | 1.10 | 1 | 110.0 | 2 | -120.0 |

图 3-3　**Z** 矩阵示意图（以乙醛为例）

## 3.2.2　分子文件格式

同其它文件一样，分子结构信息储存时也有通用的文件格式。小分子坐标文件通常采用 Mol 或 Sdf、Mol2 格式，大分子坐标文件则通常采用 Pdb 格式。下面对这些文件格式做简单的介绍。

### 3.2.2.1　Mol 格式

Mol 文件格式最早是由美国 MDL 公司（现为法国达索公司下属的 BIOVIA 公司）开发的，含有组成分子的原子、键、连接性及坐标信息，几乎所有的化学信息学软件都可以读取 Mol 文件。Mol 文件既可以存储二维结构，也可以存储三维结构。Mol 是应用最为广泛的小分子结构存储文件格式，很多其它的格式都是由 Mol 格式衍生出来的。

下面以乙醛（参见图 3-3）为例，解释一下 Mol 文件格式内容。

```
Acetaldehyde
ChemDraw12020909192D

  7  6  0  0  0  0  0  0  0  0  1 V2000
    0.8687    0.0000    0.0000 C   0  0  0  0  0  0  0  0  0  0  0  0
    0.8590    1.7374    0.0000 O   0  0  0  0  0  0  0  0  0  0  0  0
    2.6060    0.0000    0.0000 H   0  0  0  0  0  0  0  0  0  0  0  0
   -0.8687    0.0000    0.0000 C   0  0  0  0  0  0  0  0  0  0  0  0
```

```
    -0.8784     1.7374     0.0000 H   0   0   0   0   0   0   0   0   0   0   0   0
    -2.6060     0.0097     0.0000 H   0   0   0   0   0   0   0   0   0   0   0   0
    -0.8784    -1.7374     0.0000 H   0   0   0   0   0   0   0   0   0   0   0   0
    1   2   2   0
    1   3   1   0
    1   4   1   0
    4   5   1   0
    4   6   1   0
    4   7   1   0
  M   END
```

Mol 文件格式说明：

**第 1 行**　标题行或者分子名称。

**第 2 行**　说明性文字，比如上例中第 2 行为产生该文件的软件名称 ChemDraw。

**第 3 行**　空行。

**第 4 行**　分子的基本信息，格式依次为原子个数、键数等，最后为 Mol 版本数（如 V2000）。

**第 5～11 行**（行数视原子个数而定）　格式依次为 $x$ 坐标、$y$ 坐标、$z$ 坐标、元素符号，以及其它信息。$z$ 坐标值全为 0 时，表示该分子为二维结构；若为其它数值，则表示该分子为三维结构。

**第 12～17 行**（行数视键数而定）　分子中原子间成键信息（每个键一行），格式依次为第 1 个原子、第 2 个原子、键的类型（1 为单键，2 为双键）以及其它信息。

**最后一行**　文件结束标志，即"M　END"。

一个 Mol 文件一般只包含一个小分子。当多个分子甚至成千上万个分子需要存储时，则可采用 Sdf（Structure Data File）文件。事实上 Sdf 文件是多个 Mol 文件累加在一起，各分子之间用四个"$"符号隔开，即在"M　END"之后加上一行"$$$$"。Sdf 文件还有一个好处是可以添加分子的相关数据或信息，比如分子的供应商名称、分子的识别号码、分子的 clogP 值、分子量等，这些信息以如下形式输入，放在成键信息之后，"M　END"行之前。比如：

```
>   < Unique_ID>
ABC1234
>   < ClogP>
2.825
>   < Molecular Weight>
44.042
```

Mol2 文件格式则是 Tripos 公司提出的 Mol/Sdf 格式的扩展，它包含的信息更多些，但也更复杂，其中考虑了同种原子的不同杂化态，这里就不多说了。Mol2 与 Mol/Sdf 格式之间可以转换。

### 3.2.2.2　PDB 格式

PDB 文件格式最先是由美国 Brookhaven 国家实验室制定的，当时该国家实验室负责蛋白质数据库（Protein Data Bank，PDB）的构建，因此制定了一种文本文件格式来描述 PDB 库中生物大分子的三维结构，这种文本文件的扩展名就叫做 Pdb。由于涉及生物大分子，因此 Pdb 文件内容更为复杂。下面以 C-ABL 激酶与 STI-571（格列卫）复合物晶体结构的

Pdb 文件（PDB 代码：1IEP）为例，对 Pdb 格式进行简单说明。

```
HEADER    TRANSFERASE                              10-APR-01   1IEP
TITLE     CRYSTAL STRUCTURE OF THE C-ABL KINASE DOMAIN IN COMPLEX
TITLE    2 WITH STI-571.
COMPND    MOL_ID:1;
COMPND   2 MOLECULE:PROTO-ONCOGENE TYROSINE-PROTEIN KINASE ABL;
...
SOURCE    MOL_ID:1;
SOURCE   2 ORGANISM_SCIENTIFIC:MUS MUSCULUS;
...
KEYWDS    KINASE,KINASE INHIBITOR,STI-571,ACTIVATION LOOP
AUTHOR    B. NAGAR,W. BORNMANN,T. SCHINDLER,B. CLARKSON,J. KURIYAN
...
JRNL        TITL   CRYSTAL STRUCTURES OF THE KINASE DOMAIN OF C-ABL
JRNL        TITL 2 IN COMPLEX WITH THE SMALL MOLECULE INHIBITORS
JRNL        TITL 3 PD173955 AND IMATINIB(STI-571)
JRNL        REF    CANCER RES.                   V.  62   4236 2002
...
REMARK   2 RESOLUTION. 2. 10 ANGSTROMS.
REMARK 200 EXPERIMENTAL DETAILS
REMARK 200  EXPERIMENT TYPE              :X-RAY DIFFRACTION
REMARK 200  DATE OF DATA COLLECTION      :30-JAN-2001
REMARK 200  TEMPERATURE        (KELVIN):103. 0
REMARK 200  PH                           :6. 50
...
SEQRES   1 A  293  GLY ALA MET ASP PRO SER SER PRO ASN TYR ASP LYS TRP
SEQRES   2 A  293  GLU MET GLU ARG THR ASP ILE THR MET LYS HIS LYS LEU
SEQRES   3 A  293  GLY GLY GLY GLN TYR GLY GLU VAL TYR GLU GLY VAL TRP
...
ATOM      1  N    MET A 225      19. 353  41. 547  -3. 887  1. 00 72. 26          N
ATOM      2  CA   MET A 225      20. 513  40. 939  -4. 592  1. 00 70. 80          C
ATOM      3  C    MET A 225      20. 150  39. 658  -5. 355  1. 00 69. 53          C
ATOM      4  O    MET A 225      19. 053  39. 551  -5. 903  1. 00 68. 86          O
ATOM      5  CB   MET A 225      21. 642  40. 678  -3. 592  1. 00 71. 61          C
...
HETATM 4467  C1   STI   201      11. 879  62. 272  12. 570  1. 00 35. 17          C
HETATM 4468  C6   STI   201      13. 002  61. 429  12. 910  1. 00 32. 96          C
HETATM 4469  C5   STI   201      13. 097  60. 070  12. 392  1. 00 33. 74          C
...
CONECT 4467 4468 4472
CONECT 4468 4467 4469
...
END
```

　　如上所示，文件中各行起始都是一个关键词（不超过 6 个大写字母），然后是相应的内容，每行最多是 80 个字符（含空格）。主要栏目有：

**HEADER 行** 提供生物大分子所属类别、文件产生时间、PDB 代码。

**TITLE、COMPND、SOURCE、KEYWDS 等行** 提供所测定结构的名称、组成、来源等信息。

**AUTHOR 行** 提供测定结构的研究人员信息。

**JRNL 行** 提供发表该结构的文献信息，含作者、标题、期刊名、出版年份、卷期、页码等。

**REMARK 行** 提供结构测定相关的一些描述性信息。

**SEQRES 行** 提供肽链的一级序列信息。

**ATOM 行** Pdb 文件的主体，提供大分子各原子的坐标信息（X 衍射测定的结构中 H 原子通常被省略）。每行内容依次为：原子序数、原子名、残基名、肽链名、残基序数、$xyz$ 坐标（单位为 Å）、占用情况、温度因子、元素名称等。

**HETATM 行** 提供杂原子的坐标信息（生物大分子基本构建单元之外的其它小分子原子均为杂原子），每行内容基本同上，只是残基名为小分子名。

**CONECT 行** 提供前面杂原子各原子间的连接方式。

**END 行** 文件结束标志。

### 3.2.2.3 分子文件格式转换

由于分子信息处理时，通常需要多个程序依次完成，这就涉及不同文件格式之间的转换问题。已有一些免费程序或者在线服务可以完成这种转换。

一个能广泛进行文件格式转换的免费程序是 Open Babel（http：//openbabel. org/），它可以对超过 110 种化学信息文件格式进行读写和转换。除此之外，Internet 上也有不少可以提供文件格式转换的在线服务，比如美国国立卫生研究院（NIH）的化学信息学工具和用户服务网页（https：//cactus. nci. nih. gov/translate/）含有多种在线文件转换工具，支持几乎所有的分子结构文件的转换，使用十分方便。

需要注意的是，在文件格式转换的过程中，有些信息会被省略，因为这些信息不能被程序识别和处理。也有一些信息会被加入，如分子量、氢原子数等。

# 3.3　量子力学

从量子力学的发展来看，量子力学计算方法为药物研究和药物设计工作者提供了一个真实可靠的理论计算工具，使得人们不但能够计算药物的分子结构和电子结构，以寻求其结构与活性的关系，而且能够计算药物小分子与靶标生物大分子之间的相互作用，为在靶标三维结构的基础上进行合理药物设计提供深入的理论依据。

## 3.3.1 量子力学的起源

以牛顿（Isaac Newton，1642—1727）三大运动定律为中心内容的经典力学的适用范

围，就是宏观物体的机械运动。说得更具体一点就是：质量比一般分子或原子大得多的物体，在速度比光速小得多的情况下，其运动是服从经典牛顿力学定律的。对于质量很小的物体如分子、原子、电子等微粒的运动，牛顿力学就不适用了。这类微观物体的运动有两个不同于宏观物体的特点：一是量子化；二是波粒二象性[3]。

1900年，德国物理学家普朗克（Max Planck，1858—1947）提出能量量子化观点。普朗克在1900年研究物体热辐射的规律时发现，只有假定电磁波的发射和吸收不是连续的，而是一份一份地进行的，计算的结果才能和实验结果相符。这样的一份能量叫做能量子，每一份能量子等于 $h\nu$，$\nu$ 为辐射电磁波的频率，$h$ 为一常量（$h = 6.626 \times 10^{-34}$ J·s），叫做普朗克常数。

1905年，德国理论物理学家爱因斯坦（Albert Einstein，1879—1955）提出光量子假说。爱因斯坦提出了光电效应的光量子解释，人们开始意识到光波同时具有波和粒子的双重性质。

1913年，丹麦青年物理学家玻尔（Niels Bohr，1885—1962）提出氢原子的量子模型，精确预测了氢和单电子离子的电子光谱。随后，玻尔在卢瑟福（Ernest Rutherford，1871—1937）核原子模型基础上，根据当时刚刚萌芽的 Planck 量子论和 Einstein 光子学说，提出了自己的原子结构理论，从理论上解释了氢原子光谱的规律。

1923年，法国著名理论物理学家德布罗意（Louis Victor de Broglie，1892—1987）提出波粒二象性假说。德布罗意率先提出"物质波"假说，认为和光一样，一切物质都具有波粒二象性。根据这一假说，电子也会具有干涉和衍射等波动现象，这被后来的电子衍射实验所证实。

1925年，德国物理学家海森堡（Werner Heisenberg，1901—1976）、玻恩（Max Born，1882—1970）和约尔丹（Pascual Jordan，1902—1980）不再把力学规律写成电子的位置和速度的方程，而是写成电子轨道傅里叶展开式中的频率和振幅的方程，从而建立了矩阵形式的量子力学，即矩阵力学。

1926年，奥地利理论物理学家薛定谔（Erwin Schrödinger，1887—1961）从哈密顿-雅可比方程出发，引入波函数与波动方程，即著名的薛定谔方程，从而建立了波动力学，这是量子力学的第二种表达公式。其后不久，薛定谔证明了波动力学和矩阵力学的数学等价性。薛定谔方程原则上能解释所有原子现象，是原子物理学中应用最广泛的公式，它在量子力学中的地位与牛顿运动方程在经典力学中的地位相似。

1927年，海森堡提出了"不确定性关系"，指出在同一时刻以相同的精度测定粒子的位置与动量是不可能的，只能从中精确地确定两者之一，此即著名的测不准原理。同年，美籍德国物理学家海特勒（Walter Heitler，1904—1981）和美籍波兰物理学家伦敦（Fritz London，1900—1954）将量子力学处理原子结构的方法应用于氢气分子，成功地定量阐释了两个中性原子形成化学键的过程，他们的成功标志着一门新兴学科——量子化学（Quantum Chemistry）的诞生。

1928年，英国物理学家狄拉克（Paul Dirac，1902—1984）创立了相对论量子力学。他在研究电子行为时，发现海森堡和薛定谔的量子力学对于缓慢移动的电子非常有效，但是对于大部分以光速行进的电子而言却失败了，于是他尝试将量子力学与爱因斯坦的狭义相对论结合起来，从而建立了相对论电子理论的波动方程，即狄拉克方程，进而解释了电子的自旋并且预测了反物质的存在。至此，革命性的量子力学完全建立了起来。

之后量子化学经过了缓慢但稳定的发展过程。首先三大基础理论（价键理论、分子轨道

理论和配位场理论）的发展；然后三大计算方法，即从头计算（*ab initio*）法、半经验（Semi-empirical）计算法和密度泛函理论（Density Functional Theory，DFT）的发展。下面将分别予以介绍。随着计算机和计算技术的巨大进步，量子化学直到 20 世纪 90 年代末才在计算技术与应用上日趋成熟，并发展出了计算化学这样一门新兴学科。1998 年诺贝尔化学奖授予了两位计算化学家沃尔特·库恩（Walter Kohn，1923—2016）和约翰·波普尔（John A. Pople，1925—2004），量子化学被提到前所未有的重要地位。量子化学理论和计算的丰硕成果被认为正在引起整个化学界的革命，这标志着古老的化学已发展成为理论和实验紧密结合的科学，而不再是一门纯实验科学，也标志着计算化学的重要地位被正式确立。

## 3.3.2　量子力学基本理论

### 3.3.2.1　薛定谔方程

量子力学主要是求解 1926 年诞生的薛定谔方程（Schrödinger Equation），以便从电子层面来阐明分子能量、性质及分子间相互作用的本质。薛定谔方程是描述微观粒子波动规律的方程。其基本形式为：

$$\hat{H}\Psi = E\Psi \tag{3-1}$$

式中，$\hat{H}$ 是 Hamilton 算符，$\hat{H} = -\hbar^2/2m \times \nabla^2 + V$。

薛定谔方程基本形式展开后可写为：

$$\left(\frac{\partial^2 \Psi}{\partial x^2} + \frac{\partial^2 \Psi}{\partial y^2} + \frac{\partial^2 \Psi}{\partial z^2}\right) + \frac{8\pi^2 m}{h^2}(E-V)\Psi = 0 \tag{3-2}$$

式中，$\Psi$ 为波函数；$E$ 为体系的总能量；$V$ 为体系的势能；$h$ 为普朗克常数；$m$ 为粒子的质量；$x$、$y$、$z$ 为粒子的三维坐标。

对于一个质量等于 $m$，在势能等于 $V$ 的势场中运动的微粒，有一个与微粒运动的定态相联系的波函数。这个波函数服从薛定谔方程。这个微分方程的每一个解 $\Psi$，都表示微粒运动的某一定态。与这个解 $\Psi$ 相应的常数 $E$，就是微粒在这一定态的能量。

### 3.3.2.2　三个基本假设

实际上，除了对单电子的氢原子和类氢离子的薛定谔方程可以精确求解外，其它含有多个电子的粒子的薛定谔方程都不能精确求解。因而，求解时需引入各种各样的近似方法，进而发展出各种计算方法，如从头计算法、密度泛函理论、半经验计算法等，来研究分子的电子结构，这些方法具有不同的计算精度。薛定谔方程的近似处理方法主要有三种：

**(1) 非相对论近似**

电子在原子核附近运动而不被原子核俘获，必须保持高速运动。按相对论理论，电子的质量将与速度有关，因此采用非相对论近似，认为电子质量等于电子静止的质量。

**(2) 波恩-奥本海默（Born-Oppenheimer）近似（绝热近似）**

考虑到电子的运动比核快得多，因此可以说在电子运动的任一瞬间可以把核看成是近似不动的，这样就把电子的运动和核的运动分开处理，忽略贡献很小的电子态之间的偶合项（非绝热项）。

这样就把薛定谔方程分解为电子运动和核运动两个方程，求解薛定谔方程的问题就简化

为求解电子运动方程。

$$\left\{-\frac{1}{2}\sum_i \nabla_i^2 - \sum_{p,i}\frac{Z_p}{r_{pi}} + \sum_{p<q}\frac{Z_p Z_q}{R_{pq}} + \sum_{i<j}\frac{1}{r_{ij}}\right\}\Psi^{(e)} = E^{(e)}(R)\Psi^{(e)} \quad \text{电子运动方程} \quad (3-3)$$

$$\left\{-\frac{1}{2}\sum_p \frac{1}{m_p}\nabla_p^2 + E^{(e)}(R)\right\}\Psi^{(c)} = E_T\Psi^{(c)} \qquad \text{核运动方程} \quad (3-4)$$

式中，$E^{(e)}$ 既是固定核时体系的电子能量，又是核运动方程中的势能。

**(3) 单电子近似（轨道近似）**

认为电子波函数为 $n$ 个电子所占据的轨道（单电子函数）的乘积。

### 3.3.2.3 三大基础理论

价键理论、分子轨道理论以及配位场理论是量子化学描述分子结构的三大基础理论。

**(1) 价键理论**

价键理论（Valence Bond Theory，VBT）是海特勒（Heitler）和伦敦（London）在处理 $H_2$ 分子时提出来的一种量子化学计算方法[4]，之后由鲍林（Linus C. Pauling，1901—1994）进一步发展为价键理论，鲍林因为这一理论获得了 1954 年诺贝尔化学奖。VBT 在处理分子时，将分子当作是由原子壳层和成键价电子组成的，其中原子壳层由原子核和内层电子组成，价电子定域于原子壳层之间，形成化学键。与分子轨道（MO）理论相比，VBT 更接近化学家的分子概念，物理意义较为明确。20 世纪 60 年代以前，VBT 在理论化学中占主导地位；60 年代以后，由于 MO 理论的完善，特别是分子轨道对称守恒定律和前线轨道理论在解释化学反应规律方面取得极大的成功后，MO 理论在化学中的地位超过了 VBT。

价键理论主要描述分子中的共价键和共价结合，其核心思想是电子配对形成定域化学键。所谓共价键是指原子间由于成键电子的原子轨道重叠而形成的化学键。价键理论要点如下：

① 泡利（Pauli）不相容原理　同一原子中，不可能有 2 个电子的运动状态完全相同。两原子接近时，自旋方向相反的未成对价电子可能配对，形成共价键。

② 原子轨道最大重叠原理　成键时，原子轨道重叠越多，两核间电子云越密集，形成的键越牢固。

③ 共价键的方向性　共价键的形成将尽可能地沿着原子轨道最大程度重叠的方向进行。

④ 共价键的饱和性　自旋方向相反的单电子配对形成共价键后，就不能再和其它原子中的单电子配对成键。

**(2) 分子轨道理论**

分子轨道理论（Molecular Orbital Theory）是 1932 年由美国化学家马利肯（Robert S. Mulliken，1896—1986）和德国化学家洪特（Friedrich Hund，1896—1997）提出来的。它是从分子的整体出发去研究分子中每一个电子的运动状态，认为形成化学键的电子是在整个分子中运动的。每一个电子的运动状态可以用相应的一个波函数来表示。每一个波函数都代表一个分子轨道。

$$\Psi = \Psi_1 \Psi_2 \Psi_3 \cdots \Psi_n, E = E_1 + E_2 + \cdots + E_n \tag{3-5}$$

分子轨道（MO）是由原子轨道（AO）线性组合而成。

$$\Psi = a_1\phi_1 + a_2\phi_2 + \cdots + a_n\phi_n \tag{3-6}$$

原子轨道要有效地组成分子轨道，必须符合能量近似原则、轨道最大重叠原则及对称性

相同原则。

① 能量近似原则　能量相近的原子轨道才能组合成有效的分子轨道。

② 轨道最大重叠原则　原子轨道重叠程度越大，形成的化学键也越强。

③ 对称性相同原则　原子轨道必须具有相同的对称性才能组合成分子轨道。

原子轨道是电子在原子核外运动的三维空间区域。原子轨道用波函数 $\phi$ 表示。实验上观测不到原子轨道。

电子密度是电子在核外空间某处单位体积内出现的概率。电子在某处出现的概率越高，该处的电子密度越大。电子密度用波函数绝对值的平方 $|\phi|^2$ 表示。实验上可以观测到电子密度。

杂化轨道（Hybrid Orbital）是原子轨道的一种，是描述形成共价键的原子的轨道。所以，孤立原子中不存在杂化轨道。在成键过程中，由于原子间的相互影响，同一原子中几个能量相近的不同类型的原子轨道（即波函数），可以进行线性组合，重新分配能量和确定空间方向，组成数目相等的新的原子轨道，这种轨道重新组合的过程称为杂化（Hybridization），杂化后形成的新轨道称为杂化轨道。

杂化轨道的类型取决于原子所具有的价层轨道的种类和数目以及成键数目等。常见的杂化类型有：

① sp 杂化　sp 杂化是指由原子的一个 $n$s 和一个 $n$p 轨道杂化形成两个能量等同 sp 杂化轨道，每个 sp 杂化轨道各含有 1/2s 成分和 1/2p 成分，两个轨道的伸展方向恰好相反，互成 180°夹角，形成 $\sigma$ 键。构型为直线形。

② $sp^2$ 杂化　原子以一个 $n$s 和两个 $n$p 轨道杂化，形成三个能量等同的 $sp^2$ 杂化轨道，每个杂化轨道各含 1/3s 成分和 2/3p 成分。三个杂化轨道间的夹角为 120°。构型为平面三角形。

③ $sp^3$ 杂化　由一个 $n$s 和三个 $n$p 轨道杂化形成四个能量等同的 $sp^3$ 杂化轨道。每个 $sp^3$ 轨道都含有 1/4s 成分和 3/4p 成分。构型为正四面体。

④ $sp^3$d 杂化　由一个 $n$s、三个 $n$p 轨道和一个 $n$d 轨道杂化形成五个能量等同的 $sp^3$d 杂化轨道。每个 $sp^3$d 轨道都含有 1/5s 成分、3/5p 成分和 1/5d 成分。构型为三角双锥。

⑤ $sp^3d^2$ 杂化　由一个 $n$s、三个 $n$p 轨道和两个 $n$d 轨道杂化形成六个能量等同的 $sp^3d^2$ 杂化轨道。每个 $sp^3d^2$ 轨道都含有 1/6s 成分、1/2p 成分和 1/3d 成分。构型为正八面体。

**(3) 配位场理论**

配位场理论（Ligand Field Theory，LFT）是晶体场理论和分子轨道理论的结合，用以解释配位化合物中的成键情况。与晶体场理论不同的是，配位场理论考虑到配体与中心原子之间一定程度的共价键合，可以解释晶体场理论无法解释的光谱化学序列等现象。由于配位体有各种对称性排布，遂有各种类型的配位场，如四面体配位化合物形成的四面体场，八面体配位化合物形成的八面体场等。

## 3.3.3　量子力学计算方法

量子力学计算方法主要有以下几种。

**(1) 从头计算（*ab initio*）法**

除了三个基本近似与数学上应用变分或微扰法之外，不再引入其它近似。解方程所遇到的各类分子积分，一一严格计算，不借助任何经验或半经验参数；体系的哈密顿（Hamil-

ton）算符显然包含全部电子（包括内层电子）的贡献。最简单的从头计算法是 Hartree-Fock（HF）方法。HF 方法把分子轨道用一套基函数（如以原子为中心的 Gaussian 型函数）展开，使得复杂的微分方程变成较简单的矩阵方程，然后用积分方法计算体系的各部分能量，包括动能、电子与电子之间的排斥能以及电子之间的交换相关能等。因 HF 方程是非线性方程，只能通过迭代的方法求解，而且分子轨道由自身的有效势导出，所以其求解过程称为自洽场（Self-Consistent Field，SCF）方法。简而言之，从头计算就是用 SCF 方法解 HF 方程，得到分子或其它体系的分子轨道、轨道能和波函数，并由波函数求得体系的其它性质。

### （2）半经验（Semi-empirical）计算法

针对 Hartree-Fock-Roothaan 方程，在波函数、Hamilton 算符和积分三个层次上进行简化，忽略一些积分或在计算积分值时使用拟合的经验参数，使得计算量显著减少，但结果仍具有足够的精确度。大体上有三类半经验计算方法：①单电子近似，完全不考虑双电子作用而挑选的等效 Hamilton 算符，如 EHMO 方法；②用统计平均模型计算交换位能的 $X_\alpha$ 方法；③以零微分重叠（ZDO）近似为基础的计算方法，如 CNDO/2、INDO、NDDO，改进的 MINDO、MNDO，以及 AM1[5]、PM3[6] 等。其中 AM1 和 PM3 使用较广，在 MOPAC、AMPAC、Gaussian、GAMESS、SPARTAN 等程序中都有。

### （3）密度泛函理论（Density Functional Theory，DFT）

霍恩伯格（Hohenberg）和科恩（Kohn）在 1964 年证明分子体系基态的能量完全取决于电子密度，即体系的能量和电子密度之间存在一一对应关系。因此，可以用电子密度函数作为基本变量，把体系的能量表达成电子密度函数的泛函。这就是 DFT 方法的理论基础。该方法用电子密度取代波函数作为研究的基本变量。多电子波函数有 $3N$ 个变量（$N$ 为电子数，每个电子包含三个空间变量），而电子密度仅是三个变量的函数，因此，DFT 方法可以有效地降低计算的复杂程度。其中，B3LYP 是目前应用最为广泛的泛函。但是 B3LYP 方法也存在一定缺陷，例如不能准确地描述氢键等弱相互作用。因此，发展更为准确的密度泛函，是当前理论化学家所要解决的问题之一。

上述三类量子力学计算方法中，从头计算法精度高，计算量大，采用 Gaussian 系列、GAMESS 等软件进行计算；半经验方法计算精度较差，但计算量小，能满足一般的需要，采用 MOPAC（Molecular Orbital PACkage）等软件进行计算；密度泛函理论则介于两者之间，精度较高但计算量不算大，因而已成为电子结构计算的有力工具。

### （4）基组（Basis Set）

基组又叫基函数，是一组用来表示波函数的 Gaussian 型函数，常用的有：STO-3G、3-21G、4-31G、6-31G、6-31G$^*$、6-31G$^{**}$、6-311G$^{**}$、6-311＋＋G$^{**}$、6-311＋＋G（3df，2dp）。从前到后各函数计算的精度越来越高。

### （5）环境的影响——溶剂效应

化学是研究分子性质和反应的科学，许多化学过程是在溶液中进行的，溶剂对分子的构象、电子结构和化学反应有着重要的影响。同时，溶剂对生物大分子的结构与功能也有重要影响。如溶剂能影响酶的催化活性、蛋白质的折叠和展开、生物大分子在溶液中的构象等；药物在体内的传输及其与受体的作用和代谢也离不开环境（如体液）对其的影响。药物-受体相互作用时，受体本身可当作环境来处理。因此，对溶剂效应进行理论研究有着重要的意

义，它更能反映出溶液中分子的真实行为。所以，近年来发展了各种不同的理论计算方法。这些方法主要包括连续介质模型-自洽反映场理论（SCRFT）、量子力学和分子力学或分子动力学相结合的计算方法——QM/MM 模型和瓦舍尔（Warshel）的经验价键理论（EVBT）。

## 3.3.4 量子化学在药物研究中的应用

在具体应用中，量子化学可以对生命科学中的如下问题进行研究：生物分子（包括药物分子）的电子结构与活性关系；配体-受体相互作用机理；生物化学反应（如酶催化反应）机理；生物体系中的电子转移、质子转移和能量传递；无机离子在生物过程中的作用；遗传、突变的量子理论；生物体系中的信号传递；量子药理学；等等。由此可见，量子化学在药物设计和其它生命科学领域中有着广阔的应用前景。

比如，蛋白质的二级结构 α-螺旋和 β-折叠就是通过氢键相互作用形成的，配体和受体结合也依赖于这些弱相互作用。通过量子化学计算可以得到对这些弱相互作用的定量认识[7]。另外，利用量子化学方法还可以预测一些生物分子或其片段的结构和能量。例如，Imai 等通过对晶体数据进行分析发现氯原子和电子之间存在明显的相互作用。他们以苯和氯代烃为模型，对这种相互作用进行了理论研究。研究表明二者之间存在以色散力为主的相互吸引作用，能量为 $-2.01\text{kcal/mol}$（$1\text{kcal}=4.184\text{kJ}$）；而且，苯环上电子的密度决定了氯原子作用的位置[8]。

对于生物体系中的复杂反应很难用实验手段进行研究，利用量子化学方法可以直接确定反应所涉及的过渡态、中间体的结构和能量，从而对反应机理提供分子层次上的理解。因此，量子化学计算在生物体系反应机理的研究中发挥着不可替代的作用。

目前生物体系反应机理研究中最为实用的理论方法就是 QM/MM 方法，尤其是在酶催化机理的研究中[9]。QM/MM 方法的基本思想（图 3-4）是：将所要研究的体系分为两部分，即量子力学部分（QM）和分子力学部分（MM），在 QM 和 MM 之间有一相互作用部分（QM/MM）。在计算过程中将溶质或生物大分子的活性部位用量子力学计算，而将溶剂或生物大分子的其它部位用分子力学或分子动力学方法计算。体系的总能量是中心区域用 QM 方法计算得到的能量与整个体系用 MM 方法计算得到的能量之和，再减去中心区域用 MM 方法计算得到的能量。

$$E_{\text{QM/MM}}=E_{\text{QM}}^{\text{高}}+E_{\text{总}}^{\text{低}}-E_{\text{QM}}^{\text{低}} \tag{3-7}$$

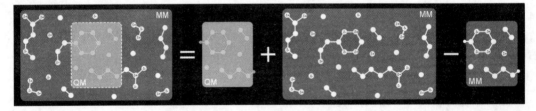

图 3-4 QM/MM 方法计算基本思想示意图

### 3.3.4.1 药物设计中的关键参数

量子力学在分子力学力场参数开发中很有用处，比如它可以提供分子力学计算结构文件中的电荷参数。药物设计中常用的量子力学参数主要有以下几种。

① 轨道能量　以前沿轨道（Frontier Orbital）能量最为重要，包括最高占有轨道（Highest Occupied Molecular Orbital，HOMO）能量和最低空轨道（Lowest Unoccupied Molecular Orbital，LUMO）能量。$E_{HOMO}$ 可作为分子给予电子能力的量度，$E_{LUMO}$ 可作为分子接受电子能力的量度。$E_{HOMO}$ 与 $E_{LUMO}$ 之差是非常重要的稳定性指标。差值越大稳定性越好，在化学反应中的活性越差。

② 电子密度（Electron Density）　电子密度大的位置与亲电试剂的反应性大，电子密度小的位置与亲核试剂的反应性大。

③ 离域能（Delocalization Energy）　亦称共轭能，是指通过电子的共轭作用，发生超共轭而使体系趋于稳定、活化能降低的能量。离域能越大，反应越易进行。

④ 超离域度（Superdelocalizability）　是以轨道能级系数的倒数加权的电子密度，是离域能的度量参数。它不仅是分子内不同位置反应难易程度的标尺，也是比较分子间反应性相对大小的一种理论指数。

⑤ 原子自极化率　其值越大，表明它在攻击物面前越容易调节自己的电荷，因而活性也较大，常称为反应活性点。

⑥ 静电势（Electrostatic Potential）　指将一个单位正电荷从无限远处带到某一点所需要做的功。静电势可准确且客观地提供分子静电性质的图像，比单个原子的净电荷密度更能反映实际。它指示药物分子内哪一个部位与受体的亲核部位作用，哪一个部位受到受体亲电部位的攻击。

### 3.3.4.2　应用实例

组蛋白去乙酰化酶（Histone Deacetylases，HDACs）共有 18 种亚型，分为四类。其中 Ⅰ 类（HDAC 1~3、8）、Ⅱ 类（HDAC 4~7、9~10）和 Ⅳ 类（HDAC 11）为 $Zn^{2+}$ 依赖酶，Ⅲ 类（Sirtuins 1~7）为 $NAD^+$ 依赖酶，而 $Zn^{2+}$ 依赖的 HDACs 是抗肿瘤研究的主要靶标。目前得到的大多数 HDAC 抑制剂都是与 Ⅰ 类 HDACs 作用的，对于 Ⅰ 类 HDACs，尤其是 HDAC 8，大量的晶体结构已被解析出来了。

Finnin 等[10] 和 Zhang 等[11] 曾先后提出了不同的 HDAC 8 去乙酰化机理（图 3-5）。

2015 年，Chen 等[12] 通过 QM/MM 研究，揭示了抑制剂的质子化状态和 HDAC 8 使赖氨酸去乙酰化的机理，并研究了位点 1 的钾离子的作用。他们对底物-HDAC 8 复合物（PDB 代码：2V5W）及抑制剂-HDAC 8 复合物（PDB 代码：1T69）两个晶体结构在包含位点 1 的钾离子和不包含钾离子的情况下分别进行了 10ns 的分子动力学模拟。然后取 3ns、6ns、9ns 的结构作为 QM/MM 的初始结构。

用图 3-6 的两个模型来研究羟肟酸的质子化状态，其中一个模型不含 D176 和 D183，另一个含 D176 和 D183。并用后者进行去乙酰化机理研究的计算。QM/MM 计算采用 Gaussion 09 的 ONIOM 方法，用 M05-2X 函数 6-31G* 基组计算主要基团元素，Zn 离子用 SDD 基组。MM 区域使用 AMBER 力场。对 QM 边界外 6Å 内的原子进行全优化，而将 6Å 外的体系内原子进行固定，以减少计算量。

Chen 等根据 QM/MM 计算结果，得到了以下结论：①计算结果（图 3-7）支持 Finnin 等提出的去乙酰化机理 1；②H142/D176 对的作用是碱，Y306 起到了稳定四面体中间体的作用；③HDAC 的催化活性被位于位点 1 的钾离子所抑制；④在活性位点被广泛使用的 HDAC 羟肟酸抑制剂实际是带负电荷的。

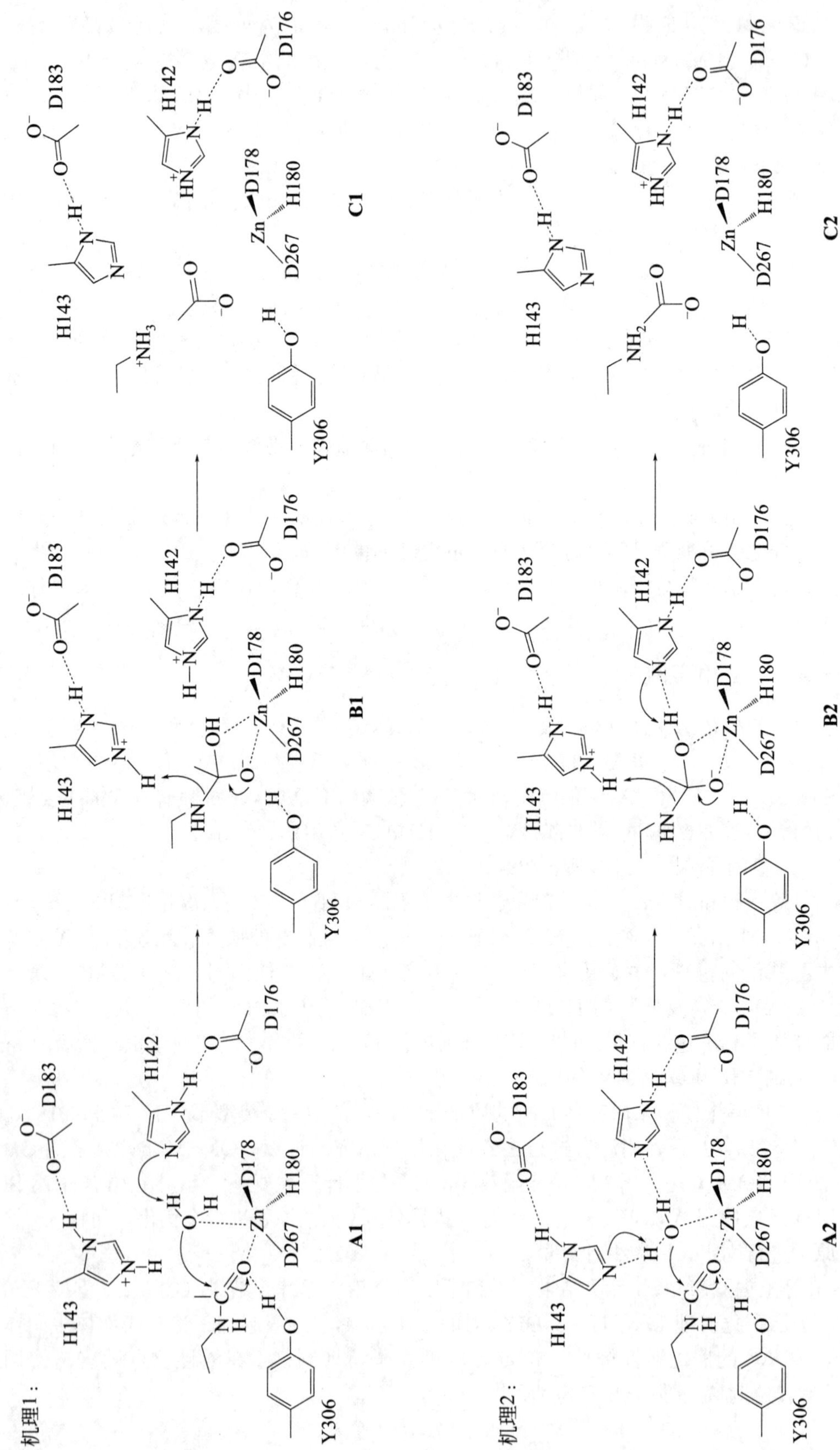

图 3-5  Fimnin 等（机理 1）[10] 和 Zhang 等（机理 2）[11] 提出的 HDAC 8 去乙酰化机理

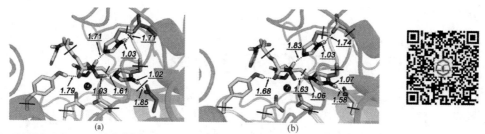

图 3-6　SAHA-HDAC 8 复合物用于 QM/MM 计算的 QM 区域模型 1（a）和模型 2（b）

模型 1 不含 D176 和 D183，模型 2 含 D176 和 D183；蓝线表示 QM/MM 的边界区域

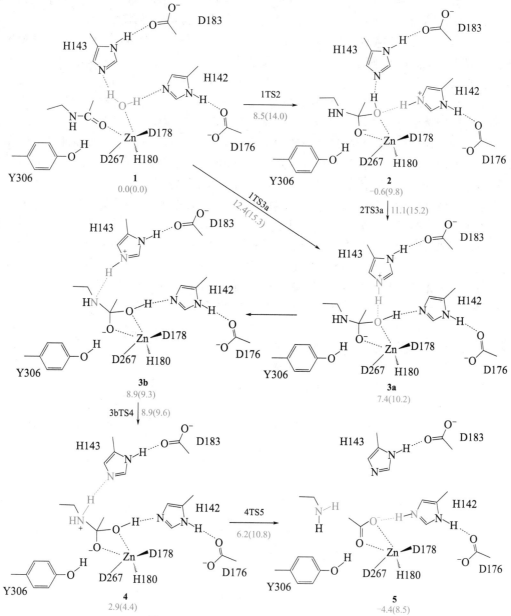

图 3-7　HDAC 的 QM/MM 去乙酰化机理

括号外和括号内的能量〔ONIOM〔M052X/（6-31G*，SDD）；AMBER〕，
kcal/mol（1kcal/mol＝4.18kJ/mol）〕分别为位点 1 的钾离子不存在和存在时结构优化后的能量

# 3.4 分子力学

由于量子力学计算太复杂，且只能准确计算非常简单的体系，因此分子模拟中更常使用的是分子力学。分子力学中不考虑电子层面的变化，以原子作为基本粒子，将原子视为弹性球体，原子半径即为球的半径，原子之间的化学键视为连接两个球体的弹簧，弹簧的变形表示化学键的伸缩、弯折和扭转，非键结合的原子通过范德华力和静电进行作用。这样就把微观体系宏观化，从而可以采用牛顿力学原理来处理分子体系。分子力学方法能获得分子的平衡结构、振动光谱、热力学性质等，但不能求得体系与电子结构有关的其它性质。当分子体系涉及化学键的断裂或生成时，可局部采用量子力学来处理。当然，这样宏观化体系中的参数还是需要采用量子力学进行计算的。

分子力学是计算机辅助药物设计中的"常规武器"。首先，分子力学所能计算的体系比较大，是目前模拟蛋白质、核酸等生物大分子结构和性质以及配体-受体相互作用的常用方法，在生命科学中得到了广泛的应用。其次，随着计算机科学和分子图形学的不断发展，分子力学已被广泛地应用于分子设计中，可以说当今的药物设计已离不开分子力学计算和模拟方法。再次，应用分子力学方法，可以迅速地得到药物分子的低能构象，进行构象分析获得合理的药效构象和药效团；如果受体的三维结构已知，还可采用分子力学方法模拟药物与受体的相互作用；即使是同源蛋白模建得到的蛋白质三维结构，最后也要用分子力学进行结构优化。另外，三维定量构效关系（3D-QSAR）、全新药物设计和分子对接（Docking）等，均需运用分子力学的方法模建分子结构、计算分子的各种场的分布。

## 3.4.1 分子力学力场

分子力学的关键在于力场（Force Field）。力场包括势能函数的表达式和参数。力场参数一般来自于光谱学和结晶学等实验测定结果，有时也使用量子力学从头计算法针对模型体系拟合实验值而求得。不同的力场使用不同的势能函数，但大同小异，都包括如下几项（图 3-8）。

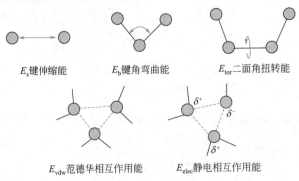

$E_s$ 键伸缩能　　$E_b$ 键角弯曲能　　$E_{tor}$ 二面角扭转能

$E_{vdw}$ 范德华相互作用能　　$E_{elec}$ 静电相互作用能

图 3-8　分子力场的势能函数示意图

$$E_{total} = E_{bonded} + E_{non\text{-}bonded} = E_s + E_b + E_{tor} + E_{elce} + E_{vdw} \tag{3-8}$$

式中，$E_{\text{bonded}}$ 是共价键能；$E_{\text{non-bonded}}$ 是非共价键能。成键部分包括上式中的前三项，即键伸缩能、键角弯曲能和二面角扭转能；非键部分包括后两项，即范德华相互作用能（通常采用 Lennard-Jones 6-12 指数形式表示）和静电相互作用能（通常用 Coulomb 静电作用项表示）。有的力场把生物体系中重要的氢键相互作用能，也在非键能量项中予以明确表达。其中由于二面角的扭转对总能量的贡献小于键长和键角的贡献，一般情况下二面角的改变要比键长和键角的变化自由得多。因此在一些处理大分子的力场中常保持键长、键角不变，只考虑二面角及其它的作用从而优化整个分子的构象和能量。有些力场还包括成键部分各项间的交叉相互作用项，如键伸缩-键角弯曲交叉项、二面角扭转-键伸缩交叉项等。

分子力场的势能函数形式主要有以下五种。

① 键伸缩（Bond Stretching）能　AB 两原子间的键伸缩能的常用函数形式是谐振子函数：

$$E_{\text{s}} = \frac{1}{2} k_{\text{s}} (l - l_0)^2 \tag{3-9}$$

式中，$k_{\text{s}}$ 为键伸缩力常数；$l$ 为键长；$l_0$ 为平衡键长。

② 键角弯曲（Angle Bending）能　ABC 三个原子间键角的能量可用谐振子函数表示：

$$E_{\text{b}} = \frac{1}{2} k_{\text{b}} (\theta - \theta_0)^2 \tag{3-10}$$

式中，$k_{\text{b}}$ 为键角弯曲力常数；$\theta$ 为键角；$\theta_0$ 为平衡键角。

③ 二面角扭转（Torsion Rotation）能　常用傅里叶（Fourier）级数模拟二面角扭转能：

$$E_{\text{tor}} = \sum_{n=0}^{N} \frac{V_n}{2} [1 + \cos(n\omega - \gamma)] \tag{3-11}$$

式中，$V_n$ 是势垒的高度；$n$ 为势垒的周期，为键从 $0°$ 到 $360°$ 的旋转过程中能量极小点的个数；$\omega$ 为二面角；$\gamma$ 是相位差，为单键旋转通过能量极小值时二面角的数值。

④ 范德华相互作用（van der Waals Interactions）能　范德华相互作用是一种非键相互作用，主要包括色散力、诱导力和取向力。其较为常用的势函数形式是伦纳德-琼斯（Lennard-Jones，LJ）势函数：

$$E_{\text{LJ}}(r) = \varepsilon \left[ \left( \frac{r_0}{r} \right)^m - \frac{m}{n} \left( \frac{r_0}{r} \right)^n \right] \tag{3-12}$$

式中，$\varepsilon$ 是势能阱的深度；$r_0$ 是最小能量的核间距；$r$ 是原子核间距。

式（3-12）中，正的部分为排斥能，负的部分为吸引能。多数力场都是采用 LJ 6-12 势函数（即 $m$ 取 12，$n$ 取 6），如 AMBER、CHARMM、TRIPOS 以及 CVFF 等力场。然而当用 LJ 6-12 势函数计算有机化合物时，会过高地估计排斥作用，因此有人将指数 $m$ 改为 9 或 10。CFF91 力场就是采用的 LJ 6-9 势函数。但 LJ 6-12 势函数仍然常常被用在生物大分子的模拟上，因为它的计算量比 LJ 6-9 势函数和 LJ 6-10 势函数小。

⑤ 静电相互作用（Electrostatic Interactions）能　静电相互作用是另一种重要的非键相互作用。可以用两种模型计算静电相互作用：点电荷法和偶极矩法。

点电荷法是通过经验规则或者量化计算确定每个原子上的部分电荷（Partial Charge），两个原子之间的静电相互作用用库仑公式来计算。

$$V_{\text{chg}} = K \frac{q_i q_j}{\varepsilon r_{ij}} \tag{3-13}$$

式中，$q_i$ 和 $q_j$ 分别是原子 $i$ 和 $j$ 原子的净电荷。

偶极矩法是根据某些规则计算出每个化学键的偶极矩，通过计算偶极-偶极相互作用来描述静电相互作用。其公式为：

$$V_{dipole} = K \frac{\mu_i \mu_j}{\varepsilon r_{ij}^3} (\cos\chi - 3\cos\alpha_i \cos\alpha_j) \tag{3-14}$$

式中，$V_{dipole}$ 是分子间或分子内偶极-偶极相互作用的能量；$\mu_i$ 和 $\mu_j$ 是两个偶极的偶极矩；$\chi$ 是两个偶极矩间的角度；$\alpha_i$ 和 $\alpha_j$ 是连接两个偶极向量间的夹角。

两种方法在处理有机小分子体系时效率相当，但在处理生物大分子体系时，偶极矩法相对耗时。

## 3.4.2 常用的分子力场

### 3.4.2.1 传统力场

① CHARMM 力场（Chemistry at HARvard Macromolecular Mechanics） 由美国哈佛大学的 Karplus 研究组于 1983 年发表[13]，目前主流使用第 27 版，即 CHARMM 27。适用于各种分子性质的计算和模拟，对于从孤立的小分子到溶剂化的大生物体系的多种模拟体系都可以给出较好的结果，但不适合于有机金属配合物。注意：该力场及相应软件的商用版本名称为 CHARMm，由 Accelrys 公司经销。

$$E = \sum_b k_b (r - r_0)^2 + \sum_\theta k_\theta (\theta - \theta_0)^2 + \sum_\phi [|k_\phi| - k_\phi \cos(n\phi)]$$
$$+ \sum_\chi k_\chi (\chi - \chi_0)^2 + \sum_{i>j} \frac{q_i q_j}{4\pi\varepsilon_0 r_{ij}} + \sum_{i>j} \left( \frac{A_{ij}}{r_{ij}^{12}} - \frac{B_{ij}}{r_{ij}^6} \right) sw(r_{ij}^2, r_{on}^2, r_{off}^2) \tag{3-15}$$

② AMBER 力场（Assisted Model Building with Energy Refinement） 由美国加州大学旧金山校区（UCSF）的 Kollman 研究组于 1984 年发表[14]，现为第 18 版。最初仅为蛋白质和核酸体系提供相应的原子类型和力场参数；1990 年发展了适用于多糖模拟的力场参数；1995 年和 2000 年又先后两次加入了适用于有机小分子的原子类型和参数。

$$E = \sum_{bonds} \frac{k}{2} (l - l_0)^2 + \sum_{angles} \frac{k}{2} (\theta - \theta_0)^2 + \sum_{torsions} \frac{V_n}{2} [1 + \cos(n\omega - \gamma)]$$
$$+ \sum_{i<j} \left\{ 4\varepsilon_{ij} \left[ \left( \frac{\sigma_{ij}}{r_{ij}} \right)^{12} - \left( \frac{\sigma_{ij}}{r_{ij}} \right)^6 \right] + \frac{q_i q_j}{4\pi\varepsilon_0 r_{ij}} \right\} \tag{3-16}$$

③ GROMOS 力场（GROningen MOlecular Simulation） 由荷兰格罗宁根大学的 van Gunsteren 等于 1984 年发表[15]（之后迁移到瑞士苏黎世高等理工学院继续开发），含有蛋白质、核酸和糖类力场参数，是生物大分子模拟的主要力场之一。

④ CVFF 力场（Consistent Valence Force Field） 由 Dauber-Osguthorpe 等于 1988 年发表。适用范围包括有机小分子和蛋白质体系，扩展后可用于某些无机体系的模拟，如硅酸盐、铝硅酸盐、磷铝化合物，主要用于预测分子的结构和结合自由能。

### 3.4.2.2 第二代力场

① CFF 力场 CFF 91 主要适用于模拟有机小分子、蛋白质以及小分子-蛋白质之间的相互作用；CFF 95 除了适用于蛋白质和有机小分子体系，还可用于有机高分子体系的模拟，如聚碳酸酯及多糖；PCFF 在 CFF 91 的基础上，还适用于聚碳酸酯、三聚氰胺甲醛树脂、

多糖、核酸、分子筛等其它无机和有机材料体系的模拟。同时还提供 20 种金属离子的参数。

② MMFF94 力场（Merk Molecular Force Field） 由 Halgren 于 1996 年发表。为目前最准确的力场之一，定义了非常完备的原子类型，既适用于有机小分子，也适用于大分子体系，如蛋白质。

### 3.4.2.3 分子力场的选择

蛋白质分子的模拟首选 AMBER 力场和 CHARMM 力场，也可用 CFF 力场、CVFF 力场和 MMFF 94 力场。核酸分子的模拟采用 AMBER 力场、CHARMM 力场、MMFF 94 力场或用户自定义的力场。小分子-蛋白质复合物体系的模拟首选 CHARMM 力场和 MMFF 94 力场，也可用 CVFF 力场和 CFF 力场。此外，对小分子而言，Tripos 公司开发了基于 SYBYL 软件专用的 Tripos 力场。

### 3.4.2.4 力场的参数化

分子力学力场的性能，即它的计算结果的准确性和可靠性，主要取决于势能函数和结构参数。这些有关力常数、结构参数的"本征值"的确定过程称为力场的参数化。参数化的过程要在大量的热力学、光谱学实验数据的基础上进行，有时也需要由量子化学计算的结果提供数据。各类键长、键角的"本征值"一般取自晶体学、电子衍射或其它的谱学数据，键伸缩和角变力常数主要由振动光谱数据确定，扭转力常数经常要从分子内旋转位垒来推算。现在主流力场都提供有在线服务系统，用于小分子力场参数化。

### 3.4.2.5 结构优化方法

#### (1) 单纯型方法

单纯型方法（Simplex Algorithm）是一种非求导方法，它是用逐个调整原子位置的方法改进分子的几何构型，直到每个原子所受的力低于某一数值。扭曲性比较大的分子（如含有螺环的分子），因势能面和能量对坐标的微分是不连续的，单纯型方法能够处理此类问题，但它所找到的不一定是局部极小值。一般的分子模拟软件如 SYBYL，用单纯型方法调整分子的起始结构，降低分子的扭曲度，调整分子中不合理的结构，然后用其它方法优化分子的结构。

#### (2) 最陡下降法

在讨论最陡下降法（Steepest Descent）之前，先讲一下直线搜寻方法，直线搜寻也是一种求极值的方法，它是从起始点开始，在 $n$ 维空间中选取一个搜索方向，沿搜索方向进行搜寻，经过一系列步骤之后，确信极小值已包含在搜寻范围之内，再用二次插值法求极小值。最陡下降法是一次求导方法，利用当前位置的导数作为直线搜寻的方向，进行直线搜索求势能面的极小值。这种方法优化速度较快，能迅速调整扭曲分子的起始结构，缺点是在极小值附近收敛性较差。

此外，还有共轭梯度法（Conjugate Gradient）等。

### 3.4.2.6 静电效应的长程取值范围

为了精确描述复合体系的能量和结构，静电效应的取值应较广。标准的方法是将非键阻隔运用到静电相互作用中，这对蛋白质而言，似乎是一个合理的方法，但对描述像核酸那样的高电荷分子来说，它似乎是一个较差的方法。对于周期性系统，Ewald（太复杂，这里就

不再描述）就由于能去掉大多数的由阻隔而产生的矫作物，并且它的改良形式 Partical-Mesh Ewald（PME）描述蛋白质晶体结构的效能和精度给人们留下了深刻印象，所以它已被人们广泛应用。PME 方法对溶液中的蛋白质、DNA 和 RNA 的模拟均较为准确。

## 3.4.3  分子力学与量子力学比较

分子模拟的理论基础是量子力学和分子力学，二者的主要差别如下（图 3-9）：

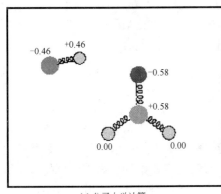
(a) 分子力学计算

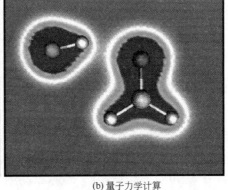
(b) 量子力学计算

图 3-9  分子力学与量子力学比较

① 处理对象不同　分子力学以原子为基本"粒子"，按经典力学运动；而量子力学的主要处理对象为电子，其运动服从量子力学规律。

② 求解的方程不同　分子力学将分子或体系作为在势能面上运动的力学体系进行处理，求解的是经典力学方程，即牛顿方程；而量子力学求解的是薛定谔方程。

③ 理解程度不同　分子力学中的总"能量"被分解成键的伸缩、键角弯曲、键的扭曲和非键作用等，简明易懂；而量子化学计算中的 Fock 矩阵等概念复杂难懂。

④ 计算速度不同　分子力学的计算量仅与原子数目的平方成正比，因而可对大分子体系进行计算，且计算速度快；而量子力学从头计算的计算量随原子轨道数目的增加，以 4 次方的速度上升，因而仅适合于计算最多几百或几千个原子的小分子体系（图 3-10）。

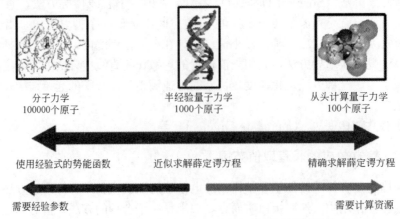

图 3-10  分子力学和量子力学不同的适用范围与计算精度

⑤ 适用范围不同　分子力学宜用于对大分子进行构象分析，研究与空间效应密切相关的有机反应机理、反应活性、有机物的稳定性及生物活性分子的构象与活性的关系；对于化合物的电子结构、光谱性质、反应能力等涉及电子运动的研究，则应使用量子化学计算的方法。

然而，在许多情况下，将量子化学计算和分子力学计算结合使用能取得较好的效果。分子力学计算结果可提供量子化学计算所需的分子构象坐标，而量子化学计算结果又给出了分子力学所不能给出的分子的电子性质。

因此，分子力学计算方法是计算机辅助药物设计中的"常规武器"，在生命科学和药物设计中得到了广泛的应用。

# 3.5　分子动力学

电子、原子、分子时刻处于不停的运动之中，运动性是分子本身所固有的属性。但分子的运动细节在目前的条件下，还难以用实验的方法予以实时观察，而采用理论计算方法可以弥补实验的不足，可以起到对实验结果进行补充、解释、提高甚至预测的作用。量子力学方法可以从电子层面来阐明分子的运动本性，如分子振动等。但量子力学对较大的分子体系如药物-靶标相互作用体系无能为力，因此，基于分子力学的分子动力学计算机模拟方法，近年来已发展成为研究大分子体系和复合物分子体系运动性的主流方法和手段。

分子动力学是在分子力学的基础上描述分子中各原子随时间演化运动规律的方法。现代分子动力学模拟开始于 20 世纪 50 年代后期，当时 Alder 和 Wainwright 提出了硬球模型。1964 年，Rahman 采用第一个合理的势函数（Lennard-Jones）模拟了液态氩的结构与性质，这一研究结果代表着分子动力学模拟向前跨出了重要的一步；1971 年报道了第一个有实际意义的分子动力学模拟，Rahman 和 Stillinger 模拟了液态水的动力学行为；第一篇关于生物大分子动力学模拟的论文发表于 1977 年，McCammon 等运用分子动力学方法研究牛胰蛋白酶抑制剂（Bovine Pancreatic Tyrpsin Inhibitor，BPTI）的动力学性质[16]。尽管这一模拟在真空中进行，采用的分子势函数也比较粗糙，持续的时间只有 9.2ps，但这一模拟却极大地改变了人们对蛋白质结构的认识，即蛋白质并不是完全刚性的分子，其内部运动所导致的构象变化在实现蛋白质功能中起关键作用。从第一个关于蛋白质的分子动力学模拟至今，生物大分子的动力学模拟经历了爆炸式的发展，计算机技术的发展和模拟算法程序的改进使得分子动力学模拟在生物大分子研究中的应用更加广泛、深入。

2013 年诺贝尔化学奖授予三位美国计算化学家，即卡普拉斯（Martin Karplus，1930—　）、莱维特（Michael Levitt，1947—　）和瓦谢尔（Arieh Warshel，1940—　），以表彰他们建立了基于量子力学、经典力学以及混合量子-经典力学的理论模型，通过计算机模拟的方法来研究蛋白质分子的运动和酶催化反应机理，从而"为复杂化学系统创立了多尺度模型"。三位获奖者都是分子动力学模拟领域的佼佼者，其中卡普拉斯更被公认为该领域的先驱。早在 1977 年，卡普拉斯就指导发表了第一篇生物大分子动力学模拟的论文[16]，并发展了著名的分子力学力场和分子动力学模拟程序 CHARMM[13]。本次授奖也标志着，对于今

天的化学家来说，计算机和试管已经变得同等重要。

## 3.5.1　分子动力学基本原理

经典分子动力学是利用牛顿力学基本原理，通过求解牛顿运动方程得到所有原子的轨迹，并从轨迹中计算得到分子的各种性质。对于含有 $n$ 个原子的体系，每个原子的运动规律都符合牛顿第二定律：

$$F_i(t)=m_ia_i(t)=m_i\frac{\partial^2 r_i(t)}{\partial t^2}=m_i\frac{\partial v_i(t)}{\partial t}=-\frac{\partial V}{\partial r_i} \tag{3-17}$$

式中，$F_i(t)$ 为 $t$ 时刻作用于原子 $i$ 上的力；$m_i$ 是原子 $i$ 的质量；$a_i(t)$ 为原子 $i$ 在 $t$ 时刻的加速度；$r_i(t)$ 是原子的坐标；$V$ 为整个体系的势能函数。因此，粒子运动的加速度和粒子的受力成正比，而粒子受力等于体系势能函数对坐标的偏导数。对于生物大分子这么一个复杂体系，模拟之初，体系中原子位置 $r_i$ 由蛋白质或其它生物大分子晶体结构中坐标给出，根据原子的位置可计算体系的势能，则原子所受的力可由上述方程计算得到。原子的初始速度由波尔兹曼分布确定。根据牛顿第一运动方程运用有限差分方法，从而得到关于原子下一时刻速度和位置的方程：

$$v_i(t)=\frac{r_i(t+\Delta t)-r_i(t-\Delta t)}{2\Delta t} \tag{3-18}$$

$$r_i(t+\Delta t)=2r_i(t)-r_i(t-\Delta t)+\frac{F_i(t)}{m_i}\Delta t^2 \tag{3-19}$$

不断重复这一过程从而得到体系随时间变化的轨迹。因此，分子动力学模拟可以提供粒子随时间变化的最基本的细节，它们可以用来描述关于模型体系性质的特定问题，而且往往比实验容易实现。

## 3.5.2　常用分子动力学方法

分子动力学模拟主要考虑三种系综（Ensemble）情况，即 $NVE$、$NVT$ 和 $NPT$。$NVE$ 系综是指系统的摩尔分子数（$N$）、体积（$V$）和能量（$E$）保持恒定，也就是说系统与外界没有能量交换，分子动力学模拟轨迹可以看作只是系统势能和动能的交换。$NVT$ 系综指系统的摩尔分子数、体积和温度（$T$）保持不变，有时也叫恒温动力学模拟。其体系与外界有能量交换，因此需要采取一定的方法控制温度的恒定。$NPT$ 系综是指系统的摩尔分子数、压强（$P$）和温度保持恒定，又称为恒温恒压动力学模拟，该系统除需要控制温度恒定外，还需要控制压强恒定。三种系综中，$NVE$ 是最基本的，而 $NPT$ 是最接近实际情况的，因而也是使用最广泛的。

常规分子动力学模拟通常考虑分子所处的环境对体系的影响。对于可溶性大分子，一般采用明确的水分子模型来模拟溶剂，目前，已有多种水分子模型被开发出来，如 Berendsen 的 SPC 和 SPC/E 模型，Jorgenson 的 TIP3P、TIP4P 和 TIP5P 模型等。对于膜环境的描述近年来也有很大的发展，CHARMM、AMBER 和 GROMOS 力场中均加入了模拟膜的力场参数。除水和/或膜环境外，系统还要加入抗衡离子（Counterion）使系统呈电中性，因为生物大分子残基在生理 pH 值下电离而呈正电性或负电性。体系如带几个单元的正电荷，则加入等量的氯离子予以中和；体系如带负电荷，则加入等量的钠离子中和。

边界效应对分子动力学模拟的影响也很大。因为模拟的体系通常包含的粒子数较少，而计算的性质为宏观测定的量，即连续介质体系中的量，因此需要考虑对模拟体系的边界进行精确地处理，以尽量减少边界效应。最常使用的边界方法为周期边界条件（Periodic Boundary Conditions，PBC），在三维空间中，一个立方体中的粒子，可以有 26 个映象，分布在该立方体的所有可能方向上。模拟过程中，一旦某个粒子跑到立方体的边界外面，隔壁就有同样的一个映象跑到立方体中补充，维持立方体中的粒子数不变。此外，还有球形边界条件可用于模拟较大体系中的局部变化情况，如定点突变模拟。

分子力场是分子动力学模拟的基础，分子力场的发展和完善依然是分子动力学方法甚至很多其它分子模拟方法发展的最重要的部分。可以用来模拟生物大分子的常用力场的有 AMBER、CHARMM、CVFF、GROMOS 等。非键作用势能函数形式对力场的精度影响非常大，由于动力学模拟时非键相互作用在每一时间步长内都要进行全体系积分，计算量非常大，实际应用中采用截取（Cutoff）的做法，即只对截取距离范围内进行积分，范围之外的影响忽略不计。但由于截取做法忽略了长程静电相互作用，力场往往添加一项长程势修正项（如 PPPM 和 PME）。核酸因为具有很强的长程静电相互作用，在大多数模拟生物大分子的力场中，核酸的力场都是和蛋白质的力场参数区别开的。

近年来拉伸分子动力学（Steered Molecular Dynamics）方法发展很快，应用也越来越广。拉伸分子动力学方法主要是由 Grubmüller 和 Schulten 两个研究小组发展起来的[17,18]，他们受原子力显微镜实验的启发，在分子动力学模拟过程中，在配体或蛋白质的某一部分沿着给定方向施加一个外力。这个外力加速了小分子与受体的解离（或结合）或蛋白质构象变化的进程，使得实际需要毫秒级甚至更长时间的生物反应过程在目前计算模拟允许的时间尺度内完成。通过分析解离过程中力（或能量）随时间的变化曲线，可以得到配体与蛋白质的最佳结合途径、相互作用机制和寻找蛋白质关键性残基等重要信息。中国科学院上海药物研究所近年来采用拉伸分子动力学方法，使与阿尔兹海默病相关的乙酰胆碱酯酶与抑制剂相互作用及在 N 样乙酰胆碱受体门控机制等方面取得了重要的研究成果，并在方法学上有所创新[19,20]。

## 3.5.3　分子动力学模拟的应用

分子动力学方法的发展和应用是和分子动力学本身力场、算法的发展以及计算机的发展和应用分不开的。在计算机技术飞速发展的今天，分子动力学在生物大分子动态模拟中的应用越来越广，研究的体系越来越大，模拟的时间也越来越长，在模拟时还考虑到水溶液环境、膜环境等使其更接近生物体系的真实环境。超级计算机已经并将继续在计算生物学领域得到广泛应用。许多适合生物大分子计算的分子动力学程序的发展（如 AMBER、CHARMM、GROMACS 和 GROMOS 等）已趋于成熟。

分子动力学模拟最基本的功能是进行空间构象取样，因而经常用于生物大分子结构实验测定数据的优化，为核磁共振、X 射线衍射和电镜结构测定提供有用的信息；分子动力学模拟的第二个应用是可以描述体系的平衡状态，如检测蛋白质结构的稳定性、计算体系的自由能差值等；分子动力学模拟的第三个应用是提供体系随时间演化的动态过程，如蛋白质构象的变化、蛋白质折叠和去折叠过程、受体-配体之间的分子识别机制和生物体系中的离子输运过程等。近年来，分子动力学模拟在药物设计中的应用越来越广，为考虑靶标柔性的药物设计带来了很大的希望。下面以我们自己实验室的一个研究作为分子动力学模拟的案例予以

介绍。

　　法尼酯衍生物 X 受体（Farnesoid X Receptor，FXR）是核受体超家族中的一员，在胆汁酸代谢、胆固醇代谢、脂代谢、糖代谢及肝再生中都发挥了重要作用。GW4064 是一个强效的 FXR 选择性激动剂，并成为探究 FXR 生物学功能的工具化合物。然而，该化合物进出 FXR 结合口袋的路径一直没有被很好地阐释。2012 年，华东理工大学李卫华等利用分子动力学模拟技术研究了化合物 GW4064 从 FXR 中的离去路径[21]。该研究先后采用了常规动力学（CMD）、随机加速动力学（RAMD）以及拉伸动力学（SMD）等几种模拟方法。

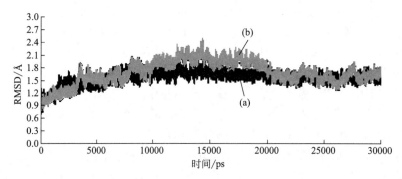

图 3-11　FXR/GW4064/AF2（a）和 FXR/GW4064（b）两体系的骨架原子随模拟时间的 RMSD 变化

　　首先，使用 AMBER 9 软件，选用 AMBER 99SB 力场，在 300K、1atm 的条件下对 FXR/GW4064/AF2（PDB 代码：3DCT，AF2 是共激活因子）和 FXR/GW4064 两个体系进行 30ns 的常规动力学模拟。根据两个体系常规动力学模拟轨迹中蛋白质骨架原子随时间的均方根偏差（RMSD）值的变化（图 3-11），可以看出，两个体系在前 20ns 的模拟中，RMSD 发生较大的波动，之后达到稳定。蛋白质原子没有偏离初始结构，RMSD 值最终收敛在 1.5Å 左右。

　　其次，基于常规动力学模拟 30ns 时的平衡结构，对两个体系分别进行了 100 个 RAMD 模拟。作为一种增强取样的方法，随机加速动力学（RAMD）能够使配体在短的时间尺度里从复合物中释放出来。该方法是向小分子配体施加一个随机取向的力使得小分子能够更快地从结合口袋运动到蛋白质表面。具体做法是在设定的特定步数中维持给定的随机力，在步数完成后计算小分子配体移动的距离，如果距离达到了提前设置的距离阈值，维持该力的方向进行下一个相同步数的模拟，如果不能达到距离阈值则改变随机力的方向进行模拟。表 3-1 中总结了 RAMD 模拟结果中出现频率最高的四种路径的聚类情况。图 3-12 中显示了 RAMD 模拟到的 5 条 GW4064 解离的可能路径。通过分析各路径的频率以及大量以前的研究结果，可以得出结论，路径 1B、2A、2B 最有可能是化合物 GW4064 从 FXR 中解离的路径。

表 3-1　四种路径频率聚类表

| 方法 | 路径 1 | | | 路径 2 | | 路径 3 | 路径 4 |
|---|---|---|---|---|---|---|---|
| | 1A | 1B | 1C | 2A | 2B | | |
| FXR/GW4064/AF2 | 6 | 6 | 6 | 15 | 28 | 5 | 3 |
| FXR/GW4064 | 2 | 11 | 1 | 7 | 10 | 2 | 4 |
| 总计 | 8 | 17 | 2 | 22 | 38 | 7 | 7 |

然后是基于常规动力学模拟 30ns 时的平衡结构，进行拉伸动力学（SMD）模拟，即将化合物 GW4064 分别从 1B、2A、2B 三个路径拉出，每个路径的 SMD 模拟以不同随机种子数重复 10 次，以计算最大力以及总力。区别于随机加速动力学，拉伸动力学在对小分子施加作用力时需要预先设定力的方向，该力作用在小分子配体上，将其从蛋白质活性中心拉出来。力的方向由两个原子决定，一个是活性中心中配体的初始位置，另一个分别是路径 1B 中 Tyr382 上的 $C_\alpha$ 原子，路径 2A 中 Trp454 上的 $C_\alpha$ 原子以及路径 2B 中 Leu748 上的 $C_\alpha$ 原子。

从拉伸动力学模拟结果中得到力的变化曲线（图 3-13）以及最大力和总力计算结果（表 3-2），再结合随机加速动力学结果，得出结论：路径 2A 和路径 2B 是最可能的小分子配体的离去路径。

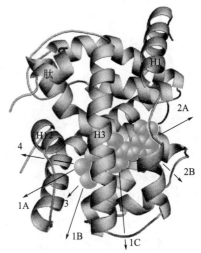

图 3-12　随机加速动力学模拟得到的 5 条
GW4064 解离的可能路径

图中标出了 FXR 的主要二级结构，
黑色填充球代表 GW4064

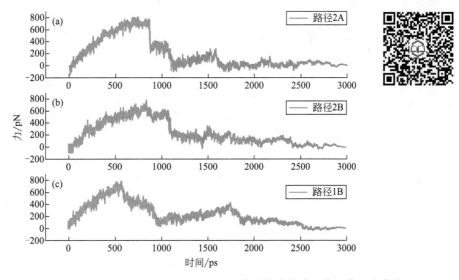

图 3-13　GW4064 沿 2A（a）、2B（b）和 1B（c）三个路径拉出结合口袋的典型力曲线

表 3-2　三种通路的 $F_{max}$ 和 $F_{sum}$ 平均值

| 路径 | $F_{max}/pN$ | $F_{sum}$ |
|------|------|------|
| 路径 2A | 799±16 | 658,725±30,127 |
| 路径 2B | 661±20 | 665,406±13,550 |
| 路径 1B | 743±13 | 758,037±28,244 |

# 3.6 结合自由能计算

结合自由能是状态函数，有两种结合自由能的表达形式，一种是亥姆霍兹自由能（Helmholz Free Energy），另一种是吉布斯自由能（Gibbs Free Energy）[22]。

亥姆霍兹自由能的函数形式是：

$$F = U - TS \tag{3-20}$$

式中，$F$ 称为亥姆霍兹自由能，亦称亥姆霍兹函数，又称为功函（Work Function 或 Work Content）。由此可得：

$$W \leqslant -\Delta F \tag{3-21}$$

此式的意义是：在等温过程中，一个封闭体系所能做的最大功等于其亥姆霍兹自由能的减少。因此，亥姆霍兹自由能可以理解为等温条件下体系做功的本领。这就是把 $F$ 叫做功函的原因。若过程是不可逆的，则体系所做的功小于亥姆霍兹自由能的减少。只有在等温的可逆过程中，体系的亥姆霍兹自由能的减少（$-\Delta F$）才等于对外所做的最大功。若体系在等温等容且无其它功的情况下，则：

$$-\Delta F \geqslant 0 \qquad 或 \qquad \Delta F \leqslant 0 \tag{3-22}$$

式中，等号适用于可逆过程，不等号适用于自发的不可逆过程。自发变化总是朝着亥姆霍兹自由能减少的方向进行，直到减至该情况下所允许的最小值，达到平衡为止。

吉布斯自由能的形式为：

$$G = H - TS \tag{3-23}$$

$G$ 叫做吉布斯自由能，亦称吉布斯函数，它是状态函数。非膨胀功 $W_f$ 与吉布斯自由能 $G$ 的关系是：

$$\delta W_f \leqslant -dG \tag{3-24}$$

此式的意义是：在等温等压下，一个封闭体系所能做的最大非膨胀功等于吉布斯自由能的减少；若过程是不可逆的，则所做的非膨胀功小于体系的吉布斯自由能的减少。只有在等温等压下的可逆过程中，体系吉布斯自由能的减少（$-\Delta G$）才等于对外多做的最大非膨胀功。若体系在等温等压且不做其它功的条件下，则：

$$-\Delta G \geqslant 0 \qquad 或 \qquad \Delta G \leqslant 0 \tag{3-25}$$

式中，等号适用于可逆过程，不等号适用于自发的不可逆过程。在上述条件下，自发变化总是向吉布斯自由能减少的方向进行，直到减至该情况下所允许的最小值，达到平衡为止。利用吉布斯自由能可以在上述条件下判别自发变化的方向。

由于通常化学反应大都是在等温等压下进行的，所以式 $\Delta G \leqslant 0$ 比式 $\Delta F \leqslant 0$ 更有用。

在实际的研究体系中，比如生物体内药物分子和靶酶分子的结合过程，就是在等温等压的条件中进行。要判断在等温等压条件下进行的方向和限度，很自然地要选用吉布斯自由能，从吉布斯自由能的变化来判断药物分子和靶酶分子是否结合以及结合的强度。

许多生理过程如信号传递、生理调节、基因转录和酶催化反应等，均与配体-受体相互作用有关。这里所说的受体概念已推广到生物大分子上特定的结合部位，即酶、离子通道和核酸等生

物大分子均可作为药物的受体。许多蛋白质中重要的生理和药理功能，都是通过与小分子相互作用体现出来的，如酶与底物的相互作用体现酶的催化功能。因此，对小分子配体-生物大分子相互作用有一个全面、准确的了解，是基于受体结构知识进行合理药物设计的基础，而其中对配体-受体结合自由能的计算机模拟和理论研究，在药物设计中起着十分重要的作用[23]。

药物和受体之间的相互作用可以用下式表示：

$$R+L\underset{k_2}{\overset{k_1}{\rightleftharpoons}}RL \tag{3-26}$$

$$K=\frac{k_1}{k_2}=\frac{[RL]}{[R][L]} \tag{3-27}$$

式中，$R$ 代表受体；$L$ 代表配体；$RL$ 代表受体和配体复合物；[　] 表示物质的物质的量浓度；$k_1$ 是复合物结合速率常数；$k_2$ 是复合物解离速率常数；$K$ 是结合平衡常数。

自由能 $\Delta G$ 和结合常数 $K$ 存在如下关系式：

$$\Delta G=\Delta G^{\ominus}+RT\ln K \tag{3-28}$$

式中，$R$ 是气体常数；$T$ 为热力学温度。当体系达到平衡时，$\Delta G=0$，则 $\Delta G^{\ominus}$ 和结合平衡常数 $K$ 存在如下关系：

$$\Delta G^{\ominus}=-RT\ln K \tag{3-29}$$

配体与受体结合时，主要牵涉两种相互作用，即非键相互作用和共价相互作用。非键相互作用包括静电相互作用、范德华相互作用以及氢键相互作用等，这些相互作用可以通过经验力场方法计算；而共价相互作用涉及化学键的生成和断裂，必须用量子化学方法计算。药物和受体结合时，非键相互作用比共价相互作用更为常见，因为药物利用非键相互作用与受体结合有利于药物的代谢和排泄，共价相互作用只存在极少数体系中。因此，本章着重讨论配体-受体间非键相互作用的结合情况。

结合自由能的计算方法主要可以分为三类：第一类方法包括自由能微扰（Free Energy Perturbation，FEP）和热力学积分（Thermodynamic Integration，TI）方法。这类方法是最为经典的方法，被大家所广泛接受。这类方法从原理上比较严格，计算结果也较为精确。但需要长时间的数据采集，对计算体系有严格的限制，只能适合较为简单的情况，因此在药物设计中还没有达到实用化的阶段。第二类方法包括一系列基于经验方程的计算方法，这类方法把结合自由能分解为不同的相互作用能量项，通过一组训练集并利用统计方法来得到自由能计算的经验公式。这类方法取样简单，计算量小，在药物设计中应用较多。但这类方法得到的经验公式依赖于训练集的选择，对不同的体系具有不同的预测能力。而且这类方法不能很好地考虑体系的柔性以及溶剂效应，因此一般只能对某些体系具有有限的预测能力，且也只能作为初筛的手段。第三类方法就是近几年发展起来的基于分子动力学采样的自由能预测方法，主要包括 LIE 方法和 MM/PBSA 方法。

## 3.6.1　自由能微扰和热力学积分方法

### 3.6.1.1　自由能微扰方法

自由能微扰理论是计算配体-受体结合的有力工具，目前已广泛应用于生物大分子与配体的研究中。实际上，对于生物大分子或溶液中的分子，由于其柔性较大，直接计算体系的自由能比较困难，常用自由能微扰方法计算两状态的自由能差来代替绝对自由能计算。当药

物与受体结合时，自由能变化为：

$$D + R \xrightarrow{\Delta G} DR$$
$$\Delta G = G_{DR} - G_D - G_R \tag{3-30}$$

但 $\Delta G$ 的绝对值难以直接求得，如要比较两个药物 D 和 D′ 与同一受体 R 结合的强度，可用下列热力学循环进行计算。

$$D + R \xrightarrow{\Delta G_1} DR$$
$$\downarrow \Delta G_3 \qquad \downarrow \Delta G_4$$
$$D' + R \xrightarrow{\Delta G_2} D'R$$

$\Delta G_1$ 和 $\Delta G_2$ 可以用实验方法测定，但有时用实验方法测定 $\Delta G_1$ 和 $\Delta G_2$ 也比较困难，而 $\Delta G_3$ 和 $\Delta G_4$ 可用自由能微扰计算，由热力学循环得：

$$\Delta\Delta G = \Delta G_2 - \Delta G_1 = \Delta G_4 - \Delta G_3$$
$$\Delta G_2 - \Delta G_1 = -RT \ln \frac{K_2}{K_1} \tag{3-31}$$

式中，$K_1$ 和 $K_2$ 分别为药物 D 和 D′ 与受体的结合平衡常数，这样便可用理论计算的方法比较两个药物与同一受体的亲和性。对原有药物进行结构改造，可用上述热力学循环计算 $\Delta\Delta G$，从中设计出与受体结合得比原化合物好的类似物。这种在热力学循环中所计算的两个药物、抑制剂或其它配体的结构要求比较相似，但在药物设计时总希望类似物的结构变化大一点，或能进行多基团取代，用上述方法计算比较困难，这时就要用自由能变化外推法计算。

**应用实例 3-1**

自由能微扰（FEP）作为经典的结合自由能的计算方法被人们广泛利用，比如说用自由能微扰的方法来研究蛋白质受体与药物小分子的结合情况。Goldfeld 等进行了这样的研究[24]，他们先是假设水分子在 κ 阿片受体（KOR）与拮抗剂 JDTic 的结合位点处具有重要作用，并考虑将水分子在内的晶体结构作为新的模型（图 3-14），针对这种新的结构设计了新的打分评价标准（WScore），并将化合物数据库中结构与已知配体 JDTic 相似的一类化合物与 KOR 进行了 Glide 对接。FEP 在此项研究中的作用是通过计算 KOR 与化合物小分子的结合自由能来评价对接结果是否合理，从而评估新的结构模型以及打分标准是否合理。

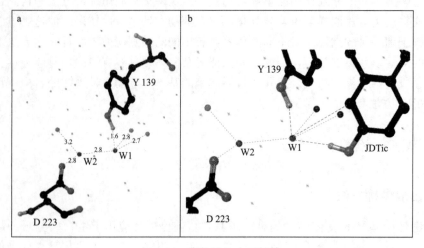

图 3-14　高能量的水对结构

该研究中自由能微扰计算是利用薛定谔软件中的 Desmond 程序包,对需要计算结合自由能的体系进行 5ns 无约束的分子动力学模拟后,在 OPLS 2.1 力场下使用自由能微扰的方法进行计算。

为了验证 FEP 计算结果是否与实验结果相符合,Goldfeld 等把配体 JDTic 上与异喹啉相连的羟基用氢取代。根据实验结果,预计结合亲和力大概减少 2~3kcal/mol。而 FEP 的计算结果(表 3-3)显示,结合亲和力减少了 2.07kcal/mol,恰好与实验结果一致。这个结果证实了在活性位点处特殊水分子对于羟基的稳定化作用是非常重要的。

**表 3-3　对 JDTic 进行结构突变后结合自由能的下降情况**

| 配体 JDTic | Z | $\Delta G$ 预测/(kcal/mol) | 收敛误差/(kcal/mol) |
|---|---|---|---|
| (JDTic 结构) | (异喹啉结构,含 OH,$H_2N$) | 0.00 | 参考 |
| | (异喹啉结构,含 H,$H_2N^+$) | 2.07 | 0.8 |
| | (环己基) | 5.28 | 1.30 |
| | $CH_3$ | 6.07 | 1.30 |

### 3.6.1.2　热力学积分方法

另一种计算自由能差值的方法就是热力学积分(TI)方法,两个状态之间的自由能差值可以表示为:

$$\Delta G = \int_{\lambda=0}^{\lambda=1} \left( \frac{\partial H(p^N, r^N)}{\partial \lambda} \right)_\lambda \mathrm{d}\lambda \tag{3-32}$$

要计算两个状态之间的自由能变化,就需要计算该积分。

FEP 和 TI 是比较经典的自由能计算方法。它们的优点在于理论严格,逻辑清晰,具有普适性。但它们的缺陷也非常明显:首先,这两种方法计算量大,非常耗时;其次,它们只能计算差别较小的两状态之间的相对自由能,当两状态差别较大时,很难指定变化的路径。由于这些缺陷,这两种方法在药物设计中的应用受到了很大的局限。

## 3.6.2　基于经验方程的结合自由能计算方法

同自由能微扰方法相比,结合自由能的经验计算方法具有计算速度快的优点,已经被广泛应用于药物设计中。这些经验方法将结合自由能分解为以下几项:受体与配体之间的静电相互作用以及范德华相互作用,受体与配体在结合时的构象能变化,结合时由于平动、转动、振动和内旋转自由度变化引起的熵的变化,疏水相互作用。

假定结合自由能的以上各项具有加和性,可分开计算,因此可将结合自由能写成如下形式:

$$\Delta G_{bind} = \Delta G_{int} + \Delta G_{conf} + \Delta G_{motion} + \Delta G_{solvent} \tag{3-33}$$

这个方程右边四项分别表示由于受体和配体的相互作用（$\Delta G_{int}$），受体和配体的构象变化（$\Delta G_{conf}$），结合前后的平动、转动和振动变化（$\Delta G_{motion}$）以及溶剂化引起的自由能变化（$\Delta G_{solvent}$）。下面介绍几种具有代表性的基于经验方程的自由能预测方法。

### 3.6.2.1　Böhm 的自由能预测模型

Böhm 于 1994 年提出的自由能预测模型是应用最为广泛的基于经验方程的自由能预测方法[25]，它已经被用于多种商业软件中，包括 Insight II 和 Cerius 2 中的 Ludi 模块、SYBYL 中的 FlexX 模块以及 Cerius 2 中的 LigandFit 模块。

Böhm 将结合自由能与 5 个经过选择的变量进行回归，他将结合自由能按以下方式进行分解：

$$\Delta G_{bind} = \Delta G_0 + \Delta G_{hb} + \Delta G_{ion} + \Delta G_{hyd} + \Delta G_{rot} \tag{3-34}$$

$$\Delta G_{hb} = k_{hb} \sum_{hbonds} w(r, a)$$

$$\Delta G_{ion} = k_{ion} \sum_{ionic} w(r, a)$$

$$\Delta G_{hyd} = k_{hyd} A_{hyd}$$

$$\Delta G_{rot} = k_{rot} N_{rot}$$

在等式右边的 $\Delta G$ 都是通过拟合得出的参数；$\Delta G_0$ 表示丧失的平动自由能和转动自由能之和；$\Delta G_{hb}$ 和 $\Delta G_{ion}$ 分别是氢键和离子作用的自由能，其中权重函数取决于理想的几何构型的偏离情况；$\Delta G_{hyd}$ 是与包埋疏水表面面积（$A_{hyd}$）有关的自由能；$G_{rot}$ 是配体中由于部分内旋转自由度被冻结所失去的熵（$N_{rot}$ 是被冻结的键的数目）；$k$ 和 $G_0$ 通过线性回归确定；函数 $w(r, a)$ 预先定义好。在 Böhm 的公式中，电性和中性的氢键对结合自由能的影响是很不一样的。

Böhm 利用 45 个蛋白质-配体复合物的晶体结构或模拟结构以及对应的结合自由能来拟合参数，他算出的结合自由能与实验值的标准偏差为 7.9kJ/mol，这相当于结合亲和性与实验值相差 1.4 倍。Böhm 的函数很简单，具有明显的局限性。引起偏差的一个原因是，蛋白质-配体界面上的不成对的极性基团的包埋是不利于结合的，但回归方法一般没有考虑这个问题。同样，回归方法也没有对发生立体碰撞和内张力能的结合模式进行惩罚，因而预测的结合亲和性将高于真实值。这个方法预测由表面区域包埋引起的自由能较好，但对氢键就差一些。Böhm 的方法依赖于作用的半径和角度，因此取决于氢是如何加到供体原子上去的。另外，氢键对结合自由能的贡献受环境（局部介电常数）的影响，其值在 $-41.8 \sim -8.36$kJ/mol 之间。为弥补上面所提到的一些缺陷，Böhm 于 1998 年对其打分函数进行了一些修改[23]，并考虑结合部位的水分子的替代。新的打分函数预测结合自由能的标准偏差为 7.1kJ/mol。

1997 年，Eldredge 等提出了一种计算结合自由能的半经验方法[26]。但这种方法使用的函数形式和 Böhm 的方法基本相同，因此，这种方法只能认为是 Böhm 方法的扩展。Eldredge 的自由能预测模型一般也被称为 ChemScore，已经被应用到 SYBYL 的 CScore 模块中。

### 3.6.2.2　Head 的自由能预测模型

Head 等于 1996 年提出 Validate 方法来预测配体和受体之间的结合自由能[27]。这种自

由能预测方法和 Böhm 的有些相似，但在几个方面又是不同的。Head 等的目的与 Böhm 一样，是发展一个普遍适用的函数来预测配体与二维结构已知的受体的结合亲和性。他们选择 10 种性质作为结合自由能的参数，并用偏最小二乘法（PLS）和神经网络技术来进行分析。

这 10 个参数中有 3 个取自分子力场：其中两个是非键作用项，即库仑函数 $E_{coul}$（使用 AMBER 电荷，介电常数设为 1）和范德华作用项（$r^6/r^{12}$）；第三个是 $\Delta E_{strain}$，它是结合配体与自由配体之间的构象能差，其中自由配体构象通过 AMBER 力场（用广义玻恩模型模拟溶剂化）对结合构型进行优化得到。

有 4 项代表不同的接触表面：非极性表面；有利于结合的极性表面（相反的电荷）；不利用结合的极性表面（相同的电荷）；极性-非极性表面（不利于结合）。

还有 3 项是冻结的可旋转键数目、立体匹配函数和经校正的分配系数。立体匹配函数对配体和受体之间的碰撞和空穴进行惩罚，但在很大程度上，范德华项和表面项 CSA1 和 CSA2 可以处理立体匹配的问题。事实上，立体匹配只贡献了大约 1% 的结合自由能。校正分配系数是计算配体的水-正辛醇分配系数 $\log P$ 的，然后根据受体结合位点是亲水性的还是疏水性的乘以一个系数（亲水性的乘以 +1，疏水性的乘以 −1）。Head 等认为 $\log P$ 是对配体去溶剂化过程的能量和熵变化的一种度量。

Validate 方法和前面几种方法比较具有明显的缺陷。它需要计算 10 种分子参数，而且其中几项分子参数的计算需要耗费较大的计算量，因此和 Böhm 的方法比较，它要慢 1000 倍左右。此外，Validate 方法采用 PLS 方法来进行回归，PLS 回归采用了原变量的线性组合，因此得到的结果缺乏直观的物理化学内涵。

## 3.6.3 基于分子动力学采样的自由能预测方法

### 3.6.3.1 MM/PBSA 方法

1998 年，Srinivasan 等提出了基于分子力学和连续介质模型的自由能计算方法，即 MM/PBSA 方法[28]。这种方法需要进行分子动力学采样。与 FEP 和 TI 方法比较，这种方法的优势在于计算量要小很多，而且这种方法可以用来计算一个配体和一个受体结合过程的结合自由能，而不是两个配体分子间的相对结合自由能。但受到某些能量项计算精度的限制，比如去溶剂化自由能和熵效应，这种方法的精确度不如 FEP 与 TI 方法。但因它不需要线性拟合得到经验参数，因此它对不同的体系具有比较好的普适性，在不同体系中已经得到了较为广泛的应用。

在 MM/PBSA 方法中，一个溶剂中的反应 A+B→AB 的自由能变化可以通过下面的热力学循环计算得到：

$$
\begin{array}{ccccc}
A_{aqu} & + & B_{aqu} & \xrightarrow{\Delta G_{bind}} & AB_{aqu} \\
\downarrow -\Delta G_{solv}^{A} & & \downarrow -\Delta G_{solv}^{B} & & \downarrow -\Delta G_{solv}^{AB} \\
A_{gas} & + & B_{gas} & \xrightarrow{\Delta G_{ags}} & AB_{gas}
\end{array}
$$

如果 A 为受体如蛋白质，B 为配体如抑制剂，则 AB 为结合形成的复合物。那么复合物形成过程的结合自由能应该为：

$$\Delta G_{bind} = \Delta G_{gas} - \Delta G_{solv}^{A} - \Delta G_{solv}^{B} + \Delta G_{solv}^{AB}$$

$$=\Delta H_{\text{gas}}-T\Delta S-\Delta G_{\text{PBSA}}^{\text{A}}-\Delta G_{\text{PBSA}}^{\text{B}}+\Delta G_{\text{PBSA}}^{\text{AB}}$$
$$=\Delta H_{\text{gas}}-T\Delta S+\Delta\Delta G_{\text{PB}}+\Delta\Delta G_{\text{SA}} \tag{3-35}$$

MM/PBSA 用分子力学（Molecular Mechanics，MM）方法计算配体和受体之间的静电和范德华相互作用能，用泊松-波尔兹曼方程（Poisson-Boltzmann，PB）求溶剂化自由能的极性部分的贡献（$\Delta\Delta G_{\text{PB}}$），用溶剂可及表面积（Solvent-Accessibility Surface Areas，SA）和疏水自由能之间的经验关系来求溶剂化自由能中的非极性部分的贡献（$\Delta\Delta G_{\text{SA}}$），上述各项再加上体系熵效应贡献（$T\Delta S$），即为配体与受体的结合自由能。

## 应用实例 3-2

MM/PBSA 方法最初用来研究核酸分子的结构稳定性，但后来其在配体-受体、蛋白质-蛋白质、蛋白质-核酸等体系的结合自由能计算中得到了广泛的应用。下面是一些应用实例。

Srinivasan 等[28] 最早利用此方法研究了 DNA 双链如 d(CCAACGTTGG)$_2$、d(AC-CCGCGGGT)$_2$、d(CGCGAATTCGCG)$_2$、脱氧核糖 O3′ 修饰成 NH 的 p(CGCGAAT-TCGCG)$_2$ 以及 RNA 如 r(CCAACGUUGG)$_2$ 在 A 或 B 形态的稳定性。他们将研究的分子先置于显式水环境下进行动力学模拟，再从得到的动力学轨迹中取出不包含水分子的 DNA 和 RNA 的一系列单点坐标，利用连续介质模型如 PB 方程和 GB 方程计算极性溶剂化能，根据 SA 计算非极性溶剂化能。同时根据单点坐标在不设定截距（Cut Off）的条件下计算了分子的全部长程相互作用。计算结果表明：d(CCAACGTTGG)$_2$ 和 d(ACCCGCGGGT)$_2$ 在 B 形态下比 A 形态下稳定，而 p(CGCGAATTCGCG)$_2$ 和 r(CCAACGUUGG)$_2$ 的 A 形态比 B 形态稳定。他们还利用了简单的谐振子模型估算了 A 形态和 B 形态的熵，发现 A 形态和 B 形态的熵差别很小。

Kuhn 等[29] 最早利用 MM/PBSA 的方法对一系列化合物的相对结合自由能进行评价。他们计算了 9 个小分子配体与抗生素蛋白（Avidin），以及一肽与抗生素蛋白链菌素（Strep-tavidin）之间的结合自由能。在熵的计算上他们截取了配体周围 8Å 范围的残基，利用谐振子模型估算了 6 个单点坐标的熵的贡献，取其平均值作为体系的熵的贡献。计算的结合自由能与实验值有很好的相关性 $r^2=0.92$，这表明用 MM/PBSA 方法可以对一系列分子进行评估，且比用 FEP 的方法节省时间。

琥珀酸-泛醌氧化还原酶（SQR）可催化生物体内硫化氢和泛醌之间的反应，并且被发现是很多农业杀菌剂所作用的靶标，但是其与杀菌剂之间的作用机制尚未被阐明。Zhu 等[30] 使用分子对接、分子动力学以及 MM/PBSA 的计算方法研究了 10 种杀菌剂与酶的结合情况。

在用 MM/PBSA 计算结合自由能（$\Delta G_{\text{bind}}$）的方法中计算的是受体-配体结合后复合物能量（$\Delta G_{\text{cpx}}$）与未结合配体的受体的能量（$\Delta G_{\text{rec}}$）以及游离配体的能量（$\Delta G_{\text{lig}}$）差异。

$$\Delta G_{\text{bind}}=\Delta G_{\text{cpx}}-\Delta G_{\text{rec}}-\Delta G_{\text{lig}} \tag{3-36}$$

MM/PBSA 计算构象结合自由能公式如下：

$$\Delta G_{\text{bind}}=\Delta E_{\text{MM}}+\Delta G_{\text{sol}}-T\Delta S \tag{3-37}$$
$$\Delta E_{\text{MM}}=\Delta E_{\text{ele}}+\Delta E_{\text{vdW}}$$
$$\Delta G_{\text{sol}}=\Delta G_{\text{PB}}+\Delta G_{\text{np}}$$
$$\Delta G_{\text{np}}=\gamma\text{SASA}+\beta$$

式中，$\Delta G_{\text{bind}}$ 是结合自由能；$\Delta E_{\text{MM}}$ 是真空下分子内能差；$\Delta G_{\text{sol}}$ 是溶剂化自由能差；$T$ 是热力学温度；$\Delta S$ 为熵变。$\Delta E_{\text{MM}}$ 包括真空下静电相互作用和真空下范德华相互作用。

$\Delta G_{sol}$ 由极性溶剂化自由能差（$\Delta G_{PB}$）和非极性溶剂化自由能差（$\Delta G_{np}$）组成，极性部分（$\Delta G_{PB}$）通过求解有限差分泊松-玻尔兹曼方程求得。非极性部分（$\Delta G_{np}$）通过估算溶剂可及表面积（SASA）拟合得到。

表 3-4　10 种小分子抑制剂与 SQR 的自由能分解[a]

| 抑制剂(Inhibitors) | $\Delta E_{ele}$ | $\Delta E_{vdw}$ | $\Delta G_{np}$ | $\Delta G_{pol}$ | $\Delta H$ | $-T\Delta S$ | $\Delta G_{cal}$ | $\Delta G_{exp}$[b] | $K_i/(\mu mol/L)$ |
|---|---|---|---|---|---|---|---|---|---|
| 噻呋酰胺(thifluzamide) | −10.62 | −43.99 | −4.76 | 31.02 | −28.35 | 11.21 | −17.14 | −9.10 | 0.20 |
| 吡噻菌胺(penthiopyrad) | −13.84 | −41.91 | −5.10 | 34.28 | −26.57 | 13.54 | −13.03 | −7.35 | 3.90 |
| 萎锈灵(carboxin) | −14.42 | −35.65 | −4.15 | 29.48 | −24.74 | 12.16 | −12.58 | −7.25 | 4.59 |
| 啶酰菌胺(boscalid) | −18.50 | −39.68 | −4.66 | 39.76 | −23.08 | 11.02 | −12.06 | −6.84 | 9.20 |
| 麦锈灵(benodanil) | −10.38 | −34.43 | −4.20 | 27.87 | −21.14 | 10.13 | −11.01 | −6.63 | 13.17 |
| 氟酰胺(flutolanil) | −9.75 | −38.41 | −4.68 | 32.28 | −20.57 | 9.76 | −10.81 | −6.17 | 28.88 |
| 呋吡菌胺(furametpyr) | −13.94 | −37.16 | −4.58 | 34.69 | −20.99 | 10.43 | −10.56 | −6.16 | 29.27 |
| 灭锈胺(mepronil) | −11.92 | −36.64 | −4.57 | 32.90 | −20.16 | 9.59 | −10.57 | −6.11 | 31.81 |
| 氧化萎锈灵(oxycarboxin) | −20.09 | −38.22 | −4.26 | 41.89 | −20.93 | 10.48 | −10.45 | −5.56 | 81.02 |
| 甲呋酰胺(fenfuram) | −15.03 | −32.00 | −3.90 | 29.13 | −21.79 | 11.64 | −10.15 | −5.39 | 108.40 |
| $r^{2c}$ | 0.12 | 0.53 | 0.26 | 0.05 | 0.79 | 0.14 | 0.94 | — | — |

a　能量单位是 kcal/mol（1kcal/mol＝4.18kJ/mol）；

b　$\Delta G=-RT\ln K_i$；

c　计算值和实验值间的相关系数。

熵对结合自由能的贡献可以分为两个部分，溶解自由熵（$\Delta S_{solv}$）和构象自由熵（$\Delta S_{conf}$）。

$$\Delta S_{sol}=\Delta S_{solv}+\Delta S_{conf} \tag{3-38}$$

计算结果（表 3-4）和实验结果的相关性非常高，从计算结果可以推断模拟得到的结合构象具有一定的可靠性。

### 3.6.3.2　LIE 方法

Aqvist 等最先提出了半经验的线性作用能方法（Linear Interaction Energy，LIE）[31]。这种方法理论基础来源于非平衡统计物理学中的线性响应近似（Linear Response Approximation）理论，它把自由能分解为极性和非极性两部分的贡献。LIE 也需要分子动力学采样，但它仅仅需要对体系的始态和终态作动力学模拟，因此计算量比 FEP 大大减少。LIE 的计算不需要任何特殊的程序或软件，一般的分子动力学模拟程序都可以用来进行 LIE 的计算，比如 AMBER、CHARMM、GROMACS 等。LIE 方法计算结合自由能的公式如下：

$$\Delta G\approx\Delta G_{bind}^{ele}+\Delta G_{bind}^{vdw}=\alpha(\langle U\rangle_{bind}^{ele}-\langle U\rangle_{free}^{ele})+\beta(\langle U\rangle_{bind}^{vdw}-\langle U\rangle_{free}^{vdw}) \tag{3-39}$$

式中，$U_{bind}^{ele}$ 和 $U_{free}^{ele}$ 分别为配体与受体以及配体与溶液的静电相互作用能，而 $U_{bind}^{vdw}$ 和 $U_{free}^{vdw}$ 分别为配体与受体以及配体与溶液的范德华相互作用能；$\langle\rangle$ 表示对能量的平均。

Hansson 和 Aqvist 利用此方法计算了 3 个 HIV-1 蛋白酶抑制剂的绝对自由能[32]，与利用 FEP 计算得到的相对结合自由能的结果一致，也和实验数据相符。

在 LIE 的应用过程中，参数 $\beta$，甚至 $\alpha$，对于不同的体系都是可以变化的。对于参数 $\beta$，一般认为它是会随体系的不同而不同。但是参数 $\alpha$ 是否可以变化，现在还没有明确的定论。有人认为 $\alpha$ 在拟合过程中保持不变，而更多的观点则认为 $\alpha$ 在不同的体系中是可以变化的。所以，LIE 方法是一种非常有前景的方法，但它要发展成为一种较为通用的方法还有许多需要解决的问题，主要是 $\alpha$ 和 $\beta$ 的取值问题。

## 本章小结

本章我们首先介绍了分子模拟的基本概念，然后对药物设计涉及的两种重要的理论方法即量子力学和分子力学进行了介绍。同时，对分子动力学模拟和结合自由能计算的相关方法、原理和应用也作了介绍。

在量子力学部分，介绍了量子力学的起源、基本原理和方法、方法发展及量子力学方法在药物和生命科学中的应用等。在分子力学部分主要介绍了分子力学的原理以及以分子力学为基础的分子动力学的原理和应用等。量子力学方法发展很快，自 20 世纪 80 年代初从头计算方法从只能计算含有十几个原子的分子到现在能计算上百个原子的分子，半经验方法能计算含有上千个原子的生物大分子。而分子力学由于计算速度快，已成为分子模拟和药物设计不可或缺的常规武器。目前在生物体系反应机理研究中，尤其是在酶催化机理的研究中，最为实用的理论方法是将量子力学与分子力学方法相结合，即 QM/MM 方法。

在结合自由能计算部分，重点介绍了三大类计算结合自由能的方法和基本原理，并结合实例介绍了结合自由能计算方法在研究配体和受体结合亲和性中的重要作用。不同的结合自由能计算方法有各自的优点和限制，计算所需的时间和精确度也不同，所以在实际计算中，常常要根据所计算的体系和研究目的，在计算精确度和速度之间作一个权衡，选择恰当的方法进行计算。

随着计算机功能越来越强大，量子力学、分子动力学模拟等复杂计算在药物设计中的应用将越来越广泛。

## 思考题

1. 试述量子力学、分子力学、分子模拟的基本概念。
2. 量子力学主要求解什么方程？写出该方程的基本形式，求解时用了哪些近似？
3. 量子力学有哪几种计算方法？各有什么优缺点？
4. 内坐标与直角坐标相比，有什么优势？
5. 药物设计中常用的量子力学参数有哪些？
6. 分子力场的势能函数中一般包括哪些化学键相互作用，哪些非化学键相互作用？
7. 分子模拟的理论基础是什么？量子力学和分子力学各有何特点和适用范围？
8. 为什么说分子力学计算方法是计算机辅助药物分子设计中的"常规武器"？
9. 分子动力学模拟主要应用在哪些方面？
10. 结合自由能计算方法主要有哪些？各有何特点？

参考文献

[1] Lee B, Richards F M. The interpretation of protein structures: estimation of static accessibility. J. Mol. Biol., 1971, 55: 379-400.

[2] Connolly M L. Solvent-accessible surfaces of proteins and nucleic acids. Science, 1983, 221: 709-713.

[3] 徐光宪，黎乐民，王德民. 量子化学：基本原理和从头计算法（上）. 第2版. 北京：科学出版社，2007.

[4] 刘若庄. 量子化学基础. 北京：科学出版社，1981.

[5] Dewar M J S, Zoebisch E G, Healy E F, et al. AM1: a new general purpose quantum mechanical molecular model. J. Am. Chem. Soc., 1985, 107: 3902-3909.

[6] Stewart J J P. Optimization of parameters for semiempirical methods I. method. J. Comp. Chem., 1989, 10: 209-220.

[7] Scheiner S, Kar T, Pattanayak J. Comparison of various types of hydrogen bonds involving aromatic amino acids. J. Am. Chem. Soc., 2002, 124 (44): 13257-13264.

[8] Imai Y N, Inoue Y, Nakanishi I, et al. Cl-π interactions in protein-ligand complexes. Protein Science, 2008, 17 (7): 1129-1137.

[9] Mulholland A J. Computational enzymology: modeling the mechanisms of biological catalysts. Biochem. Soc. Trans., 2008, 36 (1): 22-26.

[10] Finnin M S, Donigian J R, Cohen A, et al. Structures of a histone deacetylase homologue bound to the TSA and SA-HA inhibitors. Nature, 1999, 401: 188-193.

[11] Corminboeuf C, Hu P, Tuckerman M E, et al. Unexpected deacetylation mechanism suggested by a density functional theory QM/MM study of histone-deacetylase-like protein. J. Am. Chem. Soc., 2006, 128: 4530-4531.

[12] Chen K, Zhang X, Wu Y, et al. Inhibition and mechanism of HDAC 8 revisited. J. Am. Chem. Soc., 2014, 136: 11636-11643.

[13] Brooks B R, Bruccoleri R E, Olafson B D, et al. CHARMM: A program for macromolecular energy, minimization, and dynamics calculations. J Comp. Chem., 1983, 4: 187-217.

[14] Weiner S J, Kollman P A, Case D A, et al. A new force field for molecular mechanical simulation of nucleic acids and proteins. J. Am. Chem. Soc., 1984, 106: 765-784.

[15] Hermans J, Berendsen H J C, van Gunsteren W F, et al. A consistent empirical potential for water-protein interactions. Biopolymers, 1984, 23: 1513-1518.

[16] McCammon J A, Gelin B R, Karplus M. Dynamics of folded proteins. Nature, 1977, 267: 585-590.

[17] Grubmüller H, Heymann B, Tavan P. Ligand binding: molecular mechanics calculation of the Streptavidin-Biotin rupture force. Science, 1996, 271: 997-999.

[18] Isralewitz B, Izrailev S, Schulten K. Binding pathway of retinal to bacterioopsin: a prediction by molecular dynamics simulations. Biophys. J., 1997, 73: 2972-2979.

[19] Xu Y, Shen J, Luo X, et al. How does Huperzine A enter and leave the binding gorge of acetylcholinesterase? Steered molecular dynamics simulations J. Am. Chem. Soc., 2003, 125: 11340-11349.

[20] Liu X, Xu Y, Li H, et al. Mechanics of channel gating of the nicotinic acetylcholine receptor. PLoS Comput. Biol., 2008, 4 (1): e19.

[21] Li W, Fu J, Cheng F, et al. Unbinding pathways of GW4064 from human farnesoid X receptor as revealed by molecular dynamics simulations. J. Chem. Inf. Model., 2012, 52: 3043-3052.

[22] 付献彩等. 物理化学. 第4版. 北京：高等教育出版社，1993.

[23] Böhm H J. Prediction of binding constants of protein ligands: A fast method for the prioritization of hits obtained from de novo design or 3D database search programs. J. Comput. Aided. Mol. Des., 1998, 12: 309-309.

[24] Goldfeld D A, Murphy R, Kim B, et al. Docking and free energy perturbation studies of ligand binding in the kappa opioid receptor. J. Phys. Chem. B, 2015, 119: 824-835.

[25] Böhm H J. The development of a simple empirical scoring function to estimate the binding constant or a protein-ligand complex of known three-dimensional structure. J. Comput. Aided. Mol. Des., 1994, 8 (3): 243-256.

[26] Eldridge M D, Murray C W, Auton T R, et al. Empirical scoring functions: I. the development of a fast empirical

scoring function to estimate the binding affinity of ligands in receptor complexes. J. Comp. Aided Mol. Des., 1997，11 (5)：425-44.

[27]　Head R D，Symthe M L，Oprea T I，et al. Validate：a new method for the receptor-based prediction of binding affinities of novel ligands. J. Am. Chem. Soc., 1995，118，3959-3969.

[28]　Srinivasan J，Cheatham T E，Cieplak P，et al. Continuum solvent studies of the stability of DNA，RNA，and phosphoramidate-DNA helices. J. Am. Chem. Soc., 1998，120，9401-9409.

[29]　Kuhn B，Kollman P A. Binding of a diverse set of ligands to avidin and streptavidin：an accurate quantitative prediction of their relative affinities by a combination of molecular Mechanics and continuum solvent models. J. Med. Chem., 2000，43，3786-3791.

[30]　Zhu X，Xiong L，Li H，et al. Computational and experimental Insight into the Molecular Mechanism of Carboxamide Inhibitors of Succinate-Ubquinone Oxidoreductase. ChemMedChem，2014，9，1512-1521.

[31]　Aqvist J，Medina C，Samuelsson J. A new method for predicting binding affinity in computer-aided drug design. Protein Eng., 1994，7，385-391.

[32]　Hansson T，Aqvist J. Estimation of binding free energies for HIV proteinase inhibitors by molecular dynamics simulations. Protein Eng., 1995，8，1137-1144.

拓展阅读

[1]　陈凯先，蒋华良，嵇汝运.计算机辅助药物设计：原理、方法及应用（生命科学丛书）.上海：上海科学技术出版社，2000.

[2]　陈正隆，徐为人，汤立达.分子模拟的理论与实践.北京：化学工业出版社，2007.

[3]　苑世领，张恒，张冬菊.分子模拟——理论与实验.北京：化学工业出版社，2016.

# 第4章

# 药物设计的信息学基础

**学习要点**

◎ 了解大数据和人工智能出现的背景和基本概念；

◎ 了解数据、数据库和数据挖掘的概念，以及数据库构建的基本流程和常用数据库；

◎ 了解统计学的相关概念，掌握常见的统计分析方法；

◎ 掌握机器学习的定义和常用方法，了解深度学习的概念；

◎ 掌握模型构建的一般流程，以及模型评价方法；

◎ 熟练掌握分子结构的线性表达形式 SMILES 和数据库构建方法；

◎ 熟练掌握分子描述符、分子指纹、分子相似性概念及计算方法；

◎ 了解虚拟组合化学库的概念及其设计方法；

◎ 掌握蛋白质一级序列比对方法、二级结构和三维结构预测方法；

◎ 熟练掌握蛋白质同源模建的方法。

## 4.1 概　述

　　现在是信息爆炸时代，大数据（Big Data）无处不在[1]。当你用 QQ 聊天、用手机打电话发微信、在电子商务网站进行浏览和购物、用信用卡支付、发微博、打网络游戏时，其内容都将转化为数据存储在世界的某个角落。大数据具有 4V 特性，即数据体量（Volume）宏大，数据形式多样（Variety），数据价值（Value）巨大，产生速度（Velocity）很快，因此需要采用各种信息技术，对大数据进行挖掘、分析、处理，以便从中获取有价值的信息，从而为决策服务。

　　现代药物发现过程就是一个数据驱动的过程，药物发现的每一个阶段几乎都有海量的数据来辅助决策。大部分数据都与分子相关联，这些分子数据大体可以分为两类：物理化学性

质和生物测试数据。主要物理化学参数包括：分子量、重原子数、氧和氮原子数、氢键供体/受体数、环数、极性/非极性表面积、体积、水溶性、脂水分配系数、$pK_a$ 值等。除少数几个需要实验测定外，分子的大部分物理化学参数都可以从分子结构计算而得。与小分子相关的生物学数据则来自各种测试结果，典型的生物测试数据包括抑制百分率、抑制常数（$K_i$）、半数抑制浓度（$IC_{50}$）、半数有效浓度（$EC_{50}$）、半数有效剂量（$ED_{50}$）、半数致死剂量（$LD_{50}$）、最小抑制浓度（MIC）等。

所谓数据（Data），是指对事物或过程的原始测量值，是对事实的初步认识，包括符号、文字、数字、声音、图像、视频等；信息（Information）是指借助人的思维或者信息技术，对数据进行处理，以揭示出事实中事物之间的关系，才能形成信息；知识（Knowledge）是指经过实践不断处理和反复验证，事实中事物之间的关系被正确揭示出来，最终形成知识。从数据到信息到知识的过程，是一个数据不断变得有序，不断得到验证，并最终揭示了事实之中所存在的固有逻辑规律的过程［图 4-1（a）］。

在信息处理过程中，人工智能（Artificial Intelligence）正发挥着越来越重要的作用[2]。人工智能是指让机器来做需要人类智力才能完成的事情，比如学习、推理、决策等，是数据驱动的计算机程序。人工智能的核心要素有三个：数据、算法和算力。人工智能光有算法是远远不够的，必须要有大数据和计算能力的支持。目前人工智能在药物设计中的应用主要是机器学习（Machine Learning）等方法[3,4]，通过对前人累积的海量生物医药数据进行训练学习，构建定性或定量预测模型，然后对新的事物进行决策，可以有效避免重复劳动，提高研发效率。机器学习算法主要包括支持向量机、决策树、人工神经网络、朴素贝叶斯等多种，其中在人工神经网络基础上发展起来的深度学习（Deep Learning）[5]，近年来发展迅速，大有后来居上之势［图 4-1（b）］。

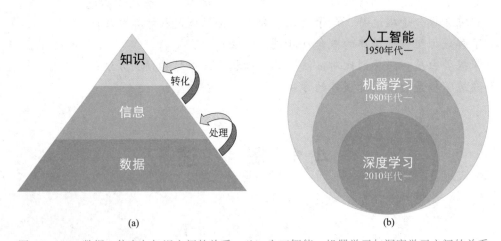

图 4-1 （a）数据、信息与知识之间的关系；（b）人工智能、机器学习与深度学习之间的关系

在信息时代进行药物设计，需要涉及海量的药物、靶标、疾病及其相互关联的信息，这些信息可以统称为药物信息。简单来说，药物信息就是化学信息和生物信息的加和，比如药物生物活性数据、药代动力学性质和毒性数据，靶标序列信息、结构信息，等等。可以说，药物信息是药物设计的基础，而药物设计是药物信息的目的，二者相辅相成，缺一不可。因此，对有志于从事药物设计的学生而言，不但需要掌握分子模拟的相关技能，如同源模建、分子对接等，而且需要掌握信息学的相关技能，如数据挖掘、模型构建等。

一般而言，化学信息学处理的对象是小分子，而生物信息学处理的对象为基因和蛋白质

等大分子。然而，基因、DNA、RNA 和蛋白质本质上都是化学物质，都是由小分子结构单元构成的，从这个意义上来说，化学信息学和生物信息学的研究对象基本上是一致的。而且二者也具有相同的计算方法，比如聚类分析、支持向量机、人工神经网络、遗传算法等。因此，二者具有相互依存、相互影响的关系，如图 4-2 所示。本章首先对二者共用的信息处理基本方法进行简介，然后分别介绍药物设计中常用的化学信息处理和生物信息处理方法。

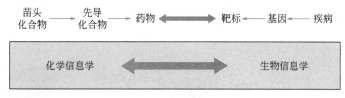

图 4-2　药物设计中化学信息学和生物信息学的关系

# 4.2　信息学基础知识

要学习信息处理方法，首先需要了解一些信息学基础知识，主要是数据库和统计学的相关概念，下面予以简单介绍。

## 4.2.1　数据库基础

面对大量的化学、生物和药学实验数据，建立相应的数据库（Database 或 Library）是信息处理的第一步。如前文所述，后基因组时代的药物发现所产生的信息量已大大超过过去几十年信息量的总和，因此，数据库技术已被广泛应用到这一领域[6]，使得人们有能力快速处理大量的数据信息。数据挖掘（Data Mining）是指从海量数据中通过算法搜索，挖掘出其中满足特定要求的数据，这是信息学的基本功能之一。

数据库是长期储存在计算机内的、有组织的、可共享的、相互关联的数据集合，简单说来，就是数据仓库。数据库系统就是基于数据库的计算机应用系统，包括数据库、数据库管理系统、硬件、软件和用户等，其中数据库管理系统是管理数据库的系统软件，比如 Microsoft 公司的 SQL Server。

我们常用的数据库是关系数据库，内容以文本数据为主。但化合物数据库比较特殊，除了需要包含化合物性质等文本信息外，还应包含化合物的结构信息。目前已经有很多化合物数据库可以利用，如 MDL 药物数据报告（MDDR）含有超过 15 万个类药性化合物，开放的美国国家癌症研究所（NCI）数据库含有超过 25 万个化合物。许多化合物样品供应商（如 SPECS、Asinex）也都建有化合物数据库供用户使用，有时候我们也可以根据需要建立自己的数据库。比如我们实验室建立了药代动力学性质与毒性数据库 admetSAR，收集有近 10 万个化合物的 22 万条与 ADMET 相关的实验数据[7]，对没有实验数据的，我们还提供预测服务（图 4-3）。用户可从网页 http：//lmmd. ecust. edu. cn/admetsar1/中通过文本搜索、分子相似性搜索等功能免费使用 admetSAR。

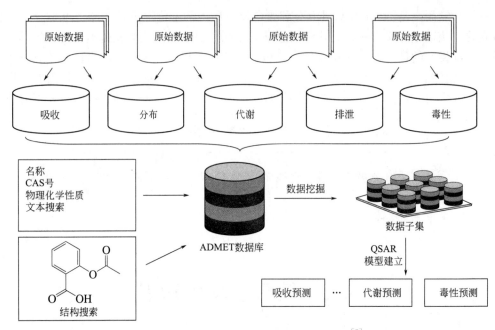

图 4-3　admetSAR 数据库构建及使用流程[7]

数据库就好比一幢房子，其中每个房间都有相同或不同的空间，以满足不同的居住、储存或其它使用需求；每个房间也都有唯一的编号，以便于房间的管理。因此数据库的构建就像房屋建造一样，首先需要进行设计，即数据库结构规划；然后进行框架建造及装修，即数据库框架构建；最后根据需要往房间里放置东西，即往框架里面输入和储存相应的数据。化合物数据库的构建与普通数据库的构建类似，其关键点就是化合物结构信息的输入（具体请参见本章 4.4.1 节"化学分子结构表达"）。

首先是数据库结构规划。即确定哪些信息应该包括在数据库中；每种信息需要多大的空间，属于什么样的数据类型；各类信息需放在什么位置合适，使得数据库总体空间利用率最高；等等。比如化合物数据库一般包括化合物分子式、分子量、结构式、clogP 值、水溶性等，如有样品储存位置、样品量等信息，也可以包括在内。数据库的结构规划非常重要，就像建造房屋一样，一旦建造好了，就难以更改了。

其次是数据库框架构建。这就需要采用相应的数据库软件了，著名的商用数据库管理软件有 Oracle、IBM Db2 和 Microsoft SQL Server，但近年来许多开源的免费软件，比如 Firebird、PostgreSQL 和 MySQL，也具有越来越广泛的应用。

最后是数据输入。如果数据量较少，可以依靠手工将收集的数据一个个输入，但这样要反复检查，以确保输入数据的正确性，不能存在拼写错误；更多的情况是先用文件编辑好数据，然后让软件自动读入。数据输入时，要注意对数据进行注解（Annotation），相当于房间标注门牌号码，以便后续检索时能够方便检索到。

化合物结构输入时，一般可以采用相关程序进行结构式绘制，比如 ISIS/Draw、Chem-Draw 或 ChemSketch 等软件，也可以由其它结构文件进行转换而来，但也要反复检查，以确保所输入结构的完整性和正确性，尤其是手性构型不要弄错。结构存储时一般采用前述的 SMILES 格式或者 SDF 格式，显示时则转换为二维或者三维结构。

当添加新结构到数据库时，还需要进行查重，以避免重复结构的出现。但不同数据库对唯一性的定义有些不同，有的数据库将同一母体化合物的不同盐的形式看作不同分子，也有

的数据库只认同母体化合物结构，不同盐形式的化合物都视为重复。

化合物数据库的管理主要包括化合物结构及性质等信息的添加、更新，结构查重、检索，结构及性质储存、输出，等等。其中结构检索已成为化学信息处理的最重要的手段之一，包括全结构检索、子结构检索、相似结构检索等（后面7.4.3节有具体介绍）。

## 4.2.2 统计学基础

药物设计中，在数据分析处理、机器学习等方面需要使用统计学知识，因此还需要预先掌握一些统计学基础知识。统计学可以看作是一项对随机性中的规律性的研究，同时也是对数据中的偏差问题的研究。具体内容请参阅统计学相关教程，此处仅列出几个重要概念。

**(1) 总体与样本**

总体（Population）是根据研究目的而确定的某个测量值的全体集合。由于总体难以穷尽，因此一般是从中抽取一部分个体进行研究，并用研究的结果去推断总体。这些从总体中随机抽取的、具有代表性的个体所组成的集合，称为样本（Sample）。根据样本信息可以推测总体的情况。

**(2) 平均值**

样本的算术平均（Arithmetic Mean）是指所有样本观察值（$x_1$，$x_2$，$\cdots x_N$）之和除以观察值个数 $N$，计算公式为：

$$\overline{X} = \frac{x_1 + x_2 + \cdots + x_N}{N} = \frac{\sum_{j=1}^{N} X_j}{N} = \frac{\sum X_j}{N} \tag{4-1}$$

如果每个观察值有不同的发生频率或者不同的权重因子，则分子中各项要乘以相应的频率或权重因子，再进行加和，而分母则是各频率之和或者各权重因子之和。

**(3) 误差与偏差**

误差（Error）是指单个测量值与真实值之间的差值；而偏差（Deviation）则是指单个测量值与多个测量平均值之间的差值。

**(4) 平均偏差**

平均偏差（Mean Deviation）是指各个测量值的偏差之和除以测量次数，计算公式为：

$$MD = \frac{\sum_{j=1}^{N} |X_j - \overline{X}|}{N} = \frac{\sum |X - \overline{X}|}{N} \tag{4-2}$$

**(5) 标准偏差**

标准偏差（Standard Deviation，SD）是指各测量值偏差的平方和，除以测量个数后开平方，即均方根偏差（Root Mean Square Deviation，RMSD），常用来衡量单个测量值与平均值的离散性，计算公式为：

$$SD = \sqrt{\frac{\sum_{j=1}^{N} (X_j - \overline{X})^2}{N}} = \sqrt{\frac{\sum (X - \overline{X})^2}{N}} \tag{4-3}$$

**(6) 方差**

方差（Variance，Var）是指各测量值偏差的平方的平均值，即标准偏差的平方，主要用来衡量数据的波动和离散性。计算公式为：

$$Var = \frac{\sum (X - \overline{X})^2}{N} \tag{4-4}$$

### (7) 相关系数

相关系数（Correlation Coefficient，CC）是研究变量之间线性相关程度的统计指标，最早由著名统计学家皮尔逊（Pearson）提出，因此一般叫做皮尔逊相关系数。线性相关系数，一般用字母 $r$ 表示，用来度量两个变量间的线性关系，计算公式为：

$$r(X,Y)=\frac{\mathrm{Cov}(X,Y)}{\sqrt{\mathrm{Var}[X]\mathrm{Var}[Y]}}=\frac{\sum_{i=1}^{n}(X_i-\overline{X})(Y_i-\overline{Y})}{\sqrt{\sum_{i=1}^{n}(X_i-\overline{X})^2}\sqrt{\sum_{i=1}^{n}(Y_i-\overline{Y})^2}} \tag{4-5}$$

式中，$\mathrm{Cov}(X,Y)$ 为 $X$ 与 $Y$ 的协方差，$\mathrm{Var}[X]$ 为 $X$ 的方差，$\mathrm{Var}[Y]$ 为 $Y$ 的方差。

### (8) 正态分布

正态分布（Normal Distribution）又叫高斯分布，是最常见的连续型概率分布，在统计学中非常重要，用来表示具有真实值但分布不清楚的随机变量［图 4-4（a）］。其形状呈钟形，两头低，中间高，左右对称分布，因此又称为钟形曲线。具体定义为：若随机变量 $X$ 服从一个数学期望值为 $\mu$、方差为 $\sigma^2$ 的正态分布，标记为 $N(\mu,\sigma^2)$，正态分布的概率密度函数为：

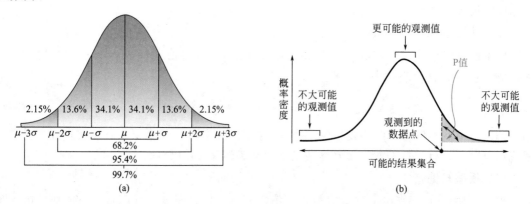

图 4-4　（a）正态分布示意图；（b）P 值示意图

$$Y=\frac{1}{\sigma\sqrt{2\pi}}e^{-\frac{(X-\mu)^2}{2\sigma^2}} \tag{4-6}$$

式中，e 为自然对数的底；$\pi$ 为圆周率。期望值 $\mu$ 决定其位置，标准偏差 $\sigma$ 决定其分布幅度。当 $\mu=0$，$\sigma=1$ 时的正态分布称为标准正态分布。

曲线与 $X$ 轴之间的全部面积为 1，$X=a$ 和 $X=b$ 两点之间的面积即表示 $X$ 在 $a$ 与 $b$ 之间发生的概率。如果用 $Z$ 表示标准正态分布变量：$Z=\dfrac{X-\mu}{\sigma}$，$Z=0$ 为对称分布，$Z$ 在 $-1$ 和 $+1$ 之间的概率为 $68.2\%$，在 $-2$ 和 $+2$ 之间的概率为 $95.4\%$，在 $-3$ 和 $+3$ 之间的概率为 $99.7\%$。

### (9) P 值（P-value）

P 值也叫假定值、假设概率，就是当原假设为真时，得到与样本相同结果或更极端的结果的概率，这是推断统计中的一项重要内容，用于判断某一事件发生的可能性大小的重要证据［图 4-4（b）］。如果 P 值很小，说明原假设情况发生的概率很小，如 $P=0.05$ 表示样本中变量关联有 $5\%$ 的概率是由于偶然性造成的。P 值一般以 $0.05$ 为界限，$P<0.05$ 为显著，$P<0.01$ 为非常显著。

# 4.3　信息处理的基本方法

常用的信息处理方法，主要是采用机器学习（Machine Learning）算法。早期的机器学习算法主要是统计分析（Statistical Analysis）方法，如线性回归、逻辑回归、偏最小二乘法；复杂的机器学习算法包括支持向量机、随机森林、遗传算法等；最新发展的机器学习算法则是基于人工神经网络的深度学习（Deep Learning），如深度神经网络、循环神经网络、卷积神经网络等。下面首先介绍信息处理的一般流程，然后分三部分介绍机器学习算法，最后介绍模型评价方法及常用建模工具。要深入学习相关知识，还请阅读机器学习相关专著。

## 4.3.1　信息处理的一般流程

信息处理方法虽然多种多样，但在实际应用中，一般可以采用如下几乎普遍适用的流程进行（图 4-5）。

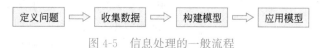

图 4-5　信息处理的一般流程

首先是定义问题。即在信息处理之前，一定要有一个明确的任务目标。比如针对化合物而言，目标可以是提高某种生物活性，改善某种药代动力学性质，或者降低某种毒性；还需要列出已经具备的条件，并提出解决问题的思路。

其次是收集数据。即围绕目标，尽可能全面地收集相关数据，并对数据进行预处理，包括数据清洗、整合、转换等。机器学习的输入数据通常由一组样本中的"特征（Feature）"和"标签（Label）"组成。特征是指所有样本具有的属性，比如化合物的理化参数或者分子指纹；而标签是机器学习模型，旨在预测结果，也就是模型的输出，比如化合物生物活性，或者毒性。机器学习算法也可以处理缺乏标签的数据集，即采用聚类等方法，属于后面所说的无监督学习。

用于模型构建的数据，不但数量很重要，质量更是模型好坏的关键。此外，并非给定数据集中的每个特征都是必要的，不相关的特征可能会导致过拟合，从而降低模型的性能。因此，需要对相关特征进行识别和选择，这叫做特征选择（Feature Selection）。特征选择的一个简单例子，就是将所有输入特征与标签相关联，并仅保留符合预定义阈值的特征。

有了数据，接下来就可以进行模型构建了。构建模型时，首先需要选定算法，然后学习或训练初始模型。模型的每一次学习或训练，都需要对其性能进行相应的评估（具体参见4.3.6 节）。一般需要探索多种算法，并调试各种参数，以获得最优模型。

最后是应用模型。即应用构建好的最优模型，对新数据进行预测。

总的说来，信息处理流程就是一个典型的先归纳（Induction）、后演绎（Deduction）的过程，即先应用算法，归纳出大量单个样本中的共性特征，得到模型；然后使用具有共性的模型，去预测新的单个样本标签（图 4-6）。

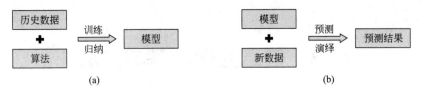

图 4-6 (a) 模型构建是一个归纳过程；(b) 模型预测是一个演绎过程

## 4.3.2　学习策略

模型构建的过程，就是一个学习（Learning）过程，也叫做训练（Training）。其目的就是寻找一组最佳的参数，使得模型根据输入的特征，能够准确预测出标签。包括一系列步骤，比如参数估计，模型性能评估，错误识别和纠正；然后重复该过程，直到模型性能不能再改善为止，此时的参数即为最佳参数。

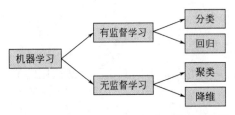

图 4-7　根据标签有无对机器学习算法的分类

机器学习方法可分为两类（图 4-7）：有监督学习（Supervised Learning）和无监督学习（Unsupervised Learning）。有监督学习适用于输入数据包含有标签的情况，标签用于训练机器学习模型，最终给出模式。有监督学习又可以分为定性分类和定量回归两类。定性分类（Classification）主要是预测数据对象的离散类别（Category），其中以简单的二分类为主，也有多分类模型；定量回归（Regression）是预测数据对象的连续取值。

当输入数据上的标签未知时，使用无监督学习，这些方法只能从输入数据的特征中学习相应的模式。常用的无监督学习包括聚类和降维。聚类分析是根据"物以类聚"的原则，对数据对象按照各自的特性进行合理的分类；而主成分分析（Principle Components Analysis，PCA）则是一种降维方法。当预测新数据时，有两种选择：①新数据可以映射到聚类或降维空间；②可以再次用所有数据进行聚类或减少维度。使用这两种方法中的任何一种，都可以确定新数据与原始数据的吻合程度。

在标签不完整的情况下可以使用半监督学习（Semi-Supervised Learning）方法。这在生物数据中经常发生，例如，对于一组感兴趣的基因，只有一小部分存在功能注释。利用半监督学习，标记数据被用于推断未标记数据的标签，和/或利用未标记数据获得关于训练数据集结构的信息。半监督学习的目的是超越通过忽略标签和进行无监督学习，或忽视未标记数据和进行有监督学习来实现的模型的表现。

此外，还有集成学习（Ensemble Learning），它是指将多个独立的机器学习模型组合成一个单一的预测模型，以获得更好的预测性能。与单一的学习方法相比，组合多个学习策略可以产生更好的预测。

如果模型对训练数据以及独立数据集（例如测试数据）的预测是准确的，则可以认为该模型已经正确地进行了学习。然而，有时候给定的机器学习模型可以高精度地预测训练数据，而不能对测试数据做出准确的预测，这种情况称为过拟合（Overfitting）；也有可能存在一种机器学习模型不能准确预测训练数据，这种情况则称为欠拟合（Underfitting）。过拟合和欠拟合是机器学习模型性能不佳的主要因素。前者可能出现在机器学习模型太复杂（太多可调参数）的情况下（相对于训练数据集中的样本数），而后者则发生在模型太简单时。

可以通过增加训练数据集的大小和/或降低学习模型的复杂性来解决过拟合问题，同时也可以通过增加模型的复杂性来弥补不足，避免欠拟合问题。

## 4.3.3 统计分析方法

一般说来，机器学习是建立在统计分析的基础之上。因此，在介绍机器学习方法之前，先简单介绍统计分析方法。统计分析中，回归算法又是基石，包括两个重要的子类：线性回归（Linear Regression）和逻辑回归（Logistic Regression）。

### 4.3.3.1 线性回归

线性回归是一种以线性模型来建立自变量与因变量之间关系的方法，当自变量只有一个时叫做简单线性回归，自变量大于一个时叫做多元线性回归分析（Multiple Linear Regression，MLR），一般使用"最小二乘法"来求解。"最小二乘法（Least Squares）"是勒让德（Adrien-Marie Legendre）在 19 世纪提出的[8]，其思想是这样的：假设我们拟合出的直线代表数据的真实值，而观测到的数据代表拥有误差的值，为了尽可能减小误差的影响，需要求解一条直线，使所有误差的平方和最小。最小二乘法将最优问题转化为求函数极值问题，而函数极值在数学上我们一般会采用求导数为 0 的方法。

举一个最简单的线性回归例子（图 4-8），比如我们有 $n$ 个只有一个特征的样本：$(x_1, y_1)$, $(x_2, y_2)$, …, $(x_n, y_n)$

样本采用下面的拟合函数：$Y = aX + b$

这样我们的样本有一个特征 $x$，对应的拟合函数有两个参数 $a$ 和 $b$ 需要求解。

我们的目标函数为：

$$Q(a,b) = \sum_{i=1}^{n} \left[ Y_i - (aX_i + b) \right]^2 \qquad (4\text{-}7)$$

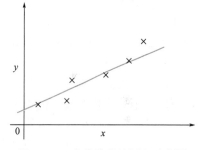

图 4-8　一个简单线性回归示意图

对于函数 $Q$，分别对于 $a$ 和 $b$ 求偏导数，然后令偏导数等于 0，就可以得到一个关于 $a$ 和 $b$ 的二元方程组，从而求出 $a$ 和 $b$ 的值。这个方法被称为最小二乘法。

### 4.3.3.2 逻辑回归

上述的线性回归处理的是数值问题，也就是说最后预测出的结果是具体数值，例如生物活性值。而逻辑回归属于分类算法，也就是说，逻辑回归预测的结果是离散的类型，一般为二分类（0 和 1）。例如判断化合物是否具有致畸毒性，以及患者是否患了胃溃疡，等等。

逻辑回归最早是统计学家 David Cox 于 1958 年提出的[9]，从本质上讲也是一种线性回归，只是在特征到结果的映射中加入了一层函数映射，一般使用 Sigmoid 函数 ［图 4-14 (b)］，即先把特征线性求和，然后使用函数将连续数值结果转化为 0 到 1 之间的概率。接着就可以根据这个概率进行预测。例如概率大于 0.5，则表示这个化合物具有致畸性，或者患者患了胃溃疡，等等。从直观上来说，逻辑回归是画出了一条分类线。

### 4.3.3.3 偏最小二乘法

偏最小二乘法（Partial Least Squares，PLS）是一种多元统计数据分析方法，它由伍德

（S. Wold）等于 1983 年首次提出[10]。即在一个算法下，可以同时实现回归建模（多元线性回归）、数据结构简化（主成分分析）以及两组变量之间的相关性分析（典型相关分析），这是多元统计数据分析中的一个飞跃。

PLS 在统计应用中的重要性体现在以下几个方面：首先它是一种多因变量对多自变量的回归建模方法，可以较好地解决许多普通多元线性回归无法解决的问题；其次可以实现多种数据分析方法的综合应用。主成分回归的主要目的是要提取隐藏在矩阵 $X$ 中的相关信息，然后用于预测变量 $Y$ 的值。这种做法可以保证让我们只使用那些独立变量，噪声将被消除，从而达到改善预测模型质量的目的。但是，主成分回归仍然有一定的缺陷，当一些有用变量的相关性很小时，我们在选取主成分时就很容易把它们漏掉，使得最终的预测模型可靠性下降，如果我们对每一个成分进行挑选，那样又太困难了。

偏最小二乘回归可以解决这个问题。它采用对变量 $X$ 和 $Y$ 都进行分解的方法，从变量 $X$ 和 $Y$ 中同时提取成分（通常称为因子），再将因子按照它们之间的相关性从大到小排列。现在，我们要建立一个模型，只要决定选择几个因子参与建模就可以了。

偏最小二乘回归是对多元线性回归模型的一种扩展，在其最简单的形式中，只用一个线性模型来描述独立变量 $Y$ 与预测变量组 $X$ 之间的关系：

$$Y = b_0 + b_1 X_1 + b_2 X_2 + \cdots + b_p X_p \tag{4-8}$$

式中，$b_0$ 是截距；$b_i$ 的值是数据点 1 到 $p$ 的回归系数。

作为一个多元线性回归方法，偏最小二乘回归的主要目的是要建立一个线性模型：$Y = XB + E$，其中 $Y$ 是具有 $m$ 个变量、$n$ 个样本点的响应矩阵，$X$ 是具有 $p$ 个变量、$n$ 个样本点的预测矩阵，$B$ 是回归系数矩阵，$E$ 为噪音校正模型，与 $Y$ 具有相同的维数。在通常情况下，变量 $X$ 和 $Y$ 被标准化后再用于计算，即减去它们的平均值并除以标准偏差。

偏最小二乘回归和主成分回归一样，都采用得分因子作为原始预测变量线性组合的依据，所以用于建立预测模型的得分因子之间必须线性无关。例如：假如我们现在有一组响应变量 $Y$（矩阵形式）和大量的预测变量 $X$（矩阵形式），其中有些变量严重线性相关，我们使用提取因子的方法从这组数据中提取因子，用于计算得分因子矩阵：$T = XW$，最后再求出合适的权重矩阵 $W$，并建立线性回归模型：$Y = TQ + E$，其中 $Q$ 是矩阵 $T$ 的回归系数矩阵，$E$ 为误差矩阵。一旦 $Q$ 计算出来后，前面的方程就等价于 $Y = XB + E$，其中 $B = WQ$，它可直接作为预测回归模型。

## 4.3.4　机器学习方法

机器学习（Machine Learning），顾名思义，是指赋予机器学习的能力，以让机器完成直接编程无法完成的任务。具体说来，机器学习是一类通过学习算法，利用给定数据集训练出模型，然后使用模型对新的数据进行预测的方法（参见图 4-6），包括模式识别、统计学习、数据挖掘等多种类型。机器学习方法可以归纳为四个类型，即其所能解决的四类问题：分类（Classification）、回归（Regression）、聚类（Clustering）以及降维（Dimensionality Reduction）。其中前两类属于有监督学习，后两类属于无监督学习（参见图 4-7）。面对不同问题需要使用不同的方法，其中分类是最常见也是应用最广的一个方向。

### 4.3.4.1　支持向量机

支持向量机（Support Vector Machine，SVM）是 1995 年由 Vapnik 和 Cortes 提出的一

种统计学习算法[11]，最初用于二分类模型，现在也可用于多分类模型及定量回归模型。SVM 的核心思想是在样本空间中找出最优超平面（Hyperplane），空间中的样本根据其性质被超平面分隔开来，对于新样本，通过评价样本与超平面之间的相对位置判定其性质。以二维空间的两类样本问题为例，如图 4-9 所示，在二维空间中的超平面可以表示成一条直线，对于线性可分的问题，可以用一条直线很好地区分开两类样本，SVM 训练的目的就是找到一条使得正负样本中离该直线最近的样本点到直线的距离最大的直线，也就是使得几何间隔（Geometric Margin）最大化。而这些距离最近的点显然落在了边界之上，称之为支持向量（Support Vector）。

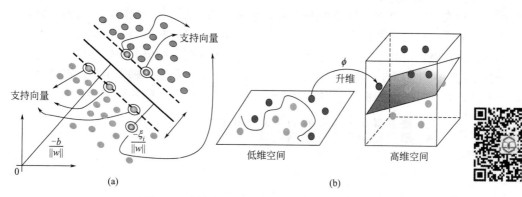

图 4-9　支持向量机分类原理示意图

图 4-9（a）中描述的是理想状态下的情况，事实上，很多问题都是非线性的。SVM 通常采用升维策略，将原有样本空间中线性不可分的问题投射到高维空间中变成了线性可分问题。虽然升维造成了计算量呈指数增长，但是 SVM 使用的仅仅是向量的内积。升维之后的向量内积如果能用未升维时的内积进行描述，则可以大大减少计算量［图 4-9（b）］。事实上，SVM 利用了一种具有这样性质的函数，称为核函数（Kernel Functions）。通过采用核函数，避开了直接在高维空间中进行的计算，而结果却是等价的。

尽管基于 SVM 的分类模型和回归模型广泛应用于化合物药代动力学性质预测和药物设计中，但是目前还是存在几个局限性：①应用于较大样本的分类问题，SVM 训练过程非常耗时；②很多 SVM 模型像一个"黑盒"模型，往往对化学家和生物学家缺少较好的生物和毒理学的可解释性；③SVM 解决多分类问题能力非常有限。起始的 SVM 分类问题都属于二分类问题。很多基于 SVM 的多分类问题都是采用复杂问题分解策略，也就是将一个多分类问题转化成多个二分类问题进行研究。尽管很多科学家在尝试解决 SVM 分类过程中的样本不平衡问题，但是目前样本不平衡问题还是没有得到很好的解决，很多情况下限制了SVM 的应用价值和范围。

LIBSVM 是台湾大学林智仁（Chih-Jen Lin）博士等开发设计的一个操作简单、易于使用、快速有效的通用 SVM 软件包，可以解决分类问题（包括 C-SVC、ε-SVC）、回归问题（包括 ε-SVR、ν-SVR）以及分布估计（One-Class-SVM）等问题，提供了线性、多项式、径向基和 S 型函数四种常用的核函数供选择，可以有效地解决多分类问题、交叉验证选择参数、不平衡样本加权、多分类问题的概率估计等[12]。LIBSVM 是一个开源的软件包，用户都可以从其网站（http：//www.csie.ntu.edu.tw/~cjlin）免费下载使用。该网站不仅提供了 LIBSVM 的 C＋＋语言的算法源代码，还提供了 Python、Java、R、MATLAB、Perl、Ruby、LabVIEW 以及 C♯.net 等各种语言的接口，可以方便地在 Windows 或 UNIX 平台

下使用，也便于研究人员根据自己的需要进行改进，如设计使用符合自己特定问题需要的核函数等。另外还提供了 WINDOWS 平台下的可视化操作工具 SVM-toy，并且在进行模型参数选择时可以绘制出交叉验证准确度的等高线图。

### 4.3.4.2  决策树与随机森林

在众多的模式识别方法当中，决策树（Decision Tree，DT）方法是最经典和最古老的方法之一，决策树是一种非参数的机器学习算法，其目标是根据简单的几个变量（描述符）输入建立一种简单的规则，来预测一个目标值（如图 4-10 所示）。常见的决策树模型是通过构建树来解决分类问题。例如，首先利用训练集的特征空间来构造一棵树，然后根据树来对未知样本进行分类。最近决策树也被扩充到解决回归问题。与其它机器学习算法相比，决策树模型具备几个优点，例如，通过决策树可以很快地得到规则，被研究问题的机制容易通过模型进行简单的可视化解释，并且只需要较少的计算量，尽管预测准确度中等。但是决策树也存在一些缺点，如过拟合现象、忽略样本空间矢量（描述符）之间的相关性。

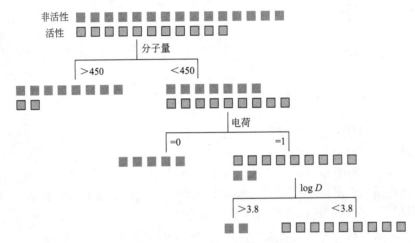

图 4-10  决策树算法结构示意图

随机森林（Random Forest，RF）是决策树算法的集成形式，它是指运用多棵决策树对样本数据进行训练并预测的一种算法（图 4-11）[13]。每一棵决策树都会对输入样本预测一个标签，当有 $N$ 棵这样的决策树时，就会有 $N$ 个预测的标签。然后随机森林集成这 $N$ 个标签

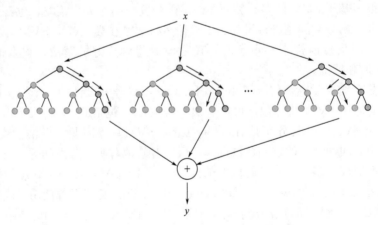

图 4-11  随机森林算法的分类原理

的分类投票结果，将得票次数最多的类别指定为最后的输出。由于随机森林集成了多个决策树的预测结果，该算法具有较高的准确度和泛化性能，不容易导致过拟合现象，并且训练速度快，能够处理具有高维特征的数据集而不需要进行特征选择，能较快地适应新的数据集。

### 4.3.4.3　$k$-最近邻法

$k$-最近邻法（$k$-Nearest Neighbors，$k$-NN）最初由 Cover 和 Hart 于 1967 年提出[14]，是根据特征空间（描述符空间）中最接近的样本进行分类的方法。$k$-NN 方法虽然从原理上也依赖于极限定理，但在类别决策时，只与极少量的相邻样本有关。因此，采用这种方法可以较好地避免样本的不平衡问题。另外，由于 $k$-NN 方法主要靠周围有限的邻近的样本，而不是靠判别类域的方法来确定所属类别的，因此对于类域的交叉或重叠较多的待分样本集来说，$k$-NN 方法较其它方法更为适合。

该方法的不足之处是计算量较大，因为对每一个待分类的样本都要计算它到全体已知样本的距离，才能求得它的 $k$ 个最近邻点。目前常用的解决方法是事先对已知样本点进行剪辑，事先去除对分类作用不大的样本。另外还有一种 Reverse $k$-NN 法，能降低 $k$-NN 算法的计算复杂度，提高分类的效率。

### 4.3.4.4　朴素贝叶斯分类器

朴素贝叶斯（Naïve Bayes，NB）分类器是基于独立假设的贝叶斯定理的简单概率分类器，因此它有着坚实的数学基础和稳定的分类效率[15]，是机器学习中应用非常广泛的分类方法。与 SVM 算法相比，朴素贝叶斯分类器主要输出具体数值的概率结果。朴素贝叶斯分类器的一个前提条件是：构建预测模型的输入特征即描述符之间是相互独立的。然而，很多真实情况是，很多描述之间具有内部相关性。因此，在构建朴素贝叶斯分类器时，首先要进行描述符筛选，特别是将内部相关性很高的描述符剔除，这是非常重要的操作步骤。

### 4.3.4.5　遗传算法

遗传算法（Genetic Algorithm，GA）是根据生物进化思想而启发得出的一种全局优化算法，最早由 Holland 教授于 1975 年提出[16]，在本质上是一种不依赖具体问题的启发式（Heuristic）直接搜索方法。遗传算法在模式识别、神经网络、图像处理、机器学习、工业优化控制、自适应控制、生物科学、社会科学等方面都得到应用。

遗传算法解最优化问题（图 4-12），首先对于问题的解，也就是个体进行编码（包括二进制编码和实数编码等），然后随机挑选一些编码组成作为进化起点的第一代种群，并计算每个个体的目标函数值，也就是编码的适应度（Fitness）。接着就像自然界中一样，利用选择机制从编码组中随机挑选编码作为繁殖过程前的编码样本。选择机制应保证适应度较高的解能够保留较多的样本，而适应度较低的解则保留较少的样本，甚至被淘汰。在接下去的繁殖过程中，遗传算法提供了交叉（Crossover）和变异（Mutation）两种算子，对挑选后的样本进行交换。交叉算子交换随机挑选的两个编码的某些位；变异算子则直接对一个编码中的随机挑选的某

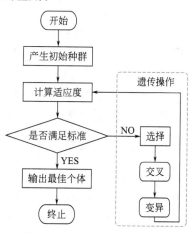

图 4-12　简单的遗传算法流程

一位进行反转。这样通过选择和繁殖就产生了下一代编码组。如图 4-12 所示，重复上述选择和繁殖过程，直到结束条件得到满足为止。进化过程最后一代中的最优解就是用遗传算法解最优化问题所得到的最终结果。

遗传算法的核心在于编码方法、遗传操作和适应度函数（Fitness Function），其中适应度函数选择决定了算法收敛的方向以及能否收敛到全局最优点。

## 4.3.5 神经网络与深度学习

人工神经网络（简称神经网络，Neural Networks，NN）是模仿人脑神经网络结构和功能建立的一种信息处理系统。它是由数目众多的、功能相对简单的功能单元（神经元）相互连接而形成的复杂非线性网络。以并行性、容错性、非线性和自学习性为主要特点。该算法在 20 世纪 80 年代的机器学习界非常流行，20 世纪 90 年代初期开始应用于 QSAR 研究[17]，不过在 90 年代后期曾经衰落过。现在，随着"深度学习（Deep Learning）"的兴起，神经网络重新归来，成为最强大的机器学习算法之一，因此予以单独介绍。

### 4.3.5.1 神经元模型

神经网络的基本结构单元是神经元（Neuron），也叫节点（Node）。如图 4-13 所示，神经元是一个非线性元件，具有多个输入、一个输出的特点。由于每个输入对神经元的作用不同，故多个输入进入神经元后，要先加权求和；又因为神经元自身有一定阈值 $\theta$（Threshold，或称偏差 Bias），输入值要超过 $\theta$，才能形成一定的输出，故加权求和要减去 $\theta$，输出时还要经过一个非线性函数，即激活函数（Activation Function），将输入信号转换为输出信号。

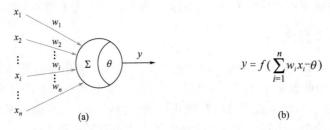

图 4-13 （a）神经元模型，（b）神经元输出值计算，$w$ 为权重值

采用不同的激活函数可导致不同的模型，理想的激活函数是阶跃函数，它将输入值映射为输出值"0"或"1"，"0"对应于神经元抑制，"1"对应于神经元兴奋。但阶跃函数不连续，因而实际应用中常用 Sigmoid 函数作为激活函数（图 4-14）。Sigmoid 函数产生一个值为 0 到 1 之间更平滑的曲线。光滑的曲线使我们能够观察在输入值略有变化时输出值中发生的变化，因此优于阶跃函数。

### 4.3.5.2 感知机与多层网络

单个神经元无法执行高度复杂的任务。因此，需要将多个神经元按一定的层次结构连接起来，从而形成神经网络。最简单的网络由两层神经元组成，输入层接收外界信号后传递给输出层，此即感知机（Perceptron）。常见的神经网络含有一个输入层（Input Layer）、一个或多个隐蔽层（Hidden Layer）和一个输出层（Output Layer）。如图 4-15 所示，每层都有

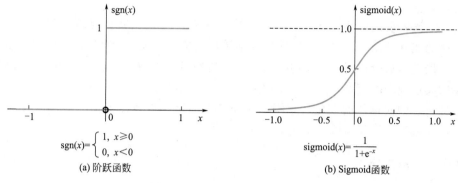

$$sgn(x)=\begin{cases} 1, & x \geqslant 0 \\ 0, & x < 0 \end{cases}$$

(a) 阶跃函数

$$sigmoid(x)=\frac{1}{1+e^{-x}}$$

(b) Sigmoid函数

图 4-14　典型的神经元激活函数

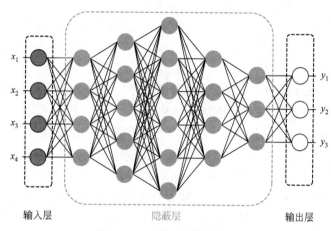

输入层　　　　　　隐蔽层　　　　　　输出层

图 4-15　多层神经网络图示

一到多个神经元，并且每层中的所有神经元都连接到下一层的所有神经元，因而也叫完全连接网络。输入层是接收输入的那一层，本质上是网络的第一层。而输出层是生成输出的那一层，也可以说是网络的最终层。处理层就是网络中的隐蔽层。

神经网络中，神经元之间通过连接权（Connection Weight）连接，进行信息传递。连接权值可自动进行调节，且可正可负。正的连接权值表示前一神经元对后一神经元起兴奋作用，负的连接权值则表示起抑制作用。系统的整个行为能通过调节连接权值而更新，网络的信息主要储存在连接权中。

### 4.3.5.3　反向传播神经网络

早期神经网络中，应用最广的是三层反向传播神经网络（Back-Propagation Neural Network，BPNN），即含有一层输入层、一层隐蔽层和一层输出层。此处叫反向传播，主要是指误差从后向前反向传播。

反向传播神经网络学习时，首先要定义误差函数，即期望输出与实际输出的误差平方和，网络训练的目的就是要使误差平方和最小化。可以采用简单梯度下降法、共轭梯度法、遗传算法等算法进行最小化。然后选定训练模式及合适的网络结构（主要是隐蔽层节点数），并对输入数据进行预处理。注意各层节点数不是随意定的，而是要根据样本数多少而定，大体原则是网络连接权数与样本数相当即可，如连接权数过多，则过拟合的风险就大增。接下来需要为各节点分配随机权重值和偏差值，这样就可以将训练模式依次加到网络，并给出其

期望输出。

然后开始误差反向传播计算。首先根据图 4-14（b）中的公式计算出隐蔽层的输出，再计算出网络的实际输出。其次将实际输出与期望输出进行比较，计算出网络的误差项。然后将该误差与误差函数的梯度一起反馈给网络，以更新网络的权重值。最后更新这些权重值，以便减少后续迭代中的误差，直至误差项最小化。中间可以添加一些参数，如学习系数，这样可使收敛过程中权重值的变化较平滑，还需要检验网络的预测能力。等学习任务完成以后，固定当前权重值，就可用于预测了。

### 4.3.5.4　深度学习

深度学习（Deep Learning），也叫深度神经网络（Deep Neural Networks，DNN），是指含有多个隐蔽层的神经网络，"深度"就是指隐蔽层数多。由于深度学习更接近于生物神经网络，因而能对更复杂的信息进行处理。但由于其连接权更多，因而需要更多样本数进行学习，在大数据时代也能更显神通。不过在样本数有限时，深度学习并不具有优势，反而有过拟合的风险。

"深度学习"一词最初在 1986 年被引入机器学习，后来在 2000 年时被用于人工神经网络，但大多数人认为近现代深度学习方法是从 2006 年开始发展起来的，并在药物发现中具有越来越广泛的应用[19]。近几年来已发展出多种深度学习类型，比如卷积神经网络（Convolutional Neural Network，CNN）、循环神经网络（Recurrent Neural Network，RNN）、自动编码器（Autoencoder）等。谷歌的 TensorFlow 是一个开源的深度学习系统。

最常见的深度学习是全连接的 DNN，即含有多个隐蔽层的神经网络，并且每个隐蔽层都含有数百个非线性处理单元（即神经元）。学习的过程，就是采用训练集不断调整参数的过程，其目的就是求解神经网络的权重值，最后形成模型，即固定权重值。而测试集，就是用来测试形成的模型结果是否准确可靠的。

卷积神经网络是包含卷积计算且具有深度结构的反向传播神经网络，常用于图像识别、自然语言处理等领域，近年来也有人尝试将其应用于药物设计中。卷积神经网络由三部分构成：第一部分是输入层；第二部分由 $n$ 个卷积层和池化（Pooling）层的组合组成；第三部分由一个全连接的多层感知机分类器构成（图 4-16）。其中卷积层和池化层构成特征提取器。在卷积层中，一个神经元只与部分邻层神经元连接。每个卷积层通常包含多个特征平面，每个特征平面由一系列矩阵排列的神经元组成，同一特征平面的神经元共享权重值，即卷积核。卷积核一般以随机小数矩阵的形式初始化，通过网络训练过程，最终得到合理的权重值。卷积核的优点是减少网络各层之间的连接，同时又降低了过拟合的风险。

循环神经网络是需要之前或者之前序列的信息才能够使得任务进行下去的神经网络，其中引入了"记忆"的概念，"循环"二字来源于其每个元素都执行相同的任务，但是输出依赖于输入和"记忆"，其结构参见图 4-17。其中循环神经元（Recurrent Neuron）是在 $T$ 时间内将神经元的输出返回输入 $t$ 次，展开的神经元看起来像连接在一起的 $t$ 个不同的神经元，其基本优点是给出了更广义的输出。因此，循环神经网络特别适用于顺序数据，其中先前的输出用于预测下一个输出。

递归神经网络（Recursive Neural Network）是具有树状阶层结构且网络节点按其连接顺序对输入信息进行递归的一种深度学习算法，被视为循环神经网络的推广。当递归神经网络的每个父节点都仅与一个子节点连接时，其结构就等价于全连接的循环神经网络。

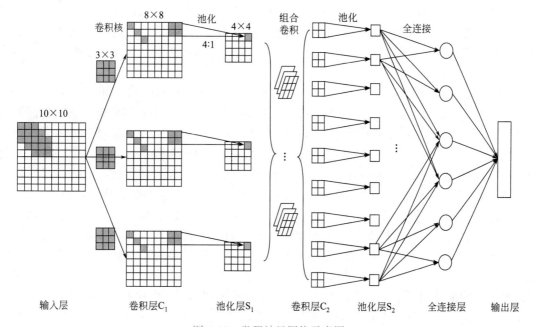

图 4-16　卷积神经网络示意图

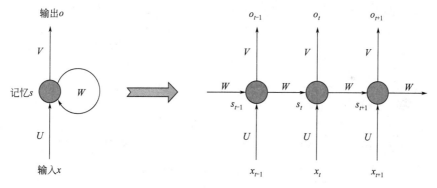

图 4-17　循环神经网络示意图（其中 $W$ 为一个循环）

## 4.3.6　模型评价

### 4.3.6.1　评价方法

模型的预测能力评价可分为内部验证（Internal Validation）和外部验证（External Validation）两个环节进行。一般在建模的过程中，就需要一直采用内部验证来不断调整建模参数。内部验证主要有留出法（Hold-Out）和交叉验证法（Cross-Validation）两种。

留出法首先将建模所用的数据集按一定比例分为训练集（Training Set）和测试集（Test Set），二者没有数据交叉，常见做法是将大约 2/3～4/5 的样本用于训练，剩余样本用于测试。然后用算法的预设参数对训练集建模，再用测试集检验模型的预测能力；根据测试结果，再调整算法参数，或者去掉偏差较大的外露点（Outlier），重新构建新的模型，再用测试集验证，如此反复多次。如果同时采用多种机器学习算法建模，则可得到多个模型，

采用如下评价指标（4.3.6.2 节）进行比较，从而得到预测能力更好的模型。使用留出法时需要注意的是：由于数据分布的不均匀性，单次使用留出法得到的评估结果往往不大稳定可靠，因此建议采用多次随机划分训练/测试集，再重复进行实验评估，之后取平均值作为留出法的评估结果。

交叉验证法又可分为 $K$ 折交叉验证法（$K$-Fold Cross Validation）和留一法（Leave-One-Out Cross Validation）。$K$ 折交叉验证法主要针对大型数据集，即将建模所用数据集均分为 $K$ 个互斥的子集，即每个样本数据只在其中一个子集出现一次，且每个子集尽可能保持数据分布的一致性。然后每次用 $K-1$ 个子集的并集作为训练集，余下的那个子集作为测试集；这样就可以得到 $K$ 组训练/测试集，从而可进行 $K$ 次训练和测试，最终返回的是这 $K$ 个测试结果的平均值。$K$ 的取值有 5、10、20 等，其中最常用的取值是 10，即 10 折交叉验证。图 4-18 为 10 折交叉验证示意图。与留出法类似，将数据集划分为 $K$ 个子集存在多种划分方式。为了减小因样本划分不同而引入的差别，$K$ 折交叉验证通常要随机使用不同的划分重复 $n$ 次，最终的评估结果是这 $n$ 次 $K$ 折交叉验证结果的平均值。常见的有"10 次 10 折交叉验证"。如果数据集中样本数不够多，比如只包含 $m$ 个样本，那么当 $K=m$ 时，则得到交叉验证法的一个特例：留一法。留一法每次采用 $m-1$ 个样本作为训练集，剩下的一个样本为测试集，这样重复 $m$ 次，使得数据集中的每一个样本都要测试过一次，这样所得测试结果的平均值即为评估结果。显然，留一法不受随机样本划分方式的影响，因为 $m$ 个样本只有唯一的方式划分为 $m$ 个子集，且每个子集只包含一个样本。留一法的评估结果往往被认为比较准确。

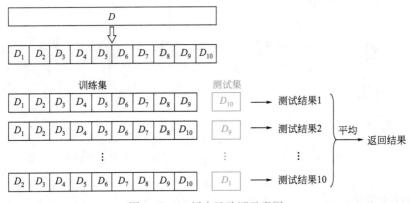

图 4-18　10 折交叉验证示意图

对内部评价较好的模型，还需要采用外部验证集进行评价。所谓外部验证集，是指其中样本数据没有用于模型构建过程（需要与训练集和测试集比较，去掉重复的样本），既可以是另一来源的数据集，也可以是实际需要测试的样本，但要分布在类似的数据空间。

### 4.3.6.2　评价指标

对定性分类模型而言，所有模型的测试结果统计真阳性（True Positive，TP）数、真阴性（True Negative，TN）数、假阳性（False Positive，FP）数和假阴性（False Negative，FN）数。在二分类问题中，假设所有样本被判别为两个类别，即阳性样本集和阴性样本集。如果阳性样本被预测为阳性样本，计为真阳性数；若阳性样本被预测为阴性样本，计为假阴性数。同样道理，如果阴性样本被预测为阴性样本，计为真阴性数；若阴性样本被预测为阳性样本，计为假阳性数。

基于这四个统计值，灵敏度（Sensitivity，SE）用来评测模型对于阳性样本的预测准确度，专一性（Specificity，SP）用来评测模型对于阴性样本集的预测准确度。整体预测准确度（Q）代表模型预测对所有样本集的预测准确度。SE、SP、Q值在0到1之间，值越高，表明模型的预测能力越好。马修斯相关系数（C）代表模型的整体预测能力。通常，C的范围处于−1与+1之间。当某个预测模型的C值等于+1时，这就代表着这个模型的预测能力达到了最优水平；相反，如果某个预测模型的C值等于−1，那么它得到的则是最差的预测结果。它们的计算公式如下：

$$SE = \frac{TP}{TP+FN} \tag{4-9}$$

$$SP = \frac{TN}{TN+FP} \tag{4-10}$$

$$Q = \frac{TP+TN}{TP+TN+FP+FN} \tag{4-11}$$

$$C = \frac{TP \times TN - FN \times FP}{\sqrt{(TP+FN)(TP+FP)(TN+FN)(TN+FP)}} \tag{4-12}$$

另外，受试者工作特征（Receiver Operating Characteristic，ROC）曲线也被用来表征模型的预测能力，图4-19是一个ROC曲线的示例。

正如我们在图4-19中看到的那样，ROC曲线的横坐标为1-特异性，有时也叫假阳性率（False Positive Rate，FPR），纵坐标为灵敏度，有时也叫真阳性率（True Positive Rate，TPR）。AUC（Area Under Curve）被定义为ROC曲线下的面积，这个面积的最大值为1。又由于ROC曲线一般都处于 $y=x$ 这条直线的上方，所以AUC的取值范围在0.5和1之间。ROC曲线并不能清晰地说明哪个分类器的效果更好，而作为一个数值，对应AUC更大的分类器效果更好。

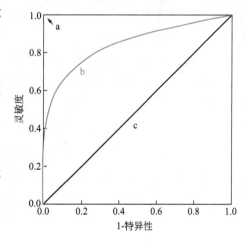

图4-19　ROC曲线示意图

该曲线下的对应面积即为对应的AUC值。a线为理想曲线（AUC=1），b为典型的ROC曲线（AUC=0.85），c为对角线（AUC=0.5）[19]

对定量回归模型而言，其预测能力通常计算模型预测结果相关系数的平方（$r^2$）和均方根误差（RMSE）：

$$r^2 = 1 - \frac{\sum(y_i - y_j)^2}{\sum(y_i - y_m)^2} \tag{4-13}$$

$$RMSE = \sqrt{\frac{\sum_{i=1}^{n_s}(y_i = y_j)^2}{n_s}} \tag{4-14}$$

式中，$y_i$、$y_j$ 和 $y_m$ 分别表示样本的实验值、模型预测值和独立变量的平均值；$n_s$ 表示数据集中样本数目。

## 4.3.7　模型构建工具

使用机器学习方法构建模型能得到学术界与工业界的广泛使用，这也要归功于模型构建

工具的发展。目前已有许多可以使用的工具能方便地构建模型。这里包括上述提到的用于药物设计的商业软件包，包括 Schrödinger、Pipeline Pilot 等，这些软件虽然更偏重于分子模拟以及化学信息学功能，但也包含了主流的机器学习算法，以及"快速建模"功能，无须具有太多计算科学专业知识亦能构建出简单可用的模型，本节将着重介绍在机器学习领域常用的工具。

### 4.3.7.1 可视化建模应用

Weka 是一款经典的免费机器学习建模工具（https：//www.cs.waikato.ac.nz/ml/weka/)[20]，全名是怀卡托智能分析环境（Waikato Environment for Knowledge Analysis），其功能包括特征选择、分类、回归、聚类以及关联规则。由于其历史悠久，最早可追溯到 1994 年 Weka 在一些学术会议中的介绍，2005 年在 ACM 国际会议上获奖因而得到广泛关注，其官方文档详细、相关参考书籍众多，既方便入门，也值得深入挖掘。

Orange 是使用 Python 语言开发的数据可视化的工具[21]，在早期 Orange 2 底层使用 C++实现机器学习算法，利用 PyQT 实现图形用户界面（GUI）与数据可视化。其借鉴工作流程概念，让数据、机器学习算法、可视化结果像工作流程一样通过节点连接进行构建。由于其开源、模块化，使得用户可以在此基础上进行新功能的开发。新版的 Orange 3 则使用 Scikit-learn 作为机器学习算法底层来实现重构所有功能，让 Orange 在保持原来的主旨与使用习惯下让底层算法焕然一新。

KNIME 是一款强大的数据分析平台（http：//www.knime.com/)，其与 Orange 一样也是工作流模式的应用，但节点的粒度更小，因此也更为自由（图 4-20）。其优势是容易与第三方的大数据框架集成其通过大数据组件的扩展，比如能够方便地和 Hadoop、Spark 等大数据框架集成在一起，实现分布式计算。也有很多化学信息学工具也作为其组件，比如 RDKit 和 CDK 都囊括在 KNIME 之中。不仅如此，KNIME 还得到了 Schrödinger 软件的支持，使其不仅仅是一个机器学习方法的构建工具，更是整个化学信息学的工作流程，从最初数据整理、预处理到建模可视化都可以用一个流程完成。其对开发者也相当友好，已有很多学者为 KNIME 设计组件，以方便 QSAR 模型的构建。

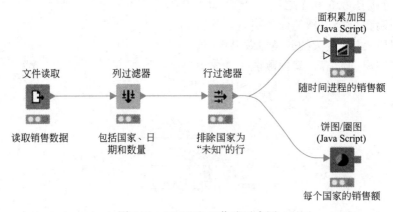

图 4-20　KNIME 工作流示意图

### 4.3.7.2 开发模块接口

Scikit-Learn 是当下最流行的机器学习开发工具[22]，因为其开源、文档完善，且实现方便，不仅受到广泛的使用，连后续的机器学习算法模块也借鉴其代码的框架风格，包括面向

对象的编程，把模型作为一个未拟合的对象，把训练作为拟合过程，统一模型评价方式，等等。其功能主要包括分类、回归、聚类以及降维。

当下主流的深度学习框架包括 TensorFlow[23]、Keras、PyTorch，其中 Keras 更像是 TensorFlow 的一种包装，让原本面向"张量的构建"，更接近面向"层与模型"的构建。区别于 Scikit-Learn，这些模块仅仅是一个框架，尽管它们内置一些案例能帮助快速建模，但这些模块的初衷是为了用户在此框架基础上构建自己的模型。有了这些框架，可以很轻松地实现卷积神经网络、循环神经网络等深度学习架构，但相比于传统机器学习算法的应用，由于这些深度学习框架过于自由，往往需要一定的编程与计算机科学技术才能够较好地驾驭。

DeepChem（https：//deepchem.io/）同时结合了 Scikit-Learn、TensorFlow 以及 RD-Kit，是一个专为化学信息学开发的机器学习和深度学习库。它继承了 Scikit-Learn 的实现风格，让用户可以方便地使用不同的深度学习模型，而不需要手动利用深度学习库自己构建深度网络架构。同时 DeepChem 的初创实验室 Pande 团队也在不断开发新的深度学习模型，使之集成到 DeepChem 供广大学者使用[24]。

# 4.4 化学信息处理

化学信息学（Chemoinformatics）是一门应用信息学方法来解决化学问题的学科。化学信息学建立在多学科交叉的基础之上，主要借助计算机技术来揭示化学信息的实质与内在联系，从而促进化学学科的知识创新。化学信息学大体包括化合物登记、构效关系的研究工具和技术、数据库构建技术、数据挖掘技术、统计分析技术等内容。随着个人电脑的普及，几乎每一个化学工作者都或多或少使用过化学信息学。当我们用计算机画出漂亮的分子结构式时，我们已经享受到了化学信息学带来的便利。

化学信息学作为一门新兴学科，其内容很多，我们无法在很短的篇幅中介绍清楚，有兴趣的读者可以学习相关专著。此处我们主要关注化学信息学在药物设计中的应用，主要包括：化学分子结构表达、化合物数据库的建立、使用和管理，虚拟组合化学库的设计，化学分子的数学描述，化合物相似性、多样性及类药性分析，化合物定量构效关系分析，AD-MET 性质预测，化合物数据库的虚拟筛选，等等。其中一些内容将在后续章节中陆续介绍，此处主要介绍化学分子结构表达、分子结构的数学描述、分子相似性分析、虚拟化合物库设计等。

为了进行化学信息处理，首先需要从各种来源获得大量的化学结构及相关数据，常用的数据库主要有如下几个：

① DrugBank（https：//www.drugbank.ca/）　已知药物数据库，截至 2018 年 12 月的 5.1.2 版，共收录了 11934 条药物信息，含 2542 个上市小分子药物，1194 个上市蛋白或多肽药物，130 个营养物质，5767 个在研的候选药物，此外还有 5134 个与这些药物相关联的靶标蛋白序列信息。

② PubChem（https：//pubchem.ncbi.nlm.nih.gov/）　小分子化合物数据库，截至 2019 年 1 月 31 日，共收录有 9707 万个化合物，其中 343.7 万个化合物进行过生物活性测

试，生物活性数据有 2 亿 3959 万条，还收录有蛋白靶标 12149 个，基因靶标 58182 个。

③ ChEMBL（https：//www. ebi. ac. uk/chembl/） 国际著名的活性小分子化合物数据库，截至 2019 年 1 月 31 日，为第 24 版，共收录有 183 万个化合物，12091 个靶标，生物活性数据 1521 万条，文献近 7 万篇。

④ STITCH（http：//stitch. embl. de/） 化合物-蛋白质相互作用网络数据库，目前为 5.0 版，含有来自 2031 个物种的 960 万个蛋白与 50 万个化合物形成的 16 亿个相互作用。

⑤ BindingDB（https：//www. bindingdb. org/） 化合物与靶标的结合亲和力数据库，截至 2019 年 5 月，该数据库中收录有 733198 个小分子与 7269 个蛋白靶标之间的 1651120 个结合数据。

## 4.4.1 化学分子结构表达

化学信息学在面对化学分子时，首要问题就是如何让电脑快速、准确地识别并处理分子结构。分子是由原子和化学键组合而成的；而且，它们之间可以通过化学反应进行转换。因此，化学信息不仅包含文本和数据，还包括图形结构及其性质和反应。

可以从多个层面对化学小分子结构进行表达，包括一维线性表达、二维结构式和三维结构（图 4-21），其中二维结构式和三维结构是化学家们最熟悉的，但是多以图形模式存在，一般采用 Mol 或 Sdf 格式进行储存（参见前文第 3.2.2 节）。而一维线性表达在面对大量化合物结构进行快速储存、读取和操作时，具有较大优势，因此在此予以简单介绍。

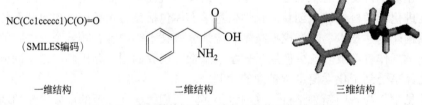

图 4-21　分子结构的表达层次（以苯丙氨酸为例）

### 4.4.1.1 一维线性表达

一维结构表达主要采用线性符号表示法（Line Notation），即利用线性的字符或数字组合来表示化合物结构，这样很容易被计算机储存和处理。常见的线性符号表示法有 SMILES、SLN 和 ROSDAL 等几种。

SMILES（Simplified Molecular Input Line Entry System）格式是目前化学信息学中的主流表达方法；SLN（SYBYL Linear Notation）是原 Tripos 公司为其分子模拟与药物设计软件包 SYBYL 设置的一种分子结构线性表达方法，与 SMILES 有些类似，可以看作是 SMILES 的一种改进形式；ROSDAL 主要用于 Beilstein 系统的分子结构表示，目前已不常见。下面主要对 SMILES 进行介绍。

SMILES 格式最早是由美国环境保护局的 David Weininger 在 1986 年提出的，是采用字符串来描述分子的一种简化分子线性输入系统[25]，之后得到不断扩充和完善，尤其是 Daylight 化学信息系统公司（https：//www. daylight. com/smiles/index. html）作出了主要

贡献。在 SMILES 编码中，化合物结构信息被高度简化和压缩，其基本规则主要有以下几条：

① 原子通常以大写元素符号表示（省略氢原子），芳香结构原子则以小写元素符号表示。比如，环己烷 $C_6H_{12}$ 被表示为：C1CCCCC1，而苯 $C_6H_6$ 则表示为：c1ccccc1。

② 相邻原子依次排放在一起，单键通常省略，双键和三键分别以"＝"和"♯"表示，芳香键以"："表示，也可省略。比如，乙炔 HC≡CH 被表示为：C♯C。

③ 分支部分放在括号内，环则打开，并赋予断开键两端的原子以相同的数值。比如，异丁酸 $(CH_3)_2CHCOOH$ 被表示为：CC(C)C(＝O)O。

④ 离子用方括号括起，用元素符号和电荷表示，"＋"表示正电荷、"－"表示负电荷，电荷数跟在正负号之后。如果该原子与氢原子相连，则氢原子写在元素符号后面。比如：铵离子（$NH_4^+$）被表示为 [NH4＋]，氢氧根离子（$OH^-$）被表示为 [OH－]，四价钛离子（$Ti^{4+}$）被表示为 [Ti＋4] 或 [Ti＋＋＋＋]。

⑤ SMILES 也可以表示化合物的立体化学信息，含顺反异构和旋光异构。

a. 顺反异构：双键两侧的结构分别用符号"/"和"\"来表示，例如，F/C＝C/F 或者 F\C＝C\F 表示反二氟乙烯，它的两个氟原子位于双键的两侧；而 F/C＝C\F 或者 F\C＝C/F 则表示顺二氟乙烯，它的两个氟原子位于双键的同一侧。再比如：Cl/C＝C/Br（反式），Cl/C＝C\Br（顺式）。

b. 旋光异构：手性碳原子用@（逆时针）或@@（顺时针）表示，围绕在手性中心周围的原子可以从标识符@或@@表示中得到原子的顺序。比如，丙氨酸（图 4-22），普通 SMILES 式为 NC(C)C(＝O)O，或者可以写为 N[CH](C)C(＝O)O。而 L-丙氨酸则应表示为 N[C@@H](C)C(＝O)O，标示符@@表明，从氮原子（N）处沿着连接氮原子和手性中心碳原子的键看去，取代基氢原子（H）、甲基（C）和羧基（C(＝O)O）按顺时针顺序出现。请注意：这里取代基列出的顺序非常重要，与@或@@符号要保持一致，因此，L-丙氨酸也可以表示为 N[C@H](C(＝O)O)C，即如果从 N 原子沿 N—C 键看去，取代基氢原子（H）、羧基（C(＝O)O）和甲基（C）按逆时针顺序出现。相应地，D-丙氨酸可以表示为：N[C@H](C)C(＝O)O 或者 N[C@@H](C(＝O)O)C。

N[C@@H](C)C(＝O)O                C/C=C\C=\[C@@H](O)C#N
(a)                                   (b)

图 4-22 （a）L-丙氨酸结构及 SMILES 式；（b）一个顺反异构和旋光异构混合结构的 SMILES 式

SMILES 应用十分广泛。作为一种与硬件、软件无关的数据交换语言，无需图形界面，已在很多在线服务和数据传输系统中用作结构输入工具。

SMARTS（SMILES ARbitrary Target Specification）格式是 SMILES 格式的改进版，也是由美国环保局的 David Weininger 开发出来的。因为一个 SMILES 格式只能表示一个明确的分子，而不能表示一类分子，因此 SMARTS 中增加了使用通配符来表示原子和化学键的功能，比如采用"＊""A"和"a"来分别表示任何原子、任何脂肪族原子和任何芳香族原子；逻辑运算符也可联合用于表示原子或键，比如氢键受体可表示为 [N，n，O，o] 或 [♯7，♯8] 等。还有一系列语法规则，在此不作详细叙述。因此，SMARTS 在化合物数据

库中可广泛应用于结构搜索。

由于一个小分子可以有多个 SMILES 表达，不具有唯一性，对初学者而言容易引起理解混乱。因此国际纯粹与应用化学联合会（IUPAC）从 2000 年开始发展了一种新的化学分子线性表达法，叫做 InChI（International Chemical Identifier）[26]，以便对每一个分子进行唯一性表达。虽然目前已经有许多软件开发者和数据库提供者能提供分子的 InChI 表达式，但由于该种表达法比较复杂，目前还在进一步发展中，在此不多叙述，有兴趣的读者可以自学相关专著。

### 4.4.1.2　二维矩阵表达

我们利用分子编辑软件如 ChemDraw、ChemSketch、JME Editor 等所画出的分子结构式是以图形模式存在的，计算机不能直接处理这些图形格式，因此需要对这些图形进行编码。前面所介绍的一维线性符号表示法就是一种编码，这里我们从图论（Graph Theory）的角度介绍化合物的二维结构编码，即矩阵表达法。

图论是数学的一个分支，以图为研究对象，研究顶点和边组成的图形的数学理论和方法。在现实生活中许多问题都可以用图这类数学模型来研究和处理，在计算机科学的许多领域中也有很多重要的应用。一个简单的图由顶点（$V$）和边（$E$）组成，因此图被定义为一个三元组 $<V, E, \phi>$，$\phi$ 为映射函数，在图 4-23 中，$V=\{1, 2, 3, 4\}$，$E=\{e_1, e_2, e_3, e_4, e_5, e_6\}$。图也可以用矩阵来表示：设 $G=<V, E>$ 为无向图，且 $V=\{v_1, v_2, \cdots, v_n\}$，$E=\{e_1, e_2, \cdots, e_m\}$，令 $m_{ij}$ 等于顶点 $v_i$ 与边 $e_j$ 的关联次数，则称 $(m_{ij})_{n\times m}$ 为 $G$ 的关联矩阵，记为 $\boldsymbol{M}(G)$。这样图 4-23 中的图形就可以表示为 4×6 的矩阵。

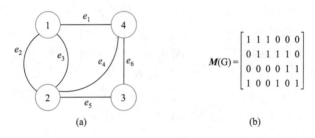

图 4-23　(a) 一个简单的无向图；(b) 图的矩阵表示

图形可以用矩阵（Matrix）的形式表示，因此化合物的结构式也可以用矩阵来表示。这样我们就可以通过矩阵运算对化合物的结构进行灵活方便的处理。一个含有 $n$ 个原子的化合物用 $n\times n$ 的矩阵表示，化合物含有不同的原子和键型，根据它们选择依据的不同，可以表示为不同类型的矩阵，如邻接矩阵、距离矩阵、原子连接矩阵、关联矩阵和键矩阵等。在这些矩阵中，有时候 H 原子可以省略，因为可以通过其它原子的饱和价键计算得出。常见的化合物结构矩阵主要有邻接矩阵和距离矩阵两种。

① 邻接矩阵（Adjacency Matrix）　一个包含 $n$ 个原子的分子的邻接矩阵是一个 $n$ 阶方阵，分子中所有的连接原子都在这个方阵中。如果两个原子之间有键相连接，那么该矩阵元素设为 1；如果两个原子之间没有键连接，那么相应的矩阵元素设为 0。这样得到的是一个由 0 和 1 组成的布尔矩阵［如图 4-24 (a) 所示］。

② 距离矩阵（Distance Matrix）　距离矩阵和邻接矩阵相似，不同的是距离矩阵中的元素表示了相应原子之间的距离，这个距离可以是几何距离（用 Å 表示，$1\text{Å}=10^{-10}\text{m}$），也可以是拓扑距离，即两原子之间连接的键的个数［如图 4-24 (b) 所示］。

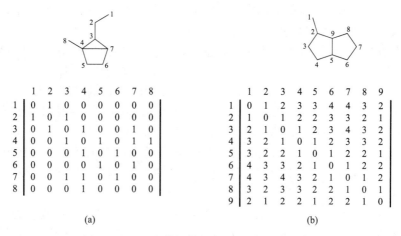

图 4-24 (a) 邻接矩阵和 (b) 距离矩阵示意图

## 4.4.2 分子结构的数学描述

上述介绍的分子结构表达，只是解决把分子结构储存到计算机上这个问题。为了便于对分子结构进行信息处理，我们还需要对分子结构进行数学描述。二者的主要区别就是：根据分子结构表达式如 SMILES，可以画出分子结构式；但根据分子结构的数学描述符，是无法复原分子结构式的。

对分子结构进行数学描述，不但是计算分子相似性的基础，而且是后续进行定量构效关系分析和药代动力学性质及毒性预测等的基础。常见的数学描述主要有分子描述符和分子指纹两大类。

### 4.4.2.1 分子描述符

分子描述符（Molecular Descriptor）主要采用数学方法对分子结构或性质进行定量描述，比如采用脂水分配系数 $\log P$ 值来描述分子穿透细胞膜的能力，采用摩尔折射率（Molar Refractivity）来描述分子体积大小。分子描述符可以用两种形式的数据来表示：一种为连续变量，如分子量、脂水分配系数等；另一种为离散变量，如分子的原子个数、环的个数，或是二值化（0 或 1）的如分子是否含有芳香环等。分子描述符可以是实验测量值，也可以是理论计算值。

按照来源不同，分子描述符大致可以分为三类：物理化学参数、分子拓扑指数、量子化学指数。其中物理化学参数主要是来自分子的物理性质或者化学性质，比如脂水分配系数，摩尔折射率；分子拓扑指数则是根据分子的拓扑结构而计算出来的一类参数，比如分子连接性指数；量子化学指数则是采用量子化学方法对分子整体结构进行计算优化，然后获得的参数，比如分子中两个原子间距离，三个原子间的角度或者四个原子间的二面角，等等。

按照表示方法的不同，分子描述符又可以分为零维、一维、二维和三维等类型。零维描述符比如分子量（$M_W$）、原子数、键数、原子类型、环数等；一维描述符包括片段数、氢键供体数、氢键受体数、分子极性表面积等；二维描述符为分子二维结构相关的拓扑描述符；三维描述符为分子形状和体积相关的描述符。

对于分子描述符的计算和应用，前人已做了大量的研究工作，开发了许多实用的分子描

述符计算工具，并有很多成功的应用实例。目前比较著名的专门用于计算分子描述符的软件为 Dragon，是意大利米兰大学 R. Todeschini 教授等于 1994 年开始开发的[27]，现在的版本为 7.0，可以计算 30 大类共 5270 种分子描述符。该软件现已商业化，需要购买才能使用；但在"虚拟计算化学实验室（VCCLab）"网站有一个免费的在线服务版本 E-Dragon（http://www.vcclab.org/lab/edragon/），运行的是 5.4 版，可以计算 20 大类约 1600 种分子描述符，每次可在线处理最多 149 个不超过 150 个原子的分子。另一个被广泛应用的分子描述符计算软件是新加坡国立大学 Yap 等发展的 PaDEL-Descriptor（http://www.yapcwsoft.com/dd/padeldescriptor/）[28]，该软件为基于 JAVA 程序的开源软件，可免费下载使用，目前可计算 1875 种分子描述符（其中 1444 种为一维和二维描述符，431 种为三维描述符）。

分子描述符虽然应用广泛，但也存在一些不足。首先，由于分子描述符为具体数值，通常需要计算得到，不能直接反映分子的结构特征，因而很难与配体-受体的相互作用直接关联起来，难以解释生物学效应；其次，分子描述符众多，描述符之间可能存在显著相关性，有些描述符可能与生物效应没有关系，因此需要进行变量选择，以去掉冗余的分子描述符；最后，有的描述符不能准确计算，只是近似值，这样会给结果带来误差；等等。

### 4.4.2.2　分子指纹

不同于采用具体的数值来描述分子的分子描述符，分子指纹（Molecular Fingerprint）是采用二进制码来表示分子结构的，即把分子结构编码成一个长的由 0 和 1 组成的字符串，一个分子在某一位上存在对应的子结构片段，则该位记录为 1，不存在则记录为 0。由于机器语言本身就是二进制的，因此计算机处理分子指纹非常方便、快捷；同时，分子指纹是采用分子片段来描述分子，这样就与分子结构直接关联，从而可以方便地解释相关的生物效应。

分子指纹的实现方法主要是对分子结构进行切分，以获得一个个的片段作为分子结构的表征。目前主流的分子指纹主要可分为两种类型：基于预先定义的子结构指纹，以环形指纹（Circular Fingerprint）为代表的拓扑学指纹（图 4-25）。

预先定义的子结构指纹用一串二进制数字描述某些子结构或特征是否在该化合物中出现，这些子结构或特征是由人们预先设定好的，这串二进制数字中的每一位表示一个特定的子结构或者特征，如图 4-25（a）所示，阿司匹林分子出现了三个预先定义好的子结构特征，分别是酯基、苯环、羧基，所以在指纹中对应位置为 1，其它位置则为 0。常见的子结构指纹包括 MACCS 指纹、PubChem 指纹、Substructure 指纹、Klekota-Roth（KR）指纹以及 Estate 指纹。MACCS（Molecular ACCess System）指纹是由早期 MDL 公司开发的用于结构搜索的系统，其有多个版本，其中 166 位的精简版是目前最广为流传的，几乎所有化学信息学软件都将该分子指纹纳入系统，用作相似性计算、聚类等算法的特征[29]。PubChem 指纹是由 PubChem 设计的 881 位的指纹，其早期是 PubChem 用于计算化合物之间相似性的。Substructure 指纹是由 OpenBabel 定义的 307 位常见的化合物官能团，如甲基、亚甲基、氨基等。KR 指纹是由 Klekota 与 Roth 设计的比较全面的小分子片段库，总共包含了 4860 种各式各样的片段[30]。Estate 指纹则是 Hall 等设计的电子拓扑学状态指纹，使用 79 个特征描述小分子是否包含某些特定价键原子的基团[31]。

与预先定义的子结构指纹不同，环形拓扑学指纹定义的是一种遍历化合物的原子所在环境空间的算法，由于不需要循环将化合物匹配子结构，其计算效率要远大于前者，所以一般

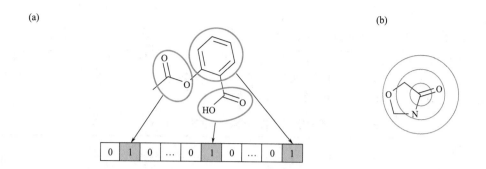

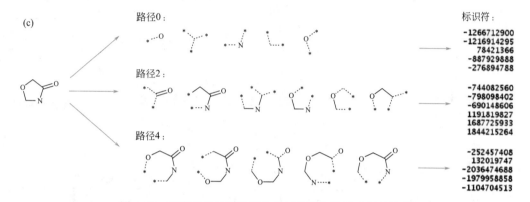

图 4-25　预先定义子结构库的分子指纹与扩展连通性指纹

（a）阿司匹林的分子指纹示意图；（b）以 4-噁唑烷酮的羰基碳原子为中心原子，其迭代过程中所受影响的环境；
（c）4-噁唑烷酮的 ECFP 指纹的产生过程

用在高通量筛选中计算分子相似性等。但环形指纹不能用于子结构搜索。

扩展连通性指纹（Extended Connectivity Fingerprint，ECFP）是目前最流行的环形拓扑学指纹，如图 4-25（b）所示，对于设定的不同半径（以键的数量为单位，不考虑实际距离），原子都有特定的环境空间（相应的指纹称为 ECFP2、ECFP4、ECFP6 等），然后将不同的环境空间映射为一个很大的数字空间中的数字标识符（Identifier）[32]。其原理是先将该原子特征数组（如原子序号、质量、是否为氢键供体或受体等）用哈希算法（Hash Algorithm）映射为一个数字标识符，然后将该原子周边原子按规定顺序排列，得到一个标识符数组，将该数组用哈希算法映射成新的描述符赋给该中心原子。如图 4-25（c）所示，4-噁唑烷酮在不同的半径下可以得到不同的环境空间，每个环境空间都有一个标识符。但使用标识符无法将化合物用一个定长的二进制字符串描述，如果把长度定义为"所有可能的片段"，即"标识符绝对空间"，则其长度会太大，而且指纹也过于稀疏不利于后期计算。为解决这个问题，环形拓扑指纹往往会被折叠成一个固定长度的二进制字符串，一般为 1024 位或 2048 位。

常见的环形拓扑指纹除了 ECFP 外，还有 FCFP（Functional-Class Fingerprint）、Morgan 指纹、RDKit 指纹、CDK 指纹、CDKext 指纹、Graph 指纹。这些指纹算法类似，只是由于实现的程序不同，对原子及环境空间的描述有略微差异，导致结果不尽相同。除了环形指纹外，还有一些基于路径或原子对的拓扑指纹，基本和 ECFP 一样拥有计算速度快、需要折叠等特点，比如 RDKit 可以计算的 AtomPairs、Torsions 指纹，ChemAxon 的 Chemical

Fingerprint 等。

表 4-1 列出了常见的用于计算分子描述符与分子指纹的工具包或者软件。如前述的免费软件 PaDEL-Descriptor[28]，除了可以计算分子描述符外，还可以计算 12 种被广泛应用的分子指纹，包括 CDK 指纹（1024 位）、EState 指纹（79 位）、MACCS 指纹（166 位）、PubChem 指纹（881 位）、Substructure 指纹（307 位），等等。

表 4-1　计算分子描述符与分子指纹的工具

| 工具名称 | 功能 | 授权 |
|---|---|---|
| BlueDesc | 分子描述符 | 免费、开源 |
| CDK | 分子描述符、分子指纹 | 免费、开源 |
| CDK Descriptor Calculator | 分子描述符 | 免费、开源 |
| ChemAxon JChem | 分子描述符 | 商业 |
| ChemDes | 分子描述符、分子指纹 | 免费、网站 |
| Chemopy | 分子描述符、分子指纹 | 免费、开源 |
| Dragon[27] | 分子描述符 | 商业 |
| E-Dragon | 分子描述符 | 免费、网站 |
| MOE | 分子描述符 | 商业 |
| Mold2 | 分子描述符 | 免费 |
| OpenBabel | 分子指纹 | 免费、开源 |
| PaDEL-Descriptor[28] | 分子描述符、分子指纹 | 免费、开源 |
| Pipeline Pilot | 分子描述符、分子指纹 | 商业 |
| PyBioMed | 分子描述符、分子指纹 | 免费、开源 |
| RDKit | 分子描述符、分子指纹 | 免费、开源 |
| Schrödinger Suite | 分子描述符 | 商业 |

## 4.4.3　分子相似性计算

一般而言，两个物体之间的相似性是指他们各自特征匹配或重叠的数目，这个数目越大，表示这两个物体的相似性越高；而多样性则是指两个物体各自特性不匹配或数目不同，这个数目越大，表示两个物体之间的多样性越高。因此，相似性（Similarity）和多样性（Diversity）是相互联系的两个概念，一般用相似性指数（Similarity Index）来表示。若两个分子完全相同，则相似性指数为 1；若两个分子完全不同，则相似性指数为 0；一般情况下，相似性指数介于 0 和 1 之间。

在药物化学中，已有形成共识的"相似性原理"，即"结构相似的分子一般具有相似的理化性质或生物活性"。因此，分子相似性概念是化学信息学中最重要的概念之一，在药物设计中十分重要，可用于识别新的具有与已知化合物相似性质或活性的化合物结构。一般而言，先导化合物发现阶段，更注重分子的多样性；而先导化合物优化阶段，则更多考虑化合物的相似性。当然，现实中也存在不少违背相似性原理的例子，比如分子结构的微小改变可剧烈改变分子的生物活性，即"活性悬崖（Activity Cliff）"，但在没有其它更多信息的情况下，相似性原理仍是很重要的经验法则。

相似性分析可以简化为三步：首先，将分子用适当的方法进行描述，比如分子指纹或者分子描述符；其次，选择合适的相似性测量方法，以便定量测定一对分子之间的相似性；最后，采用算法进行相似性计算，一般可采用基于定性特征的方法和基于定量特征的方法进行计算。更常采用分子指纹来进行相似性计算（图 4-26），实际上分子指纹最早就是因为要计算分子相似性而发展起来的。

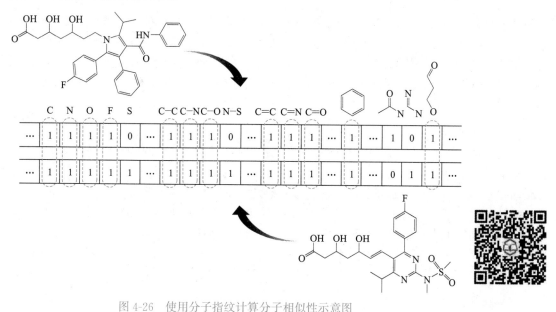

图 4-26　使用分子指纹计算分子相似性示意图

在各种相似性计算方法中，最常使用的 Tanimoto 系数（也叫做 Jaccard 系数）。对于两个化合物 A 和 B，$a$ 是 A 所具有的特征数目，$b$ 是 B 所具有的特征数目，$c$ 是两者共同具有的特征数目，这样 $c$ 表示化合物 A 和 B 之间的相似性。所有的特征数目为 $n=a+b-c$，这样就很方便地得到 Tanimoto 相似性系数 $T$ 的计算公式[33]：

$$T=\frac{A \cap B}{A \cup B}=\frac{c}{a+b-c} \tag{4-15}$$

如果 A 和 B 以分子指纹二进制字符串表示，则 Tanimoto 系数 $T$ 表示了结构 A 和 B 中共有的子结构数量占两个分子总的子结构数量的比例，该系数被广泛应用于基于分子指纹的分子相似性研究中。

根据分子相似性原理，可以在数据库中搜索与目标分子具有一定相似性的分子，此即相似性搜索[33]。相似性搜索在虚拟筛选中有着重要的应用，后面 7.4.3 节会有介绍。

## 4.4.4　预测模型构建

化学信息处理的一个重要目标就是基于已有样本信息构建具有预测能力的模型，然后用于新的样本预测。模型构建流程一般包括数据收集、数据描述、特征选择、模型构建和模型评价等几个步骤（图 4-27）。各步骤简介如下：

**（1）数据收集**

全面而准确的数据集是成功构建预测模型的关键。因此，首先需要根据具体研究对象，

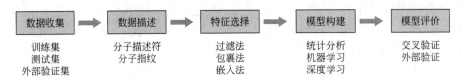

图 4-27　构建预测模型的一般流程

从各种途径收集相关数据，包括网络上各种公共数据库、在线服务网站、公开发表文献和书籍等，对不同来源的数据要进行比较分析。合理地选用实验数据是构建可靠模型的第一步，所收集的数据，既要有数量，更要有质量。收集好的数据要进行预处理，并按一定比例分为训练集（Training Set）和测试集（Test Set），一般还要有一个独立的外部验证集（External Validation Set）。

### （2）数据描述

获取数据以后，就要采用数学方法对化合物结构进行描述（详见前面 4.4.2 节），以得到分子的各种属性，即特征（Feature）。常用的数学描述符有两类：一类是分子描述符（Molecular Descriptor），如分子量、脂水分配系数、原子数目等，反映了分子结构和生物活性之间的映射关系。但这种表示方法也存在一些问题，比如一些分子的描述符计算比较困难，计算准确性不高，很难选择最佳描述符来表征分子结构；另一类是分子指纹（Molecular Fingerprint），根据分子片段描述分子。对分子结构进行切分，切分的片段作为分子结构的表征。

### （3）特征选择

为了尽可能全面地描述分子，一般会产生大量特征，但并不是所有的特征都是与当前学习任务相关的，因此必须去掉无关的特征，这种从给定的特征集合中选择出最优的特征子集的过程，就是特征选择（Feature Selection）。特征选择主要有两个目的：一是减少特征数量、降维，使模型泛化能力更强，减少过拟合（Overfitting）风险；二是增强对特征和特征值之间的理解。特征选择方法一般可分为三种：一是过滤法（Filter），即按照发散性或者相关性对各个特征进行评分，设定阈值或者待选择阈值的个数，选择特征；二是包裹法（Wrapper），即根据目标函数（通常是预测效果评分），每次选择若干特征，或者排除若干特征；三是嵌入法（Embedded），即先使用某些机器学习的算法和模型进行训练，得到各个特征的权重系数，根据系数从大到小选择特征。嵌入法类似于过滤法，但是可通过训练来确定特征的优劣。

### （4）模型构建

常见的模型分为两类，即定性分类（Qualitative Classification）模型和定量回归（Quantitative Regression）模型。定性分类模型通常采用机器学习（Machine Learning）算法，比如支持向量机（Support Vector Machine，SVM）、决策树（Decision Tree，DT）、朴素贝叶斯（Naïve Bayes，NB）、$k$-最近邻算法（$k$-Nearest Neighbors，$k$-NN）、人工神经网络（Artificial Neural Networks，ANN）等；而定量回归模型则通常采用统计分析方法，比如多元线性回归、偏最小二乘法等。具体方法介绍请参见前面 4.3 节。

### （5）模型评价

模型评价方法主要包括内部验证和外部验证。内部验证方法主要是指交叉验证，即在给定的建模样本中，拿出大部分样本进行建模型，留小部分样本用刚建立的模型进行预测，并

计算这小部分样本的预测准确率。常见的交叉验证形式包括 Hold-Out 方法、$K$ 折交叉验证（K-fold Cross-Validation，K-CV）和留一法（Leave-One-Out Cross-Validation，LOO-CV）等。外部验证是指对一批独立于建模数据没有参与模型构建和优化的化合物进行预测。相对来说，使用具有代表性且容量足够大的外部验证集对模型进行验证，能更准确地反映模型的实际预测能力。原则上，计算预测模型在实际应用之前，必须要经过外部验证，以保证模型在实际应用中的预测能力。具体评价方法和指标请参见前面 4.3.6 节。

## 4.4.5　虚拟化合物库设计

化合物库（Chemical Library 或者 Compound Library）通常是指用于高通量筛选的化合物集合，包括真实的化合物库和虚拟的化合物库。化合物库的概念是 20 世纪 90 年代随着组合化学和高通量筛选的出现而出现的，主要基于组合化学原理来构建组合化学库（Combinatorial Chemical Library），比如一个核心骨架上有三个取代基 $R_1$、$R_2$ 和 $R_3$，每个取代基各指定 100 个基团，那么排列组合，就可以产生一个含 100 万个小分子的化合物库。化合物库与前面介绍过的化合物数据库（Chemical Database）差别不大，经常混用。主要区别就是化合物库更强调化合物的结构，而数据库则更强调相关数据。

早期的化合物库主要是实体库，即采用组合化学方法，同时合成得到成千上万个化合物样品，用于高通量筛选，以便发现活性化合物。但人们很快发现，采用这种方法得到的大量化合物是多余的、无用的，并没有显著增加活性化合物数量，反而使得研究成本激增。因此，现在研究人员更倾向于按照一定规则去设计虚拟化合物库，然后进行虚拟筛选，之后再合成少量具有成药前景的化合物样品，并进行生物实验筛选，以提高活性化合物的发现比例。

按照用途的不同，化合物库通常可以分为两类：用于先导化合物发现的多样性库（Diverse Library）和用于先导化合物优化的定向库（Focused Library）。前者强调多样性，而后者则突出相似性。不同类型的化合物库，设计的策略也不一样。比如多样性库要选择多种结构差异性大的核心骨架，以及各种各样的取代基团；而定向库则要精心挑选一个合适的核心骨架，以及满足一定要求的取代基团。此处主要简单介绍虚拟定向库的设计方法。

虚拟定向库主要是针对特定靶标或者特定靶标家族成员进行组合库设计，一般库的规模较小，可含有几百个到数千个小分子。因为定向库主要用于先导化合物优化，因此设计时需要已知一个或多个活性化合物作为模板，需要已知靶标口袋结合特征或者药效团模型等。主要设计步骤包括：片段（Fragment）库构建；核心骨架确定；组合定向库构建；结构优化和评价。这与基于片段的全新药物设计有些类似（参见后面第 7 章 7.5 节）。

**（1）片段库构建**

片段是分子的基本构造模块（Building Block），因此，一个良好的片段库是定向库设计成功的基础。一般是通过分解已知药物、已知活性化合物或已知类药性化合物而获得片段库，也有许多商用化合物供应商提供片段库。

**（2）核心骨架确定**

前面第 2 章 2.2.3 节中曾介绍过，有些优势结构（Privileged Structure）常出现在某一类靶标家族的配体中。因此，针对特定靶标或靶标家族（如 GPCR 或激酶）成员，

先从已知活性化合物中识别出一个或多个优势结构，然后以这些优势结构作为核心骨架进行化合物库的设计。如是对特定靶标进行先导物优化，则可直接以该先导物结构的核心骨架为起始骨架进行设计，也可以选用核心骨架的生物电子等排体作为起始骨架进行设计。

### （3）组合定向库构建

如已知靶标的三维结构，则将核心骨架对接到靶标口袋的合适位置，再根据边上取代基位置的形状和性质要求，选择合适的片段，然后产生组合库；或者已知配体药效团模型，则将核心骨架拟合到药效团的合适位置，再根据各取代基对应的药效团特征，确定对应的片段。片段选择时需要采用优化算法。

### （4）结构优化和评价

对产生的虚拟化合物库中的分子进行结构优化，以得到其潜在的活性构象，并从多个方面对分子结构进行评价，包括潜在生物活性、选择性、可合成性、ADMET 性质等，从中选择各方面评价都较好的分子进行后续的合成和测试。

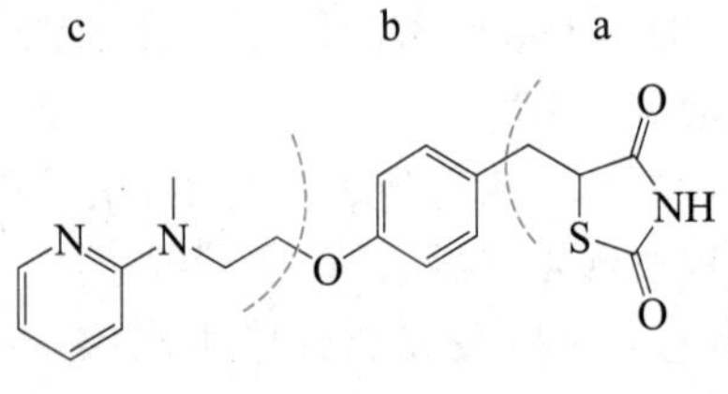

图 4-28　PPARγ 激动剂共同骨架
TZD 分割成三部分的示意图[34]

下面以中国科学院上海药物研究所药物发现与设计中心蒋华良课题组采用自编组合库设计软件 LD 1.0 设计核受体 PPARγ 激动剂为例[34]，来说明虚拟定向库的设计过程。他们以治疗Ⅱ型糖尿病的上市药物罗格列酮（Rosiglitazone）和吡格列酮（Pioglitazone）的共同骨架 2,4-噻唑烷二酮类结构（Thiazolidinediones，TZD，图 4-28）为起始结构，基于 PPARγ 的晶体结构（PDB 代码：2PRG），使用自编软件 LD 1.0 进行虚拟组合库设计。

首先构建片段库。他们将已知骨架 TZD 结构按图 4-28 所示分割为 a、b 和 c 三部分，片段 a 是亲水头，片段 c 是疏水尾，中间的片段 b 是连接子。通过分析大量 PPARγ 激动剂和其它已知药物片段库，a、b 和 c 三部分的片段库分别含有 118、88 和 98 个片段，这样理论上将产生一个多达 100 万个结构的化合物库。为了限制库的规模，他们将定向库的规模确定为 1000 个小分子，即 a、b 和 c 三个部分各取 10 个最优片段。采用 DOCK 4.0 进行分子对接，LD 1.0 采用遗传算法对组合库设计进行多目标优化，得到 a、b 和 c 三部分的最优片段（部分显示在图 4-29）。从图 4-29 中可以看到，a 部分的最优片段都是亲水的，能与受体形成氢键作用；b 部分都含有五元或六元环结构；c 部分都含有疏水芳香环，但差异性较大。尤其值得注意的是，TZD 中的 a 和 b 部分的起始片段也出现在图 4-29 所示的最优片段中，但 c 部分的起始片段并没有出现，这表示受体口袋这个位置具有较大的柔性，也暗示新产生的最优 c 片段有可能产生具有更好活性的分子。他们选取了部分新设计的分子结构进行合成和测试，果然发现了活性比上市 TZD 药物更好的 PPARγ 激动剂[34]。

他们还进一步证实了设计过程中片段优化的重要性。将未经优化的含 1017632 个结构的虚拟组合库，针对 PPARγ 的晶体结构，直接采用 DOCK 4.0 进行虚拟筛选，在最终排名前 1000 位的结构中，只有 22 个出现在 LD 1.0 优化后的含 1000 个结构的定向库中，这说明片段优化后的定性库具有更好的靶向性。而且，同 DOCK 4.0 虚拟筛选相比，LD 1.0 还节省了约 88% 的计算时间[34]。

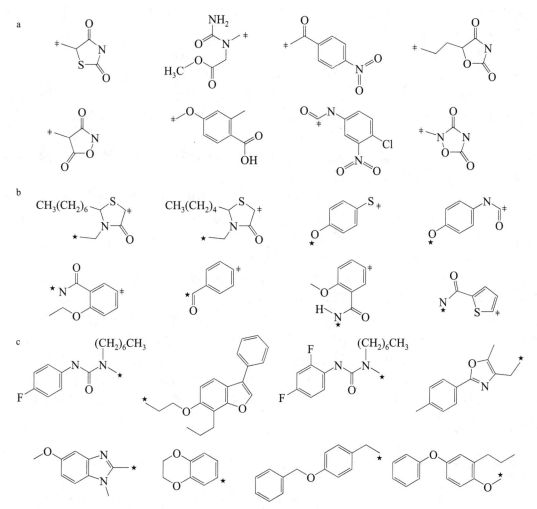

图 4-29　a、b 和 c 三部分的最优构造模块图示

符号 ‡ 和 ★ 表示片段相连的地方[34]

# 4.5　生物信息处理

　　生物信息处理主要采用生物信息学（Bioinformatics）方法。生物信息学是指对基因组研究相关生物信息进行获取、加工、储存、分配、分析和解释的新兴学科，具体来说，生物信息学就是把基因组 DNA 序列信息分析作为源头，找到基因组序列中代表蛋白质和 RNA 基因的编码区；同时，阐明基因组中大量存在的非编码区的信息实质，破译隐藏在 DNA 序列中的遗传语言规律；在此基础上，归纳、整理与基因组遗传信息释放及其调控相关的转录组学和蛋白质组学的数据，从而认识生物体代谢、发育、分化、进化的规律。生物信息学还利用基因组中编码区的信息进行蛋白质空间结构的模拟预测和蛋白质功能的预测，并将此类

信息与生物体和生命过程的生理生化信息相结合，阐明其分子机理，进而进行蛋白质和核酸的分子设计、药物设计等。

同化学信息学一样，生物信息学作为一门新兴学科，其涵盖内容很广，我们无法在很短的篇幅中予以全面介绍，有兴趣的读者请参阅生物信息学相关专著。此处我们主要介绍生物信息学在药物设计中的应用，主要包括：通过序列比对、分析，预测药物作用的潜在靶标；通过蛋白质序列比较、分析，识别同源蛋白，并预测新蛋白质的结构和功能特性；蛋白质二级结构与三级结构的预测；等等。下面分别予以介绍。

为了进行生物信息处理，首先需要从各种来源获得大量的生物大分子序列、结构、功能等相关数据，常用的数据库主要有如下几个：

① UniProt（http：//www. uniprot. org/）　国际著名的高质量蛋白质序列和功能数据库，截至 2019 年 1 月 31 日，共收录了 1 亿 3969 万条各类蛋白质序列，其中已手工确认过的为 559077 条，含 20413 条人体蛋白质序列。

② Protein Data Bank（http：//www. rcsb. org/pdb/）　国际著名的生物大分子结构数据库，截至 2019 年 1 月 31 日，共收录了各类生物大分子结构 148586 个，其中人体蛋白质及其复合物结构 42772 个，涉及人体天然蛋白质 1525 个。

③ KEGG（http：//www. kegg. jp/kegg/）　日本京都大学 Kanehisa 教授研究组开发的基因和基因组百科全书，包含四个层面的信息，即系统层面、基因组层面、化学层面和健康层面。截至 2019 年 1 月 31 日，系统层面的 KEGG Pathways 含有 530 个通路图；基因组层面的 KEGG Genes 含有近 2833 万条基因信息；化学层面的 KEGG Compound 含有 18482 个代谢物及其它小分子信息；健康层面的 KEGG Disease 含有 2273 种人体疾病信息，KEGG Drug 含有 10831 种药物信息。

## 4.5.1　序列分析

序列分析（Sequence Analysis）包括核酸序列分析和蛋白质序列分析。前者是指直接从基因组序列中获取信息，同时为后者提供数据；在蛋白质序列分析中，很大一部分工作是对同源蛋白序列进行比对分析，以得到不同蛋白质之间的序列相关性，从而推测蛋白质功能等。两者的分析方法是一致的。药物设计中主要碰到的是蛋白质序列分析，因此在此予以介绍。若想学习核酸序列分析，请参阅有关生物信息学专著。

蛋白质序列分析主要有两类：单个蛋白质序列分析和两个或多个蛋白质序列比对。单个蛋白质序列分析主要是基于单个氨基酸序列的物理化学性质进行统计分析，如疏水性残基的比例和蛋白质二级结构的统计特征，但从单个序列得到的信息是有限的。在生物学研究中，一个常用的方法就是通过比较分析获取有用的信息，因此在核苷酸和氨基酸的层次去比较分析序列的相同点和不同点，就能够推测它们的结构、功能以及进化上的联系。

序列比对（Sequence Alignment）是最常用的序列比较方法[35]。所谓序列比对，是指将两个或多个序列排列在一起，标明其相似之处。通常将一条序列写在另一条序列之上，并使得残基位置对齐（图 4-30）[36]。如果相同的字母同时出现在两条序列中，则说明该残基在进化过程中是保守的（或者是其它祖先序列变异而来的）；如果字母不同，则说明该残基在进化过程中发生了变化，这个变化有可能是两条中的一条，也有可能是两条都发生了变化。因为插入和删除操作，使得同源序列的长度可能不相同，为了更明显地看出这些插入和删除的位置，用一个空格（Gap）或者"－"符号与该残基位的字母配对。序列比对方法常用于

```
        :*.*.  *  .* *  *.* ::.*** ***********:*** : .**: *** **:*
P2C9  KMEKEKHNQPSEFTIESLENTAVDLFGAGTETTSTTLRYALLLLKHPEVTAKVQEEIER   329
P2J2  EMSKHTGNPTSSFHEENLICSTLDLFFAGTETTSTTLRWALLYMALYPEIQEKVQAEIDR   343

        ***::.* *. *  ****.****:.*  .:* *:**  * * *   * **** **
P2C9  VIGRNRSPCMQDRSHMPYTDAVVHEVQRYIDLLPTSLPHAVTCDIKFRNYLIPKGTTILI   389
P2J2  VIGQGQQPSTAARESMPYTNAVIHEVQRMGNIIPLNVPREVTVDTTLAGYHLPKGTMILT   403

        **::  :*  .* ..* * *:* *.* :*** ***** ***.* ** ** ***.:*
P2C9  SLTSVLHDNKEFPNPEMFDPHHFLDEGGNFKKSKYFMPFSAGKRICVGEALAGMELFLFL   449
P2J2  NLTALHRDPTEWATPDTFNPDHFLENG-QFKKREAFMPFSIGKRACLGEQLARTELFIFF   462

        **::*:*.::. : .* *: * *:** :*
P2C9  TSILQNFNLKSLVDPKNLDTTPVVNGFASVPPFYQLCFIPV   490
P2J2  TSLMQKFTFRPPNNEK--LSLKFRMGITISPVSHRLCAVPQ   501
```

图 4-30 细胞色素 CYP2J2 与 CYP2C9 的部分序列比对示意图（使用 ClustalW 得到）[36]

★表示残基完全相同，：表示具有较大相似性，．表示具有较小相似性，空白表示不同

研究由共同祖先进化而来的序列，特别是蛋白质序列或 DNA 序列等生物序列，它为两条序列的残基之间的相互关系提供了一个非常明确的图谱。

序列比对中，有几个概念需要了解。同一性（Identity）是指两个蛋白质有一定数量的氨基酸在比对的位点上是相同的，比如图 4-30 中用"★"号标出的残基。通常在某些位点上有一些氨基酸被另外一些物理化学特性相近的氨基酸所代替，这种突变可称为保守突变（如图 4-30 中用"："号和"·"号标出的残基）。将保守突变的因素考虑在内，就可以定义各种打分方案对两个序列的相似程度进行打分，所得分值代表其相似的程度，叫做相似性（Similarity）。如果两个相似的蛋白质在进化关系上具有共同的祖先，这两个蛋白质就叫做同源蛋白（Homology）。

常用的多重序列比对软件是 Clustal 系列，如 Clustal W 和 Clustal X，这些软件都是免费使用的，最新版本为 Clustal 2（http：//www. clustal. org/clustal2/）。

## 4.5.2 蛋白质结构预测

虽然蛋白质由氨基酸的线性序列组成，但是，它们只有折叠成特定的空间构象才能具有相应的活性和相应的生物学功能。研究蛋白质结构，有助于了解蛋白质的作用，了解蛋白质如何行使其生物学功能，认识蛋白质与蛋白质（或其它分子）之间的相互作用。对于未知功能或者新发现的蛋白质分子，通过结构分析，可以进行功能注释，指导设计进行功能确认的生物学实验。通过分析蛋白质的结构，确认功能单位或者结构域，可以为遗传操作提供目标，为设计新的蛋白质或改造已有的蛋白质提供可靠的依据，同时为新的药物分子设计提供合理的靶点结构。

实验上通常采用 X 射线晶体衍射和核磁共振（NMR）方法来测定蛋白质的结构，但是，无论是哪一种方法都是一个非常复杂而且代价较高的过程，因此，实验测定的蛋白质结构比已知的蛋白质序列要少得多。另一方面，随着 DNA 测序技术的发展，人类基因组及更多的模式生物基因组已经或将要被完全测序，DNA 序列数量将会急增，而由于 DNA 序列分析技术和基因识别方法的进步，我们可以从 DNA 推导出大量的蛋白质序列。这意味着已知序列的蛋白质数量和已测定结构的蛋白质数量（如蛋白质结构数据库 PDB 中的数据）的差距将会越来越大。截至 2019 年 3 月 11 日，UniProtKB/TrEMBL 收录的蛋白质序列数目

已经达到 147973396（其中人体蛋白质序列数为 169875），而同期 Protein Data Bank 收录的实验测定的各类蛋白质结构数目仅为 150861 个。并且 PDB 库中存在同一蛋白具有不同分辨率的结构，或者同一蛋白质与不同配体结合形成复合物结构等情况，因此实际测定出结构的蛋白质数量还要更少些（不超过 20000 个）。

如何缩小这种结构数量与序列数量之间的巨大差距呢？仅仅依靠现有的结构测定技术显然是不可能的，20 世纪 60 年代进行的牛胰核糖核酸酶复性的经典实验表明：某些蛋白质在体外的一定条件下解聚失活后可以自动折叠而恢复其原有高级结构与活性，也即意味着蛋白质的氨基酸序列及环境决定其三维构象，据此提出蛋白质折叠的信息隐含在蛋白质的一级结构中。因此我们可以通过理论计算方法，从氨基酸序列出发，进行蛋白质结构预测[37]。蛋白质结构预测包括二级结构预测和三级结构预测两类，但现在更倾向于三级结构预测。

### 4.5.2.1　蛋白质二级结构预测

蛋白质的基本二级结构有 α-螺旋（α-helix）、β-折叠（β-sheet）和 β-转角（β-turn）等，蛋白质二级结构预测具有如下意义：首先，由已知蛋白质二级结构统计分析得到的规则，可用于全新蛋白质设计或者蛋白质突变体的设计；其次，当序列同源性较低时，二级结构的确认有助于确定蛋白质间结构和功能的关系；然后，在同源蛋白模建中，二级结构预测有助于建立正确的序列比对关系；此外二级结构的预测有助于多维核磁共振中二级结构的确认，同时也有助于晶体结构的解析。

蛋白质二级结构预测的基本依据是[38]：每一段相邻的氨基酸残基具有形成一定二级结构的倾向，因此二级结构预测需要通过统计分析来发现这些倾向或者规律，这样二级结构预测问题就成为了模式分类和识别问题。蛋白质二级结构形成的规律性比较强，所有蛋白质中约 85% 的氨基酸残基都处于上述三种基本二级结构状态，因此蛋白质二级结构预测目标就是判断每一个氨基酸残基是否处于上述三种基本二级结构中的一种。

二级结构预测的方法经过几十年的发展，大致可以分为三个阶段。第一阶段是基于单个氨基酸残基的统计分析，从有限的数据集中提取各种残基形成特定二级结构的倾向，以此作为二级结构预测的依据。第二阶段是基于氨基酸片段的统计分析，使用大量的数据作为统计基础，统计的对象不再是单个氨基酸残基，而是氨基酸片段，片段的长度通常为 11～21。第三阶段是运用蛋白质序列的长程信息和蛋白质序列的进化信息，使二级结构预测的准确程度有了较大的提高，特别是对 β-折叠的预测有了较大的提高，预测结果与实验观察趋于一致。

第一阶段和第二阶段预测方法有共同的缺陷，它们对二级结构预测的准确率都低于70%，而对 β-折叠预测的准确率仅为 28%～48%。其主要原因是这些方法在预测时只利用局部信息，最多只用局部的 20 个残基的信息进行预测，没有考虑长程相互作用。

在蛋白质中，氨基酸的理化性质对蛋白质的二级结构影响较大，因此在进行结构预测时需要考虑氨基酸残基的物理化学性质，如疏水性、极性、侧链基团的大小等，根据氨基酸残基各方面的性质及残基之间的组合预测可能形成的二级结构。"疏水性"是氨基酸的一种重要性质，疏水性的氨基酸倾向于远离周围水分子，将自己包埋进蛋白质的内部。这一趋势加上空间立体条件和其它一些因素决定了一个蛋白质最终折叠成的三维空间构象。

### 4.5.2.2　蛋白质三维结构预测

蛋白质的空间结构决定着其行使的生物学功能，一个伸展开来或随机排布的肽链是没有

生物活性的。虽然 X 射线晶体学和 NMR 技术是蛋白质结构测定的有效手段，但却远远跟不上飞速发展的 DNA 测序，它使得蛋白质氨基酸序列的信息以爆炸的方式增长，由此迫切需要直接由蛋白质的氨基酸序列出发进行高级结构的预测。蛋白质的一级结构决定高级结构是所有进行蛋白质结构预测的理论基础。目前常用的蛋白质三维结构预测方法[39] 有下列三种：

**(1) 从头（ab initio）预测法**

从头预测法主要采用理论计算（如分子力学、分子动力学计算）方法，根据物理化学的基本原理，不依赖已知结构的同源相似物信息，直接从理论上预测一个序列对应的蛋白质三维空间结构。主要有两个因素限制了该方法的应用：一是天然的蛋白质结构和未折叠的蛋白质结构，两者之间的能量差非常小，通常只有 1kcal/mol（1kcal/mol＝4.18kJ/mol）；二是蛋白质可能的构象空间庞大，计算量非常大；此外，还缺少准确的计算模型所需的力场参数。

**(2) 穿针引线（Threading）法**

穿针引线法不需要预测二级结构，在没有同源蛋白的情况下，把未知蛋白的序列和已知的结构进行比对，通过研究同已知片段序列的吻合度而得到结构信息，找出几种匹配最好的结构作为未知蛋白质的预测结构，即直接预测三级结构。穿针引线法假定蛋白质折叠类型是有限的，所以只有未知蛋白质和已知蛋白质结构相似的时候，才有可能预测出较准确的未知蛋白质结构。如未知蛋白质结构是尚未出现的结构类型时，这种方法将不能被应用。

**(3) 同源模建（Homology Modeling）法[40]**

同源模建也称比较分子模拟（Comparative Molecular Modeling），基于蛋白质三级结构的保守性超过蛋白质序列的理论。蛋白质经过百万年的演变，形成了各种家族，每一家族具有相似的序列、相似的结构以及相关的功能，蛋白质序列的改变很小，其三级结构改变亦很小。蛋白质序列的同源性决定了其三维结构的同源性，一个未知结构的蛋白质分子（目标蛋白质）的三维结构可以通过与其序列同源性较高且结构已知的蛋白质（参考结构）进行预测。一般来说，若模型蛋白质序列（目标序列）与参考蛋白质序列之间的同源性在 50％以上，则通过参考蛋白质准确搭建出来的蛋白质具有很高的准确性；若序列同源性在 30％～50％之间，则通过参考蛋白质准确搭建出来的蛋白质具有较好的准确性；若序列同源性在 30％以下，则很难得到好的模建结构。对于蛋白质序列的同源性小于 25％的情况，不适于用同源模建方法构建未知蛋白的三维结构。

综上，第一种即从头预测法是采用分子力学和分子动力学的方法，根据物理化学的基本原理，直接从理论上计算蛋白质分子的空间结构；第二种和第三种方法一般称之为基于知识（Knowledge-Based）的蛋白质结构预测方法，该方法的基本思想是通过对已知空间结构的蛋白质进行研究和分析，找出蛋白质一级结构和空间结构之间的联系，总结出一定的规律并建立一些经验规则。

## 4.5.3  同源模建

药物发现过程中，同源模建方法[40] 被广泛用来预测靶标蛋白质的三维结构。其基本流程包括如下五步（图 4-31）：

① 数据库搜索及模板选择。同源模建的第一个步骤是搜索蛋白质结构数据库，例如

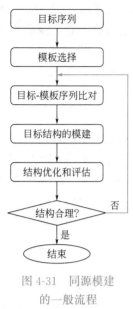

图 4-31　同源模建的一般流程

（流程图文字：目标序列 → 模板选择 → 目标-模板序列比对 → 目标结构的模建 → 结构优化和评估 → 结构合理？ 否/是 → 结束）

PDB、SCOP、CATH 等，期望找到与目标蛋白质具有序列相似性且具有已知三维结构的蛋白质作为模板（Template）。模板的首要条件是其蛋白质序列与未知结构蛋白质序列之间的一致性一般应大于 30%，当可作为模板的结构很多时，则从这些结构中选择出更适当的结构作为模板，来提高新结构的准确性。

② 二重或多重序列比对。此步骤的主要目的是得到同源蛋白的结构排列，它关系着最终的模拟结构的准确性。参见前面序列分析。

③ 保守区主链骨架的构建，变异区或环状结构模拟及侧链模拟。一旦序列比对完成，即可进行下一个步骤的目标结构模建。首先模建蛋白质保守区的主链骨架，主要是直接复制模板中对应的结构坐标。结构变异区通常出现在环状结构（Loop）中，因为环状结构是连接二级结构的而且暴露在蛋白质表面，环状结构也决定活性和结合部位等功能的专一性。环状结构模拟方法基本上有两种或是两种合并运用。

④ 模型优化。最初的结构必须采用分子力学的能量最小化（Energy Minimization）来修正不利的非共价碰触及达到理想的键结几何和能量最低的状态。通常，能量最小化所得到的是局部性的最低能量分子结构。

⑤ 结构合理性评估。新的结构经过一系列的评估来判断其结构是否合理，包括运用 PROCHECK、AQUA 或 SQUID 等方法评估结构是否符合一般的常规，比如画出拉氏图，判断键长、键角、主链二面角和非共价碰触等是否合理，以及包装、溶剂可接触性、疏水性及亲水性氨基酸残基分布、主链氢键等结构上的特性是否合理，等等。

最后，分析新模型与模板的结构和参考文献所得的信息，例如突变数据、生物活性数据等，进一步修正新结构，从而增加其合理性及可信度。

目前已有许多软件可以自动进行同源模建，著名的有 MODELLER（https：//salil-ab. org/modeller/），还有在线服务系统 SWISS-MODEL 可以提供自动模建服务，网址为 https：//swissmodel. expasy. org/interactive。

## 4.5.4　序列比对和结构预测的在线资源和工具

蛋白质序列比对和结构预测在生命科学中具有十分广泛的应用，可以预测新的蛋白质的结构和功能，还可以进行药物发现及研究。比如从微生物中克隆得到一个新的蛋白质序列，可以采用序列比对方法，将新的蛋白质序列与已知序列库中的蛋白质序列进行比对，以判断该序列属于一个新的蛋白质，还是属于已知蛋白质。如果是新的蛋白质，可以从序列比对中发现是否有已知同源蛋白信息可以利用，从而可通过已知同源蛋白信息，推测出该新序列所属蛋白质的主要功能及关键残基信息。如果同源蛋白具有已知三维结构，则可以进一步通过同源模建技术构建出新蛋白质的三维结构模型，从而进行基于结构药物设计，或者采用分子动力学模拟方法了解蛋白质的动态结构特征。

目前已有许多在线工具可以使用，并具有较好的预测准确度，大大方便了相关课题的研究，极大地促进了生命科学的发展。表 4-2 列出了部分常用的在线工具，供大家使用参考。

**表 4-2　蛋白质序列比对和结构预测的在线资源和工具**

| 工具名称 | 网址 | 说明 |
| --- | --- | --- |
| NCBI Blast | https://blast. ncbi. nlm. nih. gov/Blast. cgi | 相似性序列检索工具 |
| Clustal 2 | http://www. clustal. org/clustal2/ | 蛋白质多重序列比对工具 |
| T-Coffee | http://tcoffee. crg. cat/apps/tcoffee/ | 蛋白质和核酸序列、结构比对工具 |
| JPred 4 | http://www. compbio. dundee. ac. uk/jpred/ | 蛋白质二级结构预测服务器 |
| Robetta | http://new. robetta. org/ | 蛋白质结构预测服务器 |
| Rosetta | https://boinc. bakerlab. org/rosetta/ | 蛋白质设计和结构预测工具 |
| PredictProtein | https://predictprotein. org/ | 蛋白质结构和功能预测工具 |
| Modeller | https://salilab. org/modeller/ | 蛋白质同源模建工具 |
| Swiss-Model | https://swissmodel. expasy. org/ | 蛋白质同源模建服务器 |
| I-Tasser | https://zhanglab. ccmb. med. umich. edu/I-TASSER/ | 蛋白质结构和功能预测服务器 |

## 本章小结

　　本章对药物设计中需要掌握的信息学基础知识进行了介绍，包括数据和数据库构建，统计分析和机器学习方法，化学小分子的结构表达和数学描述，预测模型构建与评价，分子相似性计算，蛋白质序列比对和二级结构预测，蛋白质三级结构预测，等等。其中，重点介绍了同源模建技术，这些都是后续计算机辅助药物设计技术的基础。

　　随着后基因组时代高通量组学技术的发展和生物信息学大数据的积累，给药物信息学的发展带来了新的机遇，但同时也提出了巨大的挑战。特别是如何发展和完善化学信息学和生物信息学的基本方法，如何有效整合今后的生物医学大数据来构建局部和全局的、高准确度的、化学基因组学预测模型，以及如何服务于基于大数据的药物发现和发展是同学们今后需要继续学习和努力发展的方向之一。

　　同时，也要正确认识人工智能对新药研发的推动作用，不要把它捧到天上去，认为其无所不能；也不要把它贬到地狱去，认为其一无是处。实际上，人工智能技术对数据的数量和质量具有高度依赖性，数据的数量不够，或者质量不行，都会影响到计算结果。比如，现有大量制药企事业单位内部使用的生物医学数据，还无法让公众广泛使用；不同单位、不同部门测试数据的条件和方式等也具有差异性，使得测试的数据质量良莠不齐；尤其是机器学习建模不但需要阳性数据，更需要阴性数据（比如失败或无效的数据），但阴性数据更难获取；所有这些都限制了人工智能技术的应用。因此，要充分发挥人工智能的作用，还需要大家付出更多的努力。

## 思考题

1. 什么是大数据？大数据有何特点？
2. 药物信息学中，小分子一维描述一般以什么格式储存？试将阿司匹林的结构用 SMILES 表示出来。
3. 化合物数据库构建的一般步骤是什么？其关键点是什么？试简单描述一个重要的化合物数

据库。

4. 分子结构的数学描述主要有哪些类型?

5. 什么是分子相似性? 如何计算分子相似性?

6. 常用机器学习方法有哪些? 试述模型构建的一般流程。

7. 简述分子类药性概念。什么是 Lipinski "五倍律"?

8. 简述生物信息学在药物设计中的主要应用。

9. 蛋白质三维结构预测主要有哪些方法? 试写出同源模建的主要步骤。

## 参考文献

[1] Doctorow C. Big data: welcome to the petacentre. Nature, 2008, 455: 17-21.

[2] Griffen E J, Dossetter A G, Leach A G, et al. Can we accelerate medicinal chemistry by augmenting the chemist with big data and artificial intelligence? Drug Discov. Today, 2018, 23: 1373-1384.

[3] Mullard A. How machine learning and big data are helping chemists search the vast chemical universe for better medicines. Nature, 2017, 549: 445-447.

[4] Lo Y-C, Rensi S E, et al. Machine learning in chemoinformatics and drug discovery. Drug Discovery Today, 2018, 23: 1538-1546.

[5] Chen H, Engkvist O, Wang Y, et al. The rise of deep learning in drug discovery. Drug Discov. Today, 2018, 23: 1241-1250.

[6] Miller M A. Chemical database techniques in drug discovery. Nat. Rev. Drug Discov., 2002, 1: 220-227.

[7] Cheng F, Li W, Zhou Y, et al. admetSAR: a comprehensive source and free tool for assessment of chemical ADMET properties. J. Chem. Inf. Model., 2012, 52 (11): 3099-3105.

[8] Stigler S M. Gauss and the invention of least squares. Ann. Stat., 1981, 9 (3): 465-474.

[9] Cox D R. The regression analysis of binary sequences. J. Roy. Stat. Soc. B, 1958, 20 (2): 215-242.

[10] Wold S, Ruhe A, Wold H, et al. The collinearity problem in linear regression. the partial least squares (PLS) approach to generalized inverses. SIAM J. Sci. Stat. Comput., 1984, 5 (3): 735-743.

[11] Cortes C, Vapnik V. Support-Vector Networks. Machine Learning, 1995, 20: 273-297.

[12] Chang C C, Lin. C-J. LIBSVM: a library for support vector machines. ACM Transactions on Intelligent Systems and Technology, 2011, 2 (3): 27.

[13] Breiman L. Random forests. Machine Learning, 2001, 45 (1): 5-32.

[14] Cover T M, Hart P E. Nearest neighbor pattern classification. IEEE Trans. Inf. Theory, 1967, 13 (1): 21-27.

[15] Watson P. Naïve Bayes classification using 2D pharmacophore feature triplet vectors. J. Chem. Inf. Model., 2008, 48: 166-178.

[16] Holland J H. Adaptation in natural and artificial system. Ann Arbor: University of Michigan Press, 1975.

[17] 唐赟, 陈凯先. 神经网络及其在药物设计中的应用. 国外医学 (药学分册), 1994, 21 (2): 65-71.

[18] Chen H, Engkvist O, Wang Y, et al. The rise of deep learning in drug discovery. Drug Discov. Today, 2018, 23 (6): 1241-1250.

[19] Zou K H, O'Malley A J, Mauri L. Receiver-operating characteristic analysis for evaluating disgonstic tests and predictive models. Circulation, 2007, 115: 654-657.

[20] Frank E, Hall M, Trigg L, et al. Data mining in bioinformatics using Weka. Bioinformatics, 2004, 20 (15): 2479-2481.

[21] Demsar J, Curk T, Erjavec A, et al. Orange: Data Mining Toolbox in Python. J. Mach. Learn. Res., 2013, 14: 2349-2353.

[22] Pedregosa F, Gramfort A, Michel V, et al. Scikit-learn: Machine Learning in Python. J. Mach. Learn. Res., 2016, 12 (10): 2825-2830.

[23] Abadi M, Barham P, Chen J, et al. TensorFlow: A system for large-scale machine learning. 2016.

[24] Altae-Tran H，Ramsundar B，Pappu A S，et al. Low Data Drug Discovery with One-Shot Learning. ACS Cent. Sci.，2017，3（4）：283-293.

[25] Weininger D. SMILES，a chemical language and information system：1. Introduction to methodology and encoding rules. J. Chem. Inf. Comput. Sci.，1988，28（1）：31-36.

[26] Heller S R，McNaught A，Pletnev I，et al. InChI，the IUPAC International Chemical Identifier. J. Cheminf.，2015，7：23.

[27] Mauri A，Consonni V，Pavan M，et al. Dragon software：an easy approach to molecular descriptor calculations. MATCH Commun. Math. Comput. Chem.，2006，56：237-248.

[28] Yap C W. PaDEL-Descriptor：an open source software to calculate molecular descriptors and fingerprints. J. Comput. Chem.，2011，32（7）：1466-1474.

[29] Durant J L，Leland B A，Henry D R，et al. Reoptimization of MDL keys for use in drug discovery. J. Chem. Inf. Comput. Sci.，2002，42（6）：1273-1280.

[30] Klekota J，Roth F P. Chemical substructures that enrich for biological activity. Bioinformatics，2008，24（21）：2518-2525.

[31] Hall L H，Kier L B. Electrotopological state indices for atom types：a novel combination of electronic，topological，and valence state information. J. Chem. Inf. Comput. Sci.，1995，35（6）：1039-1045.

[32] Rogers D，Hahn M. Extended-connectivity fingerprints. J. Chem. Inf. Model.，2010，50（5）：742-754.

[33] Willett P，Barnard J M，Downs G M. Chemical similarity searching. J. Chem. Inf. Comput. Sci.，1998，38：983-996.

[34] Chen G，Zheng S，Luo X，et al. Focused combinatorial library design based on structural diversity，druglikeness and binding affinity score. J. Comb. Chem.，2005，7：398-406.

[35] Pei J. Multiple protein sequence alignment. Curr. Opin. Struct. Biol.，2008，18（3）：382-386.

[36] Li W，Tang Y，Liu H，et al. Probing ligand binding modes of human cytochrome P450 2J2 by homology modeling，molecular dynamics simulation，and flexible molecular docking. Proteins，2008，71：938-949.

[37] Kryshtafovych A，Fidelis K. Protein structure prediction and model quality assessment. Drug Discov. Today，2009，14：386-393.

[38] Pirovano W，Heringa J. Protein secondary structure prediction. Methods Mol. Biol.，2010，609：327-348.

[39] Dorn M，E Silva M B，Buriol L S，et al. Three-dimensional protein structure prediction：methods and computational strategies. Comput. Biol. Chem.，2014，53PB：251-276.

[40] Muhammed M T，Aki-Yalcin E. Homology modeling in drug discovery：overview，current applications，and future perspectives. Chem. Biol. Drug Des.，2019，93：12-20.

## 拓展阅读

[1] 周志华. 机器学习. 北京：清华大学出版社，2016.

[2] 刘长龙. 从机器学习到深度学习. 北京：电子工业出版社，2019.

[3] 程飞雄. 系统药物设计方法发展及应用研究 [D]. 上海：华东理工大学，2013.

[4] 杨弘宾. 化合物 ADMET 性质预测与优化方法研究 [D]. 上海：华东理工大学，2019.

[5] Brown N. In Silico Medicinal Chemistry：Computational Methods to Support Drug Design. Royal Society of Chemistry，Cambridge，UK. 2016.

[6] Gasteiger J，Engel T.（Eds.）Chemoinformatics：A Textbook. Wiley-VCH，Weinheim，Germany. 2003.

[7] Zhou JZ.（Ed.）Chemical Library Design. Humana Press，2011.

[8] Lengauer T.（Ed.）Bioinformatics-From Genomics to Drugs. Wiley-VCH，Weinheim，Germany. 2002.

# 第5章
# 传统药物设计方法

**学习要点**

◎ 了解传统药物设计的两个阶段；
◎ 掌握先导化合物的基本概念，了解 Lead 与 Hit 的区别；
◎ 了解药物设计的策略基础；
◎ 掌握传统先导化合物的发现途径和方法；
◎ 掌握传统先导化合物的优化方法；
◎ 熟练掌握生物电子等排原理、前药原理。

## 5.1 概　述

　　药物设计的目标是寻找具有高效、低毒的新化学实体（New Chemical Entity，NCE）。早期药物化学家的新药研究，主要是凭着个人的经验进行，逐渐积累，形成了一些经验规则，叫做经验药物设计（Empirical Drug Design），即现在药物化学家仍然习惯使用的传统药物设计方法。一般分为两个阶段：先导化合物发现（Lead Discovery）和先导化合物优化（Lead Optimization）。计算机辅助药物设计中也含有这两个阶段，也需要用到一些传统药物设计的概念、原理和技巧，因此在本章予以介绍。

　　先导化合物（Lead Compound），简称先导物（Lead），是指通过各种途径或方法得到的具有某种生物活性和独特结构的化合物。先导化合物一般具有以下特征：纯净单一的化学结构；具有类药性，药理活性可重复、有量效关系；活性是通过特定的机理产生的；化学上有可操作性、有进行化学修饰的空间；类似物有合理的构效关系；可以获得知识产权（专利）保护等。但先导化合物通常会存在一些缺陷，如活性不够高、选择性不够强、化学结构不稳定、药代动力学性质不合理或毒性较大等，因此需要对先导化合物进行适当的化学修饰，使之发展成为更理想的候选药物（Drug Candidate），这一过程称为先导化合物优化。

应注意 Lead 与 Hit 的区别。Hit 叫做命中化合物，也叫苗头化合物，是指通过筛选而获得的活性化合物；一般 Hit 可以有很多个，但并不是所有的 Hit 都能够成为 Lead，只有通过分析，才能确定少数几个具有开发前景的 Hit 能够成为 Lead。比如具有合适的物理化学性质和药代动力学性质，具有良好的结构新颖性（可获得专利保护）和可合成性，可以通过结构修饰成为候选药物的，才能成为 Lead，继而进入结构优化阶段。

化学小分子一般具有多样性（Diversity）、互补性（Complementarity）和相似性（Similarity），这三种特性构成了药物设计的策略基础。其中分子的多样性是先导物发现的物质基础；分子的互补性是分子识别和受体-配体结合的基础和推动力；分子的相似性则在先导物优化过程中发挥重要作用。

传统先导化合物的发现途径主要有：①从天然产物的活性成分中获得；②以体内内源性活性物质作为先导化合物；③从药物代谢产物中寻找；④通过观察药物的临床副作用或者老药新用获得；⑤从药物合成的中间体中发现；⑥随机筛选与意外发现；⑦通过组合化学合成和高通量筛选得到。

传统先导化合物的优化方法主要有以下几种：①生物电子等排原理（Bioisosterism）；②前药原理（Prodrug）；③拼合原理；④其它优化方法。

# 5.2  先导化合物的发现

从第 1 章药物发现的概述中可以看到，识别出一个合适的先导化合物，将为后续的先导物优化提供一个良好的起点。这样的先导化合物可以较容易被修饰，以达到必需的药效强度和选择性、合适的 ADMET 性质以及获得知识产权（专利）保护。因此，从众多苗头化合物中，有效识别出最好的先导化合物，是药物设计成功的关键。先导化合物的发现途径和方法很多，本节将主要介绍常见的几种传统先导化合物发现手段，为读者开阔思路。计算机辅助的先导物发现方法，将在后面第 7 章中介绍。

## 5.2.1  基于天然产物活性成分发现先导化合物

第 1 章中已介绍过，天然产物是药物的主要来源，包括源自植物、动物、微生物、海洋生物、矿物等的活性成分，这些天然活性物质一般具有如下特点：新颖的结构类型（分子多样性），独特的药理活性，资源有限及地域性差异，有效成分含量很低，大多数结构复杂，作用强度不同。

我国中医药文化源远流长，民间偏方口口相传，从而为新药研究提供了重要基础。从天然产物中提取分离得到的活性成分，有些无需修饰即可直接作为药物应用于临床，如万古霉素、奎宁、利血平等；但大多数是作为先导化合物，如紫杉醇、长春碱等活性成分，经过成药性优化后，顺利地被应用于临床。据统计，1981～2014 年间上市的 1211 个小分子药物中，直接天然产物占 6%，植物药（含确定混合物）占 1%，天然产物衍生物占 26%，基于天然产物药效团的合成物占 5%，模仿天然产物结构的合成物占 27%，非天然来源的仅占

35%[1]。因此，天然产物是先导化合物的主要来源，并将继续在药物发现中发挥重要作用。下面举几个天然活性物质作为先导化合物的例子。

青蒿素（Artemisinin）是从植物黄花蒿中分离得到的具有抗疟活性的先导化合物，最早是由中国中医科学院屠呦呦研究员于 1971 年采用乙醚常温提取得到的[2]。青蒿素具有非常独特的化学结构，且疗效突出，但其具有水溶性差、生物利用度较低、治疗复发率高等缺点；因此以青蒿素为先导化合物，经过结构优化得到的蒿甲醚（Artemether）克服了青蒿素的缺点，且抗疟活性提高了 6 倍，成为了上市药物（图 5-1），目前已是世界卫生组织推荐使用的全球首选抗疟药物。屠呦呦研究员因发现青蒿素而获得 2015 年诺贝尔生理学或医学奖，成为我国科学家中首位获得诺贝尔科学奖的科学家。

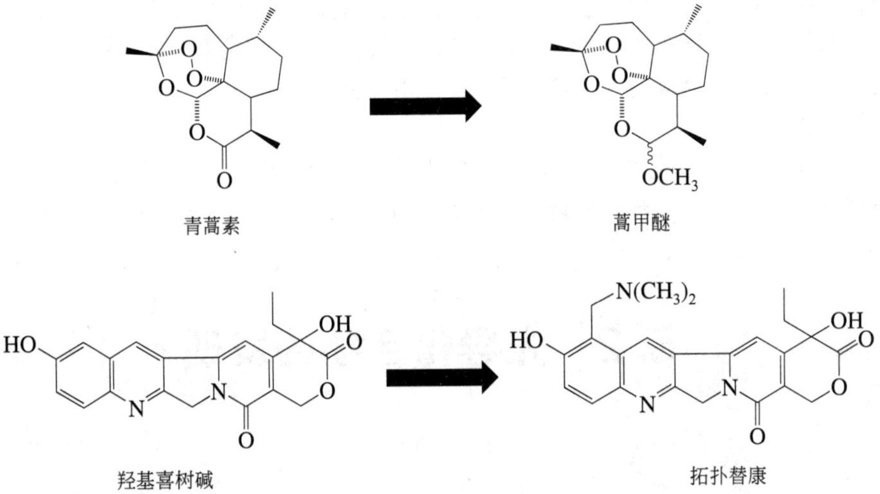

图 5-1　几个源自天然产物的先导物例子

再比如从喜树中获得的羟基喜树碱具有抗癌活性，但该化合物也是水溶性差，且毒性大，因此以羟基喜树碱为先导化合物，经过优化得到的拓扑替康（Topotecan，图 5-1），是治疗卵巢癌、结肠癌等病的药物。著名药物阿司匹林（Aspirin）实际上是源自柳树皮中提取的水杨酸；提取自红豆杉的紫杉醇（Taxol）是抗癌药物紫杉特尔（Taxotere）的先导化合物；以从南美洲古柯中提取的可卡因（Cocaine）为先导化合物，得到了局部麻醉药普鲁卡因（Procaine），还进一步获得了利多卡因（Lidocaine）；等等。

## 5.2.2　基于内源性生物活性物质发现先导化合物

内源性生物活性物质也是先导物的重要来源。体内的内源性活性物质除受体激动剂、酶的底物以外，还有神经系统所释放的各种神经介质，内分泌系统所释放的调节物质，各种氨基酸及多肽等。体内这些活性物质和自动调节控制过程中的每一个环节都是药物设计的靶点。

比如组胺，在细胞间传递信息，通过活化特定细胞表面受体产生不同的生理效果。以组胺为先导化合物，可得到不同亚型的选择性配体。其中以组胺为先导物，发现了抗胃溃疡药物西咪替丁的故事，更是开创了基于机制的药物设计新时代。1948 年 Folkow、Haeger 和 Kahlson 等在研究抗组胺药物对动物不同器官的组胺受体作用时，提出在体内也许有两种对组胺敏感的受体，其中一种能被苯海拉明及有关的抗组胺药所阻断，称为 $H_1$ 受体[3]。$H_1$ 受体拮抗剂在临床上最广泛的应用是治疗过敏性疾病。另一种组胺受体则不能专一性地被这

些抗组胺药所阻断，也就是现在所讲的 H$_2$ 受体。1964 年，Black 和 Parsons 博士从组胺结构出发，试图通过结构改造来寻找拮抗剂[4]。在改变组胺的侧链时发现用胍基取代组胺结构中的胺基，具有部分拮抗活性。后来得到了第一个具有特色的 H$_2$ 受体拮抗剂布立马胺（Burimamide）[5]。布立马胺最大的缺点是口服难以吸收。甲硫米特是布立马胺侧链中的一个次甲基换成电负性较大的硫原子，形成含硫四原子链，同时在咪唑环的 5 位接上供电子的甲基，得到甲硫米特（Metiamide）[6]。其体外抑制胃酸分泌的作用比布立马胺大 10 倍，是一个有效的抑制剂，曾试用于治疗胃溃疡。用硫脲的电子等排体胍基替换硫脲基，在胍的亚氨基氮上引入吸电子的氰基，制得西咪替丁（Cimetidine，图 5-2），于 1976 年率先在英国上市。西咪替丁的发现在胃溃疡疾病治疗上是一个根本性的突破，改变了传统用抗酸剂和手术治疗胃溃疡的方法，人称胃溃疡治疗上的"泰胃美"（Tagamet，西咪替丁的商品名）革命。西咪替丁成为药学史上第一个年销售额超过 10 亿美元的药物。

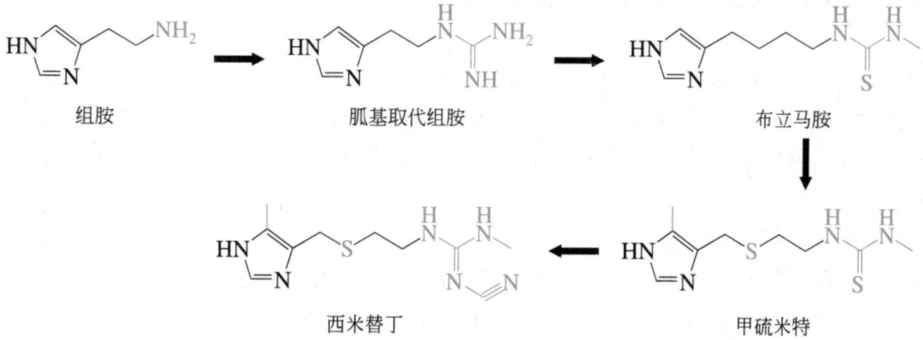

图 5-2　以组胺为先导化合物，通过结构优化获得西米替丁的过程

以神经递质 5-羟色胺（5-HT）、乙酰胆碱、多巴胺、去甲肾上腺素等为先导化合物，也开发了一些上市药物。比如脑内 5-HT 水平降低会引起偏头痛，因此有人以 5-HT 为先导化合物进行药物设计，通过变换取代基结构，以提高对 5-HT$_1$ 受体选择性激动活性，最终得到 5-HT$_1$ 激动剂舒马曲坦（Sumatriptan），用于治疗偏头痛（图 5-3）[7]。

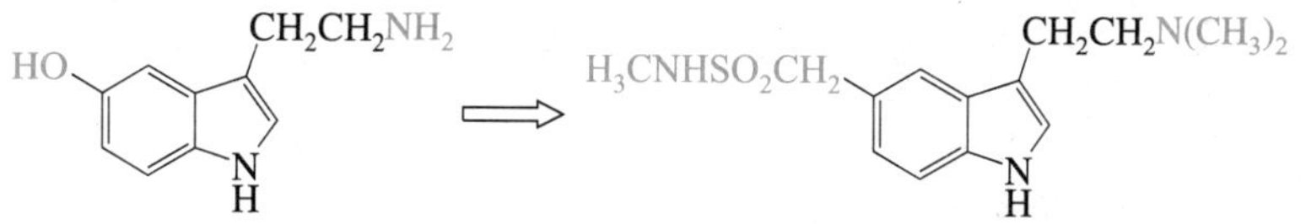

图 5-3　以五羟色胺为先导化合物，获得舒马曲坦

## 5.2.3　基于药物的副作用发现先导化合物

临床药物的常见副作用包括恶心、干呕、视力模糊、精神改变、头昏、嗜睡等。根据这些不良反应研究其作用机制，可以发现某些先导化合物。比如异烟肼（Isoniazid）是抗结核病药物，在其基础上发展起来的异丙烟肼（Iproniazid），原本也用于结核病治疗。后来临床医生偶然发现，部分患者服用异丙烟肼后情绪提高，出现了与结核患者体征不相符的情绪高涨的副作用，引起医学界的关注。经研究后发现，患者情绪高涨的副作用与异丙烟肼抑制单胺氧化酶的作用有关，于是异丙烟肼在 1957 年被用于抑郁症治疗，成为现代第一个临床应用的抗抑郁药物[8]。之后，以异丙烟肼为先导化合物，通过烷基或环烷基取代肼基氮原子，

进而发现苯乙肼（Phenelzine）。此后，还研发了一系列单胺氧化酶抑制剂类抗抑郁药（图5-4），如司来吉兰（Selegiline）。司来吉兰于1993年上市，除了抗抑郁作用外，还被应用于治疗帕金森病和阿尔茨海默病。

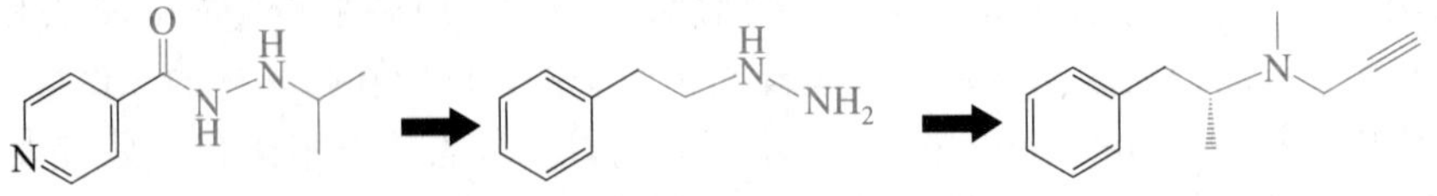

图5-4　以异丙烟肼为先导化合物，获得单胺氧化酶抑制剂类
抗抑郁药苯乙肼和司来吉兰

## 5.2.4　基于药物的代谢作用发现先导化合物

药物通过体内代谢过程，可能被活化，也可能被失活，甚至转化成有毒的化合物。因此，在药物研究中，可以选择其代谢活化形式，或考虑可以避免代谢失活或毒化的结构作为药物的先导物。运用这类先导化合物，得到优秀的药物的可能性较大，甚至直接得到比原来更好的药物。

著名的例子就是磺胺类药物的发现。早在1932年，德国病理学家与细菌学家多马克（Domagk）发现了一种红色的染料，他将它注射进被感染的小鼠体内，能杀死链球菌，此即抗菌药物百浪多息（Prontosil）[9]，从而开创了抗微生物化学疗法的新纪元。不久之后，巴斯德研究所的特雷富埃夫妇及其同事揭开了百浪多息在活体中发生作用之谜，即百浪多息在体内能分解出对氨基苯磺酰胺（简称磺胺）。磺胺与细菌生长所需要的对氨基苯甲酸在化学结构上十分相似，被细菌吸收而又不起"养料"作用，细菌就不得不死去。因此，以磺胺为先导化合物，开发了一系列磺胺类药物（图5-5）。多马克因发现百浪多息而获得了1939年的诺贝尔生理学或医学奖。

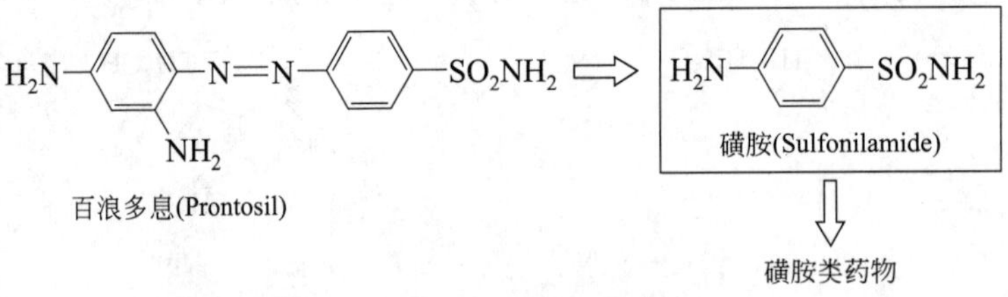

图5-5　从百浪多息发现磺胺类药物先导化合物

## 5.2.5　化合物库筛选发现先导化合物

在新药研究过程中，大量先导化合物是通过化合物活性筛选而获得的。随着筛选技术的不断发展，尤其是高通量筛选技术的不断成熟，大大增加了发现化合物的概率。事实上，在国外几乎所有的大制药公司，高通量筛选技术已经成为药物发现过程不可缺少的一部分。为了解决随之带来的对化合物的多样性和数量的挑战，组合化学技术应运而生。组合化学将一些基本小分子通过化学或生物合成的手段装配成不同的组合，由此得到大量具有结构多样性的化合物分子，使一次合成数百个化合物甚至数万个化合物成为可能。

索拉非尼（Sorafenib）是第一个、可能也是目前唯一一个来自组合化学而成功上市的小分子药物，于 2005 年被美国 FDA 批准治疗晚期肾细胞癌，2007 年批准用于无法切除治疗的肝细胞癌的治疗，2013 年又批准用于治疗晚期分化型甲状腺癌。拜耳公司在 Raf-1 激酶抑制剂的研发过程中，通过 20 万个化合物的高通量筛选，发现了活性较弱的 3-噻吩基脲，进而基于 3-噻吩基脲，设计了约 1000 个双芳基脲的小分子化合物库，通过组合库的高通量筛选，发现了化合物 3-氨基异噁唑脲，最终通过环取代修饰，发现了第一个口服有效的 Raf-1 激酶抑制剂索拉非尼（图 5-6）[10]。

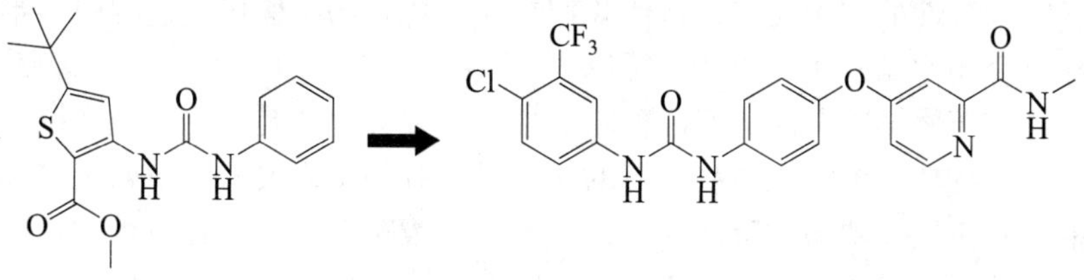

图 5-6　源于化合物库筛选的先导化合物 3-噻吩基脲发现索拉非尼

## 5.2.6　其它途径

除了上述介绍的几种途径，基于药物合成的中间体、偶然发现等，也都是大家熟知的先导化合物发现途径，比如青霉素就是偶然发现的著名案例。此外随着人类基因组计划的完成，以及功能基因组、结构基因组和蛋白质组计划的实施，逐渐形成了从基因功能到药物的新药研究新模式。相信随着研究技术不断创新，会有更多的先导化合物被发现，并进入临床研究。

以原形药物为先导化合物，通过生物电子等排等方法获得了大量的"Me-Too"药物，现在包括西方国家在内的很多大型制药公司仍然经常采用这种快速跟进策略。且实践证明，运用生物电子等排原理进行药物先导化合物优化可大大加快药物先导物到药物候选物的转化。

# 5.3　先导化合物优化原则

虽然确定了先导化合物，但是从哪儿入手对先导化合物进行结构修饰（Structural Modification），以优化得到预期的药理、毒理和药代动力学性质呢？实际上先导化合物优化过程和手段多种多样，具体需要视实际情况而定，即具体问题具体分析。先确定主要优化目标，再兼顾考虑其它性质。

先导化合物优化前需要明确两点：一是要充分了解先导化合物的性质、特点及存在的问题，包括作用靶标、药理活性、作用机制、毒副作用、体内代谢情况等；二是要明确优化目的、确定修饰目标，制订合适的优化路线，做到心中有数。先导物优化的总体目标为：提高（或稳定）药效，减少毒副作用，提高化合物的稳定性、生物利用度，提高成药性。

先导化合物优化的基本原则主要有三条。①最小修饰原则，即在对先导化合物进行改造

时，一般优先设计与先导化合物结构相近的类似物，或是结构仅有微小变化就可使生物活性增加、选择性增加、毒性或副作用降低的化合物。②在改善药理活性的同时，兼顾改善化合物的 ADMET 性质。③经济学评估。新药 R&D 是一项经济活动，先导化合物的优化要从合成路线是否简便、合成原料或中间体是否价廉易得等方面进行考虑，还要以能避开已有知识产权，获得自主知识产权为目的。

比如，在先导化合物结构优化过程中，合适的溶解性至关重要。良好的水溶性可以提升化合物的类药性质，提高药物在人体内的吸收、分布、代谢、排泄等药代动力学特性。因此，重视化合物水溶性的结构改造，将使我们在先导化合物结构优化过程中事半功倍。化学修饰改善先导化合物水溶性的理论基础和基本策略，包括成盐、引入极性基团、降低脂溶性、构象优化、前药修饰等方面。而改善脂溶性，主要针对的是中枢神经系统药物。为了克服血脑屏障，使药物在中枢系统达到足够的暴露量，我们也需要一些策略来增加药物的脂溶性，这是中枢药物研发成功的关键前提。常用的优化策略包括：①针对被动扩散的改造，如增加脂溶性、减少氢键供体、简化分子、增加刚性、降低极性表面积、剔除羧基以及前药原理等；②针对主动运输的改造，如将化合物修饰为主动转运体的底物；③针对外排率较高的化合物，规避易被外排转运体识别的基团。

再比如，鉴于警示子结构潜在的毒性风险，在先导化合物的优化过程中，对警示子结构进行结构优化是降低先导化合物潜在毒性的有效方法。主要包括两种思路：一种思路是去除药物中的警示子结构。如果警示子结构不是药物的药效团，那么去除警示子结构既可简化分子，又可降低毒性；如果警示子结构对活性至关重要，或是必需的连接片段，则可以考虑运用生物电子等排的原理，将易代谢的警示子结构用弱代谢基团进行生物电子等排体替换，达到降低毒性的目的。另一种思路是对警示子结构进行结构修饰，通过引入钝性基团封闭代谢位点；或者引入更易代谢的基团，改变化合物的原有代谢路径，使其不能产生活性代谢物，阻断其毒性代谢途径。具体而言，警示子结构的优化改造策略主要包括：封闭代谢位点、改变代谢途径、降低反应性、生物电子等排以及前药原理等。如非那西汀改变成对乙酰氨基酚，曲格列酮改变为罗格列酮和吡格列酮，等等。

# 5.4 生物电子等排原理

生物电子等排原理（Bioisosterism）：生物电子等排体不仅具有相同总数"外层电子"（同价），还应在分子大小、分子形状（包括键角、杂化度）、构象、电子分布（包括极化度、诱导效应、共轭效应、电荷、偶极等）、脂水分配系数、$pK_a$、化学反应活性（包括代谢相似性）和氢键形成能力等方面存在相似性。如—$CH_3$、—$OH$ 和—$NH_2$，—$CH_2$—和—$O$—互为电子等排体。

## 5.4.1 "生物电子等排体"的由来

生物电子等排体（Bioisosteres）是由早期电子等排性（Isosterism）的概念发展和延伸

而来的。早在 1919 年物理学家 Langmuir 就提出电子等排性这一概念[11]，用来表示等排体，即含有相同电子数和电子分布的两个分子，且两个等排体分子必须具有相同的原子数；1951 年，Friedman 第一次提出了生物电子等排性（Bioisosterism）的定义[12]，即"生物电子等排体是指那些适用于更广义的等排体，并且具有相同类型的生物活性"，这个定义很快被广泛接受并应用，同时，Friedman 认为具有相反生物活性的等排体也可以被认为是生物电子等排体；1979 年，Thornber 提出了更广义的生物电子等排体定义，即"生物电子等排体是指具有相似物理和化学性质并能产生广泛相似生物效应的基团分子"[13]。

目前被广泛接受的生物电子等排体定义是由 Burger 于 1991 年提出来的[14]，指的是一类化合物或基团，它们拥有近似的分子形状和体积，相似的电子分布，并表现出相似的物理特性。作为激动剂或拮抗剂，生物电子等排体能对相同的生化相关体系发挥作用，并产生彼此相关的生物特性。

## 5.4.2 生物电子等排体的类型

生物电子等排体可分为经典和非经典两大类型：经典生物电子等排体，是以氢化物置换规则为基础，如—CH$_3$、—NH$_2$ 和—OH；非经典生物电子等排体，一些原子或原子团尽管不符合电子等排体的定义，但在相互替代时产生相似或拮抗的活性，如—CH=CH—、—S—、—O—、—NH—、—CH$_2$—等。

**（1）经典生物电子等排体**

**一价原子和基团类电子等排体：** —F 与—H；—NH$_2$ 与—OH；—F、—CH$_3$、—NH$_2$ 和—OH；—OH 和—SH；—Cl、—Br、—CF$_3$ 和 CN；$i$-Pr—与 $t$-Bu—

**二价原子和基团类电子等排体：** —CH$_2$—、—O—、—NH—、—S—、—CONH—与—COO—

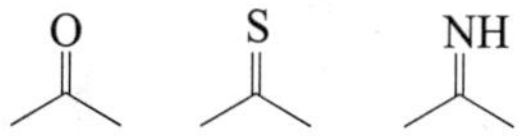

**环内等排体：** —CH=CH—、—S—、—O—与—NH—

**芳香环类等价体：**

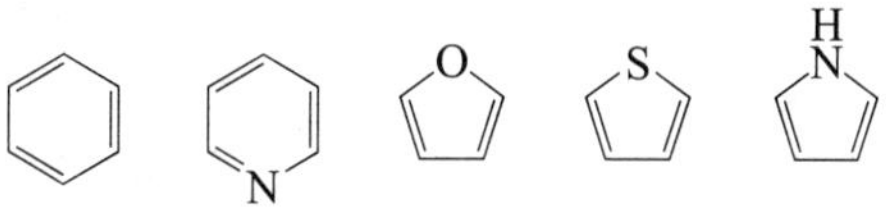

**（2）非经典生物电子等排体**

**羟基：** —OH、—NHCOR、—NHSO$_2$R、—CH$_2$OH、—NHCONH$_2$、—NHCN、—CH(CN)$_2$

**羰基：**

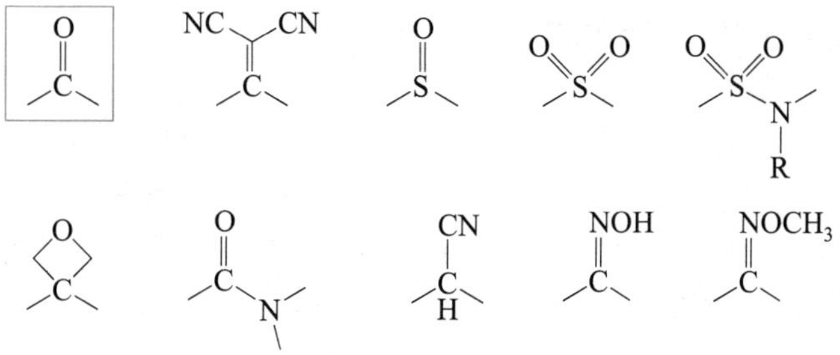

羧基：

酯基：

生物电子等排体的特点：①新化合物具有与原药相似的药理活性，但是为新的化学实体或类似物；②新化合物可产生拮抗作用，常常应用这种原理设计代谢拮抗剂类的药物；③新化合物毒性可能会比原药低；④新化合物可能具有比原药更好的药代动力学性质。

## 5.4.3　生物电子等排原理的应用

生物电子等排在药物设计、研发的过程中已被广泛应用，比如提高先导化合物的生物活性，相应结构的替换，也往往能获得活性或选择性比先导化合物更优的分子结构类型，从而加速新药研发的进程，为新药研发开拓更新和更好的市场；经典及非经典的电子等排，有时可以很好地改变化合物的药代动力学特点以及毒性的降低，大大提高化合物的类药性，降低新药研发失败的风险；一些药物分子，由于专利保护过于严密，研究者们很难对其做进一步的

结构改造和修饰，当使用生物电子等排体对其进行优化和修饰时，可以得到一系列新型的药物结构分子来扩展或突破专利保护范围；有些化合物的合成难度较大，通过生物电子等排的使用，有时可大大降低合成难度，提高合成效率，推进药物的开发。下面简单举几个例子。

1942年，法国药理学家Janbon在研究磺胺类抗菌药物时，发现磺酰基脲化合物会使动物产生低血糖反应，尤其是氨磺丁脲效果明显，成为第一代磺酰脲类口服降血糖药物[15]。以氨磺丁脲为先导化合物，将其苯环上的氨基替换为甲基，得到甲苯磺丁脲，其降血糖活性明显增加；进一步用卤素（Cl）取代苯环上的甲基，并将正丁基改为正丙基，得到的氯磺丙脲生物半衰期延长，毒副作用大为减小（图5-7）。

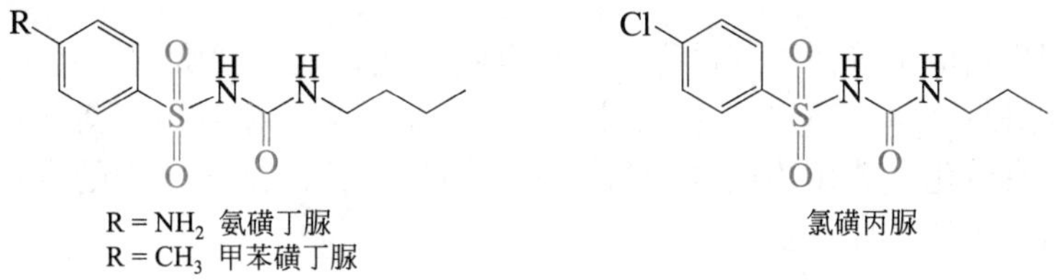

R = NH₂ 氨磺丁脲
R = CH₃ 甲苯磺丁脲

氯磺丙脲

图 5-7　从氨磺丁脲到氯磺丙脲的优化

COX-2抑制剂SC-58125具有很高的选择性和抑制活性，但半衰期长达200h。以其为先导化合物进行优化，将结构中的甲基（—CH₃）用氨基（—NH₂）取代，—F用甲基（—CH₃）取代，即得到第一个选择性的非甾体抗炎药塞来昔布（Celecoxib），且对胃无刺激性的副作用（图5-8）。

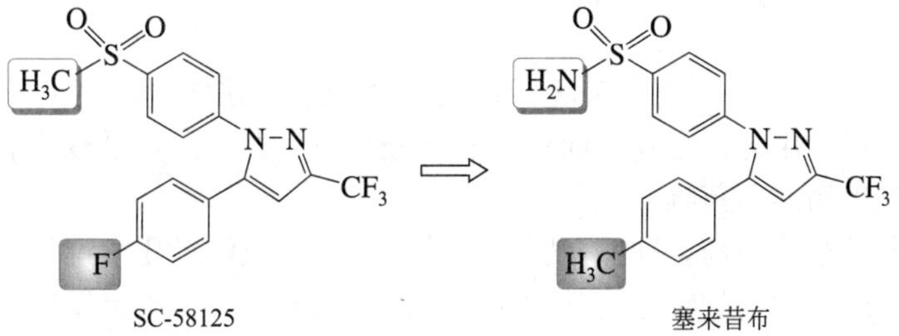

SC-58125　　　　　　　　　塞来昔布

图 5-8　从SC-58125到塞来昔布的优化

二价电子等排体，如在抗精神病药物氯丙嗪（Chlorpromazine）的研究中，用—CH₂CH₂—取代其杂环中的—S—，得到有价值的抗忧郁药丙米嗪（Imipriamine），环中的—CH₂—再分别用—O—、—S—、—NH—替代，得到系列抗精神病药物，其中多塞平（Doxepin）已用于临床（图5-9）。

有的基团如酯基、酰胺基等可以进行反转，如—COOR变为—OCOR，由于反转之后的空间效应和电性效应等也相似，因此也可视为电子等排体。比如哌替啶（Pethidine，镇痛

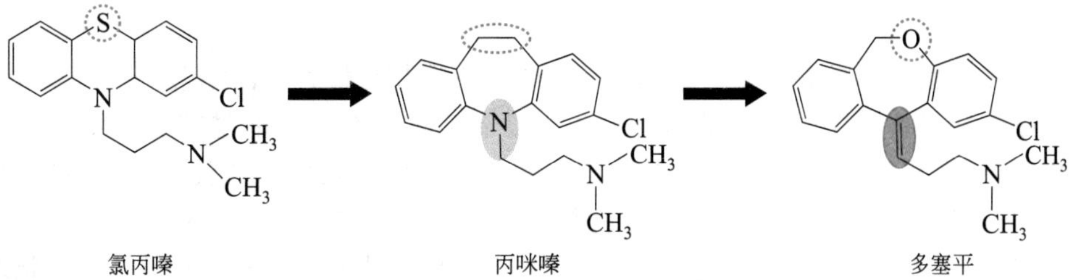

氯丙嗪　　　　　　　丙咪嗪　　　　　　　多塞平

图 5-9　基于氯丙嗪的先导物优化

药，又叫杜冷丁）和安那度尔（Anadol）具有相似的溶解度，药效学相同，但是酯基倒置后，后者的镇痛作用比前者增强了 15 倍（图 5-10）。

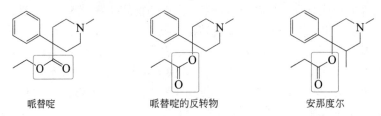

哌替啶　　　　　哌替啶的反转物　　　　　安那度尔

图 5-10　哌替啶的酯基反转物镇痛活性是哌替啶的 5 倍，安那度尔的活性则为哌替啶的 15 倍

总之，利用生物电子等排原理进行先导化合物优化，是一种常用并且十分有效的方法。各大制药公司在进行"Me-Too"药物设计时，主要就是采用生物电子等排原理等方法和技术。但要记住：有效化合物用生物电子等排体互换后，所得到化合物的生物活性类似于母体，但有些会与母体的活性完全不同。

## 5.5　前药原理

### 5.5.1　前药的定义及基本特征

**前药**（Prodrug）是指一类在体外无活性或活性较小，在体内经酶或非酶作用，释放出活性物质而产生药理作用的化合物。前药一般可分为两大类：一类是载体前体药物，简称载体前药；另一类是生物前体药物。

最常见的前药是载体前药，即将药物（原药）与一种载体经化学键相连形成暂时的化学结合物或覆盖物，改变原药的物理化学性质，在体内经酶促或非酶促反应后，转化为原药而发挥作用（图 5-11）。载体前药与母体化合物相比往往活性微弱或无活性。对于载体的结构，多是亲脂性，要求对生物体无害，且能及时释放活性化合物。市场上口服青霉素类药物往往采用载体前药的方式来提高生物利用度。

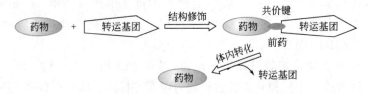

图 5-11　载体前药作用机制（其中转运基团即指载体）

生物前体药物不同于载体前体药物，活性物质不用与载体暂时性结合，而是通过自身分子结构的改变来发挥作用。生物前体药物本身没有活性，有活性的是其在生物体内的代谢物，这样不仅避免了代谢反应使化合物失活，而且还利用生物体内的代谢生成活性化合物。一些非甾体抗炎药如舒林酸（Sulindac）就是基于这样的思路设计的（图 5-12）。

"前药"一词最早由 Adrien Albert 于 1958 年提出[16]，当时是用来描述某个经生物转化后可产生具有药理作用的化合物。后来，Rautio 等又进一步完善了前药的定义[17]，即在体内经

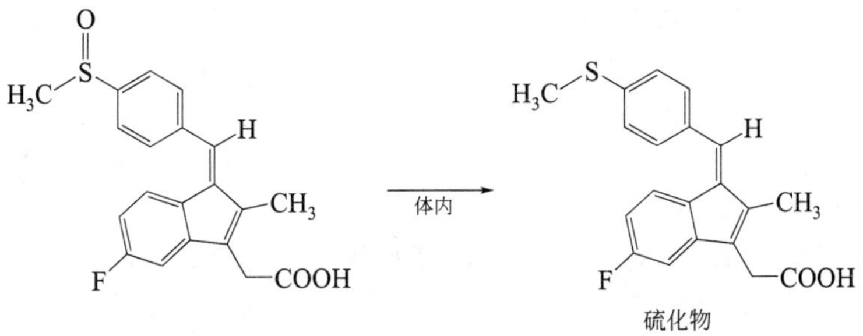

图 5-12　舒林酸的还原性生物活化

硫化物对环氧化酶活性是舒林酸的 500 倍，抗炎作用是阿司匹林的 15 倍

过酶或化学作用释放出可达到预期药理活性的母体药物分子的可逆性衍生物。这里需强调的是，前药没有活性或活性较母体药物小得多。前药设计在克服药物用药障碍、增强化学及代谢稳定性、提高水溶性或脂溶性、增加口服或者局部给药的吸收度、增强血脑屏障渗透性、延长作用时间、消除不良气味、提高生物利用度以及减轻不良反应等应用中，已经成为一种被广泛接受的有效策略。在所有上市药物中，约有 10％为前药，著名药物阿司匹林实际上就是前药。

前药的特征一般有三点：①前药应无活性或者活性低于原药；②原药与载体一般以共价键连接，但在体内可断裂，从而释放出原药；③前药在体内释放出原药的速率应快，以保障原药在靶位有足够的药物浓度。前药设计的中心问题是选择合适的载体，并根据机体组织中酶、受体、pH 等条件的差异，使其在合适的作用部位能释放原药。

## 5.5.2　前药设计时需要考虑的问题

理论上，在设计一个合理的前药分子时，一定要清楚前药可能会改变药物原来的组织分布、功效和毒性。设计前药分子结构时，对于母体药物，哪些官能团可以被有效修饰；对于修饰基团，引入的修饰基团又是否安全；在体内能否被快速清除；病情、用药剂量及疗程情况到底怎样；对于原药和前药，它们的吸收、分布、代谢、排泄等药代动力学信息和特征到底是怎样的；对于分解副产物，它们是否会影响原药化学和物理学方面的稳定性；是否还会生成新的分解副产物；等等，这些都是需要考虑的。

通常，简单的前药设计，母体药物分子中的各种官能团均有可能成为被修饰的对象，类似于有机合成中的官能团保护。例如，含有羧基和羟基的化合物可修饰为酯类（如羧酸酯和磷酸酯等）前药；含氮化合物可修饰为酰胺、亚胺、N-Mannich 碱、N-酰氧烷基衍生物、Schiff 碱、肟和烯胺酮等前药；含羰基化合物可修饰为 Schiff 碱、肟、唑烷、噻唑烷和烯醇酯；等等。当然，这需要建立在清晰的药物代谢信息的基础之上。

前药在体内转化成活性成分的速度和程度是其发挥药效作用的关键。对于不同类别的前药，首先必须进行两个方面的研究。

一是前药的稳定性研究，包括前药的化学稳定性和代谢稳定性两部分。前药的化学稳定性研究即考察前药在不同 pH 值缓冲液（如人工肠液或胃液）中的稳定性；而前药的代谢稳定性研究即前药转化为原药的研究，包括转化过程中涉及的代谢酶及转化速率研究。例如许多前药是经由血浆或组织中的酯酶如碱性磷酸酯酶、羧酸酯酶等水解为原药后发挥作用，因而对前药在不同种属间血浆和组织中稳定性的考证成为研究这类前药代谢性质的一个重要方面。一般来说磷酸酯类前药稳定性较好，在体内经由肝肠中的磷酸酯酶水解后迅速转化为原

药，并且磷酸酯类前药在不同的临床前物种间的水解速率近似；而对于经由羧酸酯酶水解的前药，由于羧酸酯酶在啮齿类动物血浆中含量较高，因而此类前药在不同种属间会表现出明显的水解速率差异。由于种属差异的存在，前药在不同种属体内的转化速率可能存在很大的差别，而临床前药代动力学结果可能不能反映人体的药代动力学特性，因此采用体外模型进行前药的人体药代动力学特性预测至关重要。

二是对于不同给药方式的前药，应在临床前整体动物试验水平上尽可能同时进行血管内给予原药的试验，提供前药给药后体内原药的绝对生物利用度；并且为了证明前药的药效、药剂或药代动力学性质确实优于原药，在试验设计上应尽可能提供原药对照组的药代动力学参数，即给出与前药等物质的量（单位：摩尔）剂量的原药给药后，原药在体内的吸收和排泄情况，与前药给药后原药在体内的相应参数进行比较。

经典的前药有时是无效的，为此，Cain 提出了双前药（Double Prodrug 或 Pro-pro-drug）的概念[18]，活性化合物要经过两步或两步以上的反应才能从前体药物中释放出来，以发挥药效（图 5-13）。

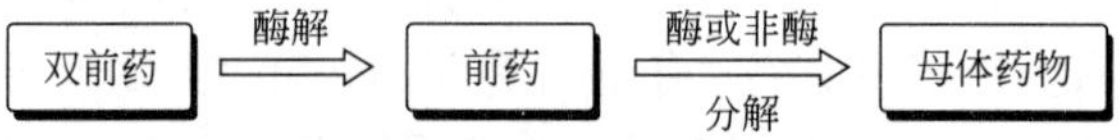

图 5-13　双前药概念示意图

## 5.5.3　前药原理的应用

### （1）改善药物的水溶性

水溶性差是限制药物口服吸收的重要原因，也是药剂学者经常面对的挑战。药物经过修饰形成前药后一般具有带电基团（如酯类前药中的磷酸酯、单琥珀酸酯、氨基酸酯及二甲氨基乙酸酯等）或亲水基团（聚乙烯-乙二醇共聚物及 PEG 等）。如图 5-14 所示，为改善抗生素氯霉素（Chloramphenicol）的溶解性，加入约 6 倍的 1,3-丙二醇来增加溶解性，但易引发心脏毒性；而前药氯霉素琥珀酸单酯钠盐，不仅可以肌肉注射，也可以静脉注射，不仅增加了药物的吸收，也避免了副作用。类似的还有，将二氢青蒿素制成青蒿琥酯钠盐，也是为了增加水溶性。

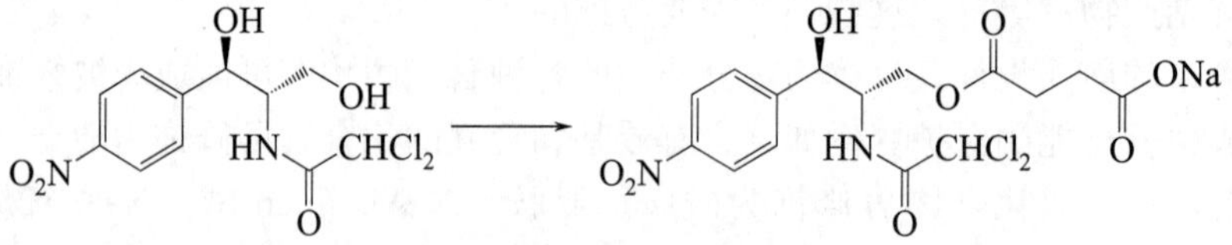

图 5-14　为改善氯霉素的溶解性而制备的前药氯霉素琥珀酸单酯钠盐

需要注意的是在增加前药水溶性时需要协同考虑前药的脂溶性，脂溶性太差的前药不能提高口服吸收。其中，磷酸酯类载体通常具有良好的溶解性、化学稳定性以及适用于静脉注射与口服给药；而氨基酸或多肽类前药载体在此基础上，还可广泛用于各种胺类和醇类药物的结构修饰且口服生物利用度较高；另外，糖苷类载体除了能提高药物水溶性外，有些糖苷能起到一定的靶向作用。

### （2）改善药物的脂溶性

低水溶性是药物生物利用度低的原因之一，但是高水溶性而脂溶性很低也影响其成药性。药物经口服进入胃肠道后需要通过小肠黏膜才能进入人体循环，只有具有一定的脂溶性

才能被吸收。脂溶性对中枢神经系统药物尤其重要，药物只有通过人体血脑屏障并达到一定的浓度才能发挥作用，脂溶性与渗透性是关键参数。通过增加药物脂溶性、提高渗透性以及改善脂水分配系数，来提高小肠的被动吸收与血脑屏障穿透率，是最常用的前药设计策略之一。比如喹诺酮类抗菌药物诺氟沙星（Norfioxacin）抗菌谱广，作用强，但口服吸收不完全，生物利用度只有35%～40%，主要是3位羧基和7位哌嗪基形成两性离子，难以透过细胞膜，将其羧基还原为醛基，口服吸收显著提高，在体内醛基被酶促氧化为羧基而显示活性，大大地提高了生物利用度（图5-15）。

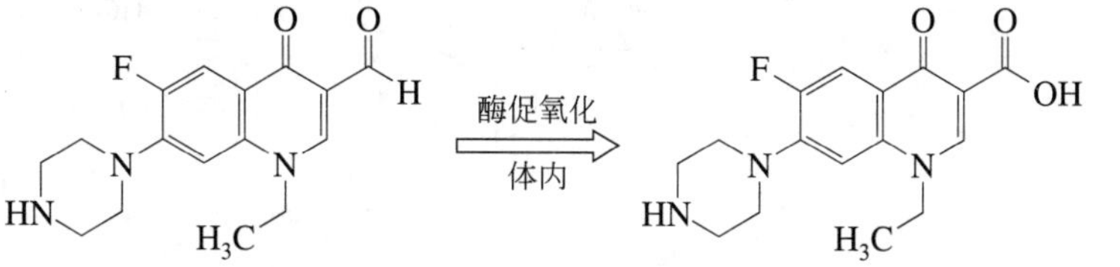

图5-15　左侧为诺氟沙星前药，其醛基在体内经酶氧化而得到原药

### （3）提高药物的代谢稳定性

肝脏和小肠的首过代谢作用是药物口服吸收的重要生理屏障，通过改变药物代谢的途径来减缓代谢，能显著改善药物的药代动力学特征，其主要方法是将容易被代谢的基团通过适当的修饰制成前药加以保护。比如：支气管舒张剂特布他林，口服时，分子中酚羟基易受肝脏中酶的作用而失效，制成双前药（多级前药），可保护酚羟基（图5-16）。这类前药，虽仍可以被血液、肝脏、肺及其它组织中的乙酰胆碱酯酶降解，但却明显延长了药物的作用时间。

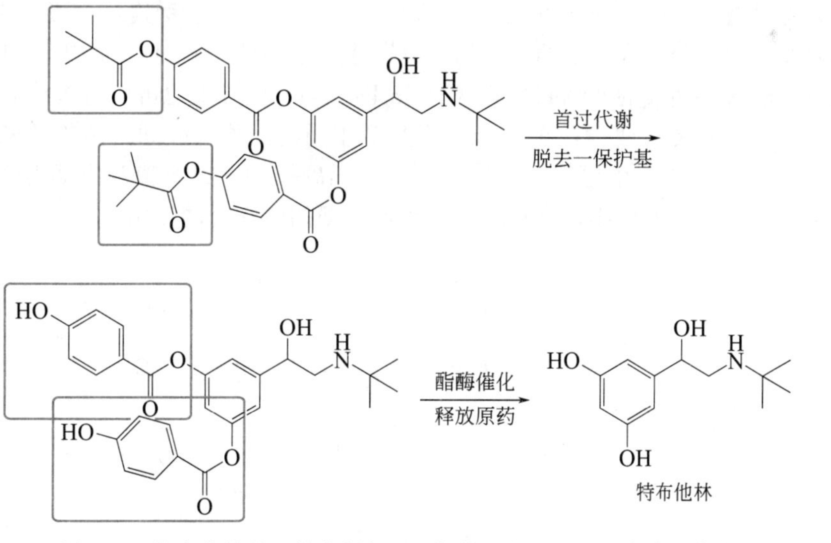

图5-16　特布他林的双前药制备，可保护酚羟基通过肝脏首过代谢

### （4）改善药物的靶向性

一个理想的药物进入机体后，应选择性地转运和浓集于作用部位，而不在或较少在其它组织和器官中分布和储存。提高药物作用的特异性分布，是增加药效，降低毒副作用的重要方法。但到目前为止，临床使用的药物多数缺乏这种靶向性，要么未到靶部位前就被代谢，要么不能透过体内的某些屏障（如血脑屏障）而到达预定部位，要么是在不期望的靶组织作用产生毒性。因此，需要采用前药原理来提高药物的靶向性。大体可分为两种类型：部位指

向性药物输送（Site-directed Drug Delivery），指能增加或选择性转运原药到达作用部位的前药；部位特异性药物释放（Site-specific Drug Re-lease），指虽然全身分布，但只在靶器官才产生作用的前药。比如胆酸-药物复合体可被胆酸转运系统识别，故胆酸可用于肝脏特异性靶向给药；还有抗炎药可的松，其中侧链上的羟基如用葡萄糖苷保护，由于只有大肠杆菌中的糖苷酶能把葡萄糖苷水解下来，因此可用于大肠炎症治疗（图5-17）。

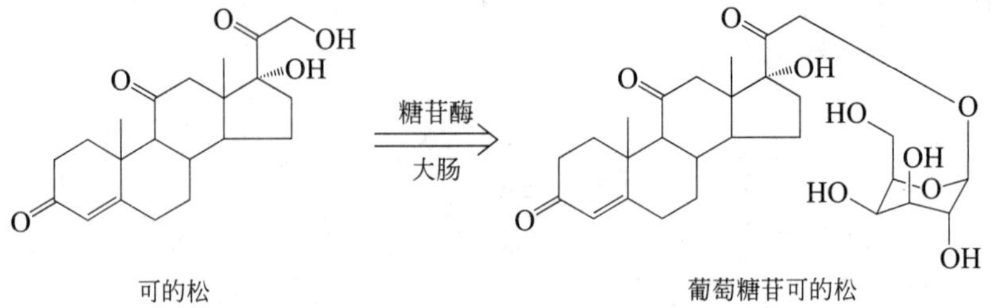

图 5-17　葡萄糖苷可的松可靶向大肠抗炎

# 5.6　拼合原理

拼合原理是指将两个相同或不同的先导化合物或药物经共价键连接，缀合成一个新的分子，在体内经代谢再分解成以上两个药物，以期望减小两种药物的毒副作用，求得二者作用的联合效应。经拼合而成的药物叫孪药（Twin Drugs），实际上也可以看作是一种前药。

孪药设计方法主要有两种：将两个作用类型相同的药物，或同一药物的两个分子（图5-18），拼合在一起，以产生更强的作用，或降低毒副作用，或改善药代动力学性质等；也可将两个不同药理作用的药物拼合在一起，以产生新的或联合的作用。

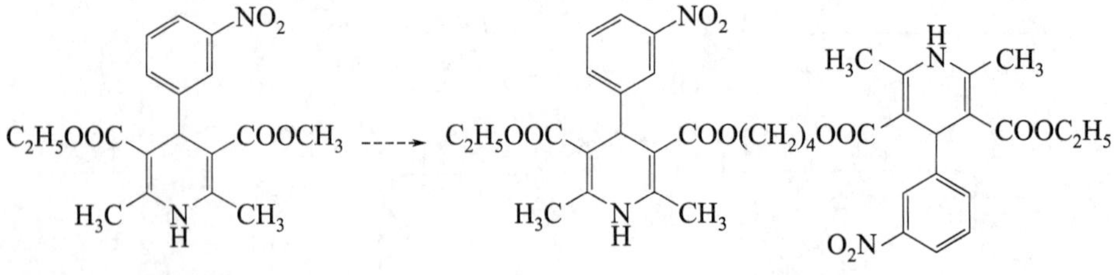

图 5-18　孪药举例

相同疗效的两种药物拼合，可以产生更强的作用，比如贝诺酯（Benorilate）为阿司匹林与乙酰氨基酚的酯化产物（图5-19），是一种新型的消炎、解热、镇痛、治疗风湿病的药物。不良反应较阿司匹林小，患者易于耐受。口服后在胃酸道不被水解，易被吸收并迅速在血中达到有效浓度。主要用于类风湿性关节炎、急慢性风湿性关节炎、风湿痛、感冒发烧、头痛、手术后疼痛、神经痛等。不同疗效的两种药物也可以拼合，以产生新的联合作用，比如普齐地洛（Prizidilol）为降压药肼屈嗪与β受体阻断剂拼合而成，具有血管扩张和降压作用（图5-19）。

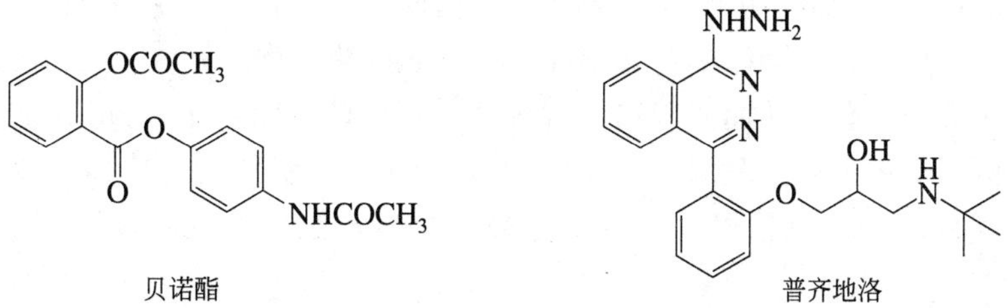

贝诺酯

普齐地洛

图 5-19　相同疗效药物拼合（贝诺酯）和不同疗效药物拼合（普齐地洛）

# 5.7　其它先导化合物优化方法

除上述几种主要优化原理外，药物化学家们还累积了许多经验性优化方法，比如采用剖裂方法简化分子结构，增加或减少饱和碳数的同系物变换方法，链状化合物的合环或者环状化合物的开环方法，引入烯键或者手性中心方法，引入、去除或者取代有空间障碍的大体积基团方法，还有软药、硬药概念等。下面予以简单介绍。

剖裂是指将结构比较复杂的先导化合物，主要是天然产物，剖析成两个或多个亚结构，然后通过合成和构效关系分析，优选出简化的基本结构或药物。比如从可卡因（Cocaine）到普鲁卡因（Procaine）的发现（图 5-20）；还有对镇痛药物吗啡的多环进行逐步剖裂和简化，优化出许多新的镇痛药物如哌替啶（图 5-21）。

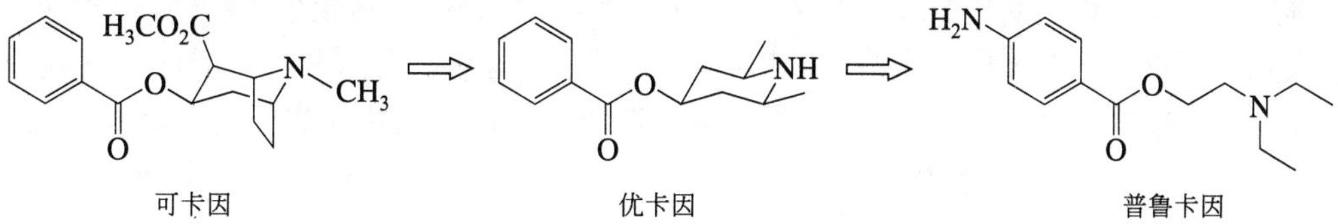

可卡因　　　　　　　　　　优卡因　　　　　　　　　　普鲁卡因

图 5-20　通过剖裂可卡因结构发现普鲁卡因的过程

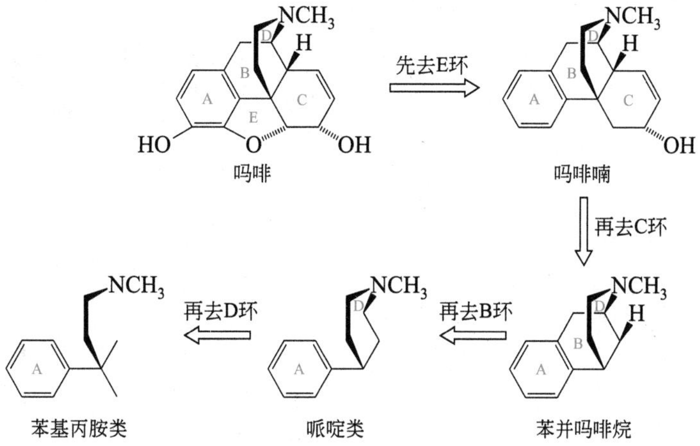

图 5-21　吗啡的多环结构逐步剖裂过程

合环和开环可以改变分子的形状、表面积和构象，尤其合环可使构象稳定，这些会影响药物的药代动力学性质，也会影响药效学性质。比如抗菌药物培氟沙星（Pefloxacin），将其1位N上侧链与8位环化，从而研制出了抗菌活性更强的氧氟沙星（Ofloxacin）。最新的案例是表皮生长因子受体酪氨酸激酶（EGFR-TK）抑制剂，我国浙江贝达药业开发的具有自主知识产权1类的新药埃克替尼（Icotinib）就是将罗氏制药的厄洛替尼（Erlotinib）合环而成（图5-22）。

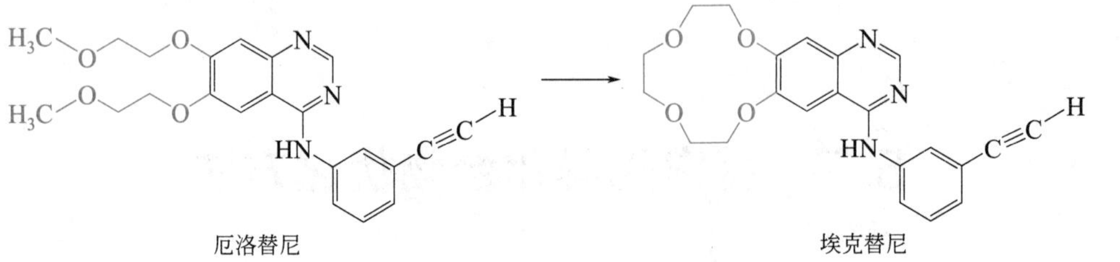

图 5-22　厄洛替尼环化成埃克替尼

软药（Soft Drugs）是在药物代谢基础上发展出来的一种新方法。与前药相反，软药本身具有生物活性，按预期方式和可控制的速率经酶催化一步失活或单一代谢成无毒产物而排泄；相应地，硬药（Hard Drugs）是指在体内不能被代谢、直接从胆汁或者肾排泄的药物，或者是不易代谢、需经过多步氧化或其它反应而失活的药物。软药和硬药的概念是20世纪70年代末期Ariens为避免有害代谢物的产生而提出的[19]，他希望设计出不受任何酶攻击的有效药物，即硬药，也就是说，硬药不可被代谢，但可直接通过肾脏排泄，这样就可以排除中间产物和活性代谢物带来的毒性。但实际上硬药是不存在的，为了提高药物的治疗指数，Bodor等提出了逆代谢药物设计的概念[20]。即根据药物的代谢机理，使设计的药物在完成治疗作用后，按照预定的代谢途径和可以控制的代谢速率，一步转化失去活性，断下的碎片无毒或几乎无毒，不在体内产生有害的后续反应，并被迅速排出体外，使活性与毒性分开，这种药物就是所谓的"软药"。因此，可以用已知的无活性代谢物为先导化合物，对其进行结构修饰，得到无活性代谢物的结构类似物；这样设计的新药，经过一步代谢就能得到原来无活性的代谢物，而不需经过有毒中间体阶段（图5-23）。

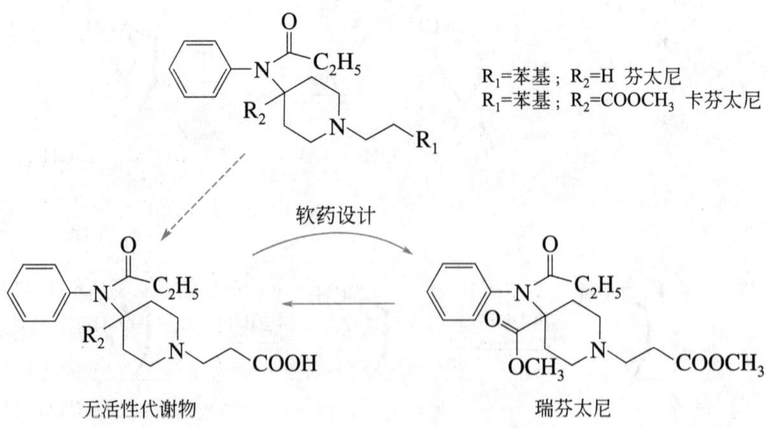

图 5-23　根据软药原理设计的瑞芬太尼

　　本章首先介绍了"先导化合物"的基本概念，然后举例介绍了传统先导化合物发现的几种主要途径，比如从天然产物的活性成分或者内源性活性化合物中发现先导化合物，从药物的临床副作用入手发现先导化合物，从药物代谢产物入手发现先导化合物等。接着介绍了传统先导化合物的优化原则和主要的优化方法，包括生物电子等排原理、前药原理、拼合原理等，这些都是药物化学家在长期实践中的经验积累。这些方法对后续要介绍的计算机辅助先导化合物发现和优化，同样具有重要的指导意义。

## 思考题

1. 什么是先导化合物？它与 Hit 有何区别？
2. 先导化合物的发现主要有哪些途径？试举例说明。
3. 先导化合物优化的目标及总体原则是什么？
4. 传统先导化合物优化的方法主要有哪些？
5. 什么是生物电子等排体？试举例说明。
6. 什么叫前药？前药设计的目的是什么？前药有何主要特征？
7. 什么是孪药？如何设计孪药？
8. 什么是软药？软药与前药有何区别？
9. 常用的类似物变换方式有哪些？什么情况下可采用拼合原理进行设计？

## 参考文献

[1] Newman D J，Cragg G M. Natural products as sources of new drugs from 1981 to 2014. J. Nat. Prod.，2016，79：629-661.
[2] 屠呦呦，倪慕云，钟裕蓉等. 中药青蒿的化学成分和青蒿素衍生物的研究（简报）. 中药通报，1981，6（2）：31.
[3] Folkow B，Haeger K，Kahlson G. Observations on reactive hyperaemia as related to histamine on drugs antagonising vasodilatation induced by histamine and on vasodilator properties of adenosine triphosphate. Acta physiol. Scand.，1948，15：264-278.
[4] Black J W，Duncan W A M，Durant C J，et al. Definition and antagonism of histamine $H_2$-receptors. Nature，1972，236：385-390.
[5] Wyllie J H，Hesselbo T，Black J W. Effects in man of histamine $H_2$-receptor blockade by burimamide. Lancet，1972，2（7787）：1117-1120.
[6] Black J W，Durant G J，Emmett J C，et al. Sulfur-methylene isosterism in the development of metiamide：a new histamine $H_2$-receptor antagonist. Nature，1974，248：65-67.
[7] Humphrey P P A. The discovery and development of the triptans，a major therapeutic breakthrough. Headache，2008，48：685-687.
[8] Lopez-Munoz F，Alamo C. Monoaminergic neurotransmission：the history of the discovery of antidepressants from 1950s until today. Curr. Pharmaceut. Des.，2009，15：1563-1586.
[9] Domagk G. Twenty-five years of sulfonamide therapy. Ann. NY Acad. Sci.，1957，69：380-384.
[10] Wilhelm S，Carter C，Lynch M，et al. Discovery and development of sorafenib：a multikinase inhibitor for treating

cancer. Nat. Rev. Drug Discov., 2006, 5: 835-844.

[11] Langmuir I. Isomorphism, isosterism and covalence. J. Am. Chem. Soc., 1919, 41: 1543-1559.

[12] Friedman H L. Influence of isosteric replacements upon biological activity. National Academy of Sciences, National Research Council Publication No. 206, Washington, DC, 1951, pp. 295-358.

[13] Thornber C W. Isosterism and molecular modification in drug design. Chem. Soc. Rev., 1979, 8: 563-580.

[14] Burger A. Isosterism and bioisosterism in drug design. Progress in Drug Research, 1991, 37: 287-371.

[15] Janbon M, Chaptal J, Vedel A, et al. Accidents hypoglycemiques graves par un sulfamidothiodiazol (le VK 57 ou 2254 RP). Montpellier Med., 1942, 441: 21-22.

[16] Albert A. Chemical aspects of selective toxicity. Nature, 1958, 182: 421-422.

[17] Rautio J, Kumpulainen H, Heimbach T, et al. Prodrugs: design and clinical applications. Nat. Rev. Drug Discov., 2008, 7: 255-270.

[18] Bundgaard H. The double prodrug concept and its applications. Adv. Drug Delivery Rev., 1989, 3: 39-65.

[19] Ariens E J, Simonis A M. Chemical structure and toxin action. Avoidance of toxicity by molecular manipulation. In: Drug Design and Adverse Reactions, Alfred Benzon Symposium X, Munksgaard, 1977, pp. 317-330.

[20] Bodor N. Designing safer drugs based on soft drug approach. Trends Pharmacol. Sci., 1982, 3: 53-56.

## 拓展阅读

[1] 郭宗儒. 药物分子设计. 北京：科学出版社，2005.

[2] Silverman R B, Holladay M W. The Organic Chemistry of Drug Design and Drug Action (Third Edition). Chapter 2. Lead Discovery and Lead Modification. Elsevier Inc. 2014, pp. 19-122.

## 第三篇

# 方 法 篇

# 第6章
# 药物靶标识别与预测

## 学习要点

◎ 了解药物靶标的基本概念，了解靶标识别和确证在药物发现中的重要作用；

◎ 掌握药物靶标识别的主要手段和方法；

◎ 了解系统生物学和网络药理学的基本概念；

◎ 掌握药物靶标预测的主要方法，包括基于结构的方法、基于配体的方法、基于网络的方法，掌握这些方法的优缺点；

◎ 掌握药物重定位的基本概念，了解药物重定位研究方法及潜在应用价值；

◎ 掌握常用的一些靶标预测工具，尝试用于预测活性化合物的潜在靶标。

## 6.1 概 述

药物设计之初必须要明确的是：药物作用的靶标是什么？所谓靶标，是指生命体（人体或存在于人体内的病原体如病毒、细菌等）中的生物大分子，如蛋白质（含酶、受体、离子通道等）和核酸及其复合物，其在疾病发生发展过程中起着关键作用，可以通过药物调控其生理功能，从而达到疾病治疗的目的。

一般来说，药物在体内可能存在多个潜在靶标。据统计，药物在体内平均能与 6 个不同靶标发生相互作用[1]。这些靶标有已知的，也有未知的，此即药物多向药理学（Polypharmacology）性质。其中药物作用的主要靶标叫做在靶（On-Target），其它靶标叫做脱靶（Off-Target）。如图 6-1 所示，一般在靶是发挥疗效的依据，而脱靶则是产生毒性或者副作用的根源。

如果不是疾病的关键靶标，则所设计的药物分子的药效可能会打折扣，甚至会引起毒性或者副作用。复杂疾病如癌症、糖尿病等，一般会有多个靶标，是从中选择一个关键靶标进

行药物设计，还是需要同时针对多个靶标进行药物设计，这也是一个问题。有的时候，一个靶标可能与多种疾病有关；药物如要作用于此类靶标，具体治疗某种疾病，则需要实验的进一步证实。

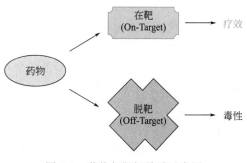

图 6-1　药物与靶标关系示意图

　　而更多的时候，是已知一些活性化合物对某种疾病具有疗效，或者具有某种毒性或者副作用，但其作用机制并不清楚，识别其潜在靶标，将有利于阐明其疗效或毒性机制（图 6-1），进而为设计具有更好疗效、更低毒性的药物分子打下基础。对已知药物而言，靶标识别和预测也可为发现其新的治疗用途（老药新用）提供理论依据。因此，疾病靶标识别和预测，对药物设计十分重要。

## 6.2　靶标识别与确证

　　在第 2 章中，我们已经了解到，药物作用的靶标主要是蛋白质，包括酶、受体、离子通道等，少量是核酸、多糖，也有靶向这些生物大分子的相互作用复合物的，以阻断必要的蛋白-蛋白相互作用或者蛋白-核酸相互作用，具体案例可以参见第 10 章。实际上，如图 6-2 所示，目前美国 FDA 批准上市的 1578 种药物，只作用于 893 种靶标，其中人体蛋白靶标只有 667 种，病原体蛋白靶标为 189 种；并且作用于各类靶标的药物数目也是不均匀的，比如 G 蛋白偶联受体（G-protein Coupled Receptor，GPCR）只占已知人体靶标总数的 12％，但却是 33％的已知药物的作用靶标[2]。据估计，已知靶标的数量尚不到全部靶标数量的十分之一，更多的疾病靶标尚为未知数，因此需要发展更多的方法进行靶标识别和验证，进而进行药物发现和设计。但药物作用靶标的确定不是随机的，而是需要对疾病产生的机制进行深刻理解和分析。

　　根据发生发展机制的不同，疾病主要可分为两大类型：内源性疾病和外源性疾病。顾名

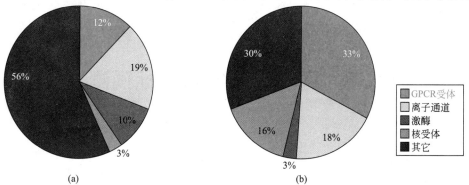

图 6-2　（a）已知药物靶标的主要类型和比例；（b）靶向这些蛋白类型的小分子药物比例[2]

思义，内源性疾病是因人体自身正常生理功能的失调而引起的疾病，比如神经退行性疾病（如阿尔茨海默病、帕金森病）、代谢性疾病（如糖尿病）、心脑血管疾病（如高血压）等；而外源性疾病则为外部病原体进入人体内所引起的疾病，病原体包括细菌、真菌、病毒、寄生虫等生物体以及灰尘、工业化学品等非生物体，活性病原体引起的疾病由于病原体的繁殖和传播，通常还具有传染性，如肝炎、流感、肺结核、艾滋病、疟疾等。有的疾病如癌症的致病机制很复杂，既有内部原因如遗传因素的影响，也有外部原因如环境因素的影响，因此需要综合分析。

对不同原因引起的疾病，所采用的治疗手段不同，因而靶标的确定及药物发现的实验方法也不一样。对内源性疾病，治疗的目的是使失调的蛋白质分子、相关组织和器官的功能恢复正常，因此靶标的确定可以采用组学方法，通过比较正常人体和患者人体的基因组和蛋白质组差异，从中发现关键性蛋白质可作为靶标；对外源性疾病，治疗的目标是要消灭病原体，至少是要抑制活性病原体的繁殖生长，同时要尽量减少对人体的影响，也即采用选择性化学治疗（化疗）手段，因此靶标的确定需要采用多组学方法，通过比较人体与病原体的基因组和蛋白质组差异，从中发现病原体独有的或者与人体有较大差异性的蛋白质可作为靶标。在这些比较中，需要采用生物信息学方法对实验获得的基因或蛋白质序列进行比较、分析。

当然，许多疾病的发生机制相当复杂，比如癌症、糖尿病、神经退行性疾病等复杂疾病，其发病机制目前还没有完全弄清楚，这也给这些疾病的药物发现带来了挑战。目前已知这些复杂疾病是多基因、多靶标疾病，通常需要采用多靶标策略来进行新药发现，因而靶标发现就显得更为重要了。这时的靶标发现，就需要结合多组学数据来进行综合分析。

靶标确定好以后，还需要采用实验方法予以确证，比如基因敲除（Knock-Out）或者敲低（Knock-Down）、定点突变（Site-Directed Mutagenesis）等手段，才能最终用于药物设计。

实际研究中，应用各种生物学实验和组学方法来确定靶标虽然可行，但很复杂，代价很大[3]。近年来，随着计算机技术和人工智能方法的发展，人们已发展了多种计算方法来协助预测化合物的潜在靶标，从而可减少实验研究的盲目性[4]。目前常见的靶标预测方法主要有基于结构、基于配体、基于网络等三类；预测类型也有很多，比如基于反向对接的靶标预测，基于化合物相似性的靶标预测，基于药物-靶标相互作用网络的靶标预测。下面分别进行介绍。

靶标预测通常与化合物-蛋白质相互作用（药物-靶标相互作用）预测密切相关，而化合物-蛋白质相互作用涉及网络药理学和网络医学问题，因此为了便于理解，在此首先介绍一些网络药理学基础知识。

## 6.3　网络药理学与靶标预测

一直以来，东方医学（主要是中医）都是注重"整体"和"平衡"，即把机体视为一个整体，相互之间是有关联的；而西方医学则奉行"还原论"，即把机体分割为一块一块进行研究，从器官到组织，再从细胞到分子、原子，试图通过微观机制来解释宏观现象。相应地

出现了细胞生物学、分子生物学等，结构生物学则更是从原子水平来研究分子结构及变化规律。"还原论"在许多方面取得了进展，但也割断了机体内各部分之间的内在联系，从而遇到了难以逾越的瓶颈问题。在此背景下，2002年，日本科学家 H. Kitano 借鉴东方医学的"整体论"观点，提出了"系统生物学（Systems Biology）"的概念[5]，用于阐明机体内各部分之间的联系。针对如此复杂的生物系统，Kitano 进一步提出必须将计算和实验结合起来，才是完整的系统生物学，而数据收集和分析、模型构建和预测就是计算系统生物学[6]。

基于系统生物学思想，美国东北大学的 Barabasi 教授提出了"网络生物学（Network Biology）"的概念[7]，用于系统理解机体细胞内各生物分子之间的相互作用，及其与生物学功能之间的关联。英国邓迪大学的 Hopkins 教授根据 Yildirim 等针对"药物-靶标网络"的研究[8]，于2007年进一步提出了"网络药理学（Network Pharmacology）"的概念[9]，并在2008年对网络药理学进行了系统性阐述[10]，认为这是一种全新的药物发现模式。他认为传统的"一种药物——→一种靶标——→一种疾病"的线性药物发现模式，对简单的疾病而言是可行的，但对复杂的疾病则需要采用网络药理学，即"多种药物——→多种靶标——→多种疾病"的网络模式。2011年，Barabasi 又提出了"网络医学（Network Medicine）"的概念[11]，以便从网络角度来理解疾病，从而为药物发现和疾病治疗提供信息。

随着物理科学中复杂网络（Complex Network）方法的发展，生物网络概念和分析技术也得到快速发展，很好地解决了浩瀚生物医学信息数据挖掘难题。生物网络把组成复杂生物系统的每个个体（比如化合物、蛋白质、基因、疾病）简化为节点（Node 或 Vertex），个体之间的相互作用或关联性简化为节点之间的边（Edge 或 Link），多条边交汇的节点称为中心节点或枢纽［Hub，图 6-3(a)］。这样就把一个非常复杂的生物系统或问题抽象成一个生物网络，比较容易采用视觉分析来发现各节点直接的关系。比如，在基因-疾病相互作用网络中，节点代表基因或疾病，边代表基因和疾病之间的关联性［图 6-3(b)］[12]；在药物-靶标相互作用网络中，节点代表药物或靶标，边代表药物和靶标之间的相互作用；在转录调控网络中，节点代表转录因子或基因，边代表转录因子对基因的调控；在蛋白-蛋白相互作用网络中，节点代表蛋白质，边代表蛋白质之间的相互作用；在代谢网络中，节点代表代谢物，边代表将一个代谢物转变为另一个代谢物的化学反应。

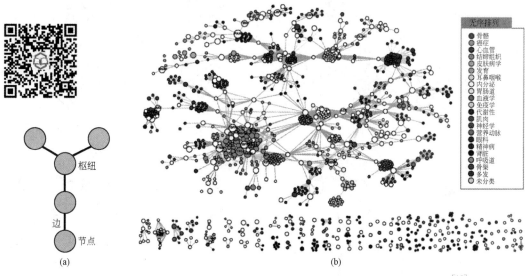

图 6-3　(a) 含有 5 个节点的网络示意图；(b) 基因-疾病二分网络示意图[12]

如果一个网络内的节点属于同一类事物，比如蛋白-蛋白相互作用网络，则为同质网络（Monopartite Network）；如果一个网络由两类不同节点构成，则称为二分网络（Bipartite Network），比如药物-靶标相互作用网络；如果一个网络由三类节点组成，则称为三方网络（Tripartite Network），比如药物-靶标-疾病关联网络。二分网络或三方网络中，边只存在于不同类型的节点之间，相同类型的节点间则没有边。

根据网络中的边是否具有方向性，生物网络可以分为有向网络（Directed Network）和无向网络（Undirected Network）。有向网络是指节点间的边具有方向性，意味着对于网络中两个相连的节点 A 和 B 而言，A 对 B 的作用不等于 B 对 A 的作用，比如转录调控网络即是一种典型的有向网络，其中边的方向通常由转录因子指向其调控的基因。通常使用带有箭头和不带有箭头的连线，来表示具有方向性和不具有方向性的边。

根据网络中的边是否具有权重，生物网络又可以分为加权网络（Weighted Network）和无加权网络（Unweighted Network）。其中，在加权网络中，边都被赋予了一定的权重值。例如，在药物-靶标相互作用网络中，权重值的大小可以表示药物和靶标之间的结合亲和力的强弱；在蛋白-蛋白相互作用网络中，权重值的大小可以表示蛋白-蛋白相互作用的可信度的高低。相比之下，无加权网络中的边不具有权重值，这样，连接在两个节点之间的边，只能够表示两个节点之间存在关系，而不能体现这一关系的强弱或可信度等属性。目前，在药物-靶标相互作用、蛋白-蛋白相互作用等生物网络的研究中，都很少考虑边权重。

拓扑性质参数可以帮助定量描述和比较不同的生物网络[7]。在生物网络相关的研究中，常用的拓扑性质参数包括：度（Degree，也称为 Connectivity）、桥接中心性（Bridging Centrality）、中介中心性（Betweenness Centrality）、接近中心性（Closeness Centrality）、聚类系数（Clustering Coefficient）、模块度（Modularity）等[12]。部分参数的图形化描述如图6-4 所示[13]，其中最常见的两个参数是度和聚类系数。

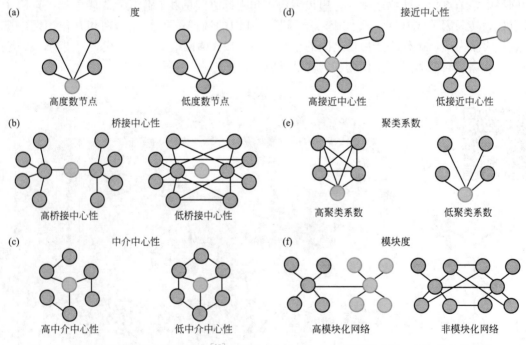

图 6-4　几种网络拓扑性质参数图示[13]，包括：（a）度；（b）桥接中心性；（c）中介中心性；（d）接近中心性；（e）聚类系数；（f）模块度

近年来，国内外很多课题组在从事药物-靶标网络的分析和建模预测研究。截至 2018 年 12 月，DrugBank 数据库（版本 5.1.2）收录了 9503 个药物分子与 5134 个靶标蛋白质的相互作用信息。其中含有 3736 个 FDA 批准上市的药物（2542 个小分子药物，1194 个蛋白质或多肽分子）和 5767 个处于临床试验阶段的药物。图 6-5 是我们构建的 DrugBank 数据库中 FDA 批准上市的药物分子与相应靶标组成的二分网络图[14]，从图中可以发现药物的多向药理学特征，药物-靶标相互作用网络既可以帮助人们发现药物的新靶标，即药物重定位或"老药新用"，也可以解释很多药物的副作用分子机制。这种药物-靶标相互作用网络可以用于后续的靶标预测中。

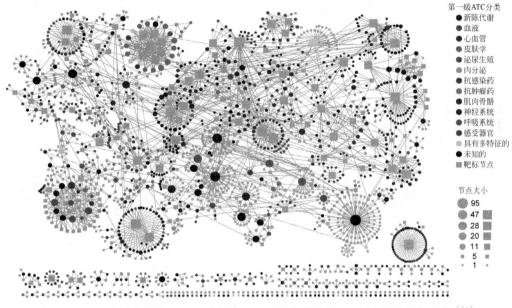

第一级ATC分类
- 新陈代谢
- 血液
- 心血管
- 皮肤学
- 泌尿生殖
- 内分泌
- 抗感染药
- 抗肿瘤药
- 肌肉骨骼
- 神经系统
- 呼吸系统
- 感受器官
- 具有多特征的
- 未知的
- 靶标节点

节点大小
- 95
- 47
- 28
- 20
- 11
- 5
- 1

图 6-5　FDA 批准的药物-靶标二分网络图（圆圈为药物节点，正方形为靶标节点）[14]

# 6.4　基于结构的靶标预测

基于结构的靶标预测方法是一类传统的方法，其最主要的特性是依赖于靶标的三维结构，包括通过实验测定如 X 射线衍射得到的蛋白质晶体结构，以及同源模建等方法预测的蛋白质模型结构。在该类方法中，两种具有代表性的方法是反向分子对接（Reverse Molecular Docking）和反向药效团匹配（Reverse Pharmacophore Mapping），此外还有靶标结合位点比较、相互作用指纹比较等方法[15,16]。

基于结构的靶标预测方法通常包括三个步骤。首先是结合位点表征，即采用不同的方法来描述蛋白质结合位点特征或者化合物-靶标相互作用情况，并储存在靶标库中；其次是靶标筛选或比较，即采用不同的方法对靶标库进行筛选；最后是靶标排序，即基于合适的打分评价方法，对潜在的靶标按照匹配度进行排序[16]。

## 6.4.1 反向分子对接

分子对接（Molecular Docking）是基于结构虚拟筛选和药物设计的核心技术，一般是指给定一个靶标蛋白质的三维结构，然后用算法去考察一个或多个化学小分子是否能与该靶标形成互补的相互作用，将在下一章的 7.2 节有较详细的介绍。反向对接[17] 则是指给定一个化学小分子结构，然后用算法去考察该小分子是否能与一个或多个靶标蛋白质形成互补的相互作用，并根据结合情况使用打分函数进行打分排序，从而为该小分子化合物预测出潜在的作用靶点。因反向对接概念的出现，前面的常规分子对接有时也叫做正向对接。反向对接可用于发现活性分子的潜在靶标，从而阐明其作用机制，也可用于为老药发现新用途[18]（图 6-6）。

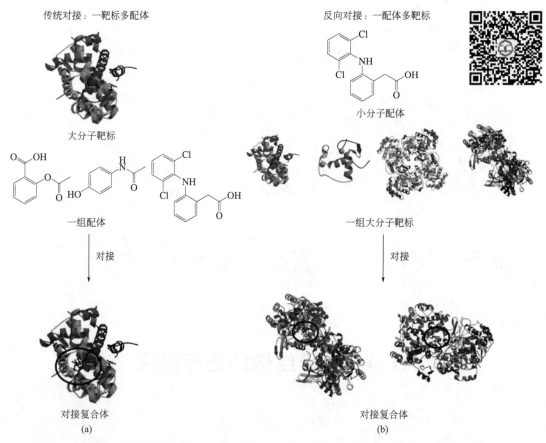

图 6-6　正向对接（a）和反向对接（b）的比较示意图[17]

反向对接的基本思路为：首先构建一个蛋白质靶标结构库，表征好靶标结合位点；接着将给定的小分子逐个对接到各个靶标的结合口袋，使其形成最佳相互作用模式；最后对每个小分子-蛋白质相互作用模式进行打分评价，按照打分结果进行排序，从而确定潜在的靶标。

反向对接概念最早是由新加坡国立大学的陈宇综教授于 2001 年提出来的[19]，他们据此开发了第一个反向对接程序 INVDOCK，采用 PDB 数据库中的蛋白质分子三维结构作为潜在靶标库，并采用分子对接程序 DOCK 中的算法，通过重叠球体定义受体分子的潜在结合位点，然后将给定的小分子分别与靶标库中的 2700 多个结合位点进行对接，用基于蛋白质-配体相互作用能的亲和性打分函数进行打分并排序，从而预测出药物分子的潜在靶标。采用该方

法，他们成功预测了药物分子 4H-他莫昔芬和维生素 E 的潜在靶标[19]。

2006 年中国科学院上海药物研究所药物发现与设计中心的蒋华良研究员开发了一个新的靶标垂钓算法 TarFisDock[20]，能进行小分子-蛋白质相互作用自动搜索，并建立了在线预测服务系统（http://www.dddc.ac.cn/tarfisdock/），得到广泛应用。运用该方法，他们发现了具有抗幽门螺旋杆菌活性的天然产物的作用靶标为肽脱甲酰基酶，并测定了该天然产物与肽脱甲酰基酶的复合物晶体结构[21]，这证明 TarFisDock 进行靶标预测具有较高的可靠性。2008 年他们又进一步发展了潜在药物靶标库 PDTD，也提供在线服务。该数据库包含1207 个重要靶标的信息和三维结构，为用反向对接方法寻找化合物的药物作用靶点提供了技术支撑[22]。

之后，上海交通大学 Bio-X 研究院的杨轮博士等采用 DOCK 分子对接程序，于 2011 年报道了基于反向对接的在线服务系统 DRAR-CPI（https://cpi.bio-x.cn/drar/）[23]，用于药物重定位和潜在副作用预测，并成功发现多个与药物副作用密切相关的脱靶蛋白质。中国台湾中央研究院应用科学研究中心的林荣信博士于 2012 年报道了一款反向找靶的免费在线服务系统 IDTarget（http://idtarget.rcas.sinica.edu.tw/）[24]，可预测小分子与 7864 个靶标的相互作用。该系统采用改良的 Autodock 打分函数，考虑小分子的柔性构象变化，通过结合自由能来评价对接结果的优劣。

尽管反向对接方法已在多个体系得到了成功应用，但仍存在一些问题需要解决。首先，反向对接方法本身以及所依赖的打分函数的精度仍需要提高，同时需要考虑打分值在不同靶标体系上如何归一化的问题；其次，该类方法对计算资源要求较高，很难考虑靶标的柔性问题，也难以及时反馈预测结果；第三，目前仍有大量靶标蛋白质的三维结构尚未被实验解析出来，而同源模建蛋白质又难以准确反映真实靶标的三维结构，造成其预测谱相对受限。

## 6.4.2 反向药效团匹配

反向药效团匹配是另一种常见的靶标预测方法[15,18]。所谓药效团（Pharmacophore），是指小分子中能与靶标结合位点发生相互作用的原子或官能团，及其相互之间的空间关系的组合（图 6-7），具体将在下一章的 7.3 节有较详细的介绍。反向药效团匹配，就是将给定的小分子与多个药效团模型进行匹配，然后根据匹配的程度确定其潜在靶标。

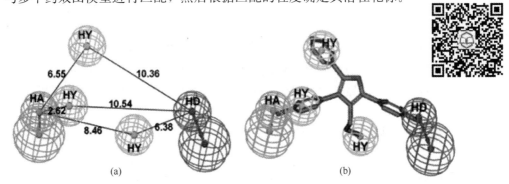

图 6-7　(a) 雌激素受体 ERα 配体的药效团模型；(b) 一个活性化合物与该药效团的匹配[25]

反向药效团匹配的基本思路是：首先需要为一系列具有已知三维结构的靶标确定结合口袋，并根据其结合口袋特征，构建一个高质量的药效团数据库；也有基于配体产生的药效团模型，但这类模型对活性配体的要求较高，因而数量要远少于基于靶标结构的药效团模型。

然后，将给定小分子化合物与数据库中各个药效团进行匹配；最后根据匹配程度进行打分排序，排在前列的药效团所属蛋白质即为预测的潜在靶标。目前，已有一些相关的免费在线服务平台被开发出来。

华东理工大学药学院李洪林教授等于 2010 年发展了以活性小分子为探针，搜寻潜在药物靶标，进而预测化合物生物活性的"反向药效团匹配方法"[26]，并建立了相应的在线预测服务系统 PharmMapper（http://lilab-ecust.cn/pharmmapper/index.html），可以为用户提交的化合物提供在线靶标预测服务。2017 版 PharmMapper 含有超过 53000 个基于靶标的药效团模型，这些模型涉及 PDB 库中 23236 个靶标结构中的 16159 个成药位点，为目前最大的药效团数据库[27]。PharmMapper 可自动检索与用户提交的分子构象最为匹配的药效团，并根据其匹配程序进行打分排序。PharmMapper 在计算速度方面具有较大优势，一般仅需几分钟到十几分钟就能得到结果，因而得到用户的广泛应用，比如 Yuan 等用于天然产物隐丹参酮（Cryptotanshinone）的抗癌靶标预测[28]。

奥地利维也纳的 Inte：Ligand 公司利用其知名的基于结构的药效团生成工具 Ligand-Scout[29]，开发了一个三维药效团数据库（http://www.inteligand.com/pharmdb/），目前版本包括 10000 余个药效团模型，覆盖约 300 个临床相关的药物靶标。不过这个数据库是商业性的，需要花钱购买才能使用。也有一些实际应用案例，比如 Rollinger 等采用基于配体的反向药效团方法对药用植物檀香的 16 个次级代谢物进行了靶标预测[30]，他们使用了 Inte：Ligand 公司开发的包含 2208 个药效团模型的数据库进行反向药效团匹配，并挑选了 3 个预测靶标进行实验验证，最终发现这 3 个靶标都有部分次级代谢物能与之发生相互作用。

与基于反向对接的方法类似，反向药效团匹配方法中药效团的产生同样依赖于靶标的三维结构，除少数已知系列活性配体的未知结构的靶标外，目前还无法为那些既没有已知配体，也没有已知三维结构的靶标预测可能的活性化合物。

# 6.5　基于配体的靶标预测

基于配体的靶标预测，是指将需要预测靶标的化合物（目标分子）与具有已知靶标的化合物的结构特征进行比较分析，从而根据相似性原理预测出其潜在靶标。主要有相似性搜索（Similarity Search）和机器学习（Machine Learning）两种类型，下面分别予以介绍。

## 6.5.1　相似性搜索

相似性搜索也是一种传统的药物靶标预测方法[31]。此类方法的理论依据是：化学结构或物理化学性质相似的小分子化合物可作用于性质相同或相近的靶标，因此可以通过比较目标分子与具有已知靶标的活性分子的化学结构或物理化学性质，从而预测目标分子的潜在作用靶标。相似性搜索又可分为二维结构相似性搜索、三维形状相似性搜索和表型相似性搜索等类型。

### (1) 二维结构相似性

二维结构相似性主要是采用分子指纹来描述分子，比如 MACCS 指纹、PubChem 指纹等，然后通过计算相似性如 Tanimoto 系数来比较两个分子之间的相似性（参见前面 4.4 节）[32]。具有代表性的方法是 Keiser 等开发的 Similarity Ensemble Approach（SEA）[33,34]。2007 年，他们首次提出了 SEA 方法，首先将源自 MDDR 的 65241 个活性化合物按照 246 个靶标进行分组，然后计算这 246 组配体任意两组间的每对配体的 Tanimoto 相似性系数，也对靶标间的药理相似性和序列相似性进行了计算，最后使用统计学模型对这些相似性系数进行相关性分析，发现许多以酶为靶标的配体组别间具有药理相似性但序列不相似，而许多神经受体具有更强的序列相似性而不是药理相似性。据此，他们预测了一些老药具有杂泛性（Promiscuity），可作用于新的靶标。并且经生物实验证实，镇痛药美沙酮（Methadone）可作用于新靶标毒蕈碱 M3 受体，抗腹泻药物洛哌丁胺（Loperamide）可作用于新靶标神经激肽 NK2 受体，治疗急性阿米巴痢疾的药物吐根碱（Emetine）可作用于新靶标 α2 肾上腺素受体[33]。2009 年，他们再一次使用 SEA 方法，在数百个靶标和 3665 个已上市或实验中的药物之间，预测了未见报道的 184 个全新药物-靶标相互作用对信息[34]。他们选择了其中的 30 个进行了生物实验验证，发现了 23 个新的药物-靶标相互作用对，比如氟西汀（Prozac）的新靶标 β1 肾上腺素受体，甲磺酸地拉韦啶（Delavirdine Mesylate，又称 Rescriptor）的新靶标组胺 H4 受体[34]。2012 年，Lounkine 等使用 SEA 方法，对 656 个上市药物与 73 个副作用相关靶标的相互关系进行了计算预测和实验验证，近一半的预测结果被证实，又成功发现了一批老药的新靶标[35]。最近，SEA 方法的免费在线服务平台（http://sea.bkslab.org/）也得到了升级，可以更加方便地为用户提供靶标预测服务。

SuperPred 是由 Dunkel 等开发的一个基于二维结构相似性的药物分类和靶标预测的在线系统（http://prediction.charite.de/）[36]，目前版本更新至 2014 年 4 月。用户只需输入一个小分子结构的 SMILES 式，系统就会先计算该分子的分子指纹，然后计算该分子与系统中的 341000 个已知化合物的 Tanimoto 相似性系数，由于这些已知化合物本身已关联至 1800 个蛋白质靶标，从而可以预测出未知分子的潜在作用靶标。据估计，当计算的相似性系数大于 0.85 时，该方法的预测准确率可达到 81%[36]。类似地，基于二维结构相似性搜索的在线数据库还有 BindingDB、PubChem、ChEMBL、KEGG LIGAND 等，这些数据库收集了大量的小分子结构信息与活性数据，可以为用户免费提供化学结构的相似性检索[15]。

### (2) 三维形状相似性

三维形状相似的分子可以作用于相似或相同靶标，基于这样的假设，三维形状相似性方法首先基于已知靶标和活性配体的复合物晶体结构，提取配体的三维活性构象，进而建立活性配体三维构象库，然后采用算法计算未知分子与活性构象库中各个活性分子的三维形状匹配程度，从而基于已知配体的靶标预测出未知分子的潜在靶标，具体流程参见图 6-8[37]。其核心部分是三维形状相似性匹配算法，比如 OpenEye 公司的 ROCS[38] 和华东理工大学李洪林课题组开发的 SHAFTS[39]。基于 SHAFTS 程序，李洪林课题组发展了靶标预测及化学关系发现的多功能免费在线服务平台 ChemMapper（http://lilab-ecust.cn/chemmapper/）[40]，该平台从各类化合物数据库中整合了超过 30 万个包含生物活性及靶标注释信息的化合物，可以为用户提交的化合物进行基于 3D 形状相似性搜索的靶标预测。AbdulHameed 等通过整合 DrugBank 上 1150 个包含生物活性及靶标注释信息的药物分子，然后应用三维形状比较程序 ROCS 计算未知分子与药物分子的相似度，从而预测未知分子的潜在靶标[37]。

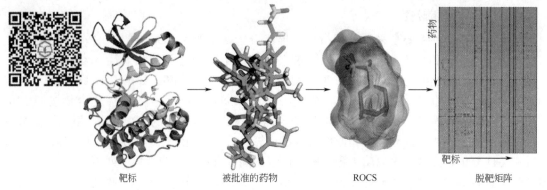

靶标　　　　　被批准的药物　　　　　ROCS　　　　　脱靶矩阵

图 6-8　基于三维形状相似性的靶标预测流程[37]

考虑到分子的三维结构相似性对提高药物分子的靶标预测具有一定的帮助。最近，Yera 等系统地发展和评价了配体二维相似性、三维相似性以及他们的组合方法用于药物经典靶标（On-Target）和脱靶蛋白（Off-Target）的预测[41]。通过对 358 个靶标药物的系统评价发现，三维相似性方法在预测药物经典靶标时比二维相似性方法要稍好。另外，对于全新骨架分子，三维相似性比二维相似性方法更能反映药物的结构与多向药理活性的关系。这些研究结果充分说明考虑分子的三维结构性质在实际的药物靶标识别和预测中具有重要价值。

**（3）表型相似性**

除了二维和三维相似性之外，副作用相似性等表型相似性也是一类能够用于药物-靶标相互作用预测的相似性。例如，Campillos 等在 746 个上市药物之间进行了基于副作用相似性的研究，试图通过这一表型相似性，预测各个药物对是否共享相同的靶标，最终有 13 个预测结果得到了体外结合实验的验证，9 个得到了细胞实验的验证[42]。不过，基于表型相似性的方法时常会受到表型数据的限制，无法为那些没有已知表型数据的化合物预测潜在靶标。

基于配体结构特征的药物靶标预测方法近年来发展迅速，一方面是由于具有靶标注释信息的生物活性数据库越来越多，这些数据库均可利用相似性搜索进行靶标预测；另一方面该类方法计算速度非常迅速，可在数秒内完成对数百万分子的检索，这为通过网络访问提交任务从而迅速反馈结果提供了可行性。但由于该类方法并不考虑相应生物靶标大分子的三维结构，不能充分体现提交检索的分子与预测靶标的相互结合模式。另外，仅仅考虑提交小分子与活性数据库中小分子相似性打分值，不能真正客观地体现出药物与潜在靶标的相互作用亲和力，这是由于活性数据库中小分子间活性值差异大，或针对同一个靶标的活性测试结果因来源不同或测试方法不一致的情况。因此，如能在打分函数中合理考虑到这些因素，则可提高预测的精度。

## 6.5.2　机器学习

随着人工智能、大数据等概念变得越来越热门，基于机器学习的药物靶标预测方法也得到了迅速的发展[43]。机器学习方法需要一个训练过程，即首先将收集的数据集分为训练集与测试集，然后选择合适的机器学习算法如神经网络、支持向量机等，以训练集为学习对象构建预测模型，并用测试集验证模型的可靠性。目前已有大量采用机器学习算法进行药物靶

标预测的研究报道，主要涉及包含标准化注释信息的化学基因组数据库。尽管最近靶标的三维结构数据也开始被用于基于机器学习的靶标预测研究，但是使用分子指纹、分子描述符以及基于序列（而非三维结构）的蛋白质描述符等仍然是此类研究的主流。因此，我们还是将这些基于机器学习的方法（参见第 4 章），划分到基于配体的方法中。

传统的基于配体的方法，如 QSAR 方法（参见第 8 章），只针对一个靶标进行预测，无法完成对配体-蛋白质相互作用网络的预测。2012 年，我们课题组的程飞雄博士等发展了多靶标定量构效关系（Multitarget Quantitative Structure-Activity Relationship，mt-QSAR）方法，使用"一对多（One versus the rest）"的多分类策略，把一个多分类问题转化为了多个简单的二分类问题[44]。图 6-9 显示 mt-QSAR 方法的原理示意图，例如，当预测一个小分子对 100 个靶标蛋白质之间的可能相互作用时，分别对 100 个靶标构建一个 QSAR 或二分类预测模型，然后将 100 个模型合并在一起，就能实现预测这个小分子与 100 个靶标蛋白质之间的潜在相互作用。因此 mt-QSAR 方法构建的二分类器数量与靶标蛋白质的数量相同。最后使用 SVM 分类算法建立了 200 个多靶标 QSAR 模型，其中 100 个 GPCR 靶标模型，100 个激酶靶标模型。同时，我们据此构建了在线预测服务平台 CPI-Predictor（http://lmmd. ecust. edu. cn/online_services/cpi_predictor/），该平台提供了良好的用户操作界面，供研究人员实现在线的药物小分子靶标识别预测研究。

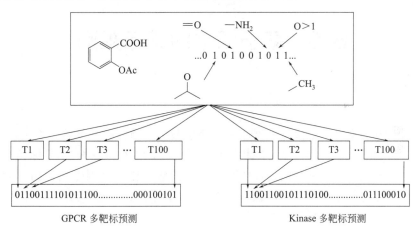

图 6-9　mt-QSAR 方法原理示意图

Nidhi 等采用多类别的朴素贝叶斯算法对 WOMBAT 数据库中关联 964 个已知靶标的活性化合物进行训练，建立了预测模型[45]。每个靶标对应于一个类别，使用二维分子指纹 ECFP 表征每个化合物的特征。并用最终的输出模型预测 MDDR 数据库中化合物的靶标，获得了 77% 的预测准确率。Nigsch 等运用两种不同机器学习算法（Winnow 和朴素贝叶斯）对 WOMBAT 数据库中覆盖 20 类不同药理活性的 13000 个化合物进行训练，分别使用 ECFP_4 以及 MOLPRINT 2D 两种分子指纹来描述化合物[46]，结果表明 Winnow 算法所构建的预测模型较朴素贝叶斯模型更准确。

Niwa 采用概率神经网络方法[47]，对 MDDR 数据库中关联 7 大类靶标注释信息的 799 个化合物进行了研究，随机选取其中 60% 用作训练集，20% 用于改进模型参数的测试集，剩余 20% 用于评估模型预测能力的外部测试集。在预测模型的建立过程中，仅以常见的 24 种原子类型作为化合物二维拓扑结构的描述符，预测结果表明 90% 左右的化合物靶标信息可被正确分类。紧接着模型被用于测试含有靶标注释信息（非原先 7 大类靶标）的另外

26317 个化合物，结果显示 67%～98%的化合物可被正确地划分到所属靶标蛋白质家族中。

Wale 等使用了 ECFP_4 分子指纹描述符进行药物靶标预测研究[48]，数据集是基于 PubChem 上含有 231 种靶标注释信息的 40170 个小分子，运用贝叶斯分类法、二类支持向量机、基于排序的支持向量机、基于级联的支持向量机共 4 种不同方法训练模型，并比较了模型的预测情况。结果表明，基于级联的支持向量机方法构建的模型优于其它方法所构建的模型。Koutsoukas 等采用两类概率算法分别对 ChEMBL 数据库中关联 894 个人源靶蛋白注释信息的 105946 个化合物进行学习[49]，分子指纹描述符采用 ECFP_4，输出的预测模型经外部测试集验证表明结果不是特别理想，两类模型对于排在前 1%的化合物的预测准确率分别仅为 63.3%和 66.6%。

一般而言，为了构建用于药物潜在靶标预测的机器学习模型，不仅需要足量的阳性样本（经过实验验证的有活性的药物-靶标相互作用对），还需要足量的阴性样本（经过实验验证的没有活性的药物-靶标相互作用对）[43,44]。然而，在实际研究中，通常很难从数据库和文献中获得足量的阴性样本。虽然通过采取一些计算策略（例如："一对多"）可以生成足量的阴性样本，但是这种计算生成而非直接来源于实验的低质量阴性样本，很容易影响模型的预测能力。

## ⬛ 6.6　基于网络的靶标预测 ⬛

基于网络的方法是近年来快速发展起来的新型靶标预测方法。该类方法无需知道靶标的三维结构，只需要已知化合物与靶标的相互作用信息，就能构建化合物-靶标相互作用网络，然后预测化合物与靶标之间未知的连接关系，从而能够在更大范围为化合物预测潜在靶标，也可基于潜在靶标进行化合物虚拟筛选。下面介绍几种具有代表性的方法，包括基于网络推理方法，基于随机游走方法和基于基因表达谱方法。

### 6.6.1　基于网络推理方法

前面 6.3 节介绍了多种生物网络的基本概念，基于网络推理方法是指利用实验数据和计算方法推断药物-靶标二分网络的拓扑和因果关系结构，预测和实验确证疾病的蛋白质或基因网络，发现药物的新靶标或预测全新的药物-靶标相互作用关系。此处，药物-靶标相互作用或者网络中的连接（Link）或边（Edge）定义为：$K_i$，$K_d$，$IC_{50}$ 或 $EC_{50} \leqslant 10\mu mol/L$。

基于网络推理方法大致可以分为两类：一类是基于图论的网络扩散或概率传播算法；另一类是基于网络拓扑结构描述符的分类器算法[11]。比如，Yamanishi 等通过整合药物-靶标相互作用（Drug-Target Interaction，DTI）网络的化学和基因空间的相邻矩阵信息预测新的 DTI[50]，他们收集了四种来源的 DTI 网络数据进行预测，采用二分网络学习算法对酶、GPCR、离子通道、核受体四个数据子集的工作特性曲线下的面积（AUC）值分别为 0.904、0.899、0.851、0.843，这些数据表明二分网络学习算法对 DTI 的预测表现出很高的预测准确度。Hansen 等发展了基于网络拓扑特征和分类模型方法用于药物-基因相互作用网

络预测，他们首先从 PharmGKB 和 DrugBank 数据库中收集了 1139 个药物分子与 1546 个基因相互作用的数据，从 InWeb Interactome 数据库中收集了 12460 个基因编码的 313524 个蛋白-蛋白相互作用的数据。然后构建药物-基因网络和基因-基因相互作用网络，并计算四种相似性矩阵用于描述药物-基因相互作用对，最后使用逻辑回归分类算法构建分类模型用于新的药物-基因相互作用预测。该方法对外部验证集的 AUC 值达到 0.82，并且几个老药的预测基因都被文献报道结果确证[51]。

2012 年，我们实验室程飞雄博士等基于推荐算法（Recommendation Algorithm），发展了一类新型的基于网络推理（Network-Based Inference，NBI）算法[14]，又称概率传播（Probabilistic Spreading）算法，如图 6-10(c) 所示。该方法首先需要收集药物-靶标相互作用数据，构建药物-靶标二分网络，其中药物分子集合表示为 $D = \{d_1, d_2, \cdots, d_n\}$，靶标蛋白质集合表示为 $T = \{t_1, t_2, \cdots, t_n\}$。根据二分网络原理，药物-靶标相互作用可以表示为二分网络图 $G(D，T，E)$，其中 $E = \{e_{ij} : d_i \in D, t_j \in T\}$。如果 $d_i$ 和 $t_j$ 之间存在实验确定的相互作用，他们之间用实线（边）连接。

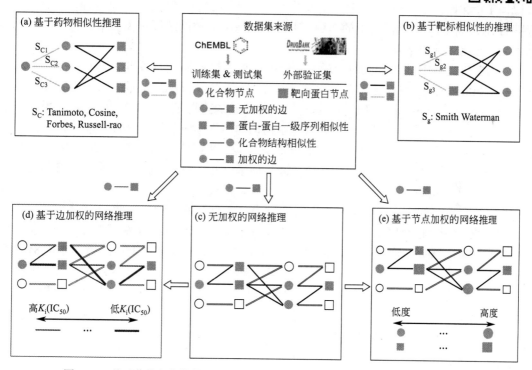

图 6-10　基于药物相似性推理、基于靶标相似性推理、基于无加权的网络推理、基于边加权的网络推理和基于节点加权的网络推理方法原理示意图

根据已构建的药物-靶标相互作用二分网络 $G(D，T，E)$，我们根据复杂网络理论中的质量扩散原理构建基于网络推理（NBI）的药物-靶标相互作用预测算法和相应的计算模型，用于新的 DTI 预测。对于给定的药物分子 $d_i$，药物分子 $d_i$ 与 $x$ 个蛋白质相互作用，根据基于网络的资源扩散过程，药物分子 $d_i$ 的起始资源将扩散或传播给其 $x$ 个蛋白质节点，每个节点获得资源是 $1/x$。然后每个与药物分子 $d_i$ 作用的蛋白质将把其刚刚获得的资源平均分配给其相邻的药物节点，紧接着药物节点再把它从上个蛋白质节点上接受到的资源分配给其相邻的蛋白质节点，直到起始药物节点 $d_i$ 的资源在整个网络中完成扩散或分配才终止。

最后，与药物分子 $d_i$ 不存在相互作用的蛋白质节点获得资源越多，这个新的蛋白质最可能与药物分子 $d_i$ 存在相互作用。

基于上述扩散原理，NBI 方法通过在已知的药物-靶标相互作用网络中进行资源分配和扩散，从而可以预测网络中可能存在但是尚未被观察到的边，即潜在的药物-靶标相互作用。这一计算过程中，既不像基于结构的方法那样需要靶标的三维结构信息，也不像基于机器学习的方法那样需要阴性样本，仅仅只需要一个已知的药物-靶标相互作用网络，即可实现新的相互作用对的预测，从而预测潜在靶标。

为了评价网络算法的预测性能，一般采用 10 折交叉验证方法进行评价。对于每个数据集，所有药物-靶标相互作用对被随机分成 10 等份。其中每份都轮流作为测试集，其它 9 份作为训练集。在随机划分药物-靶标作用对的过程中，某些药物或靶标恰好被划分到测试集，而其训练集中不含这个药物的任何靶标信息或这个靶标的任何药物信息时，这些作用对被剔除。

一般采用几种公认的评价指标，包括受试者工作特性曲线下面积（AUC）、精度（Precision，P）和回收率（Recall，R）等用于评价计算方法的预测能力。要特别提醒同学的是，这里的 AUC 不同于分类问题中的 AUC 计算。在基于生物网络推理模型中，每一个预测结果都是个性化的预测结果。

我们在研究 NBI 方法的同时，还分别根据两种不同的协同过滤算法，开发了两种名为基于药物相似性推理（Drug-Based Similarity Inference，简称 DBSI）和基于靶标相似性推理（Target-Based Similarity Inference，简称 TBSI）的药物-靶标相互作用预测方法[14]。其中，DBSI 方法基于的假设是：具有相似化学结构的药物倾向于与相似的靶标产生相互作用，如图 6-10（a）所示。TBSI 方法基于的假设则是：具有相似序列的靶标蛋白质倾向于被相似的药物靶向，如图 6-10（b）所示。不过，这两种基于相似性推理的方法在评价环节中，都表现得比 NBI 方法稍差。

为了检验方法的实际应用效果，我们构建了一个全局的药物-靶标相互作用网络，并且将 NBI 方法应用于这个网络。然后，根据 NBI 方法的预测结果，购买了其中打分较高的 9 个可能作用于二肽基肽酶-4（Dipeptidyl Peptidase Ⅳ，DPP-Ⅳ）的上市药物，以及 31 个可能作用于雌激素受体的上市药物，用于生物实验验证。体外生物实验结果表明，其中的孟鲁斯特可以作用于 DPP4，双氯芬酸、辛伐他汀、酮康唑和伊曲康唑可以作用于雌激素受体（表 6-1，图 6-11），并且 $IC_{50}$ 或 $EC_{50}$ 值小于 $10\mu mol/L$。进一步的细胞水平的抗癌实验结果显示，其中的辛伐他汀和酮康唑可以抑制人类乳腺癌细胞系 MDA-MB-231 的生长，并且 $IC_{50}$ 值小于 $10\mu mol/L$，意味着这两种抗真菌药物可能具有一定的抗乳腺癌效果。这些实验结果充分显示，NBI 方法是一种具有一定应用价值的药物-靶标相互作用预测方法。

之后，在 NBI 方法的基础上，我们又开发了两种加权的 NBI 方法[52]，称为基于边加权的网络推理（Edge-Weighted Network-Based Inference，EWNBI）和基于节点加权的网络推理（Node-Weighted Network-Based Inference，NWNBI），参见图[6-10（d）和（e）。其中，EWNBI 方法基于根据生物实验测得的 $K_i$ 或 $IC_{50}$ 值，为药物-靶标相互作用网络中的边设置权重值，试图在预测过程中引入结合亲和力这一因素。而 NWNBI 方法则是通过引入一个可调参数的方式，试图调整网络中枢纽节点的影响。尽管上述两种方案看上去都十分合理，但是在实际应用中，EWNBI 和 NWNBI 两种加权方法都只是略微优于原始的 NBI 方法。

表 6-1 五个老药的体外酶水平和 MTT 实验测试结果[14]

| 药物名称 | 化学结构式 | [a]原始靶标 | 新发现靶标 | 酶水平活性 $IC_{50}$（或 $EC_{50}$）/（$\mu mol/L$） | [b]抗细胞增殖活性（$IC_{50}$） |
|---|---|---|---|---|---|
| 孟鲁司特（Montelukast） | | 半胱氨酰白三烯受体 DPP-Ⅳ | DPP-Ⅳ | DPP-Ⅳ：9.79（$IC_{50}$） | NA |
| 双氯芬酸（Diclofenac） | | COX-1 和 COX-2 | ERα & ERβ | ERα：7.59±0.10（$IC_{50}$）；ERβ：2.32±0.06（$IC_{50}$） | 14.85% |
| 辛伐他汀（Simvastatin） | | COA 还原酶 | ERβ | ERβ：3.12±0.01（$IC_{50}$） | 1.49 $\mu mol/L$ |
| 酮康唑（Ketoconazole） | | CYP51A1 | ERβ | ERβ：0.79±0.15（$IC_{50}$） | 8.95 $\mu mol/L$ |
| 伊曲康唑（Itraconazole） | | CYP51A1 | ERα & ERβ | ERα：0.20±0.41（$EC_{50}$）；ERβ：0.28±0.73（$IC_{50}$） | 28.17% |

[a] 药物原始靶标信息收集于 DrugBank（http://www.DrugBank.ca/）数据库；[b] 抗细胞增殖值活性基于人类 MDA-MB-231 乳腺癌细胞采用 MTT 测试；$IC_{50}$ 为半数抑制浓度；$EC_{50}$ 为半数有效浓度；ER 表示雌激素受体；DPP-Ⅳ 表示二肽基辅酶-4。

注：所有实验结果都由至少三次的测试平均结果计算所得。

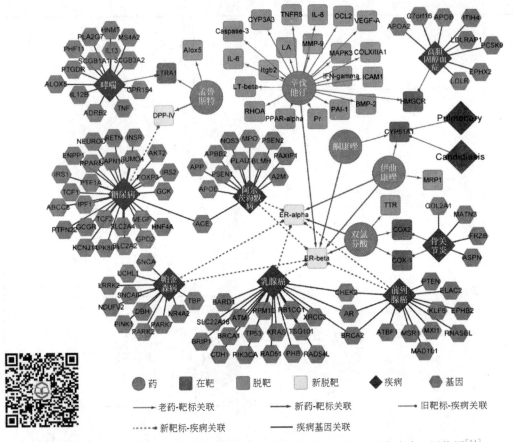

图 6-11　根据五个确证新靶标的老药而绘制的"药物-靶标-基因-疾病"网络图[14]

## 6.6.2　药物子结构驱动的网络推理算法

上述 NBI 方法还存在一些缺陷，即无法为已有网络以外的化合物——未知靶标的新化合物，比如新合成的分子、新提取的天然产物甚至新设计的分子等预测潜在靶标。因为这些全新的药物分子与我们已构建的网络中的靶标不存在任何的边的联系，全新的靶标蛋白质与已构建网络中的药物分子不存在边的联系。

针对 NBI 方法存在的缺陷，我们将基于网络和基于配体两类方法结合起来，发展了一种基于网络和化学信息学的药物-靶标相互作用预测新方法，取名为基于子结构-药物-靶标网络推理（Substructure-Drug-Target Network-Based Inference，SDTNBI）。SDTNBI 方法通过引入化学子结构片段，在已知药物-靶标相互作用网络中的已知药物和全新化学实体之间搭建了桥梁，构建了子结构-药物-靶标网络 [图 6-12（a）]，成功将这些全新化学实体连接到了已知网络中。这样，即可通过资源扩散的方式，为网络中的药物、临床失败的候选药物、全新化学实体等各类化合物预测潜在靶标 [图 6-12（b）][53]。之后，我们使用 SDTNBI 方法，配合不同数据集和不同分子指纹，在不同参数条件下，构建了一系列预测模型，并且使用十折交叉验证、留一交叉验证和外部验证，对这些模型的表现进行了系统性评价。

SDTNBI 方法具有以下几个方面的优点。首先，作为一种基于网络的药物-靶标相互作用预测方法，SDTNBI 方法具有 NBI、EWNBI、NWNBI 等基于网络的方法共有的优点，

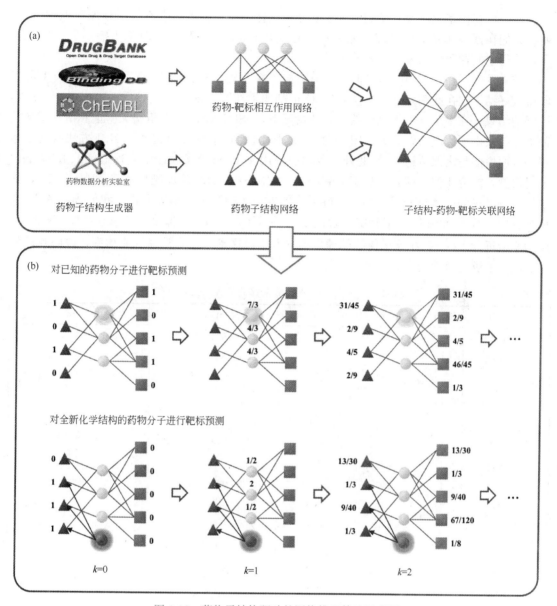

图 6-12　药物子结构驱动的网络推理算法示意图

即不依赖于靶标三维结构，并且不需要阴性样本。更重要的是，SDTNBI 方法通过引入化学子结构这一因素，克服了 NBI 等方法不能为已知药物-靶标相互作用网络之外的全新化学实体预测潜在靶标的不足，极大地拓展了此类基于网络的方法的应用范围。但也还有一些潜在的局限性，比如，预测准确性方面还有一定的提升空间。

为此，我们在 SDTNBI 方法中引入了三个参数 $\alpha$、$\beta$、$\gamma$，发展了新的药物-靶标预测方法 bSDTNBI（Balanced SDTNBI）[54]。这三个参数分别用于调整：①不同类型节点的初始资源分配；②不同类型边的权重设置；③枢纽节点的影响。其中，在初始资源分配时，为每个药物节点拥有的两种节点（即子结构和靶标）分别分配总量为 $\alpha$ 和 $1-\alpha$ 的初始资源。同时，将每个药物节点拥有的两种边（即药物-子结构、药物-靶标）分别赋予 $\beta$ 和 $1-\beta$ 的权

重。此外，在控制枢纽节点影响方面：在 $\gamma < 0$ 时，资源会倾向于不传播到那些枢纽节点，使得它们在预测列表中排名较为靠后；而在 $\gamma > 0$ 时，资源则会倾向于传播到那些枢纽节点，使得它们在预测列表中排名较为靠前。

结果发现，在 $\alpha$、$\beta$ 较小，即药物-子结构关系为辅、药物-靶标关系为主时，模型可以取得较好结果。在此基础上，在 $\gamma < 0$，即也削弱枢纽节点地位时，模型还可以进一步取得更好的结果。在采用一组优化后的参数的情况下，bSDTNBI 在 10 折交叉验证和留一交叉验证中，都获得了比之前的 SDTNBI 更好的表现，甚至在某些方面超越了 NBI 方法（在未超越的方面也能与之保持持平）。此外，我们还使用在 10 折交叉验证中表现最优的 bSDTNBI 全局模型，配合相似性搜索，从 Enamine 化合物库中，为乳腺癌靶标雌激素受体 ERα，筛选了一些潜在的配体小分子，然后进行了体外生物实验测试。结果发现，我们预测的 56 个化合物中，有 27 个在体外实验中表现出了活性（$IC_{50}$ 或 $EC_{50}$ 值小于 $10\mu mol/L$，表 6-2），成功率接近 $50\%$[54]。相比于传统的虚拟筛选方法，这是一个非常高的成功率，说明我们的方法确实能够有效地为小分子预测靶标。

表 6-2 预测化合物对 ERα 的体外活性测试结果[54]

| 化合物 ID | 等级 | $EC_{50}/(\mu mol/L)$ | $IC_{50}/(\mu mol/L)$ | 化合物 ID | 等级 | $EC_{50}/(\mu mol/L)$ | $IC_{50}/(\mu mol/L)$ |
|---|---|---|---|---|---|---|---|
| Z92457891 | 1 | 0.33 | 1.07 | Z56802474 | 3 | 1.35 | NA |
| Z25218907 | 1 | NA | 8.51 | Z55027883 | 3 | NA | 1.03 |
| Z25218929 | 1 | NA | 1.28 | Z46032399 | 4 | NA | 1.11 |
| Z25219066 | 1 | NA | 0.37 | Z46628474 | 4 | NA | 3.68 |
| Z54109200 | 1 | NA | 6.17 | Z19674177 | 4 | NA | 3.71 |
| Z46032404 | 1 | NA | 0.58 | Z19675184 | 4 | NA | 0.8 |
| Z25218942 | 1 | 0.89 | NA | Z286056758 | 4 | NA | 4.25 |
| Z991569394 | 1 | 0.97 | 0.2 | Z19674828 | 5 | NA | 1.32 |
| Z56868143 | 1 | 6.16 | NA | Z19674832 | 5 | NA | 0.2 |
| Z46032353 | 2 | NA | 8.22 | Z46628031 | 5 | NA | 2.99 |
| Z25218345 | 2 | 0.74 | NA | Z19674818 | 6 | 0.79 | 0.26 |
| Z25219162 | 2 | 1.83 | NA | Z19697324 | 13 | NA | 2.05 |
| Z95162908 | 2 | NA | 7.08 | Z19697748 | 20 | NA | 0.96 |
| Z56797264 | 3 | 0.99 | 3.8 | — | — | — | — |
| E2 | — | 0.00024 | NA | Tamoxifen | — | NA | 3.34 |

## 6.6.3 基于随机游走方法

基于随机游走方法是一类被应用于多个领域的常用方法，不仅可以用于推荐系统，还可以用于基因-疾病关联、药物-靶标相互作用的预测。2012 年，Chen 等提出了一种基于随机游走的药物-靶标相互作用的预测方法，名为异质网络上的可重启随机游走（Network-Based Random Walk with Restart on the Heterogeneous Network，NRWRH）[55]。他们首先整合药物-靶标相互作用网络、药物化学结构相似性、靶标序列相似性三类信息，构建了异质网络，如图 6-13 所示。然后，通过在这一异质网络中进行带有重启机制的随机游走的方式，

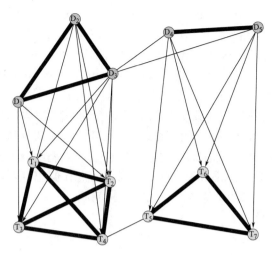

图 6-13　异质网络示例[55]

上面和下面的网络分别是药物相似性网络和靶标相似性网络，两个相似性
网络通过已知的药物-靶标相互作用连接

预测了潜在的药物-靶标相互作用。在之后的研究中，通过引入根据扩展连通性指纹、2D 药效团指纹以及 ROCS 程序计算的几种新型药物相似性，NRWRH 方法又得到了进一步的改进[56]。不过，在参数得到充分优化的情况下，方法的表现基本不受指纹类型的影响。

## 6.6.4　基于基因表达谱方法

基因表达谱（Gene Expression Profile），是指通过构建处于某一特定状态下的细胞或组织的非编码 cDNA 文库、大规模 cDNA 测序、收集 cDNA 序列片段，定性、定量分析其mRNA 群体的组成，从而描绘该特定细胞或组织在特定状态下的基因表达种类和丰度信息，这样编制成的数据表就称为基因表达谱。基因表达谱技术在生物学研究和药物发现中获得了巨大的成功。药物诱导的基因表达谱技术可以用于构建疾病、遗传扰动和药物行为之间的关系。

在哈佛大学和麻省理工学院资助的 Connectivity Map 项目下，研究人员发展了目前最大的药物诱导基因表达谱数据库 CMap（https://portals.broadinstitute.org/cmap/）。最新版本的 CMap 数据库包含 1309 个药物分子与 7000 个基因表达谱[57]。Iorio 等利用 CMap 数据库的数据开发了一个新的计算方法 MANTRA（http://mantra.tigem.it/），用于药物的靶标预测和药物重定位研究[58]。如图 6-14 所示，首先利用药物诱导的基因表达谱数据，计算药物-药物对相似性；接着构建药物-药物网络，并利用图论算法确定药物-药物网络中的社团成员（Community）；最后预测某个药物的新靶标。作者通过计算预测和实验验证发现老药法舒地尔（Fasudil）可作为细胞自噬增强剂，具有潜在的治疗神经退行性疾病的新用途。Dudley 等利用早期版本 CMap 数据库中的 164 个药物的基因表达谱数据构建预测模型，通过实验验证成功发现抗惊厥药物托吡酯（Topiramate）的全新治疗炎症性肠病[59] 的疗效。Sirota 等采用计算方法，利用疾病表达谱数据和 CMap 中的基因表达谱数据，成功发现数个老药的新用途[60]。例如，通过计算预测、体外实验和小鼠异种移植模型，发现抗溃疡药西咪替丁（Cimetidine）具有潜在治疗肺腺癌的疗效。最近，更大规模的药物诱导基因表达谱

数据库 Lincscloud（http：//www.lincscloud.org/）已正式免费对学术界开放使用，目前版本含有1万多个药物或类药活性分子对20000个基因有超过1百万条的诱导基因的表达谱数据。这些海量的药物诱导基因表达谱数据库对药物靶标预测提供了丰富的数据来源，但是也对基于大数据的计算方法发展带来了挑战。虽然 Connectivity Map 的数据获得了一定的应用，但是目前版本还存在一定的潜在问题。例如，Connectivity Map 中每个药物诱导基因的表达谱数据没有重复实验数据，导致实验测定结果存在很高的假阳性率风险。另外，Connectivity Map 某些药物的测试浓度很高，造成药物诱导基因的表达谱数据在体外细胞水平与真实的体内水平存在一定的差距。因此，发展计算方法或实验方法消除 Connectivity Map 数据中的潜在假阳性风险是未来基于基因表达谱方法预测药物靶标继续解决的实际问题。

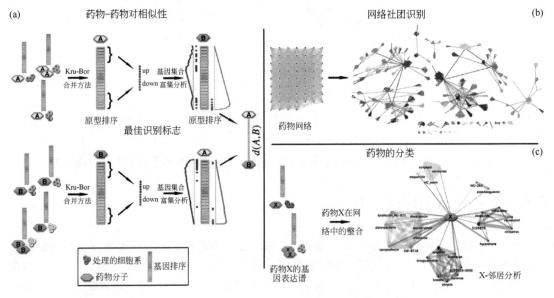

图 6-14　MANTRA 方法原理图示[58]

（a）利用药物靶标谱数据，计算药物-药物对相似性；（b）构建药物-药物网络，
并利用图论算法确定药物-药物网络中的社团成员；（c）预测药物的新靶标

## 6.7　靶标预测方法的应用

　　前面介绍的靶标预测方法在药物设计中具有多方面的应用。比如，可以通过识别潜在靶标而阐明活性化合物的作用方式或作用机制，也可以用于探索配体对覆盖的疾病通路的多向药理学效应，比如中药复方的药效学机制，还能帮助解释化合物的毒性或副作用机制。而且，对上市药物或者临床试验中的候选药物，甚至退市或开发失败的候选药物，如果发现其能作用于与另一疾病机制相关的蛋白质靶标，则可以重新定位到新的适应证，此即药物重定位。下面主要介绍如下两个方面的应用。

## 6.7.1 药物重定位

老药新用，最早是指传统药物如中药中的一种药材被用于治疗多种疾病。现在由于获批上市的药物数量有限，而许多疾病尚未有对症的药物获批，因此医生在临床应用时，根据经验比如疾病相关性原理，将一种药物用于治疗相似的疾病，并具有较明显疗效，此即老药新用，也叫药物重定位（Drug Repositioning，Drug Repurposing，Drug Reprofiling，图 6-15）[61]。比如阿司匹林（Aspirin），最早是作为非甾体抗炎药，用于消炎镇痛，后来被发现具有抗血小板凝聚功能，可用于预防心脏病，现在又被发现可用于治疗结肠癌等多种癌症（表 6-3）。

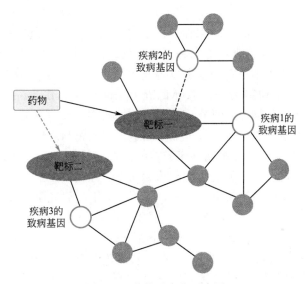

图 6-15　药物重定位示意图

表 6-3　几个成功上市的药物重定位例子[61]

| 药物名称 | 原治疗用途 | 新治疗用途 | 新用途上市时间 |
|---|---|---|---|
| 齐多夫定（Zidovudine） | 癌症 | HIV/AIDS | 1987 |
| 西地那非（Sildenafil） | 心绞痛 | 男性勃起功能障碍 | 1998 |
| 沙利度胺（Thalidomide） | 孕妇晨吐 | 麻风病、多发性骨髓瘤 | 1998、2006 |
| 塞来昔布（Celecoxib） | 关节炎 | 家族性结肠息肉病 | 2000 |
| 度洛西汀（Duloxetine） | 抑郁症 | 压力性尿失禁 | 2004 |
| 雷洛昔芬（Raloxifene） | 骨质疏松症 | 乳腺癌 | 2007 |
| 酮康唑（Ketoconazole） | 真菌感染 | 库欣（Cushing）综合征 | 2014 |
| 阿司匹林（Aspirin） | 镇痛 | 结肠癌 | 2015 |

通常说来，药物获批上市时，都有明确的剂型、剂量和适应证写在药物的标签上，叫做 On-Label；如果该药被医生用于治疗标签上没有指明的新的适应证，就叫做 Off-Label。大部分

Off-Label 是基于医生的临床经验，但缺乏足够的科学研究支持，因此容易导致一些副作用。比如，使用抗生素治疗病毒感染，会增加细菌耐药性的威胁。当然，许多老药的新用途在得到科学研究确证后，可以申请重新上市，用于新的适应证，这样 Off-Label 就变成了 On-Label。比如沙利度胺（Thalidomide），最初于 1957 年被联邦德国等国家批准用于治疗妊娠期呕吐，后因导致数千名海豹畸形新生儿出现，于 1961 年在全球退出市场。后来，科学家证实，沙利度胺具有抗血管生成和免疫抑制剂作用，所以 1998 年被美国 FDA 批准用于治疗麻风病（Celgene 公司开发的沙利度胺 R-异构体），并于 2006 年被批准用于多发性骨髓瘤的治疗（表 6-3）[62]。

由于近年来药物研发的成本越来越高，因此利用药物的多向药理学特性，发现已知药物或临床失败候选药物的新用途，不失为一种有效的药物研发途径。由于老药新用研究过程可以免除已有的药物毒理学和药代动力学评价，因此可以大大缩短研发时间和研发成本。例如常规的药物发现成功率在 0.01% 左右，并要花费 13~15 年的研究时间和 20 亿~30 亿美元的研发费用。然而，老药新用的成功率在 10% 左右，平均研发周期降低到 6.5 年，研发费用降到 3 亿美元[63]。由于药物重定位的研发成本低，而且风险小，很多制药公司和研究机构投入了大量的财力和物力用于药物重定位研究，尤其是开发用于治疗罕见病（Rare Diseases）的药物。比如新兴生物制药公司 NuMedii（http://numedii.com/），基于大数据、人工智能和系统生物学开展药物发现研究，他们发展的药物重定位预测系统，包含有超过 300 种疾病的全基因组分子特征数据，可以更加全面地了解药物与疾病之间的关系。

近 30 年来，各大制药公司在 III 期临床失败的候选药物数量高达 3 万余种，而这些候选药物多数在临床阶段表现出良好的安全性和药代动力学性质，因此对这些失败药物进行重定位研究也具有非常大的实际经济价值。例如，美国国立卫生研究院（NIH）下属的国家推进转化科学中心（National Center for Advancing Translational Sciences，NCATS）专门投资 2000 万美元成立了一个新的计划 "Discovering New Therapeutic Uses for Existing Molecules"，他们从 8 家制药公司手中接受了 58 个临床失败的药物分子用于药物的重定位研究[64]。目前他们收集的药物数据库含有约 3500 个药物分子（包括 2750 个上市药物中的 2500 个，以及 1000 个尚在临床研究中的候选药物），该库也向公众开放使用（https://ncats.nih.gov/expertise/preclinical/npc）。

大部分药物重定位的识别是通过原来的机制或靶标，这叫做在靶重定位（On-Target Repurposing）。这种情况下，靶标不变，只是因为同一个靶标与多种疾病相关联，因而可重定位到新的疾病治疗。一个典型的例子就是西地那非（Sildenafil），美国辉瑞公司 1985 年开始寻找磷酸二酯酶亚型 5（PDE5）抑制剂，希望作为新型抗高血压药物，由此发现了高效低毒的 PDE5 抑制剂西地那非。但研究发现抑制 PDE5 活性会导致血管舒张和血小板抑制，因此计划作为抗心绞痛（Angina）药物进行开发，但临床试验效果不理想；后来改为治疗男性勃起功能障碍（Erectile Dysfunction）而获得成功，于 1998 年被美国 FDA 批准上市；之后又发现 PDE5 在肺动脉高压中具有重要作用，因此又于 2005 年被重新定位于治疗肺动脉高压（表 6-3）。

也有一些药物重定位是通过全新机制或新靶标而实现的，这种情况就叫做脱靶重定位（Off-Target Repurposing）。但这种情况目前还很少见到，主要是因为药物是通过原来的机制或靶标优化得到的，对新机制或新靶标而言，它很可能就不是最优结构，因此一般而言还需要针对新靶标进行结构优化。一个好的例子是多西环素（Doxycycline），该药是四环素类抗生素，通过抑制蛋白质合成而具有抗菌活性，后来发现该药对基质金属蛋白酶也具有强效作用，因此被重定位于治疗牙周炎，但剂量要比用作抗生素时低。

对脱靶重定位而言，靶标预测方法具有重要的作用。最近几年，科学家已发展了大量计算

方法用于药物靶标识别和预测研究，从而应用于药物重定位及药物副作用评价等。这些方法主要分为以下三类：①基于配体方法，如第 8 章介绍的 QSAR 和基于药物分子结构相似性搜索方法，已得到成功应用。②基于结构方法，例如反向分子对接、受体药效团技术已成功用于药物靶标识别与预测及药物重定位等研究。③基于网络方法。本章前面已对这些方法进行了介绍，下面再举一个我们实验室采用分子对接方法发现老药新用途的实际应用例子[65]。

HIV-1 病毒容易产生抗药性。研究发现，在 HIV-1 病毒复制过程中，HIV-1 整合酶与人体蛋白 LEDGF/p75 的相互作用至关重要，如果抑制这种蛋白-蛋白相互作用，则有望克服病毒的抗药性问题。因此，我们以 HIV-1 整合酶催化核心区与已知界面抑制剂化合物 3 的复合物晶体结构（PDB 代码：3LPT）为起点，采用基于对接的虚拟筛选流程（图 6-16），希望从老药库中发现 HIV-1 整合酶-人体 LEDGF/p75 相互作用抑制剂。

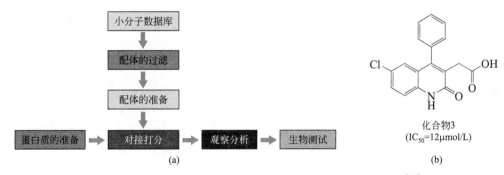

图 6-16　（a）虚拟筛选流程图；（b）已知界面抑制剂化合物 3[65]

我们采用 DrugBank 2.0 版作为老药库，其中含有 1467 个药物。对接之前，我们采用了两步过滤的策略。首先是去除分子量小于 75 或分子量大于 600 的药物，这是由于数据库中包括有一些无机盐和肽类分子；然后根据已报道的活性分子中多数含有羧酸这个结构特征，保留分子结构中含有羧基的药物。经过这两步过滤，就得到了 229 个药物分子。采用 Glide 5.5 标准精度（SP）模式完成分子对接，再使用 MM-GBSA 计算结合自由能，保存小于 $-30$ kcal/mol（1kcal/mol=4.18kJ/mol）的药物分子。通过观察分析配体的对接构象和配体-受体之间的关键相互作用，最后选出了 26 个药物进行购买，并进行 AlphaScreen 生物测试。

26 个购买的药物经过 AlphaScreen 生物测试，结果显示其中 8 个具有较好的抑制活性，其 $IC_{50}$ 值从 $6.5\mu mol/L$ 到 $36.8\mu mol/L$（图 6-17）。尤其是卡比多巴（Carbidopa）和阿托伐他汀（Atorvastatin）这两个药物的活性最高，其 $IC_{50}$ 值分别是 $6.5\mu mol/L$ 和 $8.9\mu mol/L$。

阿托伐他汀是由多个芳香环和一个带有两个羟基的极性脂肪侧链组成的。图 6-18（a）显示阿托伐他汀可能的结合模式包括以下几个特征性的相互作用：①羧基与 A 链残基 Glu170，His171，Thr174 和 B 链残基 Gln95 形成氢键。②一个脂肪链上的羟基与 B 链残基 Thr125 形成了氢键。③苯胺片段与关键残基 B 链 Trp131 形成疏水相互作用。苯胺的芳环与残基 Trp131 上芳环的距离大约是 3.8Å，它们之间很可能形成了 π-π 堆积相互作用。这些相互作用与 LEDGF/p75 和整合酶的相互作用非常类似［图 6-18（b）］，从而达到阻止二者相互作用的目的。

阿托伐他汀是 HMG-CoA 还原酶的强效抑制剂，临床上用于降低血脂水平。由于艾滋病患者在服用蛋白酶抑制剂之后经常会出现血脂增加的现象，所以经常会用到他汀类药物来降低艾滋患者的高胆固醇。之前的研究发现如果感染细胞的胆固醇水平降低了，HIV 病毒的拷贝数也减少了。

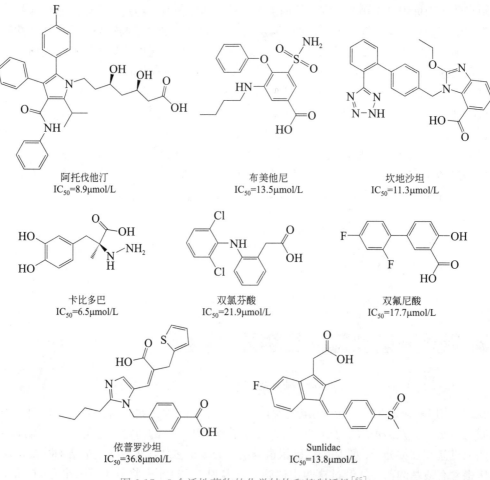

阿托伐他汀
IC$_{50}$=8.9μmol/L

布美他尼
IC$_{50}$=13.5μmol/L

坎地沙坦
IC$_{50}$=11.3μmol/L

卡比多巴
IC$_{50}$=6.5μmol/L

双氯芬酸
IC$_{50}$=21.9μmol/L

双氟尼酸
IC$_{50}$=17.7μmol/L

依普罗沙坦
IC$_{50}$=36.8μmol/L

Sunlidac
IC$_{50}$=13.8μmol/L

图 6-17　8 个活性药物的化学结构和抑制活性[65]

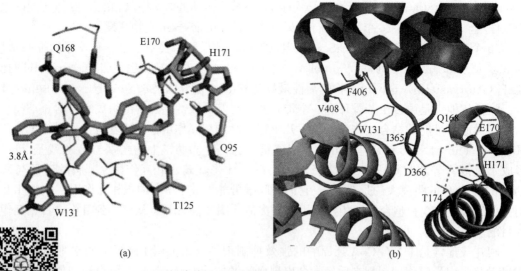

图 6-18　(a) 阿托伐他汀（绿色）与 HIV-1 整合酶的相互作用模式;
(b) 人体 LEDGF/p75 与 HIV-1 整合酶的关键相互作用细节（PDB 代码：2B4J)
蓝色短线表示氢键作用[65]

为了解释这种现象，研究者提出了两种可能的机制。一种机制是他汀类药物作用到了 Rho 鸟苷三磷酸酶，影响到了病毒的进入或出芽，这种作用机制与 HMG-CoA 还原酶的抑制有关。另外一种机制是他汀类药物抑制了细胞间的细胞黏附分子（ICAM-1）与白细胞功能相关的抗原（LFA-1）之间的相互作用，而这种相互作用是病毒侵入细胞所需要的。本研究发现阿托伐他汀能够阻断 p75 对 HIV-1 整合酶的结合，其 $IC_{50}$ 值达到了 $8.9\mu mol/L$。由于 p75 与整合酶的结合是病毒复制的关键环节，因而是一种新的作用机制，并且这种新机制与 HMG-CoA 还原酶的抑制无关。本研究的发现为研究者设计这类实验提供了有益的信息。

## 6.7.2　活性化合物的潜在靶标预测

在药物研究中，我们经常会遇到这种情况，在细胞水平或者表型筛选中发现了某种活性化合物，或者某种中药活性成分，但不清楚其潜在分子机制，因而无法对其进行深入的研究。这时，预测其潜在作用靶标，将具有重要的促进作用。

比如天然产物姜辣素具有抗癌活性的靶标确证。美国明尼苏达大学董子刚课题组发现 [6]-Gingerol（姜辣素）具有抗癌活性，华东理工大学李洪林课题组采用基于小分子探针的反向对接方法 TarFisDock，预测其结合蛋白为白三烯 $A_4$ 水解酶（Leukotriene $A_4$ Hydrolase），继而董子刚小组实验确证了姜辣素与白三烯 $A_4$ 水解酶的相互作用，进而阐明了其抗肿瘤机制。这是反向对接方法成功发现药物作用靶标和给药物作用机制研究提供线索的又一案例，相关研究成果发表在 *Cancer Research* 上[66]。

最近，我们实验室利用前面介绍过的基于网络的 bSDTNBI 方法，构建了一套系统药理学框架（图 6-19），用于为活性天然产物预测潜在的抗癌新靶标和新适应证[67]。

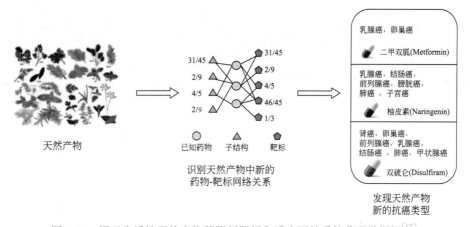

图 6-19　用于为活性天然产物预测新靶标和适应证的系统药理学框架[67]

我们从多个天然产物数据库（包括 TCMD、CNPD、TCMID、TCMSP、TCM@Taiwan 和 UNPD）中收集了 259547 个活性天然产物，然后以实验测定的 $K_i$、$K_d$、$IC_{50}$ 或者 $EC_{50} \leqslant 10\mu mol/L$ 为标准，从 ChEMBL 和 BindingDB 数据库为这些天然产物匹配了已知的药物-靶标相互作用数据。通过筛选、合并，构建了一个针对天然产物的全局药物-靶标相互作用网络，含有 2388 个天然产物、751 个靶标以及它们之间的 7314 对相互作用，其中含有 146 个美国 FDA 批准上市药物和 130 个在研药物与 453 个人体蛋白质形成的 1796 对相互作用。同时，我们还分别使用 STITCH、HIT、CTD 数据库中的数据，构建了三个药物-靶标相互作用网络，作为外部验证集。

基于前面构建的全局药物-靶标相互作用网络，配合 FP4、KR、MACCS、PubChem 四种分子指纹，构建了四个基于网络的预测模型，然后使用 bSDTNBI 方法为上述 2388 个天然产物预测了 680 个潜在靶标，并形成 42225 对相互作用。10 折交叉验证以及基于三个外部验证集的外部验证结果都表明，我们构建的预测模型具有较高的预测准确率。其中，表现最好的是 bSDTNBI_KR 模型，被进一步用于为网络中的天然产物预测排名前 20 的潜在靶标。我们选取三个天然产物白藜芦醇（Resveratrol）、金雀异黄素（Genistein）、山奈酚（Kaempferol）为例进行分析，发现这三个天然产物与 80 个靶标形成了 124 对相互作用（图6-20）。80 个靶标中，48 个为癌症相关靶标；124 对相互作用中，76 对为已知的，48 对为预测的，其中 19 对已被最新发表的实验结果所验证，这些结果进一步说明了我们预测模型的可靠性。

比如，来自于葡萄皮的白藜芦醇，被发现具有广泛的抗癌效果。目前大约有 20 场白藜芦醇抗癌的临床试验正在进行（https://clinicaltrials.gov/），以检测白藜芦醇治疗各种癌症的效果，包括结肠癌和肝癌，但其确切的抗癌作用机制尚不清楚。在图 6-20 中，我们发现

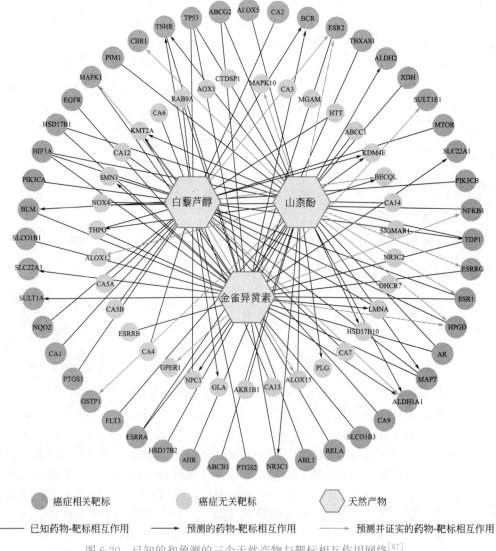

图 6-20　已知的和预测的三个天然产物与靶标相互作用网络[67]

白藜芦醇与 23 个癌症相关蛋白和 21 个非癌蛋白形成了 30 个已知、14 个预测的相互作用。其中我们预测的靶标 15-脂氧酶（ALOX15）和雌激素受体 β（ESR2）已有实验证实。实验证实白藜芦醇是一个弱的 ALOX15 竞争性抑制剂（$IC_{50}$ 值为 $25\mu mol/L$）[68]，也通过拮抗 ESR2 来抑制癌细胞生长[69]，这可以作为其潜在的抗癌机制。

之后，我们又从 OMIM、HuGE Navigator、PharmGKB、CTD 数据库收集了 13 种不同癌症的相关基因（蛋白质）数据。基于前面得到的每个天然产物的已知和预测的靶标数据，我们采用了一种统计学方法，为天然产物预测了潜在的适应证，即可能靶向上述哪种癌症类型。通过对三个天然产物柚皮素（Naringenin）、双硫仑（Disulfiram）、二甲双胍（Metformin）的预测结果进行分析（图 6-21），我们发现一些预测结果也已被文献报道的实验结果所验证。

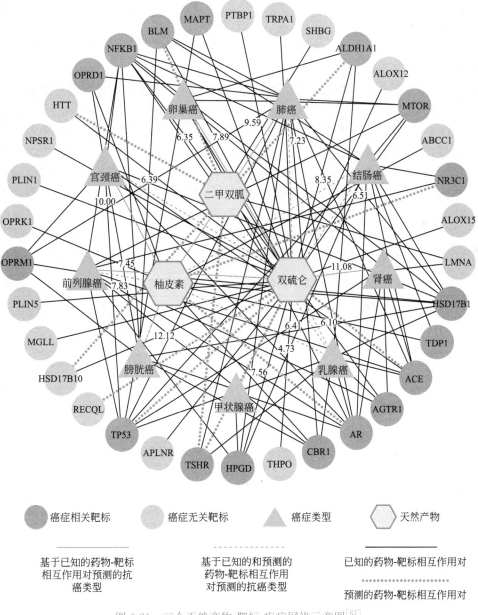

图 6-21　三个天然产物-靶标-疾病网络示意图[67]

此处以柚皮素为例进行较详细的分析。柚皮素是主要存在于柚子、橙子和土豆中，已被报道了其具有多种抗癌活性，包括乳腺癌、结肠癌、胰腺癌、肺癌、前列腺癌等[70]。在图6-21 中，我们预测柚皮素可用于治疗六种癌症类型，包括膀胱癌、肺癌、子宫癌、结肠癌、前列腺癌、乳腺癌，其中四种癌症类型与前面报道的一致。此外，还预测了柚皮素是通过什么靶标产生的治疗作用，比如针对前列腺癌，是通过 AR、AGTR1、ACE、TP53、NFKB1、MTOR、OPRM1、NR3C1 等靶标进行的。

## 6.8　靶标预测的在线资源和工具

高质量的数据来源是保证计算预测模型准确性的重要条件。随着生物信息学技术，特别是数据挖掘和数据库技术的快速发展，很多研究组相继开发了多个高质量且容易使用的药物-靶标相互作用相关数据库，包括 DrugBank、BindingDB、ChEMBL、PubChem、ChemProt、PharmGKB 等（表 6-4）。生物信息学人员可以从这些数据库中获取化合物名称及化学结构信息如 SMILES 代码、蛋白质名称及一级序列等信息。相互作用数据包括结合常数 $K_i$ 值，以及与生物效应相关的 $EC_{50}$ 值和 $IC_{50}$ 值等。另外，其它一些生物信息学或系统生物学相关的数据资源，如生物通路、蛋白-蛋白相互作用、化学基因组学、药物表型（副作用）信息等，可能提供多维空间的建模信息。最后，一些网络分析和可视化工具，如基于 Java 编程语言开发的 Cytoscape 和基于 Python 编程语言开发的 NetworkX，经常被很多科研人员用来进行生物网络可视化和网络拓扑分析。

表 6-4　常用的药物靶标预测在线资源和工具

| 研究者或研究机构 | 名称 | 网址 |
| --- | --- | --- |
| **靶标预测** | | |
| 中科院上海药物研究所 | TarFisDock | http://www.dddc.ac.cn/tarfisdock/ |
| 上海交通大学 | DRAR-CPI | https://cpi.bio-x.cn/drar/ |
| 中国台湾中央研究院应用科学研究中心 | IDTarget | http://idtarget.rcas.sinica.edu.tw/ |
| 华东理工大学 | PharmMapper | http://lilab-ecust.cn/pharmmapper/index.html |
| University of California，San Francisco | SEA | http://sea.bkslab.org/ |
| Charité-University Medicine Berlin | SuperPred | http://prediction.charite.de/ |
| Swiss Institute of Bioinformatics | SwissTargetPrediction | http://swisstargetprediction.ch/ |
| Helmholtz Zentrum München | HitPick V2 | http://mips.helmholtz-muenchen.de/HitPickV2/target_prediction.jsp |
| 华东理工大学 | ChemMapper | http://lilab-ecust.cn/chemmapper/ |
| 华东理工大学 | CPI-Predictor | http://lmmd.ecust.edu.cn/online_services/cpi_predictor/ |

| 研究者或研究机构 | 名称 | 网址 |
|---|---|---|
| **药物-靶标相互作用** | | |
| University of Alberta | DrugBank | http://drugbank. ca/ |
| National University of Singapore | TTD | http://bidd. nus. edu. sg/group/cjttd/ |
| EMBL-European Bioinformatics Institute | ChEMBL | https://www. ebi. ac. uk/chembldb/ |
| University of California，San Diego | BindingDB | http://www. bindingdb. org/ |
| Stanford University | PharmGKB | https://www. pharmgkb. org/ |
| TU Dresden | STITCH | http://stitch. embl. de/ |
| National Center for Biotechnology Information of NIH | PubChem | http://pubchem. ncbi. nlm. nih. gov/ |
| Technical University of Denmark | ChemProt | www. cbs. dtu. dk/services/ChemProt/ |
| The Metabolomics Innovation Centre | T3DB | www. t3db. org/ |
| The Mount Desert Island Biological Laboratory | CTD | http://ctdbase. org/ |
| National Center for Computational Toxicology，U. S EPA | ACToR | http://actor. epa. gov/actor/ |
| 华东理工大学 | admetSAR | http://lmmd. ecust. edu. cn/admetsar1/ |
| **生物通路** | | |
| Bioinformatics Center，Institute for Chemical Research，Kyoto University | KEGG | www. genome. jp/kegg/ |
| Maastricht University | WikiPathways | http://www. wikipathways. org/ |
| European Bioinformatics Institute | Reactome | http://www. reactome. org |
| Memorial Sloan-Kettering Cancer Center | Pathway Commons | http://www. pathwaycommons. org/ |
| **蛋白-蛋白相互作用** | | |
| Université de Montréal | BioGRID | http://thebiogrid. org |
| Institute of Bioinformatics，International Tech Park | HPRD | http://www. hprd. org |
| European Bioinformatics Institute | IntAct | http://www. ebi. ac. uk/intact/ |
| University of Zurich | STRING | http://string-db. org |
| **药物-基因签名** | | |
| Broad Institute | Connectivity Map | http://portals. broadinstitute. org/cmap/ |
| Broad Institute | Lincscloud | http://www. lincscloud. org |
| National Toxicology Program | DrugMatrix | https://ntp. niehs. nih. gov/drugmatrix/ |
| **药物表型（副作用）信息** | | |
| European Molecular Biology Laboratory | SIDER | http://sideeffects. embl. de/ |
| Columbia University | OFFSIDES | http://tatonettilab. org/offsides/ |
| FDA's Adverse Event Reporting Systems | AERS | http://www. fda. gov/Drugs/GuidanceComplianceRegulatoryInformation/Surveillance/AdverseDrugEffects/ |
| Institute for Research in Biomedicine | IntSide | http://intside. irbbarcelona. org/ |
| 华东理工大学 | MetaADEDB | http://lmmd. ecust. edu. cn/online _ services /metaadedb/ |

| 研究者或研究机构 | 名称 | 网址 |
|---|---|---|
| **网络分析和可视化工具** | | |
| Systems Biology in Seattle | Cytoscape | http://www.cytoscape.org/ |
| Los Alamos National Library | NetworkX | https://networkx.github.io/ |
| University of Ljubljana | Pajek | http://vlado.fmf.uni-lj.si/pub/networks/pajek/ |

## 本章小结

本章我们主要介绍了基于网络药理学的药物靶标识别和预测方法的基本概念、初步原理和最近几年该领域发展的一些具有代表性的成功事例。根据我们实验室在这个领域的研究经验，我们把目前的药物靶标识别和预测方法主要分为三大类：基于结构方法、基于配体方法、基于网络方法，这些方法在药物设计、药物靶标发现和药物副作用预测等方面获得了较好的成功。但是，这些方法还比较初步，都还存在着一些不足。我们把目前这些方法存在缺点的几个共性问题进行简要讨论，供同学们思考和讨论。

高质量和化学结构多样性的药物-靶标相互作用网络数据集，特别是同时含有高质量的阴性（负类）样本集的数据对 mt-QSAR 和化学基因组学方法开发和应用至关重要。mt-QSAR 模型的阴性样本集是基于"一对多"原则构建的，这样的分类原则往往导致每个模型的负样本数远远超过正样本数。在很多文献报道工作中，基于计算化学基因组学方法模型，一个常见的问题是，负类数据随机选自未知药物靶标相互作用数据，这样很容易导致预测错误。在我们实验室程飞雄博士等发展的计算化学基因组学方法中，阴性样本集全部基于已报道的负类药物靶标相互作用数据，这种数据选择标准导致阴性样本数远远小于阳性样本数。事实上，目前高质量负类数据集比较难获取。因此，我们倡导研究人员在报道化合物生物测试结果时，除了报道活性数据，也能够多报道非活性数据（阴性实验结果），这将有助于推动该方向发展。与 mt-QSAR 相比，化学基因组学方法模型包含靶标蛋白的生物信息学描述符（如蛋白质的一级序列氨基酸理化性质描述符）。然而，过量的靶标蛋白描述符会导致模型的"过拟合"风险，并增加模型计算复杂度。程飞雄博士等的实验结果发现，适当的描述符筛选可以提高模型预测能力。另外，化合物与蛋白质的相互作用依赖于靶标三维空间中的蛋白质原子结构和化合物结构，而不是蛋白质的简单一级序列。因此，科学家在应用基于蛋白质一级序列的化学基因组学模型时要特别谨慎，尤其要考察模型的预测能力，特别是模型预测外部验证集的泛化能力。最近，几个课题组相继报道了几个新的计算化学基因组学方法，如基于激酶核的模型、基于蛋白质残基碎片对的化学基因组模型等。因此，计算化学基因组学方法的发展及其在药物发现中的应用还有很长的路要走。

最近，基于复杂网络（如社会网络中的推荐算法）算法中的链路预测方法而发展的网络预测算法在解决药物靶标二部网络的预测问题时获得了巨大成功和多个成功的研究案例。但是，目前这些方法还存在一定的缺陷。例如，常规的网络预测方法只能对网络内已存在的药物分子进行靶标识别预测研究，无法对网络外部全新的药物分子进行靶标预测。但是，制药公司等还有成千上万的全新化合物分子，包括临床 I~III，因临床体内疗效不佳而失败的化合物。对这些全新化合物，包括临床失败化合物进行靶标预测显得尤为重要。最近，我们实

验室的博士生吴曾睿等开发了基于化学信息学（如药物子结构）驱动的网络推理算法，用于全新化合物的靶标识别和预测研究，并获得了较好的研究。另外，对目前的网络预测算法计算统计学的显著性分析，也将会明显提高算法的预测准确度。

尽管药物靶标识别与预测近年获得了较多的重视并得到了较好的发展。但是，很多方法和模型构建还处于初级阶段。本章所介绍的方法都是基于已知活性化合物而发展的，对于尚未有任何已知活性化合物的全新靶标，目前还无法预测。尤其是对与疾病相关的全新靶标的预测，需要综合应用生物信息学、系统生物学和各种组学数据而进行，并发展新的关键节点识别算法。未来对这些方法进行改进，特别是利用好目前高通量技术产生的多维生物和药理数据建模，显得尤为重要。

## 思 考 题

1. 试述靶标预测在药物设计中的科学意义和潜在应用价值。
2. 什么是网络药理学？网络药理学对药物设计有何促进作用？
3. 常见的基于结构的靶标预测方法有哪些？主要步骤是什么？各有何优缺点？
4. 常用的基于配体的靶标预测方法有哪些？其主要依据是什么？有哪些成功应用案例？
5. 与前面基于结构和基于配体的方法相比较，基于网络的靶标预测方法有何特点？
6. 从 NBI 到 bSDTNBI 方法，主要扩展了什么预测功能？还存在什么问题尚待解决？
7. 什么叫药物重定位？试举几个成功案例。主要的药物重定位预测方法有哪些？
8. 试列举几个常用的靶标预测工具，并尝试用于预测一个活性化合物的潜在靶标。

## 参考文献

[1] Mestres J，Gregori-Puigjané E，Valverde S，et al. The topology of drug-target interaction networks：implicit dependence on drug properties and target families. Mol. Biosyst.，2009，5：1051-1057.

[2] Santos R，Ursu O，Gaulton A，et al. A comprehensive map of molecular drug targets. Nat. Rev. Drug Discov.，2017，16（1）：19-34.

[3] Floris M，Olla S，Schlessinger D，et al. Genetic-driven druggable target identification and validation. Trends in Genetics，2018，34（7）：558-570.

[4] Wu Z，Li W，Liu G，et al. Network-based methods for prediction of drug-target interactions. Front. Pharmacol.，2018，9：1134.

[5] Kitano H. Systems biology：a brief overview. Science，2002，295：1662-1664.

[6] Kitano H. Computational systems biology. Nature，2002，420：206-210.

[7] Barabasi A L，Oltvai Z N. Network biology：understanding the cell's functional organization. Nat. Rev. Genet.，2004，5：101-113.

[8] Yildirim M A，Goh K I，Cusick M E，et al. Drug-target network. Nat. Biotechnol.，2007，25：1119-1126.

[9] Hopkins A L. Network pharmacology. Nat. Biotechnol.，2007，25：1110-1111.

[10] Hopkins A L. Network pharmacology：the next paradigm in drug discovery. Nat. Chem. Biol.，2008，4：682-690.

[11] Barabasi A L，Gulbahce N，Loscalzo J. Network medicine：a network-based approach to human disease. Nat. Rev. Genet.，2011，12：56-68.

[12] Goh K I，Cusick M E，Valle D，et al. The human disease network. Proc. Natl. Acad. Sci. USA，2007，104（21）：8685-8690.

[13] Jacunski A，Tatonetti N P. Connecting the dots：applications of network medicine in pharmacology and disease. Clin. Pharmacol. Ther., 2013, 94 (6)：659-669.

[14] Cheng F，Liu C，Jiang J，et al. Prediction of drug-target interactions and drug repositioning via network-based inference. PLoS Comput. Biol., 2012, 8：e1002503.

[15] 方坚松，刘艾林，杜冠华. 基于化学信息学方法预测药物靶点的研究进展. 药学学报，2014，49（10）：1357-1364.

[16] Sydow D，Burggraaff L，Szengel A，et al. Advances and challenges in computational target prediction. J. Chem. Inf. Model., 2019, 59 (5)：1728-1742.

[17] Kharkar P S，Warrier S，Gaud R S. Reverse docking：a powerful tool for drug repositioning and drug rescue. Future Med. Chem., 2014, 6 (3)：333-342.

[18] Rognan D. Structure-based approaches to target fishing and ligand profiling. Mol. Inf., 2010, 29：176-187.

[19] Chen Y Z，Zhi D G. Ligand-protein inverse docking and its potential use in the computer search of protein targets of a small molecule. Proteins, 2001, 43：217-226.

[20] Li H L，Gao Z T，Kang L，et al. TarFisDock：a web server for identifying drug targets with docking approach. Nucleic Acids Res., 2006, 34：W219-W224.

[21] Cai J H，Han C，Hu T C，et al. Peptide deformylase is a potential target for anti-Helicobacter pylori drugs：reverse docking，enzymatic assay，and X-ray crystallography validation. Protein Sci., 2006, 15：2071-2081.

[22] Gao Z T，Li H L，Zhang H L，et al. PDTD：a web-accessible protein database for drug target identification. BMC Bioinf., 2008, 9：104.

[23] Luo H，Chen J，Shi L M，et al. DRAR-CPI：a server for identifying drug repositioning potential and adverse drug reactions via the chemical-protein interactome. Nucleic Acids Res., 2011, 39：W492-W498.

[24] Wang J C，Chu P Y，Chen C M，et al. idTarget：a web server for identifying protein targets of small chemical molecules with robust scoring functions and a divide-and-conquer docking approach. Nucleic Acids Res., 2012, 40：W393-W399.

[25] Fang J，Shen J，Cheng F，et al. Computational insights into ligand selectivity of estrogen receptors from pharmacophore modeling. Mol. Inf., 2011, 30：539-549.

[26] Liu X，Ouyang S，Yu B，et al. PharmMapper server：a web server for potential drug target identification using pharmacophore mapping approach. Nucleic Acids Res., 2010, 38：W609-W614.

[27] Wang X，Shen Y，Wang S，et al. PharmMapper 2017 update：a web server for potential drug target identification with a comprehensive target pharmacophore database. Nucleic Acids Res., 2017, 45：W356-W360.

[28] Yuan D P，Long J，Lu Y，et al. The forecast of anticancer targets of cryptotanshinone based on reverse pharmacophore-based screening technology. Chin. J. Nat. Med., 2014, 12 (6)：443-448.

[29] Wolber G，Langer T. LigandScout：3D-pharmacophores derived from protein-bound ligands and their use as virtual screening filters. J. Chem. Inf. Model., 2005, 45 (1)：160-169.

[30] Rollinger J M，Schuster D，Danzl B，et al. *In silico* target fishing for rationalized ligand discovery exemplified on constituents of Ruta graveolens. Planta Med., 2009, 75：195-204.

[31] Willett P，Barnard J M，Downs G M. Chemical similarity searching. J. Chem. Inf. Comput. Sci., 1998, 38 (6)：983-996.

[32] Willett P. Similarity-based virtual screening using 2D fingerprints. Drug Discov. Today, 2006, 11：1046-1053.

[33] Keiser M J,Roth B L,Armbruster B N,et al. Relating protein pharmacology by ligand chemistry. Nat. Biotechnol., 2007,25(2):197-206.

[34] Keiser M J，Setola V，Irwin J J，et al. Predicting new molecular targets for known drugs. Nature, 2009, 462 (7270)：175-181.

[35] Lounkine E，Keiser M J，Whitebread S，et al. Large-scale prediction and testing of drug activity on side-effect targets. Nature, 2012, 486 (7403)：361-367.

[36] Dunkel M，Günther S，Ahmed J，et al. SuperPred：drug classification and target prediction. Nucleic Acids Res., 2008，36：W55-W59.

[37] AbdulHameed M D M，Chaudhury S，Singh N，et al. Exploring polypharmacology using a ROCS-based target fishing approach. J. Chem. Inf. Model., 2012, 52：492-505.

[38] Rush III T S，Grant J A，Mosyak L，et al. A shape-based 3D-scaffold hopping method and its application to a bac-

terial protein-protein interaction. J. Med. Chem., 2005, 48: 1489-1495.

[39] Liu X, Jiang H, Li H. SHAFTS: a hybrid approach for 3D molecular similarity calculation. 1. Method and assessment of virtual screening. J. Chem. Inf. Model., 2011, 51: 2372-2385.

[40] Gong J, Cai C, Liu X, et al. ChemMapper: a versatile web server for exploring pharmacology and chemical structure association based on molecular 3D similarity method. Bioinformatics, 2013, 29: 1827-1829.

[41] Yera E R, Cleves A E, Jain A N. Chemical structural novelty: on-targets and off-targets. J. Med. Chem., 2011, 54: 6771-6785.

[42] Campillos M, Kuhn M, Gavin A C, et al. Drug target identification using side-effect similarity. Science, 2008, 321 (5886): 263-266.

[43] Ding H, Takigawa I, Mamitsuka H, et al. Similarity-based machine learning methods for predicting drug-target interactions: a brief review. Brief. Bioinform., 2014, 15 (5): 734-747.

[44] Cheng F, Zhou Y, Li J, et al. Prediction of chemical-protein interactions: multitarget-QSAR versus computational chemogenomic methods. Mol. BioSyst., 2012, 8 (9): 2373-2384.

[45] Nidhi, Glick M, Davies J W, et al. Prediction of biological targets for compounds using multiple-category Bayesian models trained on chemogenomics databases. J. Chem. Inf. Model., 2006, 46: 1124-1133.

[46] Nigsch F, Bender A, Jenkins J L, et al. Ligand-target prediction using Winnow and naive Bayesian algorithms and the implications of overall performance statistics. J. Chem. Inf. Model., 2008, 48: 2313-2325.

[47] Niwa T. Prediction of biological targets using probabilistic neural networks and atom-type descriptors. J. Med. Chem., 2004, 47: 2645-2650.

[48] Wale N, Karypis G. Target fishing for chemical com-pounds using target-ligand activity data and ranking based methods. J. Chem. Inf. Model., 2009, 49: 2190-2201.

[49] Koutsoukas A, Lowe R, KalantarMotamedi Y, et al. *In silico* target predictions: defining a benchmarking data set and comparison of performance of the multiclass Naïve Bayes and Parzen-Rosenblatt window. J. Chem. Inf. Model., 2013, 53: 1957-1966.

[50] Yamanishi Y, Araki M, Gutteridge A, et al. Prediction of drug-target interaction networks from the integration of chemical and genomic spaces. Bioinformatics, 2008, 24: i232-i240.

[51] Hansen N T, Brunak S, Altman R B. Generating genome-scale candidate gene lists for pharmacogenomics. Clin. Pharmacol. Ther., 2009, 86: 183-189.

[52] Cheng F, Zhou Y, Li W, et al. Prediction of chemical-protein interactions network with weighted network-based inference method. PLoS ONE, 2012, 7 (7): e41064.

[53] Wu Z, Cheng F, Li J, et al. SDTNBI: an integrated network and chemoinformatics tool for systematic prediction of drug-target interactions and drug repositioning. Briefings in Bioinformatics, 2017, 18 (2): 333-347.

[54] Wu Z, Lu W, Wu D, et al. *In silico* prediction of chemical mechanism-of-action via an improved network-based inference method. British J. Pharmacol., 2016, 173 (23): 3372-3385.

[55] Chen X, Liu M X, Yan G Y. Drug-target interaction prediction by random walk on the heterogeneous network. Mol. BioSyst., 2012, 8 (7): 1970-1978.

[56] Seal A, Ahn Y Y, Wild D J. Optimizing drug-target interaction prediction based on random walk on heterogeneous networks. J. Cheminformatics, 2015, 7: 40.

[57] Lamb J, Crawford E D, Peck D, et al. The Connectivity Map: using gene-expression signatures to connect small molecules, genes, and disease. Science, 2006, 313: 1929-1935.

[58] Iorio F, Bosotti R, Scacheri E, et al. Discovery of drug mode of action and drug repositioning from transcriptional responses. Proc. Natl. Acad. Sci. USA, 2010, 107: 14621-14626.

[59] Dudley J T, Sirota M, Shenoy M, et al. Computational repositioning of the anticonvulsant topiramate for inflammatory bowel disease. Sci. Transl. Med., 2011, 3: 96ra76.

[60] Sirota M, Dudley J T, Kim J, et al. Discovery and preclinical validation of drug indications using compendia of public gene expression data. Sci. Transl. Med., 2011, 3: 96ra77.

[61] Pushpakom S, Iorio F, Eyers PA, et al. Drug repurposing: progress, challenges and recommendations. Nat. Rev. Drug Discov., 2019, 18: 41-59.

[62] Boguski M S, Mandl K D, Sukhatme V P. Repurposing with a difference. Science, 2009, 324: 1394-1395.

［63］ Nosengo N. New tricks for old drugs. Nature，2016，534：314-316.

［64］ Southan C，Williams A J，Ekins S. Challenges and recommendations for obtaining chemical structures of industry-provided repurposing candidates. Drug Discov. Today，2013，18：58-70.

［65］ Hu G，Li X，Sun X，et al. Identification of old drugs as potential inhibitors of HIV-1 integrase-human LEDGF/p75 interaction via molecular docking. J. Mol. Modeling，2012，18 (12)：4995-5003.

［66］ Jeong C H，Bode A M，Pugliese A，et al. [6]-Gingerol suppresses colon cancer growth by targeting leukotriene $A_4$ hydrolase. Cancer Res.，2009，69 (13)：5584-5591.

［67］ Fang J，Wu Z，Cai C，et al. Quantitative and systems pharmacology. 1. *In silico* prediction of drug-target interaction of natural products enables new targeted cancer therapy. J. Chem. Inf. Model.，2017，57 (11)：2657-2671.

［68］ MacCarrone M，Lorenzon T，Guerrieri P，et al. Resveratrol prevents apoptosis in K562 cells by inhibiting lipoxygenase and cyclooxygenase activity. Eur. J. Biochem.，1999，265：27-34.

［69］ Robb E L，Stuart J A. Resveratrol interacts with estrogen receptor-beta to inhibit cell replicative growth and enhance stress resistance by upregulating mitochondrial superoxide dismutase. Free Radical Biol. Med.，2011，50：821-831.

［70］ Mir I A，Tiku A B. Chemopreventive and therapeutic potential of naringenin, a flavanone present in citrus fruits. Nutr. Cancer，2015，67：27-42.

------ 拓展阅读 ------

［1］ 程飞雄. 系统药物设计方法发展及应用研究 [D]. 上海：华东理工大学，2013.

［2］ 吴曾睿. 基于网络的药物设计方法发展及其在抗癌药物研究中的应用 [D]. 上海：华东理工大学，2018.

# 第7章
# 计算机辅助先导化合物发现

**学习要点**

◎ 了解合理药物设计的基本概念和主要类型；

◎ 了解计算机辅助先导物发现的主要途径；

◎ 掌握分子对接的基本概念，熟悉打分函数主要类型；

◎ 掌握药效团模型的基本概念，掌握药效团模建的主要方法和技能；

◎ 掌握虚拟筛选的基本概念，熟练掌握基于靶标结构的虚拟筛选和基于配体的虚拟筛选方法，了解二者的区别与联系；

◎ 掌握从头设计的基本概念和主要方法；

◎ 具有应用相关技能进行先导物发现的基本能力。

## :::::: 7.1 合理药物设计概述 ::::::

前面第 2 章已经介绍了计算机辅助药物设计的基础是药物-靶标相互作用，药物与靶标的结合遵循"锁钥"模式或"诱导-契合"模式，二者之间的几何形状和化学性质应相互匹配，这是药物设计的基本原则。药物设计的方法主要有基于结构（Structure-Based）药物设计、基于性质（Property-Based）药物设计和基于机理（Mechanism-Based）药物设计。基于结构药物设计主要从药物分子和/或靶标分子的三维结构知识出发进行药物发现和设计；基于性质药物设计主要从化学小分子的有关性质尤其是分子的药代动力学性质和毒性出发进行药物发现和设计；基于机理药物设计主要从靶标的生物学功能如酶的催化作用机理或蛋白质在疾病形成的信号通路中的作用机理等出发进行药物发现和设计。其中后两种方法通常与基于结构药物设计方法综合应用。这些方法现在统称为合理药物设计（Rational Drug Design）[1]。

根据对靶标结构知识掌握的多少，药物设计又可以分为直接药物设计和间接药物设计两

种。直接药物设计即基于靶标结构药物设计，间接药物设计即基于配体药物设计。如已有实验测定的靶标三维结构，最好是靶标-配体复合物结构，则可基于靶标结构进行直接药物设计；如靶标实验结构未知，但一级氨基酸序列已知，并且同源蛋白实验结构已知，则可首先采用同源模建等方法预测靶标的三维结构，然后基于预测的靶标结构进行直接药物设计；如对靶标结构所知甚少，但有一系列活性类似物可以利用，则可基于配体结构和活性数据进行间接药物设计。如既有受体结构知识又有配体结构与活性知识，则可将直接药物设计和间接药物设计结合起来应用。在设计某一特定类型的药物分子时，上述各种方法最好能综合起来应用，且对受体和配体的已有知识掌握得越多，设计出来的结果就越可靠。分子对接（Molecular Docking）[2] 是基于结构药物设计的基础，而药效团模建（Pharmacophore Modeling）[3] 则是基于配体药物设计的基础。

第 5 章已经介绍过，传统药物设计可分为先导化合物发现和先导化合物优化两个相继的过程，相应地，计算机辅助药物设计也可以分为计算机辅助先导化合物发现和计算机辅助先导化合物优化两个阶段。自 20 世纪 60 年代初 QSAR 出现以来[4]，计算机辅助药物设计方法主要用于先导化合物优化，用于先导化合物发现阶段还只是最近二十几年的事情，尤其是 1998 年虚拟筛选（Virtual Screening）的概念被提出来以后[5]，计算机辅助先导化合物发现才得到迅速的发展。

计算机辅助先导化合物发现方法通常可分为两大类：虚拟筛选和全新药物设计（De Novo Drug Design，图 7-1）[6]。虚拟筛选是指针对一个特定的药物作用靶标，在计算机上快速而有效地从一个大型数据库中筛选出所需要的化合物结构，从而大大缩短实验筛选的时间、减少实验工作量和花费，同时提高成功的概率；全新药物设计则是指根据靶标的结构和性质特征，从头开始设计出与靶标结合部位形状和性质相匹配的小分子结构。根据靶标结构已知与否，虚拟筛选又相应地分为基于分子对接的虚拟筛选和基于药效团的数据库搜索，全新药物设计也可分为基于靶标结构的全新设计和基于药效团的全新设计。

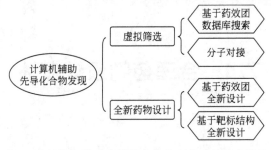

图 7-1　计算机辅助先导化合物发现的基本技术概览

以购买一件新衣服来打个比方，虚拟筛选就好比到服装店去买现成的衣服，而全新设计则好比自己买布料请裁缝做衣服。基于靶标结构的虚拟筛选好比本人亲自到服装店去一件件试穿衣服，这样很容易买到颜色、花样合适的衣服；基于配体结构的虚拟筛选则好比本人不亲自去试，而是让别人把需要买的衣服的尺寸如肩宽、袖长、领口、下摆等拿到服装店，以这些尺寸去寻找符合要求的衣服。同样地，基于靶标结构的全新设计好比让裁缝量体裁衣；基于配体结构的全新设计则好比让裁缝根据一件已知衣服的关键尺寸进行裁剪。

这两种方法各有优缺点，仍以买衣服为例：到服装店买到衣服可以马上穿起来，这是其优点，但缺点是首先必须要到一个合适的服装店，即该店中含有你需要的那一类衣服，如成人到童装店就不能买到合身的衣服，也就是说虚拟筛选首先要选择一个合适的数据库；量体

裁衣的优点是衣服很合身，但缺点是不能马上穿，因为还需要缝制的过程，也就是说全新设计的分子需要合成的过程，并可能遇到难以被合成的问题。

基于靶标结构的虚拟筛选和全新设计需要使用分子对接技术，而基于配体结构的虚拟筛选和全新设计则需要使用药效团模建技术。因此本章将对分子对接、药效团模建、虚拟筛选和全新药物设计分别予以介绍，这些都是目前学术界和制药企业发现先导化合物的常用技术。

# 7.2　分子对接

随着分子生物学和结构生物学的快速发展，以及 X 射线和 NMR 等技术的不断进步，越来越多的具有重要生理功能的生物大分子（蛋白质、核酸等）及其复合物的三维结构被测定出来。这些结构为利用分子对接（Molecular Docking）方法发现和优化新的先导化合物，以及研究药物和靶标之间详细的相互作用奠定了坚实的基础。在现今的新药研发流程中，分子对接已成为一种经常用到且非常有效的药物发现和设计工具。

## 7.2.1　分子对接基本概念

分子对接是指利用算法将配体小分子（如药物）放置到受体大分子（如靶标蛋白）的结合位点（Binding Site），寻找其在结合口袋中的合理取向和结合构象（Pose），使得配体和受体之间的形状和性质匹配达到最佳的过程（图 7-2）。分子对接的最初思想来源于 1894 年 Emil Fischer 关于酶和底物的"锁钥"模式（Lock-and-Key Model）[7]，即底物和酶结合首先必须几何形状上要匹配。真正算法上的实现是在 1982 年，美国加州大学旧金山校区（UCSF）的 Irwin Kuntz 教授率先提出了"分子对接（Molecular Docking）"概念[8]，并发表了第一个分子对接软件 DOCK，至今仍被广泛应用。DOCK 最新版本为 6.8，读者可从其主页（http://dock.compbio.ucsf.edu/）免费下载使用。

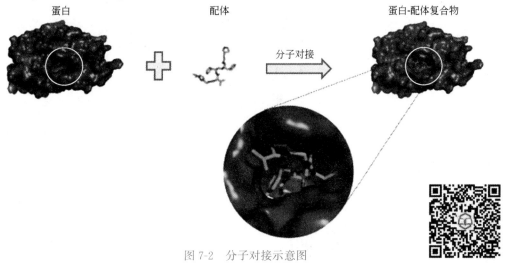

图 7-2　分子对接示意图

药物分子在产生药效的过程中，需要与靶标相互结合，这就要求两个分子要充分接近并采取合适的取向以使二者在必要的部位相互契合，发生相互作用，继而通过适当的构象调整，得到一个稳定的复合物构象。因此，分子对接在药物设计中具有十分重要的作用。

分子对接实际包括两个步骤：第一步是搜索配体小分子在受体结合口袋的位置、取向和构象，即对接（Docking）；第二步是对配体小分子的不同结合模式，从能量上进行评判，看是否合适，即打分（Scoring）。前者涉及小分子与受体结合时的构象取样算法，后者则依靠打分函数（Scoring Function）来实现。

这里要注意区分两个相关概念：结合位点是指蛋白质靶标上供配体结合的地方，一般是蛋白质表面的一个较深的口袋或狭缝，也叫结合口袋（Binding Pocket）；结合构象是指配体在结合位点的几何体，包括位置、取向及构象。分子对接不是去识别结合位点，而是预测配体的结合构象。

尽管现在算法和计算机运算速度较以前有了显著提高，但要搜索小分子和受体结合的整个构象空间仍然不太现实，因而在分子对接过程中引入了不同程度的近似处理。依据近似处理程度的不同，可以将分子对接分为三种模式：刚性对接、半柔性对接、柔性对接。刚性对接是指将配体和受体构象都当作刚性处理，以降低计算量，主要用在DOCK 软件的早期版本中，现在一般不再使用。半柔性对接是指受体保持刚性，配体则完全当作柔性分子进行处理，当前的大多数分子对接软件都采用这种模式。这种模式在一些体系中应用很成功，但由于其忽略了受体对小分子配体结合的影响，因而对许多其它体系对接的成功率并不高。计算能力的提升，使得将受体柔性引入分子对接变得可能。近年来发展了一些方法，在对接过程中既可以考虑小分子的柔性，又可以考虑受体部分区域（如结合口袋中的残基）的柔性。例如，分子对接软件 Glide 中的诱导-契合对接（Induced-Fit Docking）就是这种对接模式（图 7-3）[9]。在 AutoDock 4.0 以后的版本中，也可以设置部分残基的侧链为柔性。但限于目前的计算能力，在分子对接中考虑受体全部原子的柔性尚未实现。

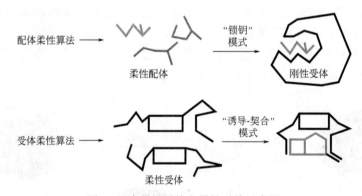

图 7-3　半柔性对接和柔性对接示意图

## 7.2.2　分子对接的一般流程

分子对接大体包括 6 个步骤：受体结构准备，结合位点确定，配体结构准备，对接参数设置，对接过程，结果后处理。

首先是受体结构准备。受体结构通常从蛋白质数据库（PDB）中获得，一般晶体结构都

含有结晶水分子，因此需要先把水分子去掉，但那些已知在配体结合中起着重要作用的水分子需要保留。晶体结构中所有氢原子都省略了，因此也需要补充完整氢原子。在这个过程中，一般残基是没有问题的，只是酸性和碱性残基的质子化状态需要明确，包括天冬氨酸和谷氨酸的侧链是—COO⁻还是—COOH（后者有氢键供体，而前者没有），组氨酸侧链的咪唑环比较复杂，要明确是两个 N 原子上都有氢原子的质子化状态，还是只在一个 N 原子上有 H 原子的中性状态，如是后者，还要确定是哪个 N 原子。结合口袋里残基的质子化状态如果弄错了，将会影响对接结果的可靠性。另外，为了结晶而添加的助溶剂等分子也需要从晶体结构中去掉。如果有残基缺失，还需要补充完整这些缺失的残基（采用分子模拟软件预测补充）。在所有原子补充完整后，最后要添加所有受体原子的电荷。

其次是结合位点确定。如果受体结构是复合物晶体结构，则比较简单，只需将复合物中的配体去除，留下的腔体就是结合位点。如果是单体蛋白或者同源模建的蛋白结构，则需要参考定点突变等实验数据或者同源蛋白的结合位点信息来确定。还可以使用商业软件模块如 SiteMap 等来预测结合位点。

接下来是配体结构准备。通常配体小分子结构可从多种途径获得，比如从已知数据库中获得，或者通过 Sdf 文件、SMILES 格式自动产生，还可以使用分子模拟软件现画一个，然后进行结构优化而得。如是小分子数据库，则参照后面 7.4 节"虚拟筛选"进行处理。在小分子结构准备过程中，要特别注意手性中心的构象不要弄错，以及互变异构形式及质子化状态也要根据 pH 值进行确认，因为这可能影响氢键结合能量的预测。确定好以后也要对所有原子添加电荷。

然后就是使用对接软件进行对接了。相关参数设置，可以先使用软件预设值，然后再根据初步对接结果进行调整。如有复合物晶体结构，可以先将已知配体对接再进入结合口袋，以确定相应的参数、打分函数的类型及参数设置。一般可多得到一些对接构象，并用打分函数从高到低进行排序。

等对接、打分完成以后，还需要进行结果后处理。通过对前面各对接构象进行分析，并参考相关实验依据，确定最可能的结合构象，然后分析配体与受体之间的相互作用细节，从而为进一步的研究打下基础。

## 7.2.3  配体构象搜索方法

在分子对接中，配体小分子在受体结合口袋会有不同的取向和构象，其中配体构象搜索方法起重要作用。实际上对接问题的核心，就是在指定的构象空间内，采用合适的算法搜索合适的配体构象的过程[10]。目前已经发展了多种方法用以搜索分子对接过程中配体的构象空间，大体可以分为三类：系统搜索（Systematic Search）、随机搜索（Random or Stochastic Search）和基于模拟的搜索（Simulation-based Search）。

### （1）系统搜索

系统搜索方法旨在搜索分子的所有自由度空间。这类方法又可以进一步分为构象搜索法（Conformational Search）、片段化法（Fragmentation）和构象库法。

构象搜索法是将配体小分子的所有可旋转键按照一定步长转动 $360°$，以产生所有可能的构象组合。用这种方法所产生的构象数目会随着可旋转键数目的增加而呈指数级增加，这样一来可能会导致组合爆炸问题。因此在实际应用中一般不单独使用这种方法，通常会对配体进行某些限制以降低计算量。

片段化法是将组成分子的片段通过连接（Link）或生长（Grow）的方式，在靶标结合口袋中逐步生成完整的小分子。一种策略是把几个片段先对接到结合口袋，然后通过共价键将这些片段连接成完整的配体分子；另一种策略是将配体分子分解成刚性片段（核心片段）和柔性片段（侧链）。先将核心片段对接到活性口袋，然后将侧链以生长的方式加到核心片段上以连接成完整的配体小分子。例如，DOCK、FlexX、LUDI 等软件都是应用片段化方法完成对接。DOCK 软件就是先把核心片段通过立体互补原则放置于结合口袋，然后通过生长的方式将侧链连接到放好的片段上，连接侧链时搜索每个键的空间取向。最后通过修整算法删去不合理的构象以降低计算量。

构象库法是应用预先生成的构象库（构象系综）来处理小分子柔性。例如，程序 FLOG 就是通过距离几何方法对每个分子产生 25 个数据库构象，然后通过刚性对接模式将这些构象对接到结合口袋，以减少计算量。

### （2）随机搜索

随机搜索方法是通过对单个分子或一组分子随机改变来取样构象空间。利用预先定义的概率函数，判断是接受还是舍弃配体分子上一步新生成的构象，包括蒙特卡洛法（Monte Carlo）、遗传算法（Genetic Algorithm）和禁忌搜索（Tabu Search）算法等。

蒙特卡洛法利用预先定义的波尔兹曼概率函数（Boltzmann Probability Function）为依据，判断是否接受配体新生成的构象。蒙特卡洛法在跨越能垒方面比较有优势，因而能更完整地搜索构象空间。ICM、MCDOCK 和 DockVision 等程序使用的都是基于蒙特卡洛的算法。

遗传算法是一种基于生物遗传和进化思想的算法。遗传算法从代表配体分子构象的初始种群（Population）开始，种群里的每个构象（个体）都由描述分子平动、转动等的变量（也即基因）定义。通过对种群进行遗传操作（突变、交叉、继承）来取样配体的构象空间，直到优化出一个种群满足预先定义的适应度函数（Fitness Function）。对接程序 GOLD 和 AutoDock 等均使用遗传算法进行对接。

禁忌搜索算法的基本思想是在对配体分子进行构象空间搜索时，对搜索施加一个限制，以阻止继续搜索构象空间中已经搜索过的区域，从而扩大搜索空间，这样可以避免达到局部最优解。通过计算当前分子坐标和先前已经保留下来的所有构象坐标的均方根偏差（RMSD），来决定是否接受配体分子新的构象。例如，程序 PRO_LEADS 就是利用禁忌搜索算法进行对接的。

### （3）基于模拟的搜索

基于模拟的搜索方法是通过求解牛顿运动方程来探寻小分子的构象空间，应用较多的是分子动力学（MD）和能量最小化（Energy Minimization）两种方法。

虽然分子动力学方法应用范围较广，但在小分子构象取样方面存在一些不足。例如，常规分子动力学方法在有限的模拟时间范围内不能跨越高的势能垒，因而仅能搜索势能面上局部极小点附近的构象。有研究提出不同的策略来克服上述缺陷，例如对模拟体系的不同部分采用不同的温度提高构象空间的取样。另外的一种策略是以配体不同取向为起始点进行分子动力学模拟。

与分子动力学相比，能量最小化的方法只能达到局部极小点，因而很少单独使用来搜索小分子构象。在小分子对接过程中，一般配合其它方法对小分子进行能量的优化。例如，DOCK 程序在每个片段生长后都要进行能量最小化的步骤。

## 7.2.4  受体柔性处理方法

在分子对接中将配体小分子当作完全柔性分子而保持受体刚性，是目前分子对接方法中最常用的模式。这种对接模式对多数体系能有比较好的结果，但对有些体系则不适用。许多体系在结合配体或不同配体后，结构上会有明显的差异（图7-4）。研究表明，即使是活性口袋几个残基位置发生轻微的改变，也会对对接结果产生显著影响。因此在分子对接过程中考虑受体的柔性至关重要。目前已经发展了多种方法可以用来处理分子对接受体的柔性问题，这些方法包括软受体对接（Soft-Receptor Docking）、系综对接（Ensemble Docking）、诱导-契合对接（Induced-Fit Docking）等[11]。

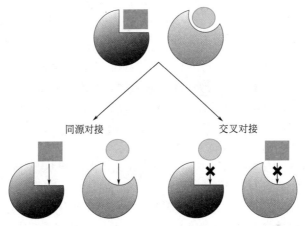

图7-4  同一个蛋白质与不同配体结合形成的复合物晶体结构，不能进行交叉对接[11]

### （1）软受体对接

早期的策略是通过简单地忽略蛋白质结合口袋少数残基的侧链，或对蛋白质骨架进行轻微调整来考虑受体柔性的。后来发展的策略是采用一种隐式方法，即通过弱化（Soften）配体和受体的相互作用能项（通常是范德华作用能项中的 Lennard-Jones 势函数项）以达到增大结合口袋体积的目的。通过这种方法可以模拟受体结合口袋中小的构象改变，如侧链的移动。但另一方面，由于此方法改变了稳定配体和受体结合的网络，通常会降低对接的选择性。软受体方法比较适合于高通量筛选中的初始过滤步骤，因为其能迅速排除那些明显不适合和靶标结合的小分子。在 Dock、Glide 和 AutoDock 等对接程序中，软受体对接可以通过改变势函数半径的比例因子（Scaling Factor）参数值来实现。

### （2）系综对接

系综对接不是以单个受体结构为对接靶标，而是以同一个受体的一组构象作为对接靶标，通过产生的不同构象来考虑受体柔性，因此也叫多构象对接（Multiple Conformations Docking）。系综对接首先需要产生受体的一组构象，也即结构系综。结构系综可以用不同的方法产生，包括基于实验测得的结构和基于计算的方法等。

如果受体靶标已经测得了不止一个结构，就可以用这些结构构建一个结构系综。这些结构通常是来自于实验方法测定的结构，如 X 射线晶体结构和 NMR 结构等。用实验方法测得的结构一般都比较准确，反映了受体实际的构象变化情况，比较真实地涵盖了受体靶标的构象空间。有研究比较过单一结构和多个实验结构的分子对接结果，发现用多个实验结构的结

果要好于基于单一结构的结果。不过问题是，很多受体靶标的结构还没有被实验测定，或者只测得了一个结构。在这些情况下，就无法用实验结构来构建结构系综。这时候就可以利用计算模拟方法来构建靶标受体的结构系综。

分子动力学模拟是应用得最为广泛的生成受体构象系综的计算方法。分子动力学模拟产生的一系列轨迹快照（Snapshot）结构可以直接用于分子对接研究，也可以对分子动力学轨迹结构进行聚类分析或主成分分析提取主要运动模式结构进行分子对接。对于发生在皮秒（ps）到纳秒（ns）时间尺度内的蛋白质构象变化（一般对应于蛋白质残基侧链的转动和轻微的骨架运动），利用分子动力学模拟得到的结构和实验结构比较吻合。但对于超出纳秒尺度发生的大的构象变化，常规分子动力学则难以进行准确地取样。这种情况则需要更先进的采样技术，如副本交换分子动力学（Replica Exchange Molecular Dynamics）、加速分子动力学（Accelerated Molecular Dynamics）和埋拓动力学（Metadynamics）模拟等方法。

正则模式分析（Normal Mode Analysis）是另一种产生结构系综的计算方法。正则模式分析方法可以取样蛋白质大的构象变化，如结构域的运动或柔性环区（Loop）的大幅度摆动。高斯网络模型（Gaussian Network Model）和非均质网络模型（Anisotropic Network Model）是近年来运用得比较多的两种弹性网络模型，被用于对蛋白质和其它生物大分子大幅度运动进行构象取样。弹性网络模型主要是基于对蛋白质的简单化描述以及粗粒化（Coarse-Grained）处理，在相互作用的残基网络中用基于残基的谐振势代替基于原子的势能，使得该方法更适用于研究蛋白质大的构象变化。

通过各种实验和计算方法可得到受体的结构系综，而实现系综对接最容易的方法是把配体分子依次对接到结构系综的每一个结构中。系综里的每一个结构对于对接打分的贡献都是一样的或赋以相同的权重因子。在筛选数据库过程中，将整个数据库分子重复地对接到每一个系综结构，计算非常耗时，并且很多时候会出现冗余，因为系综中的很多结构差异很小。在实际应用中，发展了不同的策略来降低计算量。常用的一个策略是基于结构系综，计算得到一个平均结构，然后利用刚性对接方法进行配体对接操作。还有一种策略是 FlexXE 程序中使用的联合蛋白描述法（United Protein Description）。该方法是先对结构系综中的结构的侧链和骨架进行聚类分析，然后再将它们组合成一个新的蛋白质结构，用于配体的对接。

### （3）诱导-契合对接

诱导-契合对接是在对接过程中对靶标蛋白和小分子自由度进行取样。和系综对接相比，诱导-契合对接方法的打分函数需要考虑靶蛋白内能的变化。一般来说，如果靶蛋白和配体的所有自由度都能通过准确的打分函数取样，诱导-契合对接则可以准确描述蛋白质和配体之间的作用能。但实际上在对接过程中即使只考虑小的诱导-契合效应，对接计算也是相当复杂的。在对接进行中，即使只考虑结合口袋区域，也要取样于巨大的自由度空间。由于打分函数的不准确性，这么大自由度的采样会导致计算的结合亲和力产生大的误差。为了减少计算量和结合亲和力计算上的误差，目前在实际应用中诱导-契合对接只能运用到较小的代表性的自由度变化，例如只考虑一些离子化残基（如 His、Arg、Glu 等）上氢的不同位置，以及只允许结合口袋少数几个残基的侧链自由运动。

## 7.2.5 打分函数

经过不同算法对配体小分子和受体结合的空间取样后，会产生不同的结合模式和结合构象。这些结合模式的合理性以及配体和受体之间结合亲和力的强弱需要依靠打分（Scoring）

来评判。对接打分由打分函数（Scoring Function）计算得到。文献报道的打分函数有几十种之多，各种流行分子对接软件中常用的也有 20 多种。这些打分函数的形式不尽相同，从简单地只考虑真空下的静电和范德华作用，到考虑氢键贡献和溶剂贡献的复杂形式均有，因而其适用范围也不一样。根据文献报道，这些打分函数大致可以分为如下几种类型[10]：基于力场（Force Field-Based）或称基于物理（Physics-Based）的打分函数，经验（Empirical）打分函数，基于知识（Knowledge-Based）的打分函数，基于描述符（Descriptor-Based）的打分函数，"一致性"打分（Consensus Scoring），等。

### （1）基于力场的打分函数

这类打分函数一般采用分子力场的非键作用能项来计算小分子和受体之间的相互作用能。配体和受体之间的结合能力由范德华作用和静电作用两项的加和来计算，有些打分函数还会考虑氢键项的贡献。最近发展的基于力场的打分函数还考虑了溶剂化能的贡献。基于力场的打分函数可用下面通式表示。

$$\Delta G_{binding} = \Delta E_{vdw} + \Delta E_{ele} + [\Delta E_{Hbond}] \tag{7-1}$$

不同的打分函数采用不同的力场，如 G-Score 是基于 Tripos 力场的，DOCK 和 AutoDock 的早期版本是基于 Amber 力场的，其函数的形式也有所差异。

如 DOCK 4.0 采用如下函数形式：

$$E_{vdw} + E_{elc} = \sum_{prot} \sum_{lig} \left[ \left( \frac{A_{ij}}{d_{ij}^a} + \frac{B_{ij}}{d_{ij}^b} \right) + 332.0 \frac{q_i q_j}{\in (d_{ij}) d_{ij}} \right] \tag{7-2}$$

Autodock 则采用如下函数形式：

$$E_{vdw} + E_{Hbond} + E_{ele} = \sum_{prot} \sum_{lig} \left[ \left( \frac{A_{ij}}{d_{ij}^{12}} - \frac{B_{ij}}{d_{ij}^6} \right) + E(t) \left( \frac{C_{ij}}{d_{ij}^{12}} - \frac{D_{ij}}{d_{ij}^6} \right) + 332.0 \frac{q_i q_j}{\in (d_{ij}) d_{ij}} \right]$$

$$\tag{7-3}$$

$$E(t) = 权重因子$$

常用的基于力场的打分函数有：DOCK 以及 AutoDock4.0 中的打分、GoldScore 或 G-Score（sybyl 软件中的 GoldScore）、D-Score、COMBINE、MedusaScore 等。

### （2）经验打分函数

这类打分函数最早由 Böhm 于 1994 年提出。其基本思想是配体和受体结合的自由能可以近似为不相关的不同能量项的贡献。通过计算各个分能量项，将它们加和就可以求得总的结合自由能。这些分能量项一般包括氢键作用能、疏水作用能、离子化、熵的贡献，有时还包括金属离子的作用项。例如：对接软件 GOLD 里使用的打分函数 ChemScore 就采用下面的函数形式：

$$ChemScore = S_{Hbond} + S_{metal} + S_{lipophilic} + P_{rotor} + P_{strain} + P_{clash} + [P_{covalent} + P_{constraint}]$$

$$\tag{7-4}$$

ChemScore 里包含了氢键的贡献（$S_{Hbond}$）、金属形成配位键的能量贡献（$S_{metal}$）、亲脂（疏水）作用贡献（$S_{lipophilic}$），$P_{rotor}$ 代表配体冻结转动键的罚分，$P_{strain}$ 代表配体内部限制能的罚分，$P_{clash}$ 代表配体和受体作用时立体碰撞的罚分。如果要进行共价和限制性对接，ChemScore 打分函数中还要考虑共价和限制性这两部分的罚分［式(7-4) 中方括号内］。各个能量项的系数一般是由多个实验数据通过多元线性回归或偏最小二乘法拟合得到的。

不同的打分函数处理各个能量项的方法不同。例如，在 LUDI 早期的版本里，氢键作用项又分为中性氢键和离子型氢键，而在 ChemScore 里并不区分这两种氢键。

应用较广的经验打分函数有：ChemScore、GlideScore、PLP、X-Score、F-Score、LUDI 等。

### (3) 基于知识的打分函数

这类打分函数通过加和配体和受体之间的原子对统计势（Pairwise Statistical Potential）来计算配体和受体之间的结合能力。

$$A = \sum_{i}^{lig} \sum_{i}^{prot} \omega_{ij}(r) \tag{7-5}$$

距离依赖的原子对之间的作用势 $\omega_{ij}(r)$ 由下式计算得到：

$$\omega_{ij}(r) = -k_B T \ln[g_{ij}(r)] = -k_B T \ln\left[\frac{\rho_{ij}(r)}{\rho_{ij}^*}\right] \tag{7-6}$$

式中，$\rho_{ij}(r)$ 是原子对 $i$-$j$ 在距离 $r$ 时的密度；$\rho_{ij}^*$ 是原子对在参考态时的密度。

为了得到合适的原子对作用势，需要用大量的晶体结构数据库中的配体-受体复合物结构作为训练集进行训练，即基于现有知识。依据原子所处环境的不同，要用蛋白质和配体定义许多种原子类型。利用不同原子对出现频率的高低来统计计算小分子和受体之间的相互作用。如果某一种原子对作用的出现频率高于自由分布就表示有利于小分子和受体之间的结合。这类打分函数的一大优势是概念和计算比较简单。

常用的基于知识的打分函数包括：SMoG、PMF（Potential of Mean Force）、DrugScore、IT-Score、KECSA 等。

### (4) 基于描述符的打分函数

基于描述符的打分函数是最近提出的一类新的打分函数类型。这类打分函数将定量构效关系（QSAR）分析运用到配体-受体相互作用的评估中。配体、受体以及配体-受体相互作用的性质可以通过合适的描述符来进行表征，然后利用各种统计学方法和/或机器学习算法构建出统计模型，计算配体和受体之间的结合能力。

使用基于描述符的打分函数首先需要计算大量的描述符。比较常用的描述符包括配体和受体之间的原子对或它们之间相互作用的分子指纹。其它的一些描述符也经常使用，如描述配体和受体之间特异性作用的描述符，包括静电、氢键、芳环堆积作用；几何性质的描述符如表面和形状性质；以及基于配体的描述符如分子量、可旋转键个数；等等。有了描述符，就可以使用各种机器学习算法，如随机森林、贝叶斯分析、神经网络、支持向量机等，进行描述符变量的选择。和经验打分函数一样，基于描述符的打分函数也需要结构信息和亲和力数据的训练集来构建预测模型。例如 ID-Score 就是基于范德华作用、氢键作用、静电作用、π 体系作用、金属-配体作用、去溶剂化效应、熵效应、形状匹配和表面性质匹配 9 大类共 50 个描述符，以 2278 个复合物为训练集，利用支持向量回归算法拟合配体-受体结合亲和力的预测模型。

基于描述符的打分函数有：NNScore、RF-Score、SFCscore 和 ID-Score 等。

### (5) "一致性"打分

由于每一种打分函数都有其不完善的地方，有人提出了组合多种打分函数的"一致性"打分策略来评估小分子和受体的结合。例如，中国科学院上海有机化学研究所王任小研究员提出的 X-CSCORE（现在叫 X-Score）就组合了 FlexX、ChemScore 和 SCORE 三种打分函数。用 X-CSCORE 测试了 30 种蛋白质和配体的复合物，结果表明 X-CSCORE 能够预测它们的结合自由能，其标准偏差为 2.2kcal/mol（1kcal/mol=4.18kJ/mol）。SYBYL 软件里

有一个组合了多个打分函数的 CScore 模块，可以用来分析对接结果，并对小分子和受体结合亲和力排序。CScore 组合了 5 种打分：G_Score、PMF_Score、D_Score、ChemScore 和 F_Score。在 CScore 里，先设定一个阈值，求得每个打分函数的打分，每个函数的打分超过阈值就认定为"好"，然后加和所有的"好"的值来打分。

## 7.2.6　分子对接工具

自 UCSF 大学的 Kuntz 研究组开发出第一个分子对接软件 DOCK 以来，各种分子对接软件层出不穷。目前已有超过 50 种对接软件和提供对接的在线服务平台。表 7-1 列出了在药物发现和设计研究中常用的分子对接工具软件。

表 7-1　常用分子对接软件

| 软件名称 | 搜索算法[a] | 网址 |
|---|---|---|
| AutoDock | GA/MC | http://autodock. scripps. edu/ |
| DOCK | IC | http://dock. compbio. ucsf. edu/ |
| Glide | Hybrid | http://www. schrodinger. com/glide |
| GOLD | GA | https://www. ccdc. cam. ac. uk/solutions/csd-discovery/components/gold/ |
| FlexX | IC | http://www. biosolveit. de/flexx/ |
| ICM | MC | http://www. molsoft. com/docking. html |
| OEDocking | Hybrid | https://www. eyesopen. com/oedocking |
| rDock | GA | http://rdock. sourceforge. net/ |

[a]GA：遗传算法；IC：增量构造法；MC：蒙特卡洛算法。

AutoDock 是由 Scripps 研究所 Olson 小组开发的分子对接程序，最新版本为 AutoDock 4.2。AutoDock 采用模拟退火和遗传算法来寻找受体和配体最佳的结合位置，用基于力场的打分函数来评价受体和配体之间的匹配情况。从 AutoDock 4.0 版本开始，不仅能考虑小分子配体的柔性，还可以选择性地考虑受体大分子部分残基的柔性。

DOCK 是由 UCSF 大学 Kuntz 教授研究组领衔开发的第一个分子对接的程序。目前有两个版本，分别是用 C++语言编写的 DOCK 6.7 和用 FORTRAN 语言编写的 DOCK 3.7。早期的 DOCK 版本通过几何匹配算法将配体和受体结合口袋的负镜像叠合进行刚性对接。后来逐渐加入新的功能，包括改进基于力场的打分函数、在对接进行中的实时能量优化、改进几何匹配算法、在打分函数中引入溶剂化贡献等。DOCK 程序包主要由 Sphgen、Grid 和 DOCK 等运行模块构成。Sphgen 模块用于表征活性位点，产生球集用于填充位点。Grid 模块用于生成打分格点。DOCK 模块将球集和配体原子进行匹配，然后用打分格点来评判配体的结合取向。

Glide（Grid-Based Ligand Docking with Energetics）是 Schrödinger 软件的一个模块。Glide 通过一系列的分级过滤器（Hierarchical Filters）来评价配体和受体之间的相互作用。首先利用过滤器测试配体在定义的活性位点的空间叠合情况，并用一种基于网格的方法检查配体和受体相互作用的互补情况。通过上步筛选的结合模式（Pose）进入对接的下一阶段。在这一阶段运用近似 OPLS-AA 的非键相互作用能对网格进行评价和能量最小化，能量最优的构象采用蒙特卡洛算法搜寻最小扭转能。最后对能量最小化的结合模式进行打分。Glide 运用 GlideScore 打分函数来排序不同的结合模式。Glide 对接考虑了配体-靶标的范德华相互

作用、静电、亲脂、氢键、金属结合、极性相互作用、固定转动键罚分等项的贡献。

GOLD（Genetic Optimisation for Ligand Docking）是由英国剑桥晶体数据中心（Cambridge Crystallographic Data Centre，CCDC）开发的分子对接软件，最新版本是 GOLD 5.3。GOLD 基于遗传算法进行配体小分子的对接。GOLD 软件还包含了 Herms 和 Gold-Mine 两个附加模块，Herms 主要为 GOLD 对接提供可视化界面，显示对接结果和描述符的计算结果，而 GoldMine 则是对接结果后处理的工具。GOLD 程序可以显式地考虑水分子，水分子可以保留或去除，也可以沿着轴线旋转，从而避免与配体分子发生碰撞。GOLD 在分子对接过程中可以将配体设置成完全柔性分子，并可以考虑蛋白质部分柔性。GOLD 提供了多种打分函数供对接选择，包括 GoldScore，ChemScore，ASP（Astex Statistical Potential），CHEMPLP（Piecewise Linear Potential）和用户自己定义的打分（User Defined Score），允许用户修改已有的打分函数或者移植自己的打分函数。

## 7.2.7　分子对接的应用

分子对接方法在药物设计中具有多种用途。首先是确定单个活性分子与靶标的可能结合构象，及其与靶标口袋内残基的相互作用细节，从而阐明活性化合物的作用机制，并为分子结构优化打下基础；其次是针对靶标进行基于结构的虚拟筛选，从而辅助发现对该靶标具有潜在活性的候选化合物；对同系列化合物进行分子对接，可以得到分子构象叠合，从而进行基于结构的 3D-QSAR 研究（参见下一章 8.3.3 节）；分子对接也是基于片段的全新药物设计的基础，用于确定核心片段的结合位置和取向。具体案例参见后面 7.6 节及第 10 章。

应用分子对接方法时，需要记住一点：分子对接过程虽然简单，但影响结果可靠性的因素很多，对初学者而言，有时候"眼见不一定为实"。因此，对接时需要谨慎，积累分子对接经验很重要。

首先，不同的对接软件、不同的打分函数及不同的参数设置，对结果都具有影响。由于方法众多，初学者常常苦于不知如何选择，曾有许多研究人员对不同对接软件和打分函数进行过比较。比如 Perola 在 2004 年曾采用同样数据集对 3 个常用的对接软件（Glide、GOLD 和 ICM）进行过比较[12]，发现它们正确重现 2.0Å 以内分辨率的复合物晶体结构中的小分子结合构象的比例为，Glide 占 61%，GOLD 和 ICM 分别只有 48% 和 45%，并且 GOLD 和 ICM 对疏水作用为主的对接表现较差。中国科学院上海有机化学研究所的王任小研究员持续多年对不同打分函数进行比较，在 2019 年最新发表的 CASF-2016 中[13]，精心挑选了 285 个具有高分辨率的蛋白-配体复合物晶体结构，对 25 种打分函数进行了评估。从结果来看，$\Delta_{Vina}RF_{20}$ 表现突出，AutoDock Vina、ChemPLP@GOLD、GlideScore-SP 和 GlideScore-XP 表现都名列前茅。

其次，靶标晶体结构的选择也很重要，有时候晶体结构本身解析就可能存在错误[14]。一般来说，晶体结构的分辨率越高，所得到的结构越可靠，最好能有小于 1Å 的超高分辨率晶体结构；如果有多个晶体结构可以选择，一般要选分辨率高的结构。

再者，靶标的柔性问题也还没有很好地解决。目前一般对接软件很少直接考虑靶标柔性，只有部分软件如 Glide 考虑了"诱导-契合对接（Induced-Fit Docking）"，实际应用时，需要研究人员自己根据情况制定相应的方案。

最后，靶标的环境因素很复杂，比如溶剂效应等目前都还难以在对接时考虑。

# 7.3　药效团模建

## 7.3.1　药效团基本概念

药效团（Pharmacophore）通常是指那些可以与受体结合位点形成氢键相互作用、静电相互作用、范德华相互作用或疏水相互作用的原子和官能团，及其相互之间的空间关系。药效团在合理药物设计中起着十分重要的作用[15]。

药效团的概念最早可以追溯到 1909 年德国科学家 Paul Ehrlich 在染料研究中提出的结合基团（Haptophores）和毒性基团（Toxophore）概念，将其描述为"在分子中对生物活性有重要影响的化学基团"[16]。此后，许多研究者都描述过药效团的概念，但也存在一些争议。1998 年国际纯粹与应用化学联合会（IUPAC）对药效团作了如下定义[17]：药效团是和特异的靶标结合并引发（或阻断）靶标生物响应所必需的一组立体和电子特征。根据这一定义，生物活性分子和其靶标的作用模式，是通过抽象特征而不是具体的官能团来描述。但 IUPAC 对药效团的定义和 Ehrlich 最初的定义并不相符。

为了统一这些不同的描述，最近有研究者提出了新的药效团定义：药效团是分子中决定生物效应的特征模式。药效团模建（Pharmacophore Modeling）就是利用空间限制（如距离、角度等）来描述三维空间中的特征模式。药效团模型特征可以是 IUPAC 所建议的抽象概念（如氢键供体、疏水基团等），也可以是某些具体化学基团的排列（图 7-5）。

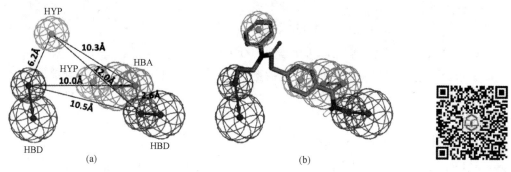

图 7-5　（a）一个典型的药效团模型；（b）一个小分子与药效团的匹配

综上所述，我们更倾向于最新的定义。这些特征可以是抽象特征（如氢键受体、氢键供体等），也可以是具体的官能团（如羧基、羰基氧等）。药效团模建可以从一组活性小分子出发，通过构象叠加以抽提出其共同的与生物活性相关的化学特征；或者可以从靶标三维结构入手，使用探针探测其活性口袋内可能的配体结合位点。

## 7.3.2　药效团特征

进行药效团模建的前提是发现和确证配体含有的药效团特征。典型的药效团特征一般用球体来表示，球心为准确位置，半径为可偏离的范围[18]。药效团的具体特征包括：氢键供

体、氢键受体、正电中心、负电中心、疏水中心、芳环中心、排除体积等。此外还可以包含自定义的其它特征。不同的软件或方法对这些特征的定义也有所差异。我们以广为应用的药效团模建软件 Catalyst 中定义的药效团特征为例（图 7-6），进行简单说明。

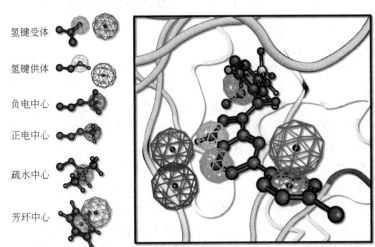

图 7-6　典型的药效团特征图示[18]

### （1）氢键供体（Hydrogen-Bond Donor，HBD）

氢键供体主要包括和 H 原子相连的 O 和 N 原子，具体为：非酸性羟基，氨基，次氨基（不包括三氟甲基磺酰胺和四唑中的次氨），巯基，炔基氢等。

### （2）氢键受体（Hydrogen-Bond Acceptor，HBA）

氢键受体主要包括：sp 或 $sp^2$ 杂化的氮原子，$sp^2$ 或 $sp^3$ 杂化的氧原子或硫原子，非碱性的胺，但不包括碱性的伯胺、仲胺和叔胺。

### （3）疏水中心（Hydrophobic Center，HYP）

疏水中心定义为不和带电原子（包括正电和负电性原子）相连的一组连续的原子，并且这些原子以一种呈表面可及的构象存在。疏水中心包含的基团有：苯基、环烷基、异丙基和甲基等。

### （4）负电中心（Negative Ion，NI）

负电中心定义为带负电的原子或基团，以及在生理 pH 值下可能去质子化的原子或基团，包括：带负电的原子或原子基团，三氟甲基磺酰胺的氮，磺酸基（三个氧原子中心），磷酸基（三个氧原子中心），亚磺酸、羧酸或次磷酸（两个氧原子中心），四唑中氨基氮。

### （5）正电中心（Positive Ion，PI）

正电中心定义为带正电的原子或基团，以及在生理 pH 值下可能质子化的原子或基团，包括：带正电的原子或原子基团，碱性的胺，N,N-双取代的脒基中的亚氨氮原子或至少含有一个未取代氢原子的脒基中的氮原子中心，碱性的胍基。

### （6）芳环中心（Aromatic Ring，AR）

芳环中心定义为五元或六元芳香环，如呋喃和苯环等。

除了以上药效团特征，很多药效团模建软件还将排除体积（Exclusion Volumes）定义为一个药效团特征。所谓排除体积就是模拟受体结合口袋的几何形状，这些区域不能被活性

小分子匹配到，一旦被占据就会和受体发生碰撞。

一个完整的药效团模型除了包含以上的药效团特征外，药效团特征之间还需要满足一定的空间几何限制。这些限制包括药效团特征之间的距离、角度以及空间取向等［参见图 7-5(a)］。

## 7.3.3　药效团模型的构建

药效团模型通常基于一组配体而生成，即将配体叠加，然后从中抽提出其生物活性所必需的共同相互作用特征。药效团模型也可以采用基于结构的方式产生，即采用探针在受体三维结构中的结合口袋探测可能的相互作用位点。药效团模型也可以基于受体-配体复合物结构，通过识别受体和配体之间的关键相互作用而生成。

基于一系列小分子的药效团模建，大体包括 5 个步骤（图 7-7）：活性小分子选取，小分子三维结构生成和构象分析，药效团模型构建，模型评价及验证，数据库检索验证。

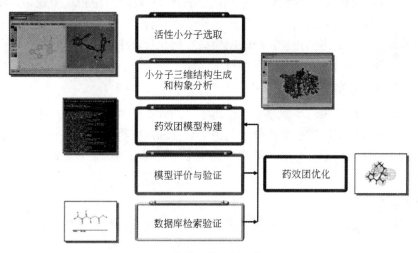

图 7-7　药效团模建的一般流程

### (1) 活性小分子的选取

药效团模型构建的第一步是要挑选合适的活性小分子。如果只是基于活性小分子来构建其共同的药效团，则要选取活性高的小分子。如果要构建具有较好预测能力的 3D-QSAR 药效团模型，则选取的小分子的活性值尽量要有 4 个数量级的差别。用于构建药效团模型的活性小分子组成训练集（Training Set）。

### (2) 小分子三维结构生成和构象分析

从原始文献或公共数据库中搜集到的小分子一般都只有二维结构，构建药效团模型时，需要将小分子的二维结构转化为三维结构。可以采用专门的程序如 CONCORD 和 CORINA 进行结构转化，但现在更多地使用药物设计软件包如 Schrödinger、Discovery Studio、MOE 等进行小分子三维结构的生成。一般认为小分子的生物活性构象并非能量极小点的构象，而是极小点附近的构象。因此在构建药效团模型时，需要对小分子进行构象分析。构象分析的目的是得到一组优势能量值的构象，以便包含更大的构象空间。在实际应用中，每个小分子一般生成 250 个构象，保留能量阈值在 15～20kcal/mol（1kcal/mol＝4.18kJ/mol）以内的构象进行模型构建。

### （3）药效团模型构建

在常用的药效团模建程序 Catalyst 中，有两种算法可以用于产生小分子的药效团模型：HipHop 算法和 HypoGen 算法。前一种算法基于一组活性小分子构建其共同药效团特征的模型；后一种算法是基于一组有具体活性值（如 $IC_{50}$ 值）的分子构建有预测力的 3D-QSAR 药效团模型。用于构建 3D-QSAR 药效团模型活性值最好能有 4 个数量级的差异。用 HypoGen 算法生成的药效团特征只在活性分子中共有，然后用模拟退火对其进行优化。用 HypoGen 得到的药效团假设可以用来预测新化合物的活性，并能指导已知化合物的优化以提高其活性。

HypoGen 算法通过三个步骤产生药效团：构建（Constructive）步骤、相减（Subtractive）步骤、优化（Optimization）步骤。构建步骤是在训练集的活性分子中生成其共同的药效团，包括：确定活性分子；在两个活性最好的分子中表征它们所有的药效团（最大可有 5 个特征）并保存；仅保留那些能匹配其它活性分子的药效团。在相减步骤中，将匹配非活性分子的药效团删除，从而缩减前一步生成的药效团集合。在优化步骤，得到的药效团集合用模拟退火的方法进行优化。此外，药效团模型在优化过程中还可以通过增加排除体积利用 HyopGenRefine 算法进行优化。

### （4）模型的评价与验证

上一步的药效团模型构建步骤通常会给出多个药效团模型假设，并根据一定的规则进行打分排序。在实际应用中需要根据小分子的结构特征和匹配程度，对这些药效团假设进行分析，以选取表现最优的模型。对这个最优的模型还需要利用测试集分子或外部验证集分子对其准确性进行验证。

### （5）数据库检索验证

评价合理以及经过多轮验证的药效团模型，就可以用来进行数据库的搜索，以发现新的药物先导化合物。

基于靶标结构的药效团模建则相对容易些，一般采用 LigandScout 软件进行[19]。该软件可以直接根据蛋白质靶标的晶体结构，或者蛋白-配体复合物晶体结构，通过分析结合口袋的化学特征和空间关系，直接产生三维药效团模型，而无需经过上述复杂的步骤。目前可用的一些药效团数据库，基本上是基于结构的药效团模型。

## 7.3.4　药效团模型的应用

药效团模型在药物设计中具有多种应用，其中最常见的应用是基于药效团的虚拟筛选、基于药效团的骨架跃迁等，通过从数据库中搜索满足药效团特征的小分子，可以发现具有新型结构类型的活性化合物。如果已知靶标结构，药效团模型也可以与分子对接串联使用，即先用药效团匹配方法，获得满足药效团特征的化合物清单，然后将这些化合物再进行分子对接，可以得到既满足药效团特征，又与靶标结合口袋具有良好结合模式的候选化合物，从而改进虚拟筛选结果。

药效团模型也可以用于全新药物设计，还可以用于药物 ADMET 模拟、药物潜在靶点预测、药物副作用预测等，具体药效团模建案例请参见后面 7.6.3 节。

# 7.4 虚拟筛选

## 7.4.1 虚拟筛选概念

虚拟筛选（Virtual Screening，VS），也称计算机筛选（*In Silico* Screening），是指在进行生物活性筛选之前，根据预先设定的条件，在计算机上对化合物分子进行预筛选，以识别出最可能与靶标结合的小分子，从而大大降低实验测试的化合物数目，同时提高先导化合物的发现效率。虚拟筛选是药物发现中典型的计算机实验。

虚拟筛选的对象是化合物数据库，这个数据库可以是虚拟的，也可以是实体的，但并不需要消耗化合物样品，因而大大降低了筛选的成本；同时，可以在筛选过程中考虑化合物分子的药代动力学性质和毒性等，使得筛选出来的活性化合物具有更好的成药性。

虚拟筛选并不是取代传统实验筛选，而是对其进行补充。它主要作用是在传统实验筛选之前，对分子进行预处理即粗筛，以确定哪些化合物可能具有较好的作用，从而提高实验筛选效率。2002 年 Doman 等曾在美国化学会的著名药物化学期刊 *J. Med. Chem.* 上发表了研究论文，对虚拟筛选和实验筛选的结果进行了比较[20]。他们以酪氨酸磷酸酯酶 1B（PTP1B）为靶标进行研究，一方面采用高通量筛选（HTS）方法从 40 万个化合物中获得了 85 个 $IC_{50}<100\mu mol/L$ 的苗头化合物，其中 6 个化合物 $IC_{50}<10\mu mol/L$，成功率为 0.021%；另一方面他们采用虚拟筛选方法对 23.5 万个分子进行了虚拟筛选（与前面 40 万个分子有交叉），从中挑选了 365 个化合物进行生物活性测试，最终获得 127 个 $IC_{50}<100\mu mol/L$ 的苗头化合物，其中 21 个化合物 $IC_{50}<10\mu mol/L$，成功率为 34.8%，比实验筛选提高了约 1700 倍。由此可以看到，虚拟筛选的参与使实验筛选的命中率大大提高。

虚拟筛选的概念出现较晚，最早是在 1998 年提出的[5]；而作为虚拟筛选一部分的化合物结构搜索出现的历史则更早些[21]。但虚拟筛选很快就显示了巨大的优势，已成为 CADD 研究的主要方法和技术，并在先导化合物的发现、结构优化和骨架跃迁中得到了广泛应用。根据靶标三维结构是否已知，虚拟筛选可以简单划分为基于靶标结构的虚拟筛选（Structure-Based Virtual Screening，SBVS）和基于配体结构的虚拟筛选（Ligand-Based Virtual Screening，LBVS）两大类（图 7-8）。如果既有配体结构信息，又有靶标结构信息，可以将两者结合起来使用[22]，以进一步提高虚拟筛选的效率。

此外，在第 6 章中已提到过，我们最近发展了基于网络的虚拟筛选（Network-Based

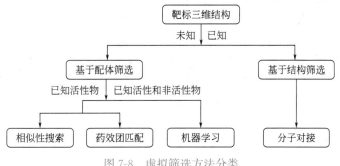

图 7-8　虚拟筛选方法分类

Virtual Screening，NBVS），由于该方法还在不断完善中，此处暂不介绍。下面主要对基于结构和基于配体的虚拟筛选方法进行简介。

## 7.4.2 基于结构的虚拟筛选

如果已知靶标蛋白质的三维结构，就可以采用基于靶标结构的虚拟筛选[23]。即针对靶标三维结构，采用分子对接方法，将化合物数据库中的每个分子对接到靶标的结合口袋，然后根据小分子与靶标口袋的几何形状和化学性质匹配程度，使用打分函数进行评估分析，以确定最终可以进行实验测试的化合物清单。具体案例参见后面7.6.1节。

一个典型的基于结构虚拟筛选的流程，大体包括如下几个步骤（图7-9）：靶标结构准备，小分子数据库准备，分子对接，打分评价，视觉分析等。各部分简介如下。

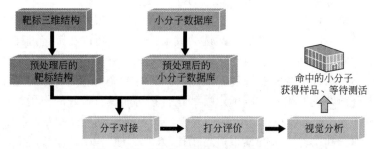

图 7-9 基于结构虚拟筛选的一般流程

### 7.4.2.1 靶标结构准备

基于结构的虚拟筛选首先要获得靶标的三维结构。靶标三维结构可以是 X 射线晶体衍射测得的晶体结构、核磁共振测得的溶液结构或者利用计算方法如同源模建等构建的结构模型。前两种实验方法测得的结构坐标文件，可以直接从蛋白质结构数据库（PDB）中下载得到。对有些靶标来说，在 PDB 库中可能存在不止一个结构，例如，没有结合配体的结构以及结合了不同配体的复合物结构，还有具有不同分辨率的结构。要对这些结构进行分析，选择合适的结构进行随后的筛选。一般优先选择高分辨率的结构（分辨率值越小越好），或者有合适配体结合的复合物结构（配体正好结合在拟筛选的口袋中）。

选定了靶标结构以后，还需要对结构进行一些预处理。首先，补齐晶体结构中缺失的原子和残基，如果是同源多聚体，结合位点不在界面，一般选取无缺失或缺失较少的链。其次，晶体结构中一般不含氢，要为靶标结构加上氢原子，并按对接程序的要求分配相应的电荷。然后，要确定活性口袋带电残基（如 Arg、Glu、Asp 和 His 等）的质子化状态。接着，去除一些不重要的小分子，如离子、水分子等，但是如果一些金属离子或结晶水分子在结合口袋里并对配体的结合有影响，这些小分子就应该保留。最后，需要对靶标结构进行优化，再确定配体结合口袋位置。如果是复合物结构，结合口袋就确定为以配体为中心的 $5\sim7\text{Å}$ 的区域。如果获得的靶标不是复合物，可以根据同源蛋白或定点突变的实验数据来确定结合口袋的位置。如果实验数据也未知，则可以利用一些软件程序来搜寻靶标的结合口袋，如 Schrödinger 软件的 SiteMap 模块等。

近年来随着分子对接方法的发展，可以采用系综对接（Ensemble Docking）等方法来考虑靶标结构的柔性，这种情况下，需要对多个靶标构象进行同样的预处理。

### 7.4.2.2　小分子数据库准备

进行虚拟筛选的前提是构建一个包含小分子三维结构信息的化合物数据库。用于构建小分子化合物数据库的化合物来源有很多种，既可以来自在线的公共数据库，如 PubChem、DrugBank 等，也可以是一些小分子化合物供应商提供的化合物数据库，如 Maybridge、SPECS、Enamine 等（这些化合物是可以直接购买到的）。另外，还可以自己收集整理相关化合物，构建自己的化合物数据库，甚至可以是根据靶标要求设计的虚拟化合物数据库。表7-2 列出了部分常见的可供虚拟筛选的小分子化合物数据库。

表 7-2　常见的可供虚拟筛选的小分子化合物数据库

| 数据库 | 化合物文件格式 | 官方网址 |
| --- | --- | --- |
| PubChem | SMILES，SDF | https://pubchem.ncbi.nlm.nih.gov/ |
| DrugBank | SMILES，SDF | http://www.drugbank.ca/ |
| ChemSpider | SMILES，SDF | http://chemspider.com/ |
| NCI Open Database | SMILES，SDF | https://cactus.nci.nih.gov/download/nci/ |
| ZINC | SMILES，MOL2，SDF | http://zinc.docking.org/ |
| 国家化合物样品库 | SDF | http://www.cncl.org.cn/ |
| SPECS | SDF | http://www.specs.net/ |
| Enamine | SDF | http://www.enamine.net/ |
| Maybridge | SDF | http://www.maybridge.com/ |
| ChemDiv | SDF | http://www.chemdiv.com/ |

一般化合物数据库只含有化合物的 2D 信息，如果要进行基于结构的虚拟筛选，还需要将这些化合物的 2D 结构转化为 3D 结构，并添加相应的小分子电荷。有许多软件和程序可以完成 2D 到 3D 的结构转化，如 CORINA、CONCORD 以及一些商业软件的模块，如 Schrödinger 软件的 LigPrep 模块等。

如果数据库中化合物数目太多，可以采用 Lipinski 的"五倍律"对化合物进行类药性分析，以去掉一些类药性很差的分子；或者进行多样性分析，去掉一些结构太相似的分子。

### 7.4.2.3　分子对接

将化合物数据库中的小分子逐一对接到定义好的靶标结合口袋，寻找小分子与靶标的最佳作用模式和结合构象。常用的对接软件，如 Glide、GOLD、AutoDock 和 DOCK 等，都可以用来进行大规模小分子化合物数据库的虚拟筛选，因此需要根据体系的不同和计算能力，选择合适的对接软件。具体对接方法细节请参见前面 7.2 节。

分子对接时，常常面临着一个速度与精度的两难选择：对接速度越快，则对接精度就越低；反之，如要对接精度高，则对接速度就很慢。因此，一般应先测试一下所选软件的大致速度，然后根据需要对接的化合物数目多少，选择一个合适的对接速度。实际应用中，一般采用多轮筛选的策略，来兼顾速度和精度，从而提供筛选的成功率。比如 Glide 软件，里面有 HTVS、SP 和 XP 三种筛选模式供选择，如果化合物数目非常多，就可以先用 HTVS（高通量虚拟筛选）模式进行第一轮虚拟筛选，HTVS 只采用有限的构象搜索，因而可以快速筛选数百万个分子；然后从中挑选排在前列的数万或者数十万个分子，采用 SP（标准精

度）模式进行第二轮虚拟筛选，SP 可以搜索更大的构象空间；再选取排在前列的数千个至数万个分子，采用 XP（超高精度）模式进行第三轮虚拟筛选，对接构象具有很高的准确度。最后选取数百至数千个分子，进行下一步挑选。

#### 7.4.2.4 打分评价

如前面 7.2.5 节所述，不同的打分函数是根据不同的体系发展出来的，因而适用的体系也有所不同。因此在对虚拟筛选构象进行评价时，需要选择合适的打分函数类型。一方面可使用对接软件自带的打分函数，另一方面也可以把对接构象保存下来，再选用专门的打分函数进行评价。目前还没有一种打分函数能适用于所有的体系，因此，有时需要采用多种打分函数来同时进行评价，即"一致性"打分。

打分评价通常包括两个层次的含义：第一个层次是针对同一个分子的不同对接构象，需要进行打分排序，以便从中挑选出最佳结合构象；第二个层次是针对所筛选的数据库中的所有分子，对每一个分子的最佳结合构象进行打分评价，从而得到一个从高到低的排序，以便从中挑选出结合最好的化合物清单。

#### 7.4.2.5 虚拟筛选后处理

在决定是否进行化合物购买或合成之前，需要对其进行进一步的评估筛选，即虚拟筛选后处理。首先是视觉分析（Visual Inspection），即选择打分排名靠前的 $N$ 个小分子，逐个进行查看。主要查看化合物与靶标的结合模式是否合理，是否满足一定的规则，如是否和保守的残基形成氢键作用、是否满足化合物空间多样性要求等，以排除其中一些明显不合理的假阳性分子。其次还要对选出的化合物结构进行检查，比如可以使用我们实验室开发的在线服务系统 admetSAR（http://lmmd. ecust. edu. cn/admetsar2/），预测这些化合物是否具有良好的类药性、是否含有不利或有毒性的基团、是否含有常见的假阳性化合物等，如有的话，应尽量排除。

最后精心挑选出合适数量的化合物，购买或者合成样品，再进行生物活性测试。测试的结果也要与预测的结果进行比较，看看是否具有一致性；如差别较大，则要分析原因，再进行新一轮的虚拟筛选。

### 7.4.3 基于配体的虚拟筛选

基于配体的虚拟筛选无需已知靶标的三维结构信息，只需要少数已知活性的配体的结构信息。和基于结构的虚拟筛选类似，基于配体的虚拟筛选流程通常包括如下几个步骤（图7-10）：提问（Query）结构或者药效团的准备；小分子化合物数据库的准备；数据库内小分子匹配筛选；化合物挑选。

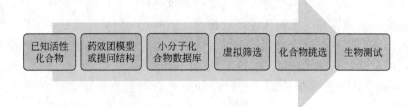

图 7-10　基于配体虚拟筛选的一般流程

根据所掌握的配体信息和筛选目的的不同，基于配体的虚拟筛选可以分为如下三类：基于子结构的数据库搜索，基于药效团的数据库搜索，以及基于相似性的数据库搜索。其中基于相似性的搜索还可进一步分为基于二维指纹的相似性搜索和基于三维形状的相似性搜索（图 7-11）[24]。下面对这几类方法分别予以简介。

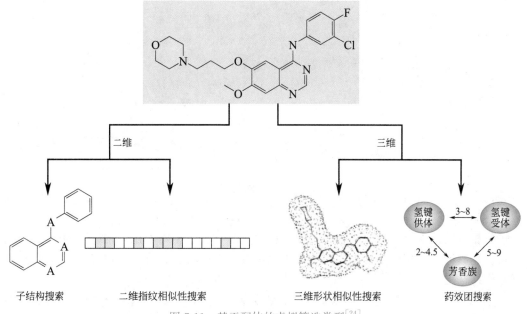

图 7-11　基于配体的虚拟筛选类型[24]

### 7.4.3.1　子结构搜索

自化学结构数据库出现伊始，结构搜索（Structure Search）就是其基本功能。所谓结构搜索，就是利用分子二维结构式，对某一种具有明确结构的物质，像查字典一样在数据库中进行精准检索，以获得该物质的相关信息，比如是已知化合物还是新合成的结构，如是已知化合物，则可得到化合物 CAS 号、化学名称、理化性质、生物活性测试数据等。结构搜索实质上是一种针对物质的查询方式，合成化学家较常用。

在结构搜索的基础上，出现了子结构搜索（Substructure Search）[25]。子结构搜索是将感兴趣的分子结构的一部分（即子结构）作为提问结构，到数据库中搜索同样含有该子结构的所有分子，如图 7-12 所示。这里，如果想搜索到自己希望得到的分子，提问结构的定义很重要，搜索算法也很重要，一般可以直接基于 SMILES 进行搜索。

子结构搜索一般可用于特定目的，比如先导化合物优化时，可以输入母核结构，就可以把数据库中含有该母核结构的化合物都搜索到，如有已知活性数据，则可直接进行简单的构效关系分析；合成化学家可通过子结构搜索得到不同的起始原料。实际上子结构搜索直接用于虚拟筛选不常见，但在其基础上发展起来的相似性搜索却具有广泛的应用。

### 7.4.3.2　分子相似性搜索

分子相似性搜索主要包括二维指纹相似性搜索[26] 和三维形状相似性搜索[27]。其基本假设都是"相似性原理"，即相似的分子倾向于具有相似的物理化学性质，并表现出相似的生物活性。尽管存在例外的情况，但"相似性原理"基本上是合理的，因而在药物设计中得

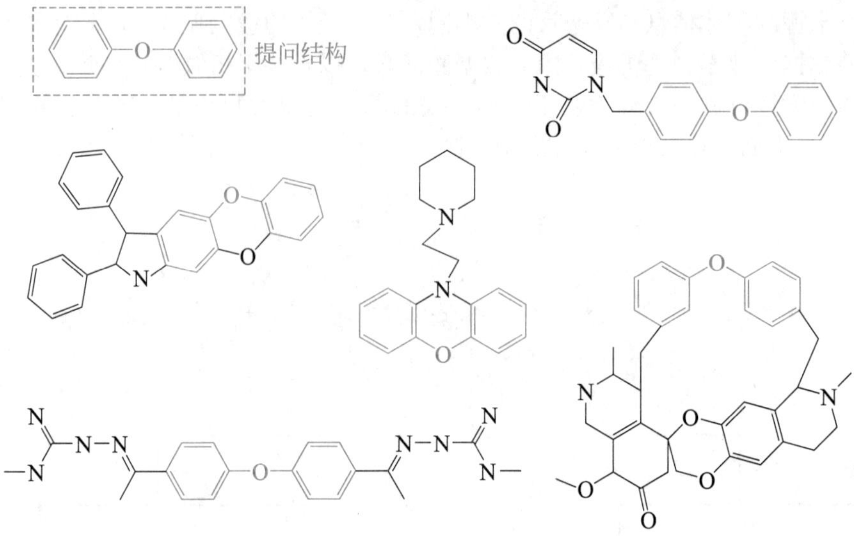

图 7-12　子结构搜索示例

到广泛的应用。

　　进行相似性搜索时，首先需要将已知的活性化合物和数据库中化合物进行相似性计算打分，得分越高的分子相似性越大；然后根据设定的相似性阈值，将满足相似性要求的分子从数据库中挑选出来。

　　这里的相似性计算是关键。已有多种相似性计算方法，主要有基于分子二维指纹的相似性计算方法和基于三维拓扑、形状描述符的相似性计算方法。

### (1) 分子二维指纹相似性搜索

　　分子二维指纹相似性搜索主要依赖于分子指纹的定义和相似性的计算，不同的分子指纹和不同的计算公式，所得到的相似性系数可能有所不同。前面 4.4.3 节已有介绍，应用最广的相似性系数是 Tanimoto/Jaccard 系数，最常用的分子指纹是 166 位的 MACCS 指纹，扩展连通性指纹如 ECFP4 则是专门设计用于构效关系分析的。图 7-13 是一个二维相似性搜索结果的示例[5]。

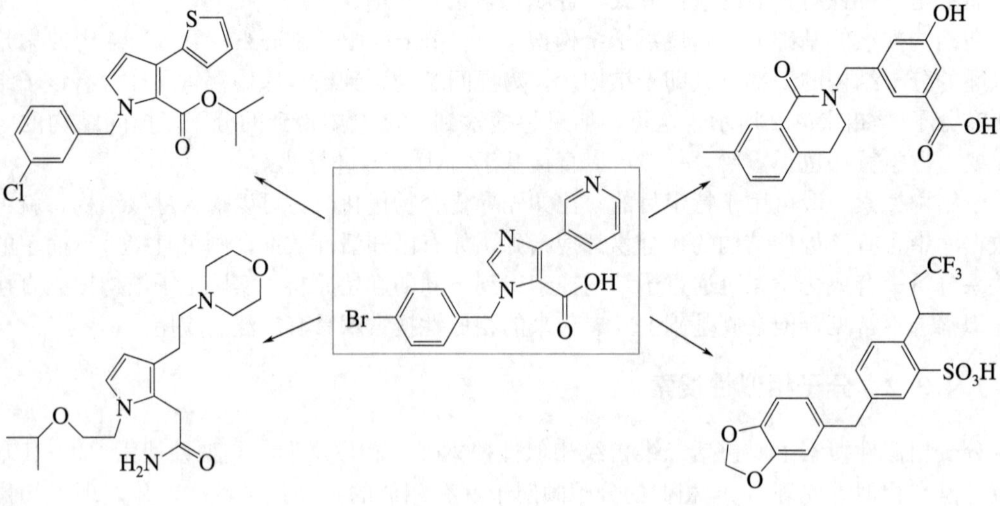

图 7-13　通过二维相似性搜索方法获得相似化合物的示例[5]

进行基于指纹的相似性搜索时，首先，需要至少一个活性化合物，作为相似性计算的参考分子；其次，需要一个含有潜在活性化合物的数据库；最后是需要能够产生和比较分子指纹的软件。已有许多软件可用于基于指纹相似性的虚拟筛选[28]，几个免费开源的化学信息学工具箱都有相关功能，包括 Open Babel（http://openbabel.org/）、RDKit（http://www.rdkit.org/）、CDKit（https://sourceforge.net/projects/cdk/）；常用的商业软件包也都有相应的模块，如 OpenEye 软件的 OEChem TK，Schrödinger 软件的 Canvas，等等。一般的在线数据库系统也都提供有相似性搜索功能，如 PubChem（https://pubchem.ncbi.nlm.nih.gov/）、ChemSpider（http://www.chemspider.com/）、ZINC（https://zinc.docking.org/）、NCI Open Database（https://cactus.nci.nih.gov/ncidb2.2/）等。

### （2）分子三维形状相似性搜索

分子三维形状相似性搜索是根据分子的三维形状特征，结合其它性质进行数据库筛选的方法。该方法是将活性参考分子的三维结构与化合物数据库中的小分子叠合，再根据物理化学性质和形状相似性进行打分（图 7-14）。其关键是要有合适的参考分子，并且处于低能活性构象状态，这样搜索得到的分子才具有合理性。应用最广泛的基于形状的虚拟筛选方法有 ROCS[29]、Phase Shape[30] 和 SHAFTS[31] 等。

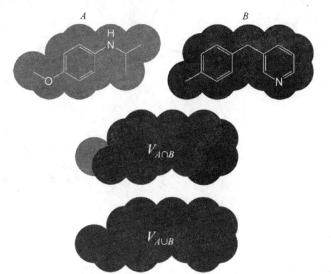

图 7-14　两个分子 A 和 B 的形状相似性比较及其体积的交集和并集[30]

ROCS 利用高斯函数来定义小分子的体积[29]。ROCS 首先计算参考分子和化合物数据库中小分子的质心，然后进行主成分的叠合比对。为了最大叠合两个分子的体积，应用刚体优化算法对分子的初始取向进行优化。在叠合过程中既考虑分子形状又考虑分子静电性质基团的匹配。

Phase Shape 是另一种基于三维形状的方法[30]。它基于原子对之间的相似性，用三原子对进行快速叠合。Phase Shape 的打分有多种选择，可以只基于形状叠合进行打分，也可以将形状和原子或药效团性质组合起来打分。

SHAFTS 是华东理工大学药学院李洪林课题组发展的免费使用的形状相似性方法[31]，其中结合了形状叠合和药效团匹配方法，形状叠合保证了形状相似性计算，而药效团匹配则保证了化学性质的匹配。他们基于两个弱的 RSK2 抑制剂，使用 SHAFTS 为没有晶体结构的 RSK2 蛋白质发现了具有新型骨架的高效抑制剂，并显示了强效抗癌活性[32]。该方法已

整合进入在线服务系统 ChemMapper（http：//lilab-ecust. cn/chemmapper/）[33]，受到国内外用户的广泛使用。

虽然基于形状的筛选方法有许多成功应用，但也存在着不足之处。例如，三维形状相似性方法只能找到具有相同结合模式的化合物。另外，筛选结果过分依赖所使用的提问结构，不同的提问结构会筛选出不同的分子。

### 7.4.3.3 基于药效团模型的搜索

药效团模型搜索是一类常见的基于配体的虚拟筛选方法[15,18]。药效团的概念和构建已在前面 7.3 节中有具体的阐述。依据构建的药效团模型，从小分子数据库中搜索能和药效团模型相匹配的化合物分子（如图 7-15）。药效团搜索的成功，关键是药效团模型的可靠性，如果构建的模型有偏差，则搜索到的分子就可能截然不同。药效团搜索的限速步骤是构象生成，比如使用 Catalyst 搜索时，需要预先使数据库中每一个分子产生许多个构象，然后再一一与药效团匹配，以找到合适的分子。

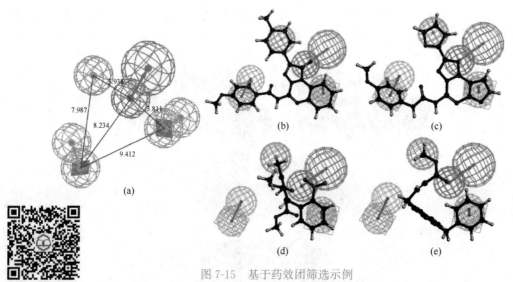

图 7-15　基于药效团筛选示例

（a）药效团模型；（b）～（e）不同化合物与药效团的匹配结果

利用药效团模型搜索或将药效团模型组合其它方法使用是发现新型骨架化合物分子非常有效的手段，在药物设计和优化中得到了广泛应用。许多药物设计软件如 Discovery Studio、Schrödinger、MOE 等都能构建药效团模型，并进行小分子数据库的筛选。

## 7.4.4　虚拟筛选的应用

无论是基于结构的方法，还是各种基于配体的方法，虚拟筛选都已成为计算机辅助先导化合物发现的主要手段和途径，并有许多成功应用的案例。第 10 章的 10.3 节～10.5 节中的三个案例都是通过虚拟筛选手段获得先导化合物的，后面 7.6 节也介绍了我们自己实验室应用虚拟筛选方法的案例。尽管虚拟筛选的原理较简单，但要取得成功，还是要掌握一些技巧，同时避免一些陷阱。

基于结构的方法与基于配体的方法相比，基于配体的方法不但操作简单，而且快速，更可能得到活性化合物；当然关键是要有一个好的活性参考分子。而基于结构的方法不但操作

复杂，有许多可影响结果的因素需要考虑，而且需要耗费更长的时间。

我们曾经采用标准的 DUD（Directory of Useful Decoys，http://dud.docking.org/）数据库子集 DUD_LIB_VS_1.0，对基于 14 种指纹的相似性搜索、4 种基于形状的相似性搜索和基于分子对接的虚拟筛选方法进行了比较[34]，结果显示，二维指纹 ECFP2 和 FCFP4 具有比三维形状方法更好的表现，而基于配体的方法优于基于靶标结构的方法，不但速度快，而且命中化合物的富集率高。

前面已经提到过了，分子对接时要选择合适的对接方法和打分函数，还要考虑靶标口袋的柔性，这些都能影响对接结果。当然，如果能够把基于配体的虚拟筛选和基于结构的虚拟筛选结合起来应用，效果会更好。结合的方式主要有两种：一是串联模式，比如先用药效团模型或者其它性质进行过滤筛选，再用分子对接进行筛选，其优点是化合物数目逐步减少；二是并联模式，即将基于配体的筛选和基于结构的筛选各自独立进行，然后取二者的并集，这个耗时要多一些，但结果差不多。

## 7.5　全新药物设计

### 7.5.1　全新设计的基本概念

全新药物设计（*De Novo* Drug Design）是指根据靶标上配体结合口袋的形状和性质要求，按照"几何形状互补、化学性质匹配"原则，从头开始自动设计出一个合适的小分子结构，因而也叫从头（From Scratch）设计[35]。对设计的分子，还要考虑其可合成性。和虚拟筛选一样，全新设计方法作为高通量实验筛选方法的补充，已成为药物先导化合物发现的重要手段之一。

早期的全新设计方法既有以片段为基本构建单元的，也有以原子为基本构建单元的，然后按照一定的规则把片段或原子一个个连起来，最终构建成一个完整的分子。

基于原子的全新设计，主要通过依次增加原子来构建新分子，在构建分子的过程中可以决定分子的连接性和几何构型。这类方法的最大好处是，原则上来说能产生满足特定连接规则和设计要求的任意分子。大多数早前的从头设计方法都是基于原子进行配体的生长设计的。但这类方法尚存在许多不足之处，例如，任意构建的分子可探寻的构象空间巨大，无疑增加了计算搜索空间的难度；而且用这种方法设计出来的分子往往没有考虑可合成性，因而容易产生很难合成的分子结构。

因此现在更常采用基于分子片段（Fragment，也叫碎片）进行全新设计，即基于片段的药物设计（Fragment-Based Drug Design，FBDD）[36]。FBDD 方法设计的分子通常更具可合成性，因而逐渐发展成一种流行且实用的药物设计方法，已在多个药物靶标体系中得到了成功应用，受到广泛关注。

从近年来的文献报道看，FBDD 出现的频率比全新设计要高。实际上，FBDD 是全新药物设计的一个主要分支。但 FBDD 方法更常指 Fragment-Based Drug Discovery[37]，主要基于 NMR 和 X 射线晶体衍射等实验手段协助确定易与靶标结合的片段及其结合位置，从而受到广泛关注。因此，FBDD 不限于计算模拟方法，也包括实验技术的内容。但本书中，我们

主要从计算模拟角度介绍 FBDD。

## 7.5.2 全新设计的一般流程

全新设计一般由以下几个步骤构成：构造模块（或片段）库生成；构造模块（或片段）筛选；分子构建；分子优化；打分评价（图 7-16）。从头设计的起始点是构造模块（或分子片段），因此生成质量高的片段库十分重要。有了片段库后，需要依据不同的靶标体系，进行片段的筛选，以得到合适的起始片段进行分子的构建。分子构建步骤一般通过构造模块（片段）的连接（Join or Link）、生长（Grow）、取代（Replace）等方式完成。在分子构建过程中，需要使用优化算法对配体分子的构象空间进行有效取样。另外，还需要对设计的配体进行打分评价。

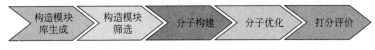

图 7-16　全新药物设计的一般步骤

### 7.5.2.1 构造模块库生成

构造模块（Building Block）是进行全新设计的先决条件。这些构造模块既可以是单个原子，也可以是分子片段（Fragment）。当前应用的大多数方法都是利用分子片段进行分子的构建。

① 单个原子的构造模块　这个比较简单，主要就是定义所需要使用到的各种原子类型，包括价键、电荷及原子间连接方式。

② 基于片段的构造模块　用于构建分子的片段通常来源于化合物数据库，包括公共化合物库，如 PubChem、ZINC、Maybridge 等免费或商业库，以及一些公司的私有化合物数据库。一般是通过计算方法将化合物数据库中的分子拆分来得到分子片段（图 7-17）。有两种代表性的方法可以用来生成分子片段：一种是用逆合成切断策略对分子进行分解，如切断成烯或酰胺基；另一种是通过切断环与环的连接单键或环与非环之间的单键来片段化分子，利用这种方法产生的分子片段，在分子构建过程中通常可以保留其取代模式。

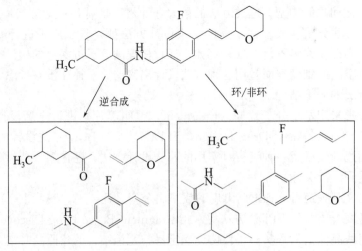

图 7-17　分子片段生成的一般策略

通过以上方法生成的典型片段包括：环、非环片段、连接子（Linker）、取代基团、核心模块、侧链等。除了将分子拆分成有效片段，片段的其它性质也要考虑。由于拆分的片段最后要重新组合成新的化合物分子，因此这些片段应该比典型的高通量化合物要小。拆分的分子片段一般要遵循 Congreve 等提出的"三规则"（Rule-of-Three）[38]，即分子量＜300Da，clog$P$≤3，氢键供体和受体的数目≤3。

### 7.5.2.2　构造模块筛选

当片段库构建完成后就可以依据不同的靶标，对库中的片段进行筛选，以发现能和靶标结合的片段用于整个分子的构建。片段筛选的方法可以分为基于实验和基于计算的方法。基于实验的方法包括基于荧光的热位移法、NMR 法、X 射线晶体衍射法、表面等离子共振（SPR）等；基于计算的方法主要是基于分子对接的虚拟筛选，也采用药效团匹配的方法。此处主要介绍一下基于计算的方法。

如前文所述，基于对接的虚拟筛选通常被用来发现和优化可能的先导化合物结构。这种方法也可以被用来进行分子片段的筛选，从而发现那些可能和靶标进行结合的分子片段。然而，由于目前的绝大多数分子对接软件都是为了筛选那些体积比片段大得多的药物先导化合物而设计，因此应用于片段筛选时，会有一定的挑战。一个是因为分子对接软件的力场和打分函数是基于体积大的类药性的分子开发出来，而分子片段通常与靶标的结合亲和力要弱得多，因此应用于分子片段时可能存在准确性的问题。另一个问题是，分子片段的尺寸较小，分子量较低。在对接过程中，蛋白质可能存在很多位点都能和小的分子片段发生结合作用，可能会导致一些假的结合位置出现，从而带来结合特异性问题。另外，如果结合口袋比较大，即使分子片段能对接到正确的口袋，也可能会导致不正确的结合模式。尽管存在这些挑战和问题，利用分子对接进行片段的虚拟筛选在一些体系中还是得到了较高的成功率。

### 7.5.2.3　分子构建

经过上一步骤筛选得到能和靶标蛋白结合的片段后，就可以以这些片段为起始片段来构建分子。有多种方式可以进行片段的组装生长，主要包括：片段生长法、片段连接法和片段拼合法[39]。

#### （1）片段生长法

首先需要确定种子片段在结合口袋内的结合位点和构象。结合模式可以通过实验方法或分子对接得到。种子片段通过受体活性位点的几何和能量互补，按顺序依次添加新片段进行片段的生长［图 7-18（a）］[40]。这种方法可以允许搜索大量的化学空间。在实际应用时，起始片段通常是挑选实验已知能和靶标较好结合的那些片段。可用于片段生长的计算程序有：LigBuilder、LUDI、SomG、GrowMol、GroupBuild、SPROUT、GROW 等。

在许多片段生长方法中，种子片段在生长过程中一般假设是固定不动的。Durrant 等开发的 AutoGrow 程序则考虑了这种假设的不足[41]。AutoGrow 程序在每次通过片段生长得到新化合物后，都利用 AutoDock 将其重新对接到结合口袋，产生新的结合取向。利用进化算法来搜寻新的化学空间，从而选择最好的分子进行下一步的生长。FOG 是另外一种片段生长的方法[42]。在进行种子片段的生长时，FOG 通过分析分子库中片段-片段连接的出现频率进行片段的生长。FOG 也可以通过匹配已知化合物的化学和拓扑特征进行新化合物的生长。

#### （2）片段连接法

将分子片段通过直接或小的连接子连接成一个完整的分子。在这种方法中，起始的种子

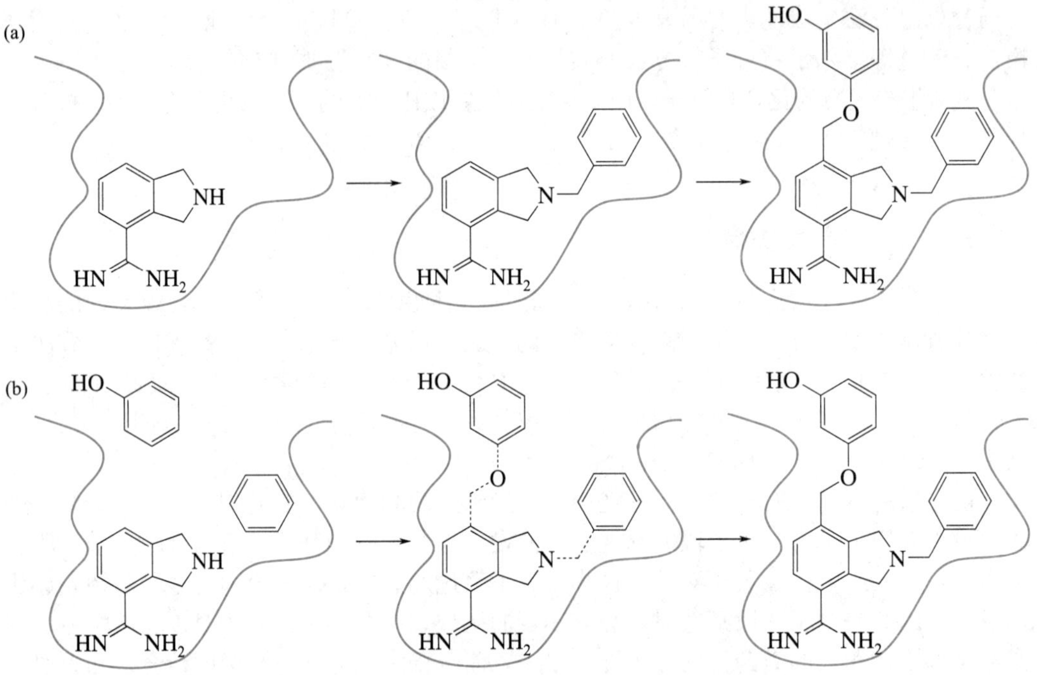

图 7-18　基于片段药物设计方法示意图
(a) 片段生长法；(b) 片段连接法[40]

片段可以基于实验的 NMR、结晶片段筛选或对接方法放置于受体的结合口袋。这样可以显著降低连接过程的搜索空间[40]。GRID 和 MCSS 是两个常用的软件，用以辅助将小的种子片段放置于靶标的结合口袋。不过，这种方法有很多局限性。首先，小的片段在结合口袋有不同的取向，这可能导致构建出的分子在结合口袋有很多不同的结合模式；其次，如果将两个片段模块固定得太紧密，可能会导致分子产生不自然、不合理的构象；最后，在某些情况下，片段连接可能比较难甚至是不可能，因为两个片段模块距离太远或离得太近。包括 GANDI、CONCERTS、LUDI、CAVEAT、NEWLEAD、DLD、BUILDER 和 SKELGEN 等在内的多个从头设计程序都可以使用片段连接法进行分子的组装构建。

### (3) 片段拼合法

片段拼合法是药物化学中常用的药物设计方法，其核心思想是将来自于两个不同活性化合物的药效团片段组合起来生成一个新的杂合分子，从而提高其生物活性或物化性质。这一思想也被用到从头设计的程序当中。BREED 是第一个自动实现片段拼合法的程序[43]，它可以把作用于同一受体的两个分子的结构组合产生新的分子。这种方法利用了已知配体-受体复合物的结构信息，将两个配体的三维坐标进行叠合，在它们有重合键的地方进行重新组合以产生新的杂合分子。

## 7.5.2.4　分子优化

从头设计方法需要覆盖巨大的化学搜索空间，因此试图构建并评价所有可能的分子结构以及考虑配体片段所有的构型自由度空间显然不太实际。在过去十几年中，各种优化算法被广泛地应用于基于片段的从头设计中，其中代表性的算法有遗传算法、粒子群算法（Particle Swarm Optimization）、模拟退火、分子动力学模拟等。

遗传算法模拟生物学上的进化理论，从搜索空间中随机选择的一个种群开始，重复进行

打分、选择、变异等操作。首先，每个个体（在从头设计中即为配体）用一个适应度函数（Fitness Function）进行打分。在基于配体的方法中，用分子描述符表征的结构相似性通常用作适应度函数，而在基于结构的方法中，打分函数通常用作适应度函数。因而，适应度高的个体（例如那些和参考分子相似度高的分子）更可能被挑选出来用于产生下一代个体。接着就是对父代进行各种遗传操作，如突变（Mutation）和交叉（Crossover）。突变操作通常会产生和父代略微不一样的个体，但这种操作会引入全新的结构特征。突变可以从父代分子选择一个片段，用数据库中的片段对其进行取代，从而创建一个新的分子。交叉操作只是对种群中已有的结构特征进行重新组合。交叉是针对两个父代结构进行的，它先对两个父代结构进行分析，然后从每个父代结构中选择片段，对它们进行交换产生两个子代的结构。产生的子代结构是父代分子中片段的混合体。在搜索过程中，一直对这些迭代过程进行重复操作，直到满足设定的终止条件。因为每个子代都是父代中最优个体的变种，所以理论上讲，经过多次迭代后能找到优化的个体。

### 7.5.2.5　打分评价

打分函数被用来指导配体的设计过程以及评估生成分子的结合能。由于在设计的过程中包含大量的迭代，并可能生成大量的候选配体，因此要求打分函数计算速度快，这也意味着精确度要打折扣。

在基于结构的设计中，一般利用分子对接程序中的打分函数，如 ChemScore、GlideScore、PLP、PMF、DrugScore、SMOG 等。这些打分函数形式不一样，复杂程度也各不相同，不同的打分函数适合不同的体系。但由于这些打分函数都是基于类药性分子开发的，在评价分子片段时可能存在准确性的问题。因此发展适合分子片段的打分函数以提高片段对接的准确度，是今后基于片段设计的重要方向。

大量的虚拟筛选研究表明，分子对接程序中的大部分打分函数能有效区分活性化合物和非活性化合物，并且用于数据库筛选的富集率也比较高。但这些打分函数在预测化合物与靶标的结合亲和力大小上，特别是在排序结构非常相似的化合物方面，还存在明显的不足，因而需要更严格的方法来准确描述配体和靶标之间的相互作用。但由于这些方法要求的计算量比较大，不太适合在整个从头设计的过程中使用，一般只应用于通过初筛以及排名靠前的那些配体分子。MM-GBSA/PBSA 是应用得比较广泛的计算配体和靶标之间结合自由能的方法。有研究表明，MM-GBSA/PBSA 在排序具有类似结构化合物的亲和力上比通用的打分函数结果要好。

在基于配体的从头设计中，候选分子根据基于相似性的适应度函数或定量构效关系模型进行排序。基于相似性的打分函数需要选择分子描述符和相似性指数。药效团指纹描述符，因其有利于发现新的化学类型，因而在基于相似性的打分函数中被广泛使用。基于定量构效关系的打分需要高精度的预测模型，这类打分由于需要大量的活性数据，因此依赖于靶标的类型。

配体效率（Ligand Efficiency）是基于片段方法中用于评估分子的另一项常用技术。配体效率是基于配体中每个原子的能量贡献，而不是整个配体的能量。配体效率在设计过程的早期特别有用，因为可以根据配体效率对分子进行官能团的修饰，以改善其物理化学性质如溶解度等。配体效率一般被简单地定义为结合亲和力除以配体中重原子的数目。另外配体效率也可以通过结合能除以配体的表面积进行计算。

除了片段的亲和力，也可以对从头设计出来的分子的可合成性进行评估。目前已经发展了一些计算方法来考虑分子的可合成性。基于复杂性（Complexity-Based）的方法利用一套规则来评估待合成分子的复杂性。这些方法会考虑立体中心的数目以及是否有某些结构特征出现，

如螺环和非标准环等。另外还有基于逆合成分析的方法，这类方法依赖反应的数据库。2009年，Ertl 等提出了一种组合片段贡献和复杂性罚分（Complexity Penalty）的打分函数[44]。这些组合片段是基于对 PubChem 数据库中约一百万个代表性分子的分析，涵盖了以往的合成方面的知识。复杂性主要考虑了一些不常见的结构特征，如含大的环结构和立体复杂性。测试结果表明，这种打分函数和有经验的药物化学家对可合成性的判断非常吻合。

　　一般来说，从头设计方法只考虑结合亲和力一个目标，从而可以对设计的分子进行排序。但药物发现是一个多目标（Multi-Objective）的工作，除了结合亲和力，还需考虑其它因素，如分子的 ADMET 性质、选择性、可合成性等。例如 MEGA 就利用了一种多目标的进化图论算法，可以同时优化结合亲和力、分子相似性、选择性和物理化学性质等，对设计的分子进行打分排序。

### 7.5.3　全新药物设计的应用

　　尽管全新药物设计方法还需要进一步发展和完善，但 FBDD 方法经过二十余年的发展，已经对苗头化合物的识别和发现发挥了积极的作用[45]。截至 2016 年 7 月，已有两个上市药物、30 余个临床候选药物是通过 FBDD 设计出来的[46]。当然实验方法如 X 射线晶体衍射和NMR 在种子片段识别中非常关键，纯粹依靠计算的成功案例还不多见。

　　最有名的成功案例是上市药物 Vemurafenib 的发现和设计。Vemurafenib（PLX4032）是第一个经 FBDD 方法开发并于 2011 年被美国 FDA 批准上市的 BRAF-V600E 激酶抑制剂[47]，用于治疗黑色素瘤。最初通过实验方法从片段库中筛选发现的第一个片段（图 7-19），是针对

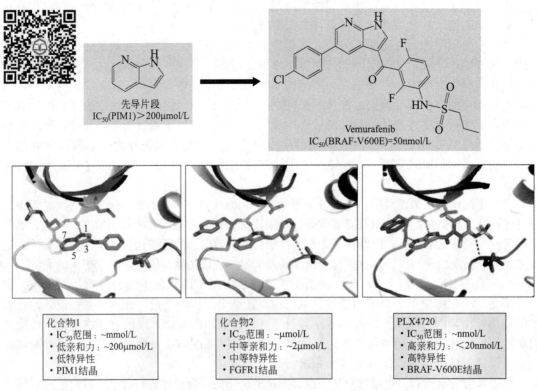

图 7-19　Vemurafenib 在 BRAF-V600E 活性口袋中的结合
虚线表示与关键残基间的氢键相互作用[47]

另外一个激酶——serine/threonine-蛋白激酶 PIM1 而得到的种子片段。通过一系列的优化，最终得到 Vemurafenib 分子（图 7-19）。从结构上看，Vemurafenib 在 BRAF-V600E 活性口袋中结合非常稳定，形成的 4 个氢键相互作用很好地加固 Vemurafenib 在口袋中的结合（图 7-19）。这个成功的案例从最初的片段筛选到 Vemurafenib 被 FDA 批准上市仅仅花了 6 年时间。

2009 年，华东理工大学药学院李剑课题组发现的迄今为止活性最强的亲环素 A（CypA）小分子抑制剂（$IC_{50}=1\sim2nmol/L$）[48]，是采用计算方法进行的全新药物设计的成功案例。该案例应用北京大学化学院来鲁华课题组发展的全新药物设计程序 LigBuilder 2.0[49]，以前期发现的片段酰基脲为起始片段，设计了 98 个新分子，然后合成了出现频率最高的一类母核结构（占 38%），第一轮即发现了强效活性分子化合物 1，其 $IC_{50}=$ 31.6nmol/L，与预测的 $pK_d=8.6$ 非常接近（图 7-20）。随后经过进一步优化，活性进一步提高到了 1.52nmol/L[48]。

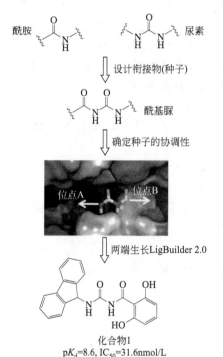
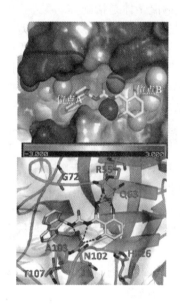

图 7-20　CypA 抑制剂从头设计流程（Saddle：马鞍状）[48]

## 7.6　应用实例

### 7.6.1　研究背景

雌激素受体（Estrogen Receptor，ER）属于核受体超家族，在维持人体正常生理功能的过程中具有十分关键的作用。在正常情况下，内源性雌激素如雌二醇等结合雌激素受体的配体结合区域，从而激活雌激素受体功能，进而激活下游的信号传导或者基因表达。女性进

入更年期之后，由于雌激素水平的降低，会产生各种各样的疾病症状，如更年期综合征、骨质疏松等，一般通过荷尔蒙替代疗法或者雌激素替代疗法补充雌激素。但是雌激素摄入过多，又会导致包括乳腺癌在内的一些其它疾病，如中风、肺栓塞、冠心病等，因而雌激素受体是非常重要的药物作用靶标。

目前已知雌激素受体存在两种亚型，即 ERα 和 ERβ，其中 ERα 是经典的雌激素受体，而 ERβ 是 1996 年新发现的。两种亚型受体在 DNA 结合区的序列同一性高达 98%，在配体结合区（Ligand-Binding Domain，LBD）的序列同一性为 56%，尤其是配体结合口袋高度相似，仅有两个氨基酸残基不同，即 ERα 的 Leu384 对应于 ERβ 的 Met336，ERα 的 Met421 对应于 ERβ 的 Ile373。这也说明了雌激素受体的两个亚型可以响应不同的配体，但产生相似的功能。进一步的研究发现，ERα 和 ERβ 在体内的分布和生物学功能也有所区别，ERα 主要在乳腺和生殖系统中表达，执行雌激素受体的经典功能；而 ERβ 则广泛表达在很多组织中，包括中枢神经系统、心血管系统、消化系统和免疫系统等，也存在于骨组织中。

由于雌激素受体的重要性，开发雌激素受体的配体成为药物，是药物研究者义不容辞的责任。雌激素受体配体通常可分为三种类型：纯激动剂、纯拮抗剂、激动剂-拮抗剂混杂体。其中激动剂-拮抗剂混杂体是指配体对某些组织中的雌激素受体表现为激动剂，而在另外一些组织中表现为拮抗剂，这种混杂体被称为选择性雌激素受体调节剂（Selective ER Modulator，SERM）[50]。不同组织中的雌激素受体对于选择性雌激素受体调节剂具有不同的响应，这样就会大大减少副作用的发生。目前临床使用的治疗骨质疏松和乳腺癌的药物雷洛昔芬（Raloxifene）就是一个选择性雌激素受体调节剂[51]，它对 ERα 具有拮抗活性，但对 ERβ 则具有激动活性。

由于 ERα 和 ERβ 配体结合区域的结构高度相似，使得选择性 ER 配体的发现非常具有挑战性。计算机辅助药物设计技术在药物发现过程中的重要作用已被实践所证明，尤其是对于结构非常相似的靶标的选择性药物设计具有实验难以比拟的优势。本实例中我们采用了多种虚拟筛选方法来发现选择性 ERβ 配体，为进一步开发服务。

## 7.6.2　基于结构虚拟筛选发现 ERβ 选择性配体[52]

本研究主要采用基于结构的虚拟筛选方法，从商用化合物库中发现新型 ERβ 配体。

### （1）受体结构的准备

我们采用了 ERβ 的 LBD 部分与 Way-244（图 7-21）复合物晶体结构作为初始模型（PDB 代码：1X78），但没有直接采用晶体结构，而是首先采用常规分子动力学（MD）模拟方法对该模型进行了 5ns 的 MD 平衡，然后将最后平衡阶段 3~5ns 的轨迹快照提取出来，平均之后作为虚拟筛选的受体结构模型。接着我们利用 Schrödinger 软件包中的"Protein Preparation Wizard"模块对受体模型进行预处理，包括分配模型中的化学键序列，删除配体 5Å 之外的水分子。所有的氢原子采用 OPLS_2005 立场优化，收敛于 RMSD 小于 0.30Å。准备结束之后，再采用"Receptor Grid Generation"模块生成对接格点。我们定义了以复合物中配体为中心，口袋半径为 10Å 的活性口袋（Ligand-Binding Pocket，LBP）。对口袋部位进行格点计算，计算口袋内静电作用和范德华作用能的网格文件，调整网格大小为 $10 \times 8 \times 10$（$x \times y \times z$，Å），范德华半径缩放因子设为 0.8。

### （2）小分子数据库的准备

虚拟筛选的对象是 SPECS 数据库，其中包含 197116 个可购买的小分子（2008 年 3 月版

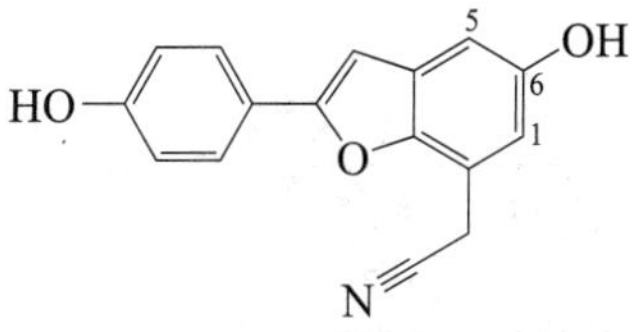

ERα: IC$_{50}$ =1062.5nmol/L
ERβ: IC$_{50}$ = 14 nmol/L
Way-244

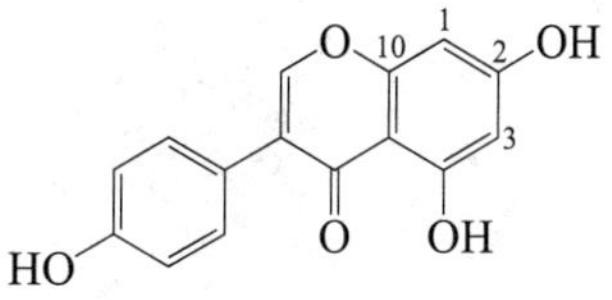

ERα: IC$_{50}$ =395nmol/L
ERβ: IC$_{50}$ =10 nmol/L
Genistein

图 7-21    选择性 ERβ 配体 Way-244 和 Genistein 的结构和活性

本）。首先利用 Schrödinger 软件包中的 LigPrep 2.1 程序对小分子进行处理，采用 OPLS_2005
力场，生成三维结构，并分配电荷。环境 pH 值设为 7.0±2.0，采用 Epik 1.6 生成离子状
态。每个小分子最多保存 32 个立体构象和 8 个低能的环构象。在小分子准备完成之后，大
约产生了 350000 个三维结构。

### （3）虚拟筛选过程

我们采用 Schrödinger 软件包中的 Glide 5.0 程序，针对 SPECS 数据库，进行了三轮基
于分子对接的虚拟筛选，整体流程参见图 7-22。第一轮筛选采用高通量虚拟筛选模式
（High Throughput Virtual Screening，HTVS），目的是去除那些有明显碰撞的分子，然后
保留排名前 50000 的配体分子，每个配体保存一个构象。第二轮采用标准精度模式（Stand-
ard Precision，SP），目的是获得合理的对接构象，根据 G-Score 打分结果，保留了该轮筛
选结束后排名前 5000 的分子。第三轮采用高精度模式（Extra Precision，XP），目的是去除
假阳性化合物，最后保留 G-Score 得分排名前 1000 的配体。最后，我们采用 Prime-MM/
GBSA 模块进行较为精确的结合自由能的计算，在这一过程中，受体中所有原子都被固定，
只有配体的构象可以发生一定的改变。最终，我们根据能量大小排序，保存了 200 个配体分
子做进一步视觉分析。根据观察到的对接构象和配体与受体之间的作用，最终我们从
SPECS 公司购买了其中 70 个化合物样品，进行生物活性测试。

### （4）生物活性测试

我们利用酵母双杂交（Y2H）系统对候选化合物的生物活性进行测试。把 ER LBD
（hERα，氨基酸残基 301～553；hERβ，氨基酸残基 248～510）和共激活因子 SRC1（氨基
酸残基 613～773）分别克隆到表达 GAL4 结合结构域（GAL4 Binding Domain）的载体 pG-
BKT7 上和表达 GAL4 激活结构域（GAL4 Activation Domain）的载体 pGADT7 上，将重
组载体导入到酵母细胞 AH109 中。将酵母细胞与待测化合物共孵育，通过测定报告基因 α-
半乳糖苷酶的活性变化来检测化合物对 ER 和 SRC1 相互作用的影响，从而判定化合物的
活性。

我们进一步采用 MTT 测试检测化合物对细胞增殖的影响。乳腺癌细胞 MCF-7 培养在
DMEM/F12 培养基中，补加 10% 活性炭处理的胎牛血清并培养于 37℃ 的 5% 的二氧化碳培
养箱中。将细胞以 $1.5×10^4$ 的密度接种到 96 孔板中，加入终浓度为 100μmol/L 的待测化
合物处理 24 小时后，加入 MTT 孵育 4 小时，去除上层清液，用 100μL 的 DMSO 溶解生成
的结晶物，检测 570nm 处的吸收值。

### （5）结果

我们最终从 70 个样品中发现了 18 个 ERβ 配体（另有 2 个结构新颖、活性较好的配体，
因用于后续的相似性搜索而暂未报道，实际命中率为 28.6%）。在这些化合物中，化合物 **1a**

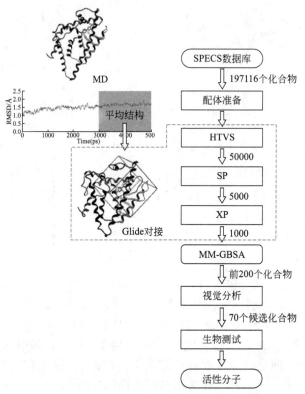

图 7-22　利用基于结构虚拟筛选策略发现活性小分子的流程[52]

和 **1b** 表现出双效作用（即为 ERα 拮抗剂和 ERβ 激动剂，表 7-3），可以作为新型 SERM 的先导化合物，具有潜在治疗 ER 敏感性乳腺癌的价值。此外，我们发现 11 个化合物对两种亚型均为激动剂，其中 6 个化合物对 ERβ 的活性达到了 nmol/L 浓度级别，3 个化合物表现出较高的亚型选择性。我们还发现 5 个化合物对两种亚型均为拮抗剂，它们和 2 个双效配体都表现出一定的抗 MCF-7 乳腺癌细胞增殖的活性，可以作为潜在新型抗乳腺癌药物的先导化合物。

表 7-3　获得的两个双效配体的结构及活性（激动活性 EC$_{50}$，拮抗活性 IC$_{50}$，单位 μmol/L）[52]

| 化合物编号 | 化合物结构 | ERβ（EC$_{50}$） | ERα（IC$_{50}$） | 100μmol/L 时对乳腺癌细胞 MCF-7 的抑制率/% |
|---|---|---|---|---|
| **1a** | HO—⟨⟩—CH=CH—C(O)—⟨⟩—Br | 3.91±0.37 | 4.66±1.29 | 71.44 |
| **1b** | Br—⟨imide⟩—N—⟨⟩—OH | 4.07±0.48 | 7.98±1.07 | 35.12 |

在这 18 个活性配体中，一些结构类似物也反映出一些基本的构效关系，为化合物的改造和优化提供了有用的信息。

## 7.6.3　基于活性化合物的相似性搜索 [53]

本研究主要采用基于配体的相似性搜索，结合分子对接，进行第二轮虚拟筛选。

首先，我们以前面第一轮虚拟筛选发现的两个暂未公开的活性化合物（图 7-23，其中 **1a** 为双效配体，**3a** 为纯拮抗剂，编号与前面表 7-3 无关）为模板，对 SPECS 数据库进行了相似性搜索。相似性计算以含 1024 字节的 FCFP_4 指纹来描述分子，计算 Tanimoto 相似性系数，以 0.45 为相似性阈值，共获得 393 个类似物（该数据库中所含有的相似性结构数量并不多，其中 316 个与 **1a** 相似，77 个类似于 **3a**）。

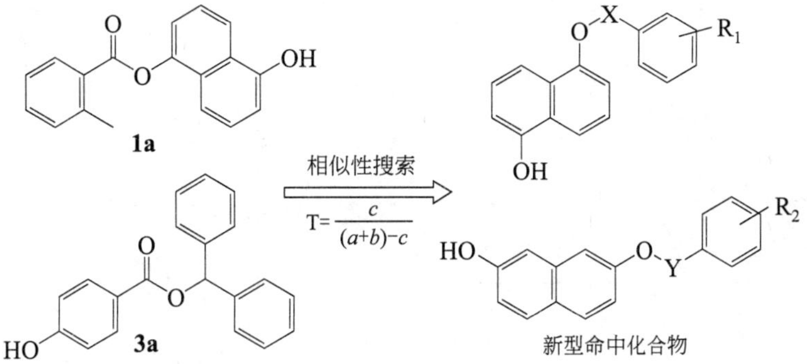

图 7-23　用于相似性搜索（基于 Tanimoto 相似性系数 T）的两个参考分子（**1a** 和 **3a**）结构式 [53]

然后以第一轮虚拟筛选中所使用的 ERβ 构象作为受体结构，采用 Glide 5.0 标准精度模式，对这些类似物进行分子对接分析，最终选择对接打分较高、对接模式合理的 36 个化合物（含两个模板分子）进行样品购买，并作进一步的生物活性测试。

同样使用酵母双杂交（Y2H）实验，测试结果表明其中 23 个化合物对 ER 受体具有较好的生物活性（含两个模板分子），实际命中率达到了 63.9%。尤为令人高兴的是，基于双效配体 **1a**，我们得到了 10 个新的双效配体（**1b**～**1k**，表 7-4）。另外，我们还得到 5 个激动剂和 6 个拮抗剂（除 **3a** 外）。

表 7-4　相似性搜索所获得的双效配体的结构及活性（激动活性 $EC_{50}$，拮抗活性 $IC_{50}$，单位 $\mu mol/L$）[53]

| 化合物编号 | 化合物结构 | 与参考分子 **1a** 的相似性系数 | ERβ（$EC_{50}$） | ERα（$IC_{50}$） | 100$\mu mol/L$ 时对乳腺癌细胞 MCF-7 的抑制率/% |
|---|---|---|---|---|---|
| **1a** | 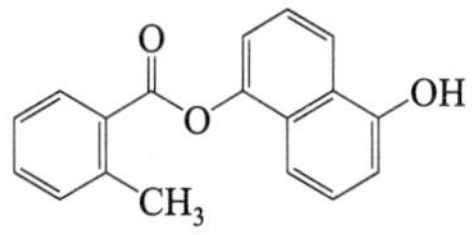 | | 2.69±0.25 | 0.430±0.045 | 87.92 |
| **1b** | 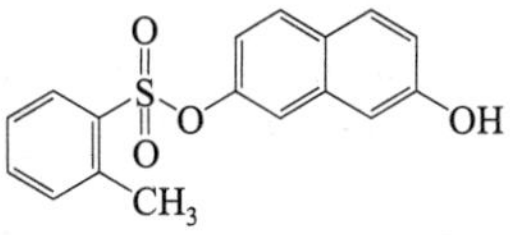 | 0.53 | 0.0940±0.0040 | 8.77±0.58 | 45.54 |
| **1c** | 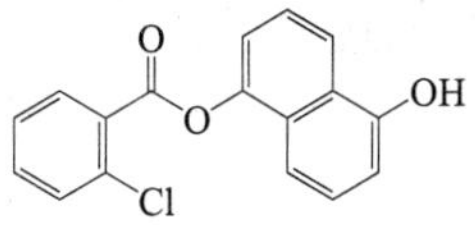 | 0.73 | 0.185±0.0006 | 0.629±0.030 | 0 |

| 化合物编号 | 化合物结构 | 与参考分子 1a 的相似性系数 | ERβ $(EC_{50})$ | ERα $(IC_{50})$ | 100$\mu$mol/L 时对乳腺癌细胞 MCF-7 的抑制率/% |
|---|---|---|---|---|---|
| 1d | (结构：$CH_3$、OH) | 0.74 | $0.229\pm0.017$ | $0.255\pm0.020$ | 18.15 |
| 1e | (结构：Cl、OH) | 0.53 | $0.485\pm0.030$ | $1.00\pm0.020$ | 29.57 |
| 1f | (结构：OH) | 0.54 | $0.823\pm0.23$ | $1.98\pm0.17$ | 0 |
| 1g | (结构：$H_3C$、OH) | 0.69 | $1.01\pm0.06$ | $2.87\pm0.11$ | 74.74 |
| 1h | (结构：OH) | 0.86 | $1.46\pm0.010$ | $2.23\pm0.080$ | 0 |
| 1i | (结构：$OCH_3$、OH) | 0.77 | $1.98\pm0.38$ | $10.8\pm1.7$ | 0 |
| 1j | (结构：F、OH) | 0.53 | $4.95\pm0.13$ | $3.06\pm0.18$ | 0 |
| 1k | (结构：$H_3CO$、OH) | 0.57 | $13.4\pm0.59$ | $28.2\pm2.4$ | 13.37 |

## 7.6.4 ER 配体药效团模型构建[54]

本研究主要构建 ERα 和 ERβ 选择性配体的药效团模型，为后续基于药效团的数据库搜索打下基础。

我们首先从文献中收集了 74 个选择性 ERα 配体小分子，其中选取了 23 个化合物作为训练集，其活性 $K_i$ 值的分布从 0.14nmol/L 到 2000nmol/L，选择性［$K_i$（ERβ）/$K_i$（ERα）比值］为 5.0～1017，剩下的 51 个化合物则用作测试集。同时针对 ERβ，我们也从文献中收集了 65 个选择性 ERβ 配体小分子。遵循同样的选取规则，我们选取了其中的 24 个化合物作为训练集分子，$K_i$ 值跨度为 0.35nmol/L 到 1515nmol/L，选择性［$K_i$（ERα）/$K_i$（ERβ）比值］大于 2，剩余的 41 个化合物则构成了测试集。

接着我们采用 Catalyst 4.10 软件的 HypoGen 模块进行药效团模建，每个分子采用

"best conformer generation" 选项产生最多 250 个构象，每个模型中全部特征数设为 4～5 个，分别构建了 ERα 和 ERβ 的选择性配体药效团模型（表 7-5，图 7-24）。ERα 配体药效团模型含有五个特征元素（三个 HY 疏水中心，一个 HA 氢键受体和一个 HD 氢键供体），而 ERβ 配体药效团模型则包含了四个特征元素（两个 HY 疏水中心，一个 RA 芳环中心和一个 HD 氢键供体）。之后对这两个模型进行的交叉验证证实了模型的可靠性以及选择性识别配体的能力；而通过虚拟筛选则表明每一个模型都能从大量诱饵分子当中识别出选择性的 ERα 或 ERβ 活性配体。

表 7-5　ERα 和 ERβ 药效团模型的统计学参数[54]

| 药效团模型 | Total cost | Δcost | RMSD | Weight | $R_{\text{tr. set}}$ | $R_{\text{test set}}$ |
|---|---|---|---|---|---|---|
| ERα | 102.79 | 74.89 | 1.01 | 1.73 | 0.94 | 0.74 |
| ERβ | 101.55 | 62.40 | 0.91 | 1.71 | 0.94 | 0.72 |

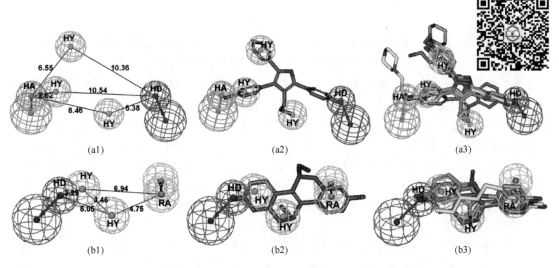

图 7-24　ERα 和 ERβ 选择性配体的药效团模型[54]

（a1）ERα 模型及特征元素间的距离限制（Å）；（a2）ERα 模型与活性最高配体的匹配；
（a3）ERα 模型与几个选择性 ERα 测试集配体的匹配；（b1）ERβ 模型及特征元素间的距离限制（Å）；
（b2）ERβ 模型与活性最高配体的匹配；（b3）ERβ 模型与几个选择性 ERβ 测试集配体的匹配

我们也对两个药效团模型进行了比较分析，发现 HY 疏水特征对于 ER 配体的亚型选择性贡献较大，同时发现，酚基处的 HD 氢键供体被认为是对 ERβ 的选择性比较关键，而苯并吡喃处的氢键供体则对 ERα 的选择性比较重要。这些结果不仅有助于我们理解 ER 配体的亚型选择性机制，而且还为我们发现新的选择性 ER 配体提供了新的思路和见解。

## 7.6.5　采用组合虚拟筛选策略发现新型选择性 ERβ 配体[55]

本研究中，我们尝试了组合虚拟筛选策略，针对 ERβ 受体，对两个商业数据库 Maybridge 和 Enamine 进行了虚拟筛选。即首先采用前面构建的 ERβ 配体药效团模型对数据库进行粗筛，然后再用分子对接方法进行进一步精筛（图 7-25），其目的是要发现新型的 ERβ 选择性配体。

首先我们采用前面构建的 ERβ 选择性配体药效团对两个商用数据库进行虚拟筛选，采

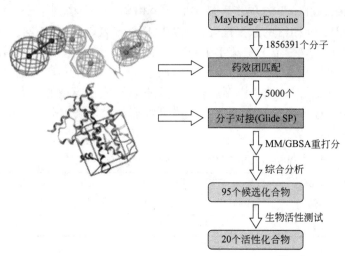

图 7-25　组合虚拟筛选发现活性小分子化合物流程图[55]

用 Discovery Studio 2.1 的 Ligand Pharmacophore Mapping 模块来完成药效团匹配，最终从 180 余万个分子中，挑选了匹配程度最好的 5000 个化合物进行后续的精细筛选工作。

接着我们采用 Schrödinger 软件包里的 Glide 5.0 模块的标准精度模式，对药效团匹配得到的分子进行进一步的精细筛选，同时我们还用 Prime MM/GBSA 计算了各个对接构象的结合自由能。最终我们结合对接模式、打分情况进行综合分析，选择了 95 个候选化合物并从供应商处购买该样品。

同前面一样，我们首先利用酵母双杂交（Y2H）实验测定其生物活性。从中发现了 20 个活性化合物（图 7-26，表 7-6，注意化合物编号与前面表 7-3 和表 7-4 无关），命中率为 21.1%。其中 6 个化合物对 ERβ 显示了良好的激动活性及选择性（**1a~1f**），具有潜在的治疗骨质疏松的价值。

为了测定我们所发现的化合物在细胞水平上的活性，我们选择了在酵母双杂交（Y2H）测试中表现出较高活性的激动剂 **1a**（此处编号与上一节没有关系）和拮抗剂 **2a** 进行 CHO-K1 细胞瞬时转染实验，通过测定其中荧光素酶的活性来间接反映化合物在细胞内的活性。化合物 **1a** 是一个选择性的 ERβ 激动剂，在分子水平和细胞水平对 ERα 都没有激动活性，而对 ERβ 却有明显的激动活性，并且该激动活性是浓度依赖型的，在高浓度时具有很高的激动活性。化合物 **2a** 是一个 ER 拮抗剂，在分子水平上对 ERα 和 ERβ 都有一定的拮抗作用，对 ERβ 的拮抗作用略强；在细胞水平上，**2a** 对 ERβ 的拮抗作用明显更强，在高浓度水平时（50μmol/L），ERβ 组的荧光素酶的活性甚至低于空白对照，此时 **2a** 可能已经导致 ERβ 失活。**1a** 和 **2a** 与 ERβ 的结合模式参见图 7-27。

为了评价所发现的 ER 拮抗剂对乳腺癌细胞增殖的影响，我们选择了 MCF-7 和 MDA-MB-231 两株乳腺癌细胞进行测试，其中 MCF-7 细胞中主要表达 ERα，ERβ 表达较少，而在 MDA-MB-231 细胞中则只有 ERβ 表达，而无 ERα 表达。表 7-6 列出了这些拮抗剂对于这两株乳腺癌细胞增殖的抑制率，可以看出，只有少数几个拮抗剂（**2a**、**2d**、**2e** 和 **2g**）对 MCF-7 细胞株具有较高的抑制率，而绝大多数拮抗剂对 MDA-MB-231 细胞株都有很好的抑制率（>90%），这与其分子水平的活性并不一致。

化合物 **2a**、**2d** 和 **2e** 对上述两种乳腺癌细胞株的抑制效应与他莫昔芬类似，而 **2b** 和 **2c** 则表现出较强的 ERβ 选择性，并且这些化合物具有一定的结构新颖性，具有深入研究的价值。

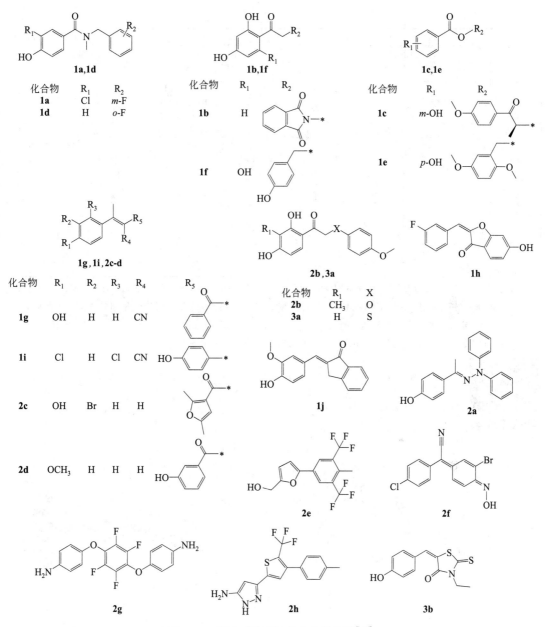

图 7-26  所发现的活性化合物结构式[55]

表 7-6  活性化合物对于 ERα 和 ERβ 的活性以及拮抗剂对乳腺癌细胞的抑制活性[55]

| 化合物 | 激动活性(EC$_{50}$，$\mu$mol/L)或拮抗活性(IC$_{50}$，$\mu$mol/L)$^a$ | | | | 选择性 α/β$^b$ | MCF-7 抑制率 /%$^c$ | MDA-MB-231 抑制率/%$^d$ |
| | ERβ | | ERα | | | | |
| | IC$_{50}$ | EC$_{50}$ | IC$_{50}$ | EC$_{50}$ | | | |
| **1a** | | 1.56±0.48 | | | +∞ | | |
| **1b** | | 1.41±0.20 | | | +∞ | | |
| **1c** | | 3.49±0.21 | | | +∞ | | |
| **1d** | | 19.3±0.85 | | | +∞ | | |
| **1e** | | 1.13±0.61 | | | +∞ | | |
| **1f** | | 25.5±0.27 | | | +∞ | | |
| **1g** | | 2.97±0.28 | | 6.74±0.19 | 2.27 | | |
| **1h** | | | | 0.33±0.21 | −∞ | | |

| 化合物 | 激动活性(EC$_{50}$,μmol/L)或拮抗活性(IC$_{50}$,μmol/L)[a] | | | | 选择性 α/β[b] | MCF-7 抑制率 /%[c] | MDA-MB-231 抑制率/%[d] |
| --- | --- | --- | --- | --- | --- | --- | --- |
| | ERβ | | ERα | | | | |
| | IC$_{50}$ | EC$_{50}$ | IC$_{50}$ | EC$_{50}$ | | | |
| **1i** | | 0.91±0.20 | | 1.85±0.17 | 2.03 | | |
| **1j** | | 0.13±0.19 | | 0.0647±0.00033 | 0.50 | | |
| **1k** | | 0.63±0.21 | | 2.36±0.18 | 3.75 | | |
| 雌二醇 | | 0.00108±0.00007 | | 0.00105±0.00006 | 0.55 | | |
| **2a** | 3.52±0.95 | | 4.44±0.07 | | 1.26 | 69.44 | 99.03 |
| **2b** | 7.29±1.00 | | 6.80±0.90 | | 0.93 | 6.72 | 98.99 |
| **2c** | 5.48±0.75 | | 1.96±0.28 | | 0.36 | 5.48 | 97.98 |
| **2d** | 7.81±0.28 | | 5.84±0.47 | | 0.75 | 73.84 | 99.24 |
| **2e** | 0.62±0.27 | | 0.81±0.96 | | 1.31 | 89.32 | 99.80 |
| **2f** | 21.67±0.57 | | 10.64±0.80 | | 0.49 | 4.30 | 94.8 |
| **2g** | | | 2.86±0.16 | | —∞ | 66.05 | ND |
| **2h** | 0.81±0.33 | | 0.81±0.97 | | 1.00 | 16.89 | 44.05 |
| **2i** | 9.02±0.12 | | 7.45±0.41 | | 0.83 | 25.93 | 99.2 |
| 他莫昔芬 | 1.66±0.003 | | 2.54±0.12 | | 1.53 | 93.3 | 80.45 |

[a] 所得数据是三次独立 Y2H 测试的平均测得值±标准偏差；REC$_{10}$ 表示达到雌二醇激活效应的 10% 时化合物的浓度；

[b] 对于激动剂分子,采用 ERα 和 ERβ 的 EC$_{50}$ 数值进行比较,对于拮抗剂分子则采用 ERα 和 ERβ 的 IC$_{50}$ 数值进行比较；

[c] 通过 MTT 测试的抗 MCF-7 细胞增殖的相对抑制率,化合物浓度为 100μmol/L；

[d] 通过 MTT 测试的抗 MDA-MB-231 细胞增殖的相对抑制率,化合物浓度为 100μmol/L。

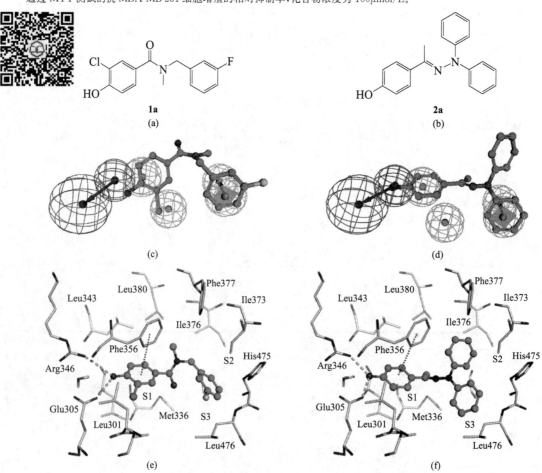

图 7-27　激动剂 **1a** 和拮抗剂 **2a** 与 ERβ 配体的药效团匹配及与受体的对接模式[55]

## 7.6.6  研究小结

本节研究实例以雌激素受体为研究对象，以发现新型选择性 ERβ 配体为目的，采用了多种虚拟筛选手段：既有基于受体结构的虚拟筛选，也有基于配体的指纹相似性筛选，还有基于配体的药效团筛选，并且应用了组合虚拟筛选策略，最终获得了 60 余个新型活性化合物，部分显示了良好的 ERβ 选择性。本研究案例较好地展示了虚拟筛选在发现新型活性化合物中的重要作用。

本章小结

CADD 方法和技术的运用，使得药物设计和发现的速度和效率与传统模式相比，有了显著的提高。分子对接、药效团模拟、虚拟筛选以及全新药物设计等方法，在先导化合物发现过程中得到了广泛的应用，并已成为当前学术界和制药企业的常规方法。

在本章中我们主要介绍了可以用于药物先导物发现的分子对接、药效团模型、虚拟筛选和全新药物设计等方法的基本原理、主要内容及其应用。虽然 CADD 方法被成功地应用于多个实际体系，但每种方法在准确性、适用范围、成功率等方面还是有不少的局限性，还有许多可以改进和提高的空间。

对于分子对接方法来说，目前主要的局限在于打分函数的准确性和适用范围。虽然在过去的几十年里，研究者发展了超过百种的打分函数，但由于药物靶标的复杂性，当前没有一种打分函数适用于所有体系。特别是对含有金属离子的体系，还需要针对特别的体系开发特定的打分函数。另外，对很多体系来说，打分函数的结果和实验活性值还存在不小的偏差。因此需要发展更加严格的自由能计算方法提高评价配体和受体之间的结合亲和力。例如，MM-PBSA/GBSA 方法已经被用于多个体系的对接后评价。除了打分函数，药物靶标的柔性也是对接方法的一大挑战。虽然在有些对接软件中已经引入了部分柔性的对接策略，但效果还不是太理想。当前处理靶标分子柔性的策略主要是用多个晶体结构或者另外的方法如MD，以增强靶标分子空间的取样。

有多个因素影响着药效团模型的模建结果，例如化合物分子的构象及叠合方式等。研究者相继提出了许多小分子构象空间的取样算法。每种算法都有其优缺点。在药效团模型构建中，如何充分考虑小分子的柔性，尽可能快速地取样到其优势构象是一个不小的挑战。化合物分子的叠合方式严重影响着模型构建的好坏。在当前的药效团模建软件中，有不同的方法可以进行分子的叠合。因此不同软件得出的药效团模型结果有可能并不一致。基于相似的原理，为什么用不同的软件得到不一样的结果是今后药效团模型方法要解决的问题。

全新药物设计方法在过去的 20 多年里，因其较高的药化合物发现成功率而逐渐受到学术界和制药企业的重视，其中基于片段的药物设计方法也越来越成熟。但如何设计生成高质量的片段库以及快速经济地进行片段的筛选，是今后基于片段药物设计方法需要解决的问题。

已有不少的研究报道，综合这些方法的各自优势，在药物先导化合物发现的应用中，将这些不同的方法组合起来运用，可以有效提高先导化合物发现的成功率，这也是今后药物先导化合物发现的一个发展方向。

## 思 考 题

1. 什么是分子对接？分子对接大体包括哪些步骤？目前还存在什么不足之处？
2. 打分函数主要有哪些类型？
3. 什么是药效团模型？主要包括哪些药效团特征元素？
4. 试述药效团识别的基本步骤。
5. 药效团模建方法在药物设计中有哪些应用？
6. 计算机辅助先导化合物发现方法主要可分为哪两种类型？各有何优缺点？
7. 什么叫做虚拟筛选？虚拟筛选主要有哪些类型？
8. 虚拟筛选方法的一般步骤是什么？虚拟筛选在药物设计中有何作用？
9. 什么是全新药物设计？如何进行全新药物设计？

## 参考文献

[1] 唐赟，陈凯先，嵇汝运. 合理药物设计研究. 药学进展，1994，18（4）：193-198.

[2] Guedes I A，de Magalhaes C S，Dardenne L E. Receptor-ligand molecular docking. Biophys. Rev.，2014，6：75-87.

[3] Ghose A K，Wendoloski J J. Pharmacophore modelling：methods，experimental verification and applications. Perspect. Drug Discov. Design，1998，9-11：253-271.

[4] Hansch C，Maloney P P，Fujita T，et al. Correlation of biological activity of phenoxyacetic acids with Hammett substituent constants and partition coefficients. Nature，1962，194：178-180.

[5] Walters W P，Stahl M T，Murcko M A. Virtual screening：an overview. Drug Discov. Today，1998，3（4）：160-178.

[6] 唐赟，陈凯先. 全新药物的设计方法. 国外医学（药学分册），1995，22（1）：1-6.

[7] Fischer E. Einfluss der konfiguration auf die wirkung der enzyme. Ber. Dtsch. Chem. Ges.，1894，27：2985-2993.

[8] Kuntz I D，Blaney J M，Oatley S J，et al. A geometric approach to macromolecule-ligand interactions. J. Mol. Biol.，1982，161（2）：269-288.

[9] Sherman W，Beard H S，Farid R. Use of an induced fit receptor structure in virtual screening. J. Med. Chem.，2004，47：1739-1749.

[10] Muegge I，Rarey M. Small molecule docking and scoring. Rev. Comput. Chem.，2001，17：1-60.

[11] Lexa K W，Carlson H A. Protein flexibility in docking and surface mapping. Quart. Rev. Biophys.，2012，45：301-343.

[12] Perola E，Walters W P，Charifson P S. A detailed comparison of current docking and scoring methods on systems of pharmaceutical relevance. Proteins，2004，56：235-249.

[13] Su M，Yang Q，Du Y，et al. Comparative assessment of scoring functions：the CASF-2016 update. J. Chem. Inf. Model.，2019，59：895-913.

[14] Davis A M，Teague S J，Kleywegt G J. Application and limitations of X-ray crystallographic data in structure-based ligand and drug design. Angew. Chem. Int. Ed.，2003，42：2718-2736.

[15] Yang S Y. Pharmacophore modeling and applications in drug discovery：challenges and recent advances. Drug Discov. Today，2010，15：444-450.

[16] Ehrlich P. über den jetzigen Stand der Chemotherapie. Ber. Dtsch. Chem. Ges.，1909，42（1）：17-47.

[17] Wermuth C G，Ganellin C R，Lindberg P，et al. Glossary of terms used in medicinal chemistry (IUPAC recommendations 1998). Pure Appl. Chem.，1998，70：1129-1143.

[18] Qing X，Lee X Y，de Raeymaeker J，et al. Pharmacophore modeling：advances，limitations，and current utility in drug discovery. J. Receptor Ligand Channel Res.，2014，7：81-92.

［19］ Wolber G，Langer T. LigandScout：3D pharmacophores derived from protein-bound ligands and their use as virtual screening filters. J. Chem. Inf. Model.，2005，45：160-169.

［20］ Doman T N，McGovern S L，Witherbee B J，et al. Molecular docking and high-throughput screening for novel inhibitors of protein tyrosine phosphatase-1B. J. Med. Chem.，2002，45：2213-2221.

［21］ 唐赟，陈凯先，嵇汝运.计算机辅助分子设计的三维结构搜寻方法.化学通报，1995，(9)：11-17.

［22］ Drwal M N，Griffith R. Combination of ligand- and structure-based methods in virtual screening. Drug Discov. Today：Technol.，2013，10：e395-e401.

［23］ Cheng T，Li Q，Zhou Z，et al. Structure-based virtual screening for drug discovery：a problem-centric review. AAPS J.，2012，14：133-141.

［24］ Bajorath J. Integration of virtual and high-throughput screening. Nat. Rev. Drug Discov.，2002，1：882-894.

［25］ Barnard J M. Substructure searching methods：old and new. J. Chem. Inf. Comput. Sci.，1993，33：532-538.

［26］ Willett P. Similarity-based virtual screening using 2D fingerprints. Drug Discov. Today，2006，11：1046-1053.

［27］ Finn P W，Morris G M. Shape-based similarity searching in chemical databases. WIREs Comput. Mol. Sci.，2013，3：226-241.

［28］ Cereto-Massague A，Ojeda M J，Valls C，et al. Molecular fingerprint similarity search in virtual screening. Methods，2015，71：58-63.

［29］ Rush III T S，Grant J A，Mosyak L，et al. A shape-based 3D scaffold hopping method and its application to a bacterial protein-protein interaction. J. Med. Chem.，2005，48：1489-1495.

［30］ Sastry G M，Dixon S L，Sherman W. Rapid shape-based ligand alignment and virtual screening method based on atom/feature-pair similarities and volume overlap scoring. J. Chem. Inf. Model.，2011，51：2455-2466.

［31］ Liu X，Jiang H，Li H. SHAFTS：a hybrid approach for 3D molecular similarity calculation. 1. Method and assessment of virtual screening. J. Chem. Inf. Model.，2011，51：2372-2385.

［32］ Lu W，Liu X，Cao X，et al. SHAFTS：a hybrid approach for 3D molecular similarity calculation. 2. Prospective case study in the discovery of diverse p90 ribosomal S6 protein kinase 2 inhibitors to suppress cell migration. J. Med. Chem.，2011，54：3564-3574.

［33］ Gong J，Cai C，Liu X，et al. ChemMapper：a versatile web server for exploring pharmacology and chemical structure association based on molecular 3D similarity method. Bioinformatics，2013，29：1827-1829.

［34］ Hu G，Kuang G，Xiao W，et al. Performance evaluation of 2D fingerprint and 3D shape similarity methods in virtual screening. J. Chem. Inf. Model，2012，52 (5)：1103-1113.

［35］ Schneider G，Fechner U. Computer-based *de novo* design of drug-like molecules. Nat. Rev. Drug Discov.，2005，4：649-663.

［36］ Hajduk P J，Greer J. A decade of fragment-based drug design：strategic advances and lessons learned. Nat. Rev. Drug Discov.，2007，6：211-219.

［37］ Murray C W，Rees D C. The rise of fragment-based drug discovery. *Nat*. *Chem*.，2009，1：187-192.

［38］ Congreve M，Carr R，Murray C，et al. A "rule of three" for fragment-based lead discovery? Drug Discov. Today，2003，8：876-877.

［39］ Joseph-McCarthy D，Campbell A J，Kern G，et al. Fragment-based lead discovery and design. J. Chem. Inf. Model.，2014，54：693-704.

［40］ Schneider G，Böhm H J. Virtual screening and fast automated docking methods. Drug Discov. Today，2002，7：64-70.

［41］ Durrant J D，Amaro R E，McCammon J A. AutoGrow：a novel algorithm for protein inhibitor design. Chem. Biol. Drug Design，2009，73 (2)：168-178.

［42］ Kutchukian P S，Lou D，Shakhnovich E I. FOG：fragment optimized growth algorithm for the de novo generation of molecules occupying druglike chemical space. J. Chem. Inf. Model.，2009，49：1630-1642.

［43］ Pierce A C，Rao G，Bemis G W. BREED：Generating novel inhibitors through hybridization of known ligands. Application to CDK2，p38，and HIV protease. J. Med. Chem.，2004，47：2768-2775.

［44］ Ertl P，Schuffenhauer A. Estimation of synthetic accessibility score of drug-like molecules based on molecular complexity and fragment contributions. J. Cheminform.，2009，1：8.

［45］ Schneider G，Clark D E. Automated *de novo* drug design：are we nearly there yet? Angew. Chem. Int. Ed.，2019，

58：10792-10803.

[46] Erlanson D A，Fesik S W，Hubbard R E，et al. Twenty years on：the impact of fragments on drug discovery. Nat. Rev. Drug Discov.，2016，15：605-619.

[47] Tsai J，Lee J T，Wang W，et al. Discovery of a selective inhibitor of oncogenic B-Raf kinase with potent antimelanoma activity. Proc. Natl. Acad. Sci. U. S. A.，2008，105：3041-3046.

[48] Ni S，Yuan Y，Huang J，et al. Discovering potent small molecule inhibitors of cyclophilin A using *de novo* drug design approach. J. Med. Chem.，2009，52：5295-5298.

[49] Yuan Y，Pei J，Lai L. LigBuilder 2：a practical *de novo* drug design approach. J. Chem. Inf. Model.，2011，51：1083-1091.

[50] An K C. Selective estrogen receptor modulators. Asian Spine J.，2016，10（4）：787-791.

[51] Scott J A，Camara CCD，Early JE. Raloxifene：a selective estrogen receptor modulator. Am. Fam. Physician，1999，60（4）：1131-1138.

[52] Shen J，Tan C，Zhang Y，et al. Discovery of potent ligands for estrogen receptor β by structure-based virtual screening. J. Med. Chem.，2010，53（14）：5361-5365.

[53] Shen J，Jiang J，Kuang G，et al. Discovery and structure-activity analysis of selective estrogen receptor modulators via similarity-based virtual screening. Eur. J. Med. Chem.，2012，54：188-196.

[54] Fang J，Shen J，Cheng F，et al. Computational insight into ligand selectivity of estrogen receptor from 3D pharmacophore modeling. Molecular Informatics，2011，30（6-7）：539-549.

[55] Chen L，Wu D，Bian H，et al. Selective ligands of estrogen receptor beta discovered using pharmacophore mapping and structure-based virtual screening. Acta Pharmacol. Sin.，2014，35（10）：1333-1341.

## 拓展阅读

[1] Wermuth C G，Aldous D，Raboisson P，Rognan D.（Eds.）The Practice of Medicinal Chemistry. 4th Edition. Academic Press，2015.

[2] Hayward M M.（Ed.）Lead-Seeking Approaches. Springer，2010.

# 第8章
# 计算机辅助先导化合物优化

**学习要点**

◎ 了解计算机辅助先导化合物优化的主要方法；

◎ 掌握基于配体的先导化合物优化方法：QSAR 和 3D-QSAR 方法；

◎ 了解 QSAR 的起源及发展历程，了解疏水参数、电性参数和立体参数的意义；

◎ 掌握 QSAR 模建步骤、应遵守的原则、应避免的陷阱；

◎ 掌握骨架跃迁的概念及主要技巧；

◎ 掌握基于靶标结构的先导化合物优化方法；

◎ 了解基于性质的先导化合物优化方法。

## 8.1 概 述

计算机辅助先导化合物优化，是指采用计算机辅助的分子模拟和机器学习等技术，来优化先导化合物的结构和性质，使得设计的药物分子具有更好的活性、选择性和/或药代动力学性质，以及更低的毒性，并合理避开已有结构的专利保护。前面第 5 章中介绍了先导化合物优化的一般原则，以及一些传统的先导化合物优化方法，比如生物电子等排原理、前药原理等，在这里仍然可以应用。但计算机辅助先导化合物优化时，可以选择更多的替换基团或骨架，并定量评估基团替换前后的结合自由能变化或者相关性质的变化，使得可以从中选择出更优的替代方案，从而更全面地优化先导化合物的分子结构；而不必像传统优化方法一样，要等待实验测试结果才能去分析其结构与活性的关系。因而计算机辅助先导化合物优化，具有更广阔的应用前景。

计算机辅助先导化合物优化时，不但可以对化合物的生物活性进行优化，包括采用分子模拟技术精确考察化合物与靶标口袋的相互作用细节，而且可以对化合物的药代动力学性质

进行优化，还可以提高靶标选择性、降低毒性等。当已知一系列同系物结构及其生物活性数据时，可以进行定量构效关系（Quantitative Structure-Activity Relationship，QSAR）分析，确定影响分子活性的关键因素，然后选用合适的基团以提高分子的生物活性。当已知先导化合物和/或类似物结构、活性以及靶标结构（最好具有复合物结构）时，可以采用分子对接方法，详细分析药物-靶标相互作用细节，然后根据二者之间化学性质互补、几何形状互补的原则，对小分子结构进行局部修饰，以增强相互作用力（从而提高生物活性）；可以使用打分函数和/或 MM-GBSA 等方法定量估算结合自由能变化情况；也可以采用基于生物电子等排原理的骨架跃迁方法，对分子核心骨架进行替换，这样一方面可以跳出原有化合物的专利保护范围，另一方面也可以改善分子的结构稳定性、药代动力学性质、毒性等。

下面对几种常用的计算机辅助先导化合物优化方法分别予以介绍。

# 8.2 经典 QSAR 方法

QSAR 是经典的先导化合物优化方法，也是最早出现的计算机辅助药物设计方法。QSAR 已是一种成熟的技术，不但可用于定量预测小分子的物理化学性质和生物学效应，还可用于评估新化合物的安全性；不但可用于利用已有的知识，而且可用于构建新的知识。因此，QSAR 方法已被各类公司、学术界和政府机构广泛应用于药物设计和化合物风险评估。第 1 章中已提到 QSAR 是 CADD 的源头之一，此处将对 QSAR 方法进行比较系统的介绍。有兴趣的读者还可以参阅最近的几篇综述文章[1-3]。

## 8.2.1 QSAR 基本概念

QSAR 是指利用理论计算和统计分析工具来定量揭示系列化合物结构（包含二维结构、三维结构和电子结构）与其生物效应（如药物的活性、毒性、药效学性质、药代动力学参数和生物利用度等）之间的内在关系（图 8-1），为药物研究中的一个重要理论计算方法和常

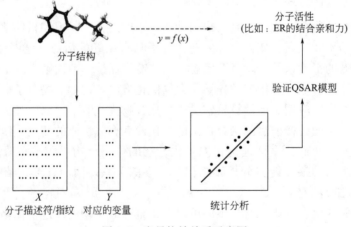

图 8-1  定量构效关系示意图

用手段。经典 QSAR 方法主要针对含有共同母体结构的一系列同系物，研究其中一个或多个位置的取代基变化引起生物活性变化之间的定量关系，只考虑分子的局部结构特征（一般为取代基相关参数），因而也叫做二维定量构效关系（2D-QSAR），以区别于后面要介绍的三维定量构效关系（3D-QSAR）等多种类型。

现代 QSAR 除了用于预测生物活性外，还被广泛应用于预测化合物的物理化学性质、毒性等，相应地出现了定量结构性质关系（QSPR）、定量结构毒性关系（QSTR）等名称。不但针对同系物，更多情况是针对结构多样性分子；不但用于构建回归模型，更多的是用于构建分类模型。

QSAR 是一种统计经验模型，因为它是基于化学描述符和观察到的活性变化之间的相关性和趋势而建立的，不是基于先验物理知识的模型。尽管本质上是经验性的，但一个强大的 QSAR 模型是能用于提出物理学假设的。

## 8.2.2　QSAR 发展简史

定量构效关系是在传统定性构效关系的基础上，结合物理化学中常用的经验方程而出现的数学方法。其理论历史可以追溯到 1868 年 Crum-Brown 和 Fraser 提出的 $\Phi = f(C)$ 方程[4]，意思是化合物的生理活性可以用化学结构的函数来表示。该方程被认为是"药物设计中的薛定谔方程"，但是他们并未找到实例而建立明确的函数模型。最早可以实施的定量构效关系方法，则是在几乎 100 年以后，由美国波蒙拿学院（Pomona College）的 Corwin Hansch（1918—2011）教授在 1962 年提出的 Hansch 方程[5]。

Hansch 方程脱胎于 1935 年美国化学家哈米特（L. P. Hammett，1894—1987）提出的哈米特方程（Hammett Equation）[6] 以及 1952 年塔夫脱（R. W. Taft，1922—1996）改进的塔夫脱方程（Taft Equation）[7]。二者都是建立在线性自由能关系式（Linear Free Energy Relationship，LFER）上的。

哈米特方程是一个计算取代苯甲酸解离常数的经验方程，这个方程将取代苯甲酸解离速率或平衡常数的对数值与取代基 R 的电性参数（$\sigma$）建立了线性关系（式 8-1）[6]。

$$\log k_R - \log k_H = \rho\sigma \quad \text{或} \quad \log K_R - \log K_H = \rho\sigma \qquad (8\text{-}1)$$

式中，$k$ 为速率常数；$K$ 为平衡常数；$\rho$ 为反应常数，即斜率；$\sigma$ 为取代基 R 的电性参数，即哈米特常数。

塔夫脱方程是在哈米特方程的基础上，改进形成的计算脂肪族酯类化合物水解反应速率常数的经验方程，它将速率常数的对数与电性参数（$E_\sigma$）和立体参数（$E_s$）建立了线性关系（式 8-2）[7]。

$$\log k_R - \log k_{Me} = E_s + \rho E_\sigma \quad \text{或} \quad \log K_R - \log K_{Me} = E_s + \rho E_\sigma \qquad (8\text{-}2)$$

式中，$k$ 为速率常数；$K$ 为平衡常数；$E_s$ 为立体参数；$\rho$ 为反应常数；$E_\sigma$ 为脂肪族取

代基的电性参数，后来也用 $\sigma^*$ 表示，以表示与前面哈米特方程中的电性参数 $\sigma$ 的区别。

  Hansch 方程在形式上与哈米特方程和塔夫脱方程非常接近，以生理活性物质的半数有效量（比如 $ED_{50}$）作为活性参数 $C$，在哈米特提出的电性参数 $\sigma$、塔夫脱提出的立体参数 $E_s$ 的基础上，Hansch 提出了疏水参数 $\pi$ 的概念，共同作为线性回归分析的变量[5]。疏水参数与分子的脂水分配系数 $\log P$ 值密切相关（具体参见后续 9.4.1 节），取代基 X 的疏水参数 $\pi$ 定义为：

$$\pi = \log P_X - \log P_H \tag{8-3}$$

  Hansch 假设同系列化合物的生物活性变化是和它们某些可测量的物理化学性质变化相联系的，这些可测量的特性包括疏水参数、电性参数和立体参数等，都有可能影响化合物的生物活性。同时，Hansch 假定这些参数是彼此孤立的，故采用多重自由能相关法，借助多重线性回归等统计方法就可以得到定量构效关系模型[8]。Hansch 方程最初表达为下面的公式：

$$\log(1/C) = a\pi + b\sigma + cE_s + k \tag{8-4}$$

  即活性 $C$ 和疏水参数 $\pi$ 或 $\log P$、电性参数 $\sigma$ 以及立体参数 $E_s$ 有关（$a$、$b$ 和 $c$ 为系数，$k$ 为常数）。后来 Hansch 发现药物要交替穿过水相和类脂构成的体系，其移动难易程度和 $\log P$ 呈现出函数关系。如果经过一定时间后药物在最末一相中为浓度 $\log C$，则以 $\log C$ 对 $\log P$ 作图，可以发现它们之间呈抛物线关系，因此式(8-4) 又可以写成下面的形式：

$$\log(1/C) = a(\log P)^2 + b\log P + c\sigma + dE_s + k \tag{8-5}$$

  式(8-4) 适用于体外活性数据，而式(8-5) 适用于体内活性数据。

  Hansch 和 Fujita（藤田稔夫，1929—2017）等最初所采用的构效关系模型中，仅采用了一些简单的分子参数。但对于一个分子来说，可以用很多分子参数来表示分子的不同特征，比如各种拓扑参数、热力学参数、量化计算得到的参数以及分子形状参数等。研究结果表明用这些参数往往能得到更好的结果。因此在实际应用过程中，我们总是尽量选择最佳参数来得到最有效的模型，而不必局限于 Hansch 和 Fujita 所提出的参数。

  几乎在 Hansch 方法发表的同时，Free 和 Wilson 合作发表了 Free-Wilson 方法，这种方法直接以分子结构作为变量对生理活性进行回归分析［式(8-6)］[9]。

| 分子ID | $x_1$ | $x_2$ | ····· | $y_1$ | $y_2$ | ····· |
|--------|-------|-------|-------|-------|-------|-------|
| 1 | 1 | 0 | ····· | 1 | 0 | ····· |
| 2 | 0 | 1 | ····· | 1 | 0 | ····· |
| 3 | 1 | 0 | ····· | 0 | 1 | ····· |
| 4 | 0 | 1 | ····· | 0 | 1 | ····· |
| ····· | | | | | | |

$R_1$ ——⬤—— $R_2$

$R_1 = x_1, x_2, \cdots$
$R_2 = y_1, y_2, \cdots$

$$\log\left(\frac{1}{C}\right) = \sum_{i=1}^{n} a_i x_i + \sum_{j=1}^{m} b_j y_j + k \tag{8-6}$$

  式中，$a_i$ 和 $b_j$ 为系数，表示相应的 R 基团对分子活性的贡献度；$x_i$ 和 $y_j$ 表示不同的基团，如该基团出现在分子中则为 1，不出现则为 0；$k$ 为常数。

  Free-Wilson 方法在药物化学中的应用范围远不如 Hansch 方法广泛，但其与现在广泛使用的分子指纹概念有相似之处，可以算做是分子指纹概念的起源。Hansch 方法、Free-Wilson 方法等均是将分子作为一个整体考虑其性质，并不能细致地反映分子的三维结构与生理活性之间的关系，因而又被称作二维定量构效关系。

  二维定量构效关系出现之后，在药物化学领域产生了很大影响，人们对构效关系的认识从传统的定性水平上升到了定量水平。定量结构活性关系也在一定程度上揭示了药物分子与生物大分子结合的模式。在 Hansch 方法的指导下，人们成功地设计了诺氟沙星等喹诺酮类

抗菌药物[10]。

由于二维定量构效关系不能精确描述分子三维结构与生理活性之间的关系，20 世纪 80 年代前后人们开始探讨基于分子构象的三维定量构效关系的可行性。1979 年，Crippen 提出"距离几何学的 3D-QSAR"[11]；1980 年 Hopfinger 等提出"分子形状分析方法"[12]；1988 年 Cramer 等提出了"比较分子场分析法"（Comparative Molecular Field Analysis，CoMFA）[13]。CoMFA 方法一经提出便席卷药物设计领域，成为应用最广泛的基于定量构效关系的药物设计方法；1994 年，又出现了在比较分子场分析方法基础上改进的"比较分子相似性指数分析法"（Comparative Molecular Similarity Indices Analysis，CoMSIA）[14]，以及在"距离几何学的 3D-QSAR"基础上发展的"虚拟受体方法"等新的三维定量构效关系方法，但是老牌的 CoMFA 依然是使用最广泛的定量构效关系方法。3D-QSAR 将在下面 8.3 节进行专门的介绍。

目前 QSAR 方法已在学术界、各大制药公司和化学品公司、监管机构等得到广泛应用。其发展趋势为：从实验室走向监管机构，从化合物系列走向化学空间，从线性模型到非线性模型，从单个模型到全体模型。还有一个趋势是，早期的 QSAR 是针对同系物的取代基片段，之后发展到对整个分子计算各种描述符，现在又回归到子结构片段，叫做警示子结构（Structural Alerts），通过识别分子中是否含有特定子结构，从而判断其是否具有特定性质或安全风险。下一章的 9.6.4 节将专门介绍警示子结构。

## 8.2.3　QSAR 的三个支柱

经典 QSAR 方法就是要建立一个数学方程式：

$$Y = f(X) \tag{8-7}$$

式中，$X$ 为自变量，为分子结构描述符；$Y$ 为因变量，为分子的生物活性；$f(X)$ 为函数关系。

因此，要建立分子结构与生物活性之间的定量数学关系式，需要三个支柱[3]。首先，要对分子的结构进行数学描述，通常采用分子描述符来将结构参数化；其次，需要对分子的生物活性值进行定量描述；最后，需要选用合适的建模算法，以建立二者之间的函数关系。下面分别进行简介。

### 8.2.3.1　分子结构的数学描述

分子结构的数学描述主要有分子描述符和分子指纹两大类，在前面 4.4.2 节已有较笼统的介绍，并有一些免费软件和在线服务系统，可以计算多达数千种分子描述符，比如 PaDEL-Descriptor。此处主要介绍经典 QSAR 建模中常用的参数类型，主要有：疏水参数、电性参数、立体参数、几何参数、拓扑参数、理化性质参数、纯粹的结构参数以及量子化学指数等。

#### (1) 疏水参数

疏水参数（π）最早是由 Hansch 提出的。药物在体内吸收和分布的过程与其疏水性密切相关，因而疏水性是影响药物生理活性的一个重要性质，在二维定量构效关系中采用的疏水参数最常见的是脂水分配系数 $\log P$，其定义为分子在正辛醇与水中分配的比例，对于分子母环上的取代基，脂水分配系数的对数值具有加和性，可以通过简单的代数计算获得某一取代基的疏水参数 π。部分疏水参数参见表 8-1。

表 8-1　苯环上部分取代基的疏水参数 π 值[15]

| 疏水性基团 | | 亲水性基团 | |
|---|---|---|---|
| 取代基 | $\pi > 0$ | 取代基 | $\pi < 0$ |
| —$CH_3$ | 0.56 | —$NO_2$ | −0.28 |
| —$C(CH_3)_3$ | 1.98 | —OH | −0.67 |
| —$C_6H_5$ | 1.96 | —COOH | −0.32 |
| —$C_6H_{11}$ | 2.51 | —$NH_2$ | −1.23 |
| —$CF_3$ | 0.88 | —CHO | −0.65 |

使用疏水参数，人们可以采用加和法计算分子的 $\log P$ 值。比如：已知苯的 $\log P$ 值为 2.13，则苯酚、甲苯和对氨基苯甲酸的 $\log P$ 值可如下计算而得：

$$\log P_{苯酚} = \log P_苯 + \pi_{OH} = 2.13 + (-0.67) = 1.46$$
$$\log P_{甲苯} = \log P_苯 + \pi_{CH_3} = 2.13 + 0.56 = 2.69$$
$$\log P_{对氨基苯甲酸} = \log P_苯 + \pi_{COOH} + \pi_{NH_2} = 2.13 + (-0.32) + (-1.23) = 0.58$$

**(2) 电性参数**

二维定量构效关系中的电性参数直接继承了哈米特方程和塔夫脱方程中的电性参数的定义（$\sigma$），用以表征取代基对分子整体电子分配的影响（分为给电子基团和吸电子基团），其数值对于取代基也具有加和性。以苯甲酸为例，常见取代基在羧基的间位和对位的电性参数参见表 8-2。

表 8-2　苯甲酸部分取代基的电性参数 $\sigma$ 值[15]

| 取代基 | $\sigma$ | | 取代基 | $\sigma$ | |
|---|---|---|---|---|---|
| | 间位 | 对位 | | 间位 | 对位 |
| —$O^-$ | −0.708 | −1.00 | —F | +0.337 | +0.062 |
| —OH | +0.121 | −0.37 | —Cl | +0.373 | +0.227 |
| —$OCH_3$ | +0.115 | −0.268 | —$CO_2H$ | +0.355 | +0.406 |
| —$NH_2$ | −0.161 | −0.660 | —$COCH_3$ | +0.376 | +0.502 |
| —$CH_3$ | −0.069 | −0.170 | —$CF_3$ | +0.43 | +0.54 |
| —$Si(CH_3)_3$ | −0.121 | −0.072 | —$SO_2Ph$ | +0.61 | +0.70 |
| —$C_6H_5$ | +0.06 | −0.01 | —$NO_2$ | +0.710 | +0.778 |
| —H | 0.000 | 0.000 | —$\overset{+}{N}(CH_3)_3$ | +0.88 | +0.82 |
| —SH | +0.25 | +0.15 | —$N_2^+$ | +1.76 | +1.91 |
| —$SCH_3$ | +0.15 | 0.00 | —$\overset{+}{S}(CH_3)_2$ | +1.00 | +0.90 |

上述疏水参数和电性参数通常具有相关性，比如同一个取代基既具有疏水性，又具有亲电性。为此，Paul N. Craig 将取代基的疏水参数 π 和电性参数 $\sigma$ 制作了一个二维图（图 8-2），这样可方便选取所需要的取代基，该图被命名为"克雷格图（Craig Plot）"[16]。

**(3) 立体参数**

立体参数（$E_s$）最早是由塔夫脱提出的。立体参数可以表征分子内部各个基团相互作

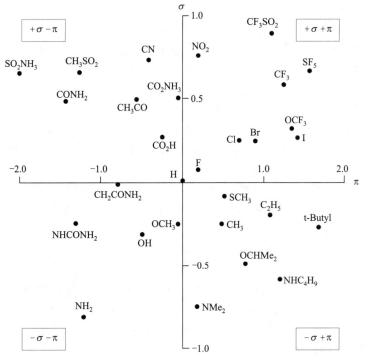

图 8-2  π-σ 克雷格图[15,16]

用对药效构象产生的影响，以及对药物和生物大分子结合模式产生的影响。常用的立体参数有塔夫脱立体参数、摩尔折射率、范德华半径等，部分取代基的立体参数值参见表 8-3。

表 8-3  部分取代基的立体参数 $E_s$ 值[15]

| H | Me | Pr | $t$-Bu | F | Cl | Br | OH | SH | NO$_2$ | C$_6$H$_5$ | CN | NH$_2$ |
|---|----|----|-----|---|----|----|----|----|-----|------|----|-----|
| 0.0 | −1.24 | −1.60 | −2.78 | −0.46 | −0.97 | −1.16 | −0.55 | −1.07 | −2.52 | −3.82 | −0.51 | −0.61 |

### （4）几何参数

几何参数是与分子构象相关的立体参数，因为这类参数常常在定量构效关系中占据一定的地位，故而将其与立体参数分割考虑。常见的几何参数有分子表面积、溶剂可及表面积、分子体积、多维立体参数等。

### （5）拓扑参数

拓扑参数是在分子连接性方法中使用的结构参数。拓扑参数根据分子的拓扑结构将各个原子编码，用形成的代码来表征分子结构。

### （6）理化性质参数

偶极矩、分子光谱数据、前线轨道能级、酸碱解离常数等理化性质参数，有时也用做结构参数参与定量构效关系研究。

### （7）纯粹的结构参数

在 Free-Wilson 方法中，需使用纯粹的结构参数，这种参数以某一特定结构的分子为参考标准，依照结构母环上功能基团的有无，对分子结构进行编码，经回归分析，为每一个功能基团计算出回归系数，从而获得定量构效关系模型。这种结构参数实际上就是现在流行的

分子指纹的雏形（参见前面 4.4.2.2 节）。

### (8) 量子化学指数

量子化学指数即采用量子化学方法对分子结构进行优化，同时计算得到一系列有关原子电荷、距离、键长、键角、二面角等参数，也可用于 QSAR 研究。

#### 8.2.3.2 生物活性的定量描述

QSAR 建模的第二个支柱是，要对生物活性进行定量描述，比如在固定浓度（或剂量）下的生物效应强弱，或者达到固定效应所需要的化合物浓度。生物活性数据通常来自分子水平、细胞水平、器官水平和整体动物水平等不同层次的测试。

生物学效应通常难以被定量测量，主要是因为个体之间存在的易变性（Variability），因而生物实验的可重复性受到影响。如果一个化合物对不同个体具有不同的效应，那么如何能得到整体样本的结果呢？药理学实践中，通常采用对个体样本求平均值，以得到总体样本的实验测试值。常见的活性参数值有：抑制常数（$K_i$）、半数抑制浓度（$IC_{50}$）、半数有效浓度（$EC_{50}$）、半数有效剂量（$ED_{50}$）、半数致死剂量（$LD_{50}$）、最小抑制浓度（MIC）等，采用 $IC_{50}$、$EC_{50}$ 等来表示生物活性值的目的，就是为了消除实验结果中的个体易变性或差异性。所有活性参数也必须采用物质的量浓度作为计量单位，以便消除分子量的影响，从而真实地反应分子水平的生理活性。为了获得较好的数学模型，活性参数在二维定量构效关系中一般取负对数后进行统计分析。

如何解释产生活性数据的生物学现象，也是一个有争议性的问题。还原论者主张从物理化学过程来解释生物现象，但反还原论者认为这种解释并不属于生物学范畴，但也提不出更好的解释，目前只能从统计学角度来解释。

化合物的生物活性值通常在空间上是连续分布的，就像景观连绵不断一样，因此叫做活性景观（Activity Landscape）。根据活性景观，就能总结出构效关系并进行新结构的活性预测。但在活性景观中偶尔也能碰到活性悬崖（Activity Cliff）现象，也就是说，当几个或一系列化合物结构非常相似，比如说含有共同的母环结构，只在某个位置取代基略有差异，理论上说这些化合物针对某个靶标的生物活性也具有相似性，但是有时会碰到这样的情况，即这一系列化合物中有一到两个化合物的活性出现反常，与其它化合物差别很大，甚至没有活性，这种情况就叫做"活性悬崖"。现有的 QSAR 还不能预测活性悬崖问题，但大家要知道有这种情况存在。

#### 8.2.3.3 建模方法

QSAR 建模的第三个支柱，是选用合适的建模方法。

早期 QSAR 模型中，一般是先确定一个大致的方程式，然后采用统计分析方法去求解方程式中的系数，如多元线性回归分析（MLR）、主成分分析（PCA）、偏最小二乘法（PLS）等。MLR 一般是选择一部分物理化学参数来建立回归模型，PCA 是选取对活性影响最大的几个主成分来建立 QSAR 模型，而 PLS 是综合 MLR 和 PCA 的优点来同时考虑自变量和因变量。数据集中的样本数一般至少要为自变量（即描述符）数目的五倍，模型才具有较好的预测准确度。

早期建模时，生物活性的负对数值与参数变量之间主要为线性关系，后来也发展为非线性关系，如抛物线性关系。现在更是不预先指定关系式，并且更常采用人工神经网络（ANN）、遗传算法（GA）、支持向量机（SVM）等机器学习方法来构建模型。除了定量回

归模型，现在也常构建定性分类模型。具体方法细节已在前面 4.3 节中有较详细介绍。

## 8.2.4　QSAR 模型构建步骤

QSAR 模型构建也遵循第 4 章中 4.4.4 节"预测模型构建"的一般流程，只是任务目标更明确，就是构建定量回归模型来预测化合物生物活性。大体包括以下六个步骤（图 8-3）：实验数据收集和预处理，分子结构描述，分子特征（描述符）选择，模型构建，模型评价，应用域定义[2]。下面分别予以简介。

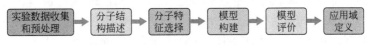

图 8-3　QSAR 模型构建一般步骤

第一步是实验数据收集和预处理。首先围绕研究目标，从文献或公开数据库收集相关化合物结构式及实验测定的生物活性数据，也可以是课题组内部或合作者的数据。然后对数据进行预处理，比如对不同来源的数据要将重复的数据去掉；生物活性数据最好是在相同或相似条件下获得，否则难有可比性；同一化合物不同来源的数据，可取平均值，但如果差别较大则要删掉；将带电荷的分子转化为中性分子；等等。最后将数据集按照 4：1 的比例，随机分为训练集和测试集。训练集用于构建模型，测试集则用于调整模型参数，提高模型的预测能力。条件许可时，还可以准备外部验证集，用于测试所构建模型对外部新数据的预测能力。数据的数量对建模很重要，但质量更是关键。

第二步是分子结构描述。主要采用上一节介绍的各种分子描述符来表达分子结构，现在也越来越多地使用分子指纹来描述分子，具体可参见第 4 章 4.4.2 节相关内容。早期的 QSAR 分析主要针对具有共同母环结构的同系物进行，因此分子描述符只需要考虑不同取代基的相关参数，比如疏水参数、电性参数、立体参数等。但现在的分子描述符计算一般是针对整个分子而进行，包括有三维结构描述符，因此可以考虑结构差异性较大的分子系列进行建模。

第三步是分子特征即描述符的选择。由于现在的分子描述符计算软件通常可得到成百上千的描述符，其中许多描述符之间具有较大的相关性，且大部分描述符都与所研究的活性没有关系，因此需要采用计算方法，对分子特征即描述符进行筛选，以得到少数与活性密切相关的特征，用于建模。

第四步是模型构建。如前所述，一般采用统计分析方法，如 PLS、MLR 等，构建定量回归模型；选用机器学习方法，如 ANN、SVM、决策树、随机森林等，构建定性分类模型。近年来也有采用机器学习方法来构建多目标即多标签模型。

第五步是模型评价。对 QSAR 模型的拟合能力评价的统计学指标有：相关系数 $r^2$、均方根误差 RMSE、Fisher 检验值 $F$。$r^2$ 和 $F$ 值越大，RMSE 值越小，模型的拟合能力越好。我们建立 QSAR 模型，主要目的是要预测未知活性化合物的活性，因此模型的预测能力最为重要。评价模型的预测能力，一般看交叉验证的相关系数 $q^2$ 的大小。一般 $q^2$ 数值越大（一般应大于 0.5 才认为有较好预测能力），模型的预测能力越好[2]。

$$r^2 = 1 - \frac{\sum(y_{obs} - y_{fitted})^2}{\sum(y_{obs} - y_{mean})^2} \tag{8-8}$$

$$\text{RMSE}=\sqrt{\frac{\sum\left(y_{\text{predicted}}-y_{\text{obs}}\right)^2}{n-1}} \tag{8-9}$$

$$q^2=1-\frac{\sum\left(y_{\text{obs}}-y_{\text{predicted}}\right)^2}{\sum\left(y_{\text{obs}}-y_{\text{mean}}\right)^2} \tag{8-10}$$

第六步是模型应用域定义。应用域（Applicability Domain）是指每个 QSAR 模型都有一定的应用范围，对超出范围的化合物进行预测，结果就不大可靠了。怎么来定义这个应用域呢？那就要采用二维或者三维坐标了，将每个用于建模的化合物映射到这个坐标系中，作为一个点，其 $XYZ$ 坐标通常采用分子量和物理化学参数比如 $\log P$ 值等，这些化合物点就能分散于坐标系相对集中的一块区域，这块区域就可以说是应用域，可以根据坐标确定这个区域的中心点和三维的范围，区域外的点叫做外露点（Outlier）。对任何一个新的化合物点，就可以计算该点到这个应用域中心的距离。如距离在前面确定的区域范围内，则可以使用该模型得到较准确的预测；如超出了范围，则预测的结果可靠性较低。

常见应用域定义方法有距离法（Distance-Based Method）、标准差法（Standard Deviation）和适形预测法（Conformal Prediction），此处简单介绍一下距离法。"距离"的概念是由 Sushko 等提出的[17]，作为训练集化合物与测试集、待预测的新化合物之间相似性的一种度量。该方法对每一个待测新化合物，都要首先采用分子指纹来表达分子结构，然后计算其与训练集中所有化合物两两之间的结构相似性 ［式(8-11) 和式(8-12)］，保留相似性最高的 $k$ 个分子，称作最近邻分子，作为该新化合物和模型之间的距离值。该值越小，代表两两之间越相似；反之亦然。一般 $k$ 取 3，即保留相似度最高的三个化合物，计算距离值，具体公式如下：

$$d(i,j)=\sqrt{\left(x_{i1}-x_{j1}\right)^2+\left(x_{i2}-x_{j2}\right)^2+\cdots+\left(x_{ip}-x_{jp}\right)^2} \tag{8-11}$$

$$D_T=\overline{\gamma}+Z\sigma \tag{8-12}$$

式中，$\gamma$ 是模型训练集中每个分子及其最近邻分子的平均欧几里德距离；$\sigma$ 是所有欧几里德距离的标准差；$Z$ 是代表显著性水平的任意参数。如果一个待预测的新分子和训练集中 $k$ 个最近邻分子的距离，只要有一个大于阈值 $D_T$，我们就认为该分子不在模型预测范围之内，即属于 OD（Out of Domain）；否则属于 ID（In Domian）。

## 8.2.5　QSAR 建模的注意事项

由于 QSAR 是经验性模型，因而数据的质量对模型的好坏很关键，这样模建时就要尽量避免一些可能的陷阱。比如生物学数据的测试条件是否一致，是否存在实验误差、数据可重复性，化学结构描述时是否引入了误差，统计分析时是否存在过拟合、是否使用了不需要的复杂模型，等等。

2014 年，有人列出了 QSAR 建模时需要注意的 21 个问题[1]，大体上可以分为 5 类：①数据收集时，没有考虑实验数据的不均匀性，比如测试条件不同、数据单位不同等；②数据预处理时，使用了混杂的描述符或者难以理解的描述符，或者描述符计算时存在误差；③模型构建时，数据的过拟合，使用了过多的描述符，计算不正确，描述符没有自动缩放，统计使用不当，没有考虑残差的分布，数据集中化合物有重复；④模型验证时，训练集和/或测试集选择不充分，模型验证不合适，统计指标不够好；⑤模型应用时，模型可移植性差，应用域不

合适或者未定义，数据不够，端点值范围过窄，缺乏机制解释；等等。

已有的文献报道为这些问题的解决提供了一些可行的方案。随着 QSAR 模型被监管机构广泛应用于评估化合物安全风险（以减少动物使用量），经济合作与发展组织（OECD）在 2004 年提出了五条原则[18]，以规范 QSAR 模型构建。OECD 的 QSAR 五原则是：①要有明确定义的端点（Endpoint）；②要有产生模型的明确算法；③要有明确定义的应用域；④要有合适的指标来衡量模型的拟合度、鲁棒性和可预测性；⑤如可能的话，能进行机制解释。

## 8.2.6 QSAR 应用

前面已说了，QSAR 在药物设计中的主要作用，就是在先导化合物优化阶段，设计具有更好活性的小分子结构，并对设计的分子进行活性预测；还可以对先导化合物对潜在靶标的选择性进行优化，也能对其物理化学性质、药代动力学性质或潜在毒性进行优化，因而在药物设计和化合物风险评估中具有广泛的应用。后面第 9 章专门介绍了化合物药代动力学性质和毒性的预测，第 10 章中有采用 QSAR 的上市药物案例简介，比如诺氟沙星、西咪替丁等。

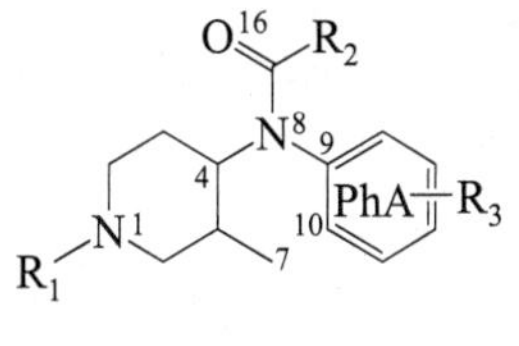

图 8-4　3-甲基芬太尼
类似物结构通式
其中 $R_1$、$R_2$ 和 $R_3$ 为三个
取代基，PhA 指代苯环[19]

作为研究案例，本人 25 年前在研究生阶段的第一篇研究论文，就是应用反向传播神经网络对 3-甲基芬太尼类似物进行 QSAR 研究[19]。我们选择了 25 个 3-甲基芬太尼类似物（结构通式参见图 8-4）作为研究对象，首先采用半经验量子化学 MNDO 方法对这 25 个化合物进行结构优化，得到其最优构象及一系列量子化学参数。然后采用 PLS 方法对这些量子化学参数进行相关性分析，从中挑选出 4 个与镇痛活性显著相关的特征值，即 $N_1$ 和 $O_{16}$ 原子上的净电荷，$\phi(C_{10}\text{-}C_9\text{-}N_8\text{-}C_4)$ 二面角，$C_7$-PhA 中心的距离。接着采用自编的神经网络计算程序，以这 4 个参数作为网络的输入节点，以镇痛活性 $ED_{50}$ 值为输出节点，构建三层反向传播神经网络模型，隐蔽层节点数经比较研究确定为 4。该模型采用留一法交叉验证结果为：相关系数 $q^2$ 值为 0.839，均方根误差 RMSE 值为 0.0651，表明模型具有较好的预测能力。

为了了解化合物镇痛活性与各特征变量之间的关系，我们基于训练好的模型，尝试改变其中任意一个特征变量，同时保持另外三个变量在其取值范围内 30% 处为常数，即得到各特征变量与镇痛活性之间的曲线关系，均为非线性关系。我们也采用 PLS 方法对同样的数据集进行了 QSAR 建模分析，其 $q^2$ 和 RMSE 值分别为 0.751 和 0.1008，表明神经网络模型的预测能力要优于 PLS 方法。其原因可能就是 PLS 方法一般只适用于线性关系计算，对非线性关系则不大理想；但 PLS 对参数的筛选能力优于神经网络，因此我们在该研究中将二者结合使用，具有扬长避短的作用。

除了预测作用之外，QSAR 还可用于以下几个方面[3]：①知识挖掘。QSAR 模型可作为虚拟筛选的工具，其预测可用于假说验证，还可用于产生假说的解释，最终进行分子设计。②知识验证。如果构建的 QSAR 模型能解释实验现象，或者与专家知识相吻合，那么该模型就是合法有效的工具；如果不一致，要么是模型不正确，要么是已有数据有偏差，需要修正。因此，统计验证对检查模型的正确性很重要。③知识利用。具有高置信水平的验证好的模型，可用于法规。比如欧盟的 REACH 法规，要求采用 QSAR 模型来减少动物测试，即 3R 原则［Replacement（替代）、Reduction（减少）、Refinement（改进）］。

## 8.2.7 相关软件和网络资源

QSAR 已是一种十分成熟的方法，并在药物设计和化合物风险评估中具有不可替代的作用。因此，互联网上具有许多 QSAR 相关的资源可以利用，且许多是可以免费获取的，这反过来又促进了 QSAR 方法的普及。表 8-4 列举了部分 QSAR 相关软件及在线工具。

表 8-4　QSAR 相关软件及在线工具

| 名称 | 网址/说明 |
| --- | --- |
| OECD QSAR Toolbox | https://qsartoolbox.org/<br>由经济合作与发展组织（OECD）和欧洲化学品管理局（ECHA）开发的免费软件，包括 57 个数据库，84291 个化学品和 240 万个实验数据，涉及物理化学性质、生态环境数据、人体健康危害数据 |
| Danish（Q）SAR Models | https://qsarmodels.food.dtu.dk/index.html<br>基于丹麦 QSAR 数据库，与 Leadscope 公司合作开发的在线预测服务系统。该数据库含有超过 200 个（Q）SAR 模型，及相关的物理化学性质、生态毒性、吸收、分布、代谢、排泄、毒性等性质，可检索超过 650000 个化合物的（Q）SAR 预测结果 |
| QSAR DataBank（QsarDB） | https://qsardb.org/<br>由爱沙尼亚的 Tartu 大学开发，含有超过 500 个 QSAR 模型及 40000 个化合物结构式。除了可以免费利用该系统进行检索和预测，研究人员还可以向系统提交自己的 QSAR 模型 |
| PaDEL-Descriptor | http://www.yapcwsoft.com/dd/padeldescriptor/<br>由新加坡国立大学开发的免费分子描述符计算软件，目前可计算 1875 种分子描述符（其中 1444 种一维和二维描述符，431 种三维描述符） |
| Virtual Computational Chemistry Laboratory（VCCLab） | http://www.vcclab.org/<br>由 VCCLab 维护的计算化学和化学信息学在线服务系统，免费提供多种计算工具，比如计算水溶性的 ALOGPS 2.1，计算分子描述符的 E-Dragon 1.0，可以计算 20 大类约 1600 种分子描述符，每次可在线处理最多 149 个原子的分子。还有 PLS 等多种计算方法，以及结构文件格式转换工具 E-Babel 等 |
| Molinspiration free web tools for cheminformatics | https://www.molinspiration.com/cgi-bin/properties<br>可在线免费计算分子的物理化学性质（如 $logP$ 值、分子极性表面积、氢键供体数和氢键受体数等），预测分子对主要药物靶标如 GPCR、激酶、离子通道、核受体等的潜在生物活性，等等 |
| admetSAR | http://lmmd.ecust.edu.cn/admetsar2/<br>我们实验室发展的 ADMET 在线检索和预测服务系统，第二版是 2018 年上线，含有超过 96000 个化合物的 20 万个实验数据，40 多个预测模型 |

# 8.3　3D-QSAR 方法

三维定量构效关系（3D-QSAR）是在前面经典 QSAR 基础上，引入药物分子三维结构信息来进行定量构效关系研究的方法。这种方法能间接地反映药物分子与生物大分子相互作用过程，及二者之间的非键相互作用特征，从而获得比经典 QSAR 更加丰富的信息量，以

及更加明确的物理意义。

3D-QSAR 的理论基础为：①分子的形状在一定程度上影响其生物活性，因此分子的活性构象是研究 3D-QSAR 的关键；②药物分子与靶标之间的相互作用是借助可逆的、非共价结合的弱相互作用力而实现，如静电相互作用、疏水相互作用、氢键作用、范德华作用等。由于 3D-QSAR 能直接反映出药物分子与靶标分子在三维空间上的互补性，更准确地表达药物与靶标之间的相互作用，因此，自 20 世纪 80 年代以来，3D-QSAR 获得了快速发展，成为基于机理的合理药物设计的主要方法之一。

目前应用最广泛的 3D-QSAR 方法是比较分子场分析法（CoMFA）[13] 和比较分子相似性指数分析法（CoMSIA）[14]，此外还有距离几何法（DG）[11]、分子形状分析法（MSA）[12] 等众多方法。3D-QSAR 实际上是分子图形学与 QSAR 相结合进行药物构效关系研究的一种方法，其最突出的特征就是产生可视化模型，从而为结构修饰提供重要信息。3D-QSAR 是研究药物与受体间的相互作用、推测受体的图像及进行药物设计的有力工具，除了用于同系物研究外，还可以用于研究非同系物。

3D-QSAR 也还存在一些缺陷，比如分子的三维活性构象并不是能够轻易获取的，尚存在许多不确定性。因此，Hopfinger 等于 1997 年提出了 4D-QSAR 的概念[20]，他们首先使用分子动力学模拟方法来产生分子的大量构象，然后使用遗传算法来选择活性构象组合，以便产生最佳的构效关系模型。4D-QSAR 中考虑了分子的构象柔性和叠合自由度，在概念上比 3D-QSAR 方法更接近现实情况，但也使问题过于复杂化，且预测准确度也没有显著提高，因此没有获得广泛应用。之后还有人提出 5D-QSAR 甚至 6D-QSAR，但都只是停留在概念上而已。因此在此不做过多的介绍。

## 8.3.1 CoMFA 方法

比较分子场分析法（CoMFA）最早是由 Cramer 等于 1988 年发展起来的[13]，之后不久就被 Tripos 公司商业化，成为 SYBYL 软件的一个独家所有的模块，从而成为最流行的 3D-QSAR 方法[21]。

CoMFA 的基本原理是：假设一组相似化合物以同样的方式作用于同一靶标，那么在靶标三维结构未知时，可以通过研究这些化合物周围分子场的分布情况，并将分子场的变化与生物活性的变化定量地联系起来，从而可以推断出药物分子和靶标之间的一些非键相互作用特征，并用于指导新分子的设计，及定量预测其药效强度。

CoMFA 计算大体可以分为如下四个步骤（图 8-5）。

① 确定药物分子与靶标结合的生物活性构象，再按照一定的规则（一般为共同骨架叠加或场叠加），进行药物分子活性构象的叠加（最好能有一个晶体结构模板来指导叠加）；在叠加好的分子活性构象周围，定义分子场的空间范围，可以采用矩形或圆形的空间。

② 把定义的分子场空间按照一定的步长（1～2Å）均匀划分产生格点（Grid），在每个格点上用一个探针（Probe）离子来评价格点上的分子场特征；一般采用一个带 +1 价正电荷的 $sp^3$ 杂化 C 探针放置在每个网格节点上，然后计算探针在每个节点上与分子的静电相互作用和立体相互作用，并储存在一个矩阵中，从而形成静电场和立体场；在 CoMFA 中，可以采用不同的探针和分子场势能函数。

③ 把前一步计算得到的分子场数值作为自变量，把分子的生物活性作为因变量，通过 PLS 方法结合交叉验证方法来确定模型的最佳主成分数（一般为 4～6，太小或太大都不

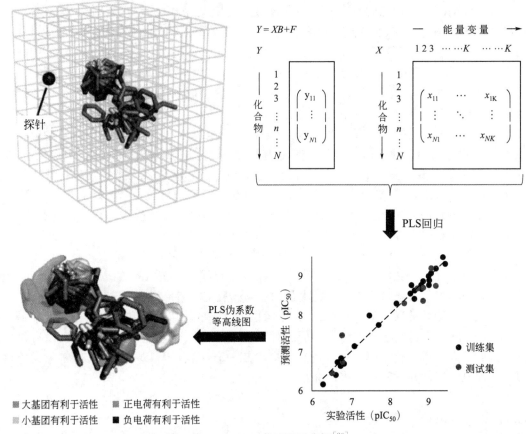

$$Y = XB + F$$

图 8-5　CoMFA 工作流程示意图[20]

好），并采用 PLS 方法来建立化合物活性和分子场特征之间的 3D-QSAR 模型。

④ 作 CoMFA 系数图，从系数图上可以清楚地看出哪些地方的分子场（通常分为静电场和立体场），对生物的影响大，从而可以有的放矢，指导设计出具有更好生物活性的新分子。

CoMFA 模型的评价指标与前面的经典 QSAR 模型一样，也采用 $r^2$、均方根误差 RMSE、交叉验证 $q^2$ 等［式(8-8)、式(8-9) 和式(8-10)］。

CoMFA 的结果输出很独特，具有视觉冲击力：统计分析的结果可以图形化地输出在分子表面，用以提示研究者如何有选择地对先导化合物进行结构改造。一般静电场用蓝色和红色表示，蓝色区域提示正电性基团有利于提高药物的活性，红色区域则提示负电性基团更有利于活性；而立体场则以黄色和绿色表示，黄色区域提示小体积基团有利于提高活性，而绿色区域则提示该区域用一个较大体积的基团有利于活性；根据这些信息，可以设计具有更强生物活性的新化合物。除了直观的图形化结果，CoMFA 还能获得回归方程，以定量描述分子场与活性的关系（具体参考后面 8.3.4 节的研究案例）。

## 8.3.2　CoMSIA 方法

尽管 CoMFA 方法得到了广泛的应用，但仍然存在一些局限性。比如活性构象的确

定、分子叠加规则、分子场势能函数的定义、分子场变量的选取，都会影响结果的可靠性；CoMFA 中也没有真正体现疏水相互作用；采用 PLS 得到的主成分数，难以用传统的化学思维来解释其构效关系。近年来，研究人员对传统的 CoMFA 进行了大量的改进，比如发展了 Topomer CoMFA、Template CoMFA 等方法，这些在一定程度上提高了 CoMFA 计算的成功率。其中最具有代表性的方法延伸，可能就是比较分子相似性指数分析法（CoMSIA）[14]。

与 CoMFA 方法相比，CoMSIA 最大的不同就是分子场的能量函数采用了与距离相关的高斯函数的形式，而不是传统的 Coulomb 和 Lennard-Jones 6-12 势函数的形式。CoMSIA 方法中共定义了五种分子场的特征，包括立体场、静电场、疏水场以及氢键场（包括氢键供体场和氢键受体场）。这五种分子场可以通过公式计算得到。在 CoMSIA 方法中，由于采用了与距离相关的高斯函数形式，可以有效地避免在传统 CoMFA 方法中由静电场和立体场的函数形式所引起的缺陷。由于分子场能量在格点上的迅速衰退，不需要定义能量的截断（Cutoff）值。对一些实际体系进行了这两种方法的比较结果分析，在计算中采用不同的格点数，且对体系均采用全空间搜索策略，结果表明 CoMFA 计算对不同的格点大小值以及叠合分子不同的空间取向非常敏感，采用不同的空间取向时，回归系数的差值最大可以达到 0.3 以上；而 CoMSIA 方法在计算不同格点大小取值以及分子空间取向时得到的结果稳定得多，在一般情况下，CoMSIA 计算会得到更加满意的 3D-QSAR 模型。

## 8.3.3  基于靶标结构的 3D-QSAR 方法

3D-QSAR 的关键就是系列化合物的生物活性构象的获取及叠加。常规的方法是对其中活性最好的分子进行系统的构象搜索，最好还能进行量子化学结构优化，然后选取其最低能量构象，或者次低能量构象作为模板，其它化合物则依次叠加到共同的母环结构上，然后再分析其侧链基团变化所引起的生物活性变化规律。

如果同时已知靶标的三维结构，则可以将系列配体化合物对接到靶标的结合口袋，这些化合物的最佳结合构象，都已自动叠加在靶标结合口袋内，从而可以直接用来进行 3D-QSAR 分析。最后得到的立体场和静电场图示，还可以与靶标结合口袋内对应位置的残基进行比较分析，看看是否具有一致性。这个就叫做基于靶标结构的 3D-QSAR[22]，从而将基于配体药物设计方法和基于结构药物设计方法有机地结合起来，可以为先导化合物的结构优化提供更多的信息。

## 8.3.4  3D-QSAR 应用实例

下面以笔者 2006 年指导研究生完成的一个针对乙酰胆碱酯酶（AChE）抑制剂 2-取代的 1-茚酮衍生物进行的 3D-QSAR 研究为案例[23]，介绍如何进行基于靶标结构的 CoMFA 和 CoMSIA 研究。

本研究选取了多奈哌齐及 44 个合成的多奈哌齐类似物作为研究对象，其结构式及对 AChE 的抑制活性来自文献报道（参见表 8-5）[24,25]。具体研究步骤及结果如下。

### 8.3.4.1  小分子结构准备

表 8-5 的 45 个分子中，随机挑选 9 个作为测试集（打 * 号），其余 36 个为训练集。根

表 8-5　2-取代-5,6-二甲氧基-1-茚酮衍生物和多奈哌齐的结构和生物活性

多奈哌齐(1)　　2-25　　26-35　　36-45

| 小分子 | $R_1$ | $R_2$ | 质子化氮部分取代位置 | $IC_{50}/(\mu mol/L)$ | $-\log IC_{50}$ | $pK_a$ |
|---|---|---|---|---|---|---|
| 多奈哌齐(1) | | | | 0.016 | 7.80 | 8.80±0.40 |
| 2* | | H | 间位 | 1.10 | 5.96 | 8.64±0.28 |
| 3 | | CH₃ | | 0.82 | 6.09 | 8.72±0.50 |
| 4 | | H | 对位 | 0.21 | 6.68 | 8.84±0.28 |
| 5* | | CH₃ | | 0.15 | 6.82 | 8.91±0.50 |
| 6 | | H | 间位 | 2.28 | 5.64 | 9.58±0.25 |
| 7 | | CH₃ | | 1.36 | 5.87 | 9.65±0.25 |
| 8 | | H | 对位 | 0.10 | 7.00 | 9.75±0.25 |
| 9 | | CH₃ | | 0.22 | 6.66 | 9.82±0.25 |
| 10 | | H | 间位 | 2.66 | 5.58 | 9.58±0.20 |
| 11 | | CH₃ | | 1.96 | 5.71 | 9.65±0.20 |
| 12* | | H | 对位 | 0.050 | 7.30 | 9.75±0.20 |
| 13 | | CH₃ | | 0.14 | 6.85 | 9.82±0.20 |
| 14 | | H | 间位 | 3.18 | 5.50 | 8.80±0.20 |
| 15* | | CH₃ | | 3.58 | 5.45 | 8.88±0.20 |
| 16 | | H | 对位 | 0.15 | 6.82 | 8.99±0.20 |
| 17 | | CH₃ | | 0.13 | 6.89 | 9.07±0.20 |
| 18 | | H | 间位 | 14.6 | 4.84 | 6.76±0.12 |
| 19 | | CH₃ | | 22.1 | 4.66 | 7.11±0.21 |
| 20 | | H | 对位 | 1.30 | 5.89 | 7.30±0.10 |
| 21 | | CH₃ | | 3.14 | 5.50 | 7.65±0.19 |
| 22* | | H | 间位 | 6.41 | 5.19 | 3.26±0.50[a] 8.07±0.42[b] |
| 23 | | CH₃ | | 17.6 | 4.75 | 3.34±0.50[a] 8.04±0.42[b] |
| 24 | | H | 对位 | 1.42 | 5.85 | 3.46±0.50[a] 8.11±0.42[b] |
| 25* | | CH₃ | | 2.98 | 5.53 | 3.54±0.50[a] 8.07±0.42[b] |

| 小分子 | R₁ | R₂ | 质子化氮部分取代位置 | $IC_{50}/(\mu mol/L)$ | $-\log IC_{50}$ | $pK_a$ |
|---|---|---|---|---|---|---|
| 26 | | H | 间位 | 2.14 | 5.67 | 8.60±0.28 |
| 27 | | H | 对位 | 0.415 | 6.38 | 8.60±0.28 |
| 28 | | H | 间位 | 0.487 | 6.31 | 8.68±0.50 |
| 29 | | H | 对位 | 0.266 | 6.58 | 8.68±0.50 |
| 30 | | H | 间位 | 0.444 | 6.35 | 9.54±0.25 |
| 31 | | H | 对位 | 0.0348 | 7.46 | 9.55±0.25 |
| 32* | | H | 间位 | 0.237 | 6.63 | 9.54±0.20 |
| 33 | | H | 对位 | 0.0448 | 7.35 | 9.55±0.20 |
| 34 | | H | 间位 | 0.162 | 6.79 | 8.76±0.20 |
| 35* | | H | 对位 | 0.102 | 6.99 | 8.76±0.20 |
| 36 | | H | 间位 | 3.74 | 5.43 | 8.79±0.28 |
| 37 | | H | 对位 | 1.38 | 5.86 | 8.88±0.28 |
| 38 | | H | 间位 | 0.685 | 6.16 | 8.87±0.50 |
| 39 | | H | 对位 | 0.380 | 6.42 | 8.96±0.50 |
| 40 | | H | 间位 | 1.48 | 5.83 | 9.71±0.25 |
| 41 | | H | 对位 | 0.287 | 6.54 | 9.79±0.25 |
| 42* | | H | 间位 | 2.58 | 5.59 | 9.71±0.20 |
| 43 | | H | 对位 | 0.154 | 6.81 | 9.79±0.20 |
| 44 | | H | 间位 | 0.657 | 6.18 | 8.95±0.20 |
| 45 | | H | 对位 | 0.124 | 6.91 | 9.03±0.20 |

\* 表示测试集化合物；a、b 用来区分两个氮原子

据小分子的 $pK_a$ 值（参见 9.4.3 节），22～25 号小分子邻近甲基的氮原子质子化，而另一个氮原子不质子化，其余的小分子氮原子都质子化。

首先利用 SYBYL 7.0 软件画出这 45 个小分子的三维结构，然后进行简单分子力学优化，以 Mol2 格式保存。

### 8.3.4.2 靶标结构准备

AChE 的三维结构来自多奈哌齐与加利福尼亚电鳐 AChE（TcAChE）的复合物晶体结构（PDB 代码：1EVE）。由于抑制剂的活性测试是通过大鼠脑部的 AChE 进行的，而大鼠的 AChE 和 TcAChE 活性口袋内的唯一区别是 Phe330 突变成为 Tyr330，因此我们将 Phe330 突变为 Tyr330。根据 McCammon 等的文献，Asp392、His440 和 Glu443 的质子化状态应为中性[26]，其它氨基酸残基的质子化状态则维持标准状态。在活性口袋内，有 6 个保守的结晶水被认为参与了多奈哌齐与 TcAChE 的作用[27]，因而在对接多奈哌齐时予以保留。但对接其它 44 个抑制剂时则被删除，因为它们的位置可能会发生变化。其它的结晶水皆被删除。AChE 加完全氢后，多奈哌齐与 TcAChE 的复合物在束缚重原子的情况下，分子力学优化 400 步。分子力学优化参数为：采用 Tripos 力场，大分子 Kollman All-atom 电荷，小分子 Gasteiger-Hückel 电荷。

### 8.3.4.3 分子对接

分子对接软件采用 GOLD 3.0.1,打分函数选择 ChemScore。选择以 Phe331 上的 CE1 原子为中心,17Å 内的氨基酸残基作为结合口袋,每个小分子对接 10 次,为了使对接更加精确,把 "allow early termination" 取消。对接后的构象保存为 Mol2 格式输入到 SYBYL 7.0 和 Schrödinger 2006 软件中进一步分析。多奈哌齐的晶体复合物构象选为分子叠合的模板。其它小分子的构象选取标准为:ChemScore 打分高;茚酮环与 Trp279 有很好的 π-π 相互作用;茚酮环上的羟基与 Phe288 上的—NH 基团发生氢键作用。

为了研究结晶水对对接结果产生的影响,在对接多奈哌齐时分别考虑了有结晶水和没有结晶水的两种情况。从图 8-6(a) 中我们可以看出,结晶水对多奈哌齐的对接结果影响并不大,这也暗示结晶水对其它抑制剂的对接结果也有类似结论。图 8-6(b) 为全部小分子对接后的叠合图,所有化合物的 5,6-二甲氧基-1-茚酮环部分都几乎位于同一个位置。

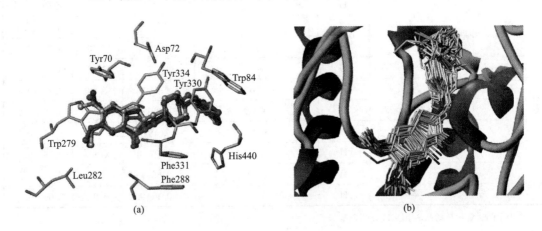

图 8-6 (a) 多奈哌齐对接结果的比较(白色的为晶体复合物结构中的多奈哌齐,蓝色的为有结晶水的情况下最好的对接结果,粉色则为没有结晶水的情况下最好的对接结果);
(b) 45 个小分子对接后的叠合结果

### 8.3.4.4 CoMFA 模型

基于对接后得到的叠合结果,采用 SYBYL 软件的 QSAR 和 CoMFA 模块进行 3D-QSAR 分析,分子场网格的步长设为 2Å,选用带一个正电荷的 $sp^3$ 杂化的碳正离子作为探针原子计算立体场和静电场的能量。能量计算采用 Tripos 力场,最小过滤阈值设为 2.0kcal/mol(1kcal/mol=4.18kJ/mol),略去能量低于此阈值的网格点以提高信噪比。

表 8-6 列出了 CoMFA 模型的统计学参数。CoMFA 分析结果表明,模型的交叉验证(Leave-One-Out)相关系数 $q^2$ 在最佳主成分数为 5 的条件下为 0.784,常规拟合相关系数为 $r^2=0.974$,$F=288.390$,RMSE=0.126。表 8-7 中列出了立体场描述符占总变量的 54.9%,而静电场描述符占 45.1%。图 8-7(a) 表示的是预测值与实验值之间的相关性。从这些图表可以看出,建立的 CoMFA 模型具有比较好的预测能力。

表 8-6　CoMFA 和 CoMSIA 模型的统计学参数

| 模型 | 交叉验证 | | 常规拟合 | | |
|---|---|---|---|---|---|
| | 主成分数 | $q^2$ | $r^2$ | RMSE | $F$ |
| CoMFA | 5 | 0.784 | 0.974 | 0.126 | 288.390 |
| CoMSIA | 4 | 0.736 | 0.947 | 0.218 | 179.621 |

表 8-7　分子场分配比例/%

| 分子场 | CoMFA | CoMSIA | 分子场 | CoMFA | CoMSIA |
|---|---|---|---|---|---|
| 立体场 | 54.9 | 6.2 | 氢键供体场 | | 33.6 |
| 静电场 | 45.1 | 21.4 | 氢键受体场 | | 15.8 |
| 疏水场 | | 22.9 | | | |

### 8.3.4.5　CoMSIA 模型

采用同样的软件模块，我们也进行了 CoMSIA 分析，采用立体场、静电场、疏水场、氢键供体场和氢键受体场共五个分子势场来描述配体和受体之间的相互作用。

从表 8-6 中可以看出，CoMSIA 模型的交叉验证系数 $q^2$ 为 0.736，最佳主成分数为 4，非交叉验证系数为 $r^2=0.947$，$F=179.621$，RMSE$=0.218$。表 8-7 显示立体场描述符仅占总变量的 6.2%，静电场描述符占 21.4%，疏水场描述符占 22.9%。氢键供体场描述符占 33.6%，氢键受体场描述符占 15.8%。预测值与实验值之间的关系也在图 8-7(b) 中表示出来。这些结果也表明我们的 CoMSIA 模型具有较好的预测能力。

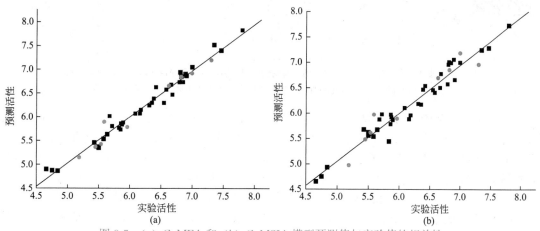

图 8-7　（a）CoMFA 和（b）CoMSIA 模型预测值与实验值的相关性
■代表训练集，●代表测试集

### 8.3.4.6　CoMFA 和 CoMSIA 系数图

CoMFA 和 CoMSIA 的结果可以直观地通过系数图映射到大分子的活性口袋内来反映，活性最高的化合物 31 被选为参照物，小分子 4Å 以内的关键残基也被显示出来。

图 8-8 展示的是 CoMFA 模型产生的立体场和静电场的轮廓图，图中的彩色多面体表示由于不同分子结构的立体和静电属性的差异造成抑制活性升高或降低的区域。

在 CoMFA 系数图中，质子化氮部分的烃链旁的绿色色块表明大体积官能团在一定程

上对抑制活性的提高有利，这是因为许多基团比如乙基、吡咯烷和哌啶基团疏水性很强，他们可以与 Trp84、Tyr330 和 His440 的侧链发生疏水作用。Phe331 基团上方的一个黄色色块表明大的取代基团在这一个区域对活性提高不利。茚酮环上的羰基附近有一个红色的基团表明负电基团的引入对化合物活性的提高有利。这一结果与羰基和 Phe288 上的—NH 基团形成氢键一致。在 Tyr330 苯环附近有一个蓝色色块，这表明质子化的氮又可能与其形成阳离子-π 作用。另外在 Tyr334 侧链苯酚基团附近有一个蓝色色块，这表明增大正电基团有利于生物活性的提高。这可能跟正电基团与 Asp72 的羧基基团发生静电作用有关。

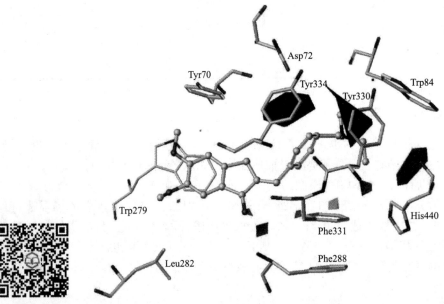

图 8-8　CoMFA 立体场和静电场的轮廓图，以及化合物 31（球棒模型）
和 AChE 结合口袋中的关键残基
图中不利于和有利于提高活性的立体场等高线轮廓图分别用黄色和绿色区域表示，而蓝色和
红色的区域标识的是增加正电性和负电性基团有利于提高小分子抑制活性的区域

　　CoMSIA 模型产生的立体场和静电场的轮廓图［图 8-9（a）］大体上与 CoMFA 的一样。除此之外，在 Tyr334 侧链下方有一个小的黄色色块，这表明较大的基团对化合物的活性不利。由于 AChE 口袋中部非常狭窄，Tyr330 和 Tyr121 的芳香环侧链共同构造了一个类似于瓶颈的狭窄通道，通常只允许一个水分子通过。抑制剂苯环部分 3Å 内有 Tyr121、Phe290、Tyr330、Phe331 和 Tyr334。因此这一区域空间有限，不允许大基团的引入。
　　CoMSIA 模型产生的疏水场轮廓图可以清晰地表明化合物 31 与 AChE 的疏水作用［图 8-9（b）］。二乙胺基团附近的黄色色块表明大的疏水基团会增加化合物的活性，这也是为什么化合物的活性有以下顺序：37＜39＜41＜43＜45。
　　CoMSIA 模型产生的氢键供体和氢键受体轮廓图如图 8-9（c）所示，这与化合物同受体大分子的结合模式基本一致。与 CoMFA 中的静电场类似，在 CoMSIA 模型中，茚酮环上的羰基可以与 Phe288 上的—NH 基团发生氢键相互作用，这可以从羰基下面的粉红色色块得到验证。在多奈哌齐与 TcAChE 的晶体复合物结构中，质子化的氮可以与结晶水 WAT1159 形成氢键，WAT1159 又可以与 Tyr121、WAT1158 和 WAT1160 形成氢键，最终构成氢键网络。另外它的苯环部分也可以与 WAT1160 形成经典的芳环氢键作用。由于化合物 31 与多奈哌齐质子化氮的位置大体一致，因此我们推断化合物 31 也有可能与周围的结

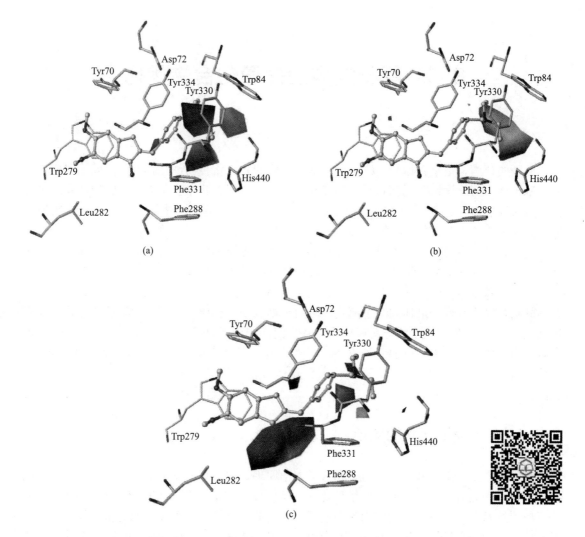

图 8-9    CoMSIA 轮廓图，以及化合物 **31**（球棒模型）和 AChE 结合口袋中的关键残基

（a）立体场和静电场分布图；（b）疏水场分布图；（c）氢键供体和受体场分布图

　　图中不利于和有利于提高活性的立体场等高线轮廓图用黄色和绿色区域表示，蓝色和红色的区域标识的是增加正电性和负电性基团有利于提高分子的抑制活性；增加疏水性基团有利于提高化合物抑制活性的部位，用黄色色块表示，增加亲水性基团有利于提高活性的区域，用白色表示；氢键供体有利区域用蓝绿色色块表示，氢键供体不利区域用紫红色色块表示；氢键受体有利区域用粉红色色块表示，氢键受体不利区域用红色色块表示

晶水形成氢键。这也就解释了为什么两个氢键受体有利的色块在质子化氮附近出现。

### 8.3.4.7　本案例小结

　　本案例中，我们利用基于靶标结构的 3D-QSAR 方法研究了 2-(5,6-二甲氧基)-1-茚酮衍生物与 AChE 的相互作用机理，并且建立了具有较好预测能力的 3D-QSAR 模型。首先利用分子对接不仅得到了所有化合物可能的结合构象，而且还阐述了这些衍生物与 AChE 之间的作用机理。然后根据分子对接得到了化合物叠合构象，建立了具有较高预测能力的 CoMFA 和 CoMSIA 模型，而且这些模型与 AChE 结合位点的三维拓扑结构之间有很好的一致性。我们建立的 3D-QSAR 模型，为先导化合物的优化，提供了一些重要的线索，这些线索可以用来设计一些新的、活性更好的 AChE 抑制剂。

# 8.4 基于结构的先导化合物优化

此处的结构，是指靶标的三维结构；基于结构的先导化合物优化，实际上就是我们常说的"基于结构药物设计"。前面介绍的 QSAR 方法，主要基于一系列结构类似物，采用统计分析方法构建多参数方程，如何进行结构修饰，还得依靠经验。随着计算机技术的快速发展，大家很快认识到，如果将靶标和药物分子结构显示在计算机屏幕上，并能实时看到分子处理过程，将更有助于药物设计。这主要借助于分子图形学（Molecular Graphics）技术来实现，从而可在图形显示设备上对分子三维结构进行显示和操作。

因此，基于结构的先导化合物优化，就是借助分子图形学技术，先把先导化合物对接到靶标的结合口袋，得到最佳的结合模式，然后根据两个互补原则，即"化学性质互补、几何形状互补"，考察先导化合物与靶标口袋残基之间尚未满足两个互补原则的地方，通过增删或者替换先导化合物中相应的原子或基团，使其满足两个互补原则，从而完成优化的过程。具体来讲，可以有多种策略，需要具体问题具体分析。下面简单介绍一二，以供读者开阔思路。

## 8.4.1 分子模拟技术的应用

分子模拟技术主要基于量子力学和分子力学原理，在计算机图形显示设备上显示分子的三维结构，并能对分子结构进行操作和处理，具体概念在前面第 3 章中已有较详细的介绍。分子模拟技术在药物设计中的应用主要包括：蛋白质三维结构预测比如同源蛋白建模、分子对接、分子动力学模拟、量子化学结构优化、药效团模拟、3D-QSAR、虚拟筛选等。其中分子对接是先导化合物优化的关键技术。

分子模拟技术应用于先导化合物优化的优点为：可在屏幕上清楚地看到蛋白质的三维结构，每一个氨基酸残基都能确定位置；可对分子结构进行操作（如平移、旋转），从而可从任何视角观察分子结构；如有必要，可对特别感兴趣的区域，比如结合口袋进行放大，以便看得更仔细；结合口袋的每一部分的物理化学性质，如疏水性、极性、正电性或者负电性，都可以看清楚；基团或原子之间的距离、角度、二面角等都可以进行测量；小分子可以被对接到蛋白质的不同区域，考察其相互匹配程度好坏，并精确计算其相互作用能或结合亲和力；可以确定最适合进行突变以研究作用机制的残基；等等。

但目前条件下，分子模拟技术还存在不少局限性。比如：蛋白质三维结构需要实验测定构象，比如通过 X 射线晶体衍射或者 NMR 获得；X 射线晶体衍射测定的晶体结构分辨率最好能在 1.0Å 或以下，如分辨率在 2.0Å 或以上，晶体结构中每个原子位置的不确定性就较大；蛋白质晶体结构一般是在非生理条件下（比如低或高的 pH 值、低于 37℃ 体温或者溶液环境不同）得到的，在这种非生理条件下得到的热力学最稳定构象，与活细胞中天然存在的构象可能差别很大；分子模拟中蛋白质结构一般处理为刚性的，但实际上蛋白质结构是柔性的，当小分子与大分子结合时，可能会引起蛋白质侧链运动，进而引起整个蛋白质构象发

生改变；分子对接时，一般采用小分子基态最低能量构象，但实际上小分子可能并不是在最低能量构象，溶剂效应也还没有考虑；含有多个可旋转键的高度柔性分子，可能存在多个结合模式，难以判断哪个构象更可能；人们一般相信自己的眼睛，"所见即所得"，在目前条件下，有时可能会被误导。因此，分子模拟研究者应了解技术本身的局限性，研究时要保持警惕心。

## 8.4.2 基团变换策略

针对 X 射线结晶学得到的药物-靶标复合物晶体结构，或者通过分子对接得到的药物-靶标相互作用模式，可以通过分子模拟技术，仔细观察二者之间的相互作用细节，包括观察结合口袋内各氨基酸残基的化学性质，比如是亲水性残基还是疏水性残基，是带正电荷残基还是带负电荷残基，是氢键供体还是氢键受体；配体上现有原子或基团与邻近残基的相互作用是否匹配；进一步测量小分子原子与各残基之间的距离和角度。然后可以根据"几何形状互补、化学性质互补"原则，增减或调整配体上的相关基团（图 8-10）[28]。

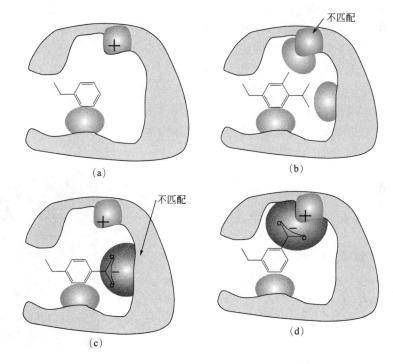

图 8-10　配体-靶标相互作用优化示意图[28]

（a）配体苯环与靶标口袋形成疏水相互作用，但靶标口袋内还有一个正电荷残基是孤立的；
（b）如在正电荷残基位置添加一个疏水性的甲基，则不匹配（Mismatch）；（c）虽然在苯环
上添加了一个带负电的羧基，但方向与正电荷残基不匹配，也不行；（d）添加的羧基与
正电荷残基完全匹配，这样将有效提高结合亲和力

如果现有配体-受体相互作用不匹配，则可以通过在母环上的合适位置增加基团、删减基团或者替换为一个更合适的基团，从而得到更好的相互作用模式。比如旁边有一个带正电荷的氨基酸残基，则可以在骨架上相应的位置添加一个带负电荷的羧基或者磺酸基，以便二者形成静电相互作用。替换基团则可以采用前面介绍的生物电子等排原理，更换为一个合适的基团。当然，改造后的结构要再进行分子对接，以确信其相互作用方式达到了改造的目

的，而不是变成新的不同的作用模式。

一个经典的例子就是抗流感药物扎那米韦的设计（具体参见第 10 章 10.2.3 节）[29]。其先导化合物 Neu5Ac2en 活性与选择性都很低，但在 Neu5Ac2en 与神经氨酸酶的对接模式中，可以发现先导化合物的 4-羟基周围，有三个带负电荷的残基，即 Glu119、Asp151 和 Glu227，它们之间存在氢键作用（参见后面图 10-6）。当研究人员把 4-羟基更换为 4-氨基，结合亲和力明显增强（$K_i = 50$nmol/L），并从 4-氨基-Neu5Ac2en 与神经氨酸酶的复合物晶体结构中，发现 4-氨基与 Glu119 形成了盐桥，这验证了设计思想是合理的。于是，研究人员进一步使用体积更大、碱性更强的胍基替换氨基，所得到的 4-胍基-Neu5Ac2en 结合力更强（$K_i = 0.2$nmol/L），并测定复合物晶体结构进行验证，发现 4-胍基与 Glu119 和 Glu227 都形成了静电相互作用，4-胍基-Neu5Ac2en 即扎那米韦。

再举一个例子。2018 年 Curreli 等在研究 HIV-1 gp120 抑制剂时，他们从复合物晶体结构中发现，配体末端噻唑环上的羟甲基（—$CH_2OH$）可以作为"定位开关（Positional Switch）"[30]。他们首先根据先导化合物 NBD-14010 与 HIV-1 gp120 的复合物晶体结构（PDB 代码:5U6E），发现末端噻唑环上 4-甲基和 5-羟甲基与靶标没有作用 [图 8-11(a),(c)]。因此他们尝试去掉 4-甲基，并将 5-羟甲基移到 4 位，分子对接结果显示 4-羟甲基能够与靶标上 Met426 和 Gly431 的主链骨架形成氢键作用，而分子的其它部分与靶标的作用维持不变 [图 8-11(b),(c)]，因此新分子与靶标具有更好的结合亲和力和选择性。于是他们将羟甲基叫做"定位开关"，并设计了两个新的类似物（NBD-14107 和 NBD-14168）进行实验验证 [图 8-11(d)]。实验结果表明，保持分子中其它结构不变，仅将 5-羟甲基改为 4-羟甲基，活性提高 1 倍多，选择性也由 62 提高到 150（SI 为选择性指数）。

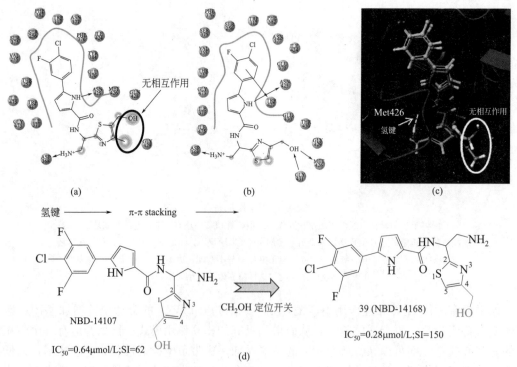

图 8-11　羟甲基作为"定位开关"假设的提出及实验证实[30]

### 8.4.3　合环开环策略

大多数类药性分子含有至少一个环系统，因此合环和开环是传统先导化合物优化的常用策略之一，在基于结构的先导化合物优化中同样有效。合环和开环策略通过控制可自由旋转键的数量来操纵分子的柔性，比如分子中含有多个可旋转键时，分子柔性较大，如果对接时发现这些可旋转键在空间上比较靠近，可以考虑成环来固定其构象，从而降低柔性。但有时，分子中环结构太多，使得分子刚性过大，难以很好地契合靶标的结合口袋，这时就可以考虑打开其中某个环，以增大分子的柔性。由于合环和开环一般涉及分子核心骨架的改变，因此有人将该策略归类到骨架跃迁中[31]。

合环有时是一种很简单的操作，尤其是存在分子内氢键时，更是可以成环的直接证据。比如英国葛兰素史克公司在研究前列腺素 EP1 受体拮抗剂时，将 $O$-烷氧基和联芳基 NH 之间的潜在分子内氢键环化成为吲哚结构（图 8-12），从而成功地将分子锁定成生物活性构象[32]。

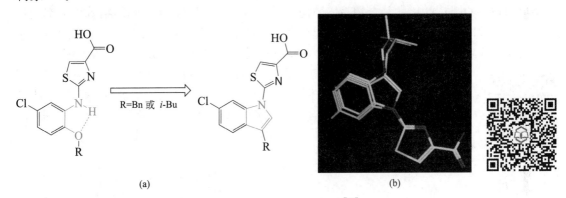

(a)　　　　　　　　　　　　　　　　(b)

图 8-12　前列腺素 EP1 受体拮抗剂的设计[32]

（a）二芳基胺环化为吲哚结构；（b）二者构象叠加比较，可以看到成环后整体
构象叠合得很好，并且长的侧链构象明显稳定化

虽然合环对结合自由能有积极的影响，但是对溶解度和其它 ADME 性质也产生了潜在的负面影响。因此，有时为了克服分子中多环的不利影响，需要打开其中一个环，以增强分子的类药性。比如瑞士诺华公司在研究血管生成抑制剂时，尝试将已知的选择性抑制剂 PTK787/

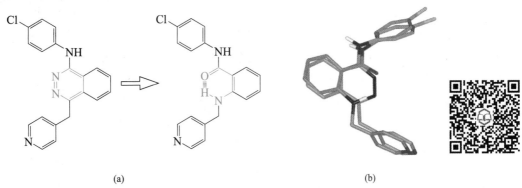

(a)　　　　　　　　　　　　　　　　(b)

图 8-13　血管生成抑制剂的设计[33]

（a）将二氮杂萘环打开，得到伪六元环；（b）两个分子构象叠加，几乎一样

ZK222584 中的二氮杂萘环打开，并使其通过分子内氢键形成一个伪六元环（图 8-13）[33]。分子模拟表明二者构象几乎一样，测试结果也表明环打开前后的活性和选择性几乎没有改变，但获得了新的骨架类型，并改善了分子的类药性。

前面两个案例都很简单，接下来我们来看一个复杂的合环案例，即美国辉瑞公司在第一代间变性淋巴瘤激酶（Anaplastic Lymphoma Kinase，ALK）抑制剂克唑替尼（Crizotinib）的基础上，成功设计出第三代 ALK 抑制剂劳拉替尼（Lorlatinib）的故事[34]。克唑替尼于 2011 年 8 月上市，用于治疗非小细胞肺癌，但不久就发现 ALK 上的耐药性突变 L1196M，对中枢神经系统转移的患者疗效受限；为此涌现了多个高效低毒的第二代 ALK 抑制剂如色瑞替尼（Ceritinib），但耐药现象仍然存在。因此，辉瑞科学家开始研发第三代 ALK 抑制剂，希望找到对前两代抑制剂耐药的、发生中枢神经系统转移的非小细胞肺癌患者仍然有效的药物。

辉瑞的研究人员从克唑替尼结构出发[34]，首先合成了 6 系列化合物，如 6b 和 6h（图 8-14），6b 活性比克唑替尼略有下降，但 6h 细胞水平活性有提高。由于需要进入中枢神经系统，以便对中枢神经系统转移的非小细胞肺癌患者有效，研究人员重点关注配体的亲脂性效率（Lipophilic Efficiency）以通过血脑屏障，并避免被 P-糖蛋白外排。为此，他们研究克唑替尼和 6b、6h 与 ALK 的复合物晶体结构（图 8-14），发现这些化合物的结合构象都很相似，即分子首尾靠近，形成 U 形。尤其是活性不错的 6h 末端酰胺上的甲基已很靠近另一端的吡啶环，这启发研究人员采用合环策略，将分子首尾两端相连成大环类结构。图 8-14 下

面中间小图的紫色合环结构就是设计的化合物 8a，只加了一个亚甲基就得到了与 6h 几乎叠合的构象。测定合成出来的 8a 与 ALK 形成的复合物晶体结构，与发现设计时预测的构象（紫色）及晶体结构（绿色）几乎完全重合，并且其分子水平和细胞水平活性都有大幅提高，并且亲脂性效率提高，外排

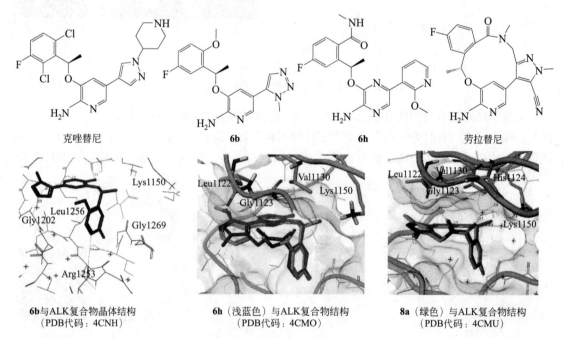

图 8-14　从克唑替尼到劳拉替尼的设计过程示意图[34]

6b、6h 和 8a 为中间过渡化合物；劳拉替尼与 8a 的大环完全一样，只是二氮唑上取代基略有差异；克唑替尼和劳拉替尼与 ALK 复合物结构的 PDB 代码分别为：2XP2 和 4CLI（此处未显示），有兴趣的读者可自己去下载分析

现象大幅降低，从而很好地验证了设计思想。接下来，对 **8a** 二氮唑上的侧链略微改进，以进一步优化 ADMET 性质，最终发现了劳拉替尼。劳拉替尼于 2018 年 11 月被美国食品药品监督管理局（FDA）批准上市。

## 8.4.4　邻位修饰策略

在优化小分子与蛋白质的相互作用时，常常会在苯环上进行修饰或取代。苯环上的取代有邻位、间位和对位之分。间位和对位的取代或修饰，常常影响的是小分子与蛋白质的直接相互作用。而邻位的修饰或取代，不仅会影响小分子与蛋白质的直接相互作用，而且会影响小分子本身的构象。一般来说，小分子本身具有一定的柔性，在未结合蛋白质之前，在溶液中存在多种不同的构象，其中可以与蛋白质结合的构象有助于活性，而不能与蛋白质结合的构象则对活性不利。根据 $\Delta G = -RT\ln K$ 进行换算，当小分子在溶液中的最低能量构象与小分子在结合位点的活性构象的能量差别是 1.4kcal/mol（1kcal/mol＝4.18kJ/mol）时，亲和力会有 10 倍的差别；而当相差 2kcal/mol 时，亲和力会有 30 倍的差异。所以，在先导化合物优化时，可以考虑把小分子在溶液中的最低能量构象调节到与结合位点的活性构象相似。

比如，美国安进公司在研发 Cdc7 激酶抑制剂时[35]，化合物 **2** 比化合物 **9**，仅仅多了一个—CN，但活性提高了 60 倍；而化合物 **5** 仅比化合物 **2** 在芳环上少了一个氮原子，但活性下降了 120 倍；同样道理，化合物 **18** 仅比化合物 **9** 在芳环上多了一个氮原子，但活性又下降了 6 倍。为了解释这些化合物之间的构效关系，他们采用量子力学计算（B3LYP/6-31G$^*$）对这些化合物进行了构象分析，发现这些化合物两个芳香环之间夹角与能量的变化规律。理论上来说，这些化合物的最优构象应该是平面状的，即夹角为 0 是最佳活性构象。但从二面角能量分布图可以看出 [图 8-15（a）]，化合物 **2** 和 **9** 的二面角低能量构象（蓝色、红色）是 0°～20°间，与最优活性构象 0°非常接近，而化合物 **5** 的二面角的低能量构象（紫色）是 40°和 140°左右，与最优活性构象能量差接近 4kcal/mol 因此造成了活性损失。而化合物 **18** 最低能量构象（绿色）处于 180°，即两个环完全翻转了，与 0°的能量差接近 8kcal/mol，因此不能与靶标正确结合。

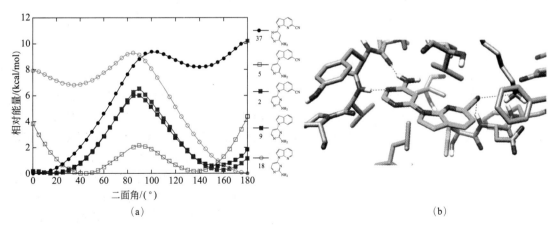

图 8-15　（a）Cdc7 激酶抑制剂 **2**、**5**、**9**、**18** 和 **37** 的两个芳香平面间二面角与能量关系图；（b）抑制剂 **37** 与靶标的对接图[35]

进一步分析这些二面角能量变化的原因，就可以发现，化合物 **18** 是因为环上邻位两个氮原子在同一侧，其孤对电子互相排斥，使得环的取向完全扭转；而化合物 **5** 也是因为环上邻近的两个碳原子，也有部分排斥作用，因而角度约为 40°；而化合物 **2** 和化合物 **9** 则因为是碳原子对着氮原子，具有更好的相容性，因而接近平面状。基于这个计算结果可以预测，化合物两个环之间的二面角接近 0°，才能与蛋白质形成最佳相互作用，而角度较大时则会降低活性。为了验证这个设想，他们在化合物 **2** 的基础上，将氮原子放在连接两个芳香环的 C—N 键的反式位，这样就能确保二面角为 0°。为此设计了化合物 **37**，活性比化合物 **2** 提高了约 8 倍。分子对接结果也表明，化合物 **37** 以平面状与 Cdc7 激酶进行相互作用［图 8-15(b)］。

从上面的例子可以看出，邻位的修饰对生物活性的影响是显著的，还可以通过影响小分子的构象来影响小分子的药代动力学。邻位修饰的概念本身很简单，邻位 C/N 的互换，邻位—$CH_3$／—F／—Cl 的增减，方式平凡无奇，但效果有时却很好。

## 8.4.5 肽键变换策略

生物活性的内源性肽，如肽激素、生长因子和神经肽，在我们体内具有重要的生物学功能。这些肽的不平衡可引起不同的人体疾病，包括糖尿病、癌症、骨质疏松症和子宫内膜异位症等，因此需要开发相关药物，去模拟内源性肽的活性。但多肽直接开发为临床应用的药物，具有代谢稳定性差和生物利用度低等缺点。使用活性肽构象作为模板，设计小分子来模拟肽的结构特征，即拟肽物分子，在一些具有挑战性的靶标上已取得成功，成为上市治疗药物。比如 HIV-1 蛋白酶抑制剂的研发，就经历了从肽类抑制剂到拟肽类抑制剂（如沙奎那韦），再到非肽类抑制剂（如奈非那韦）的过程［图 8-16(a)］。

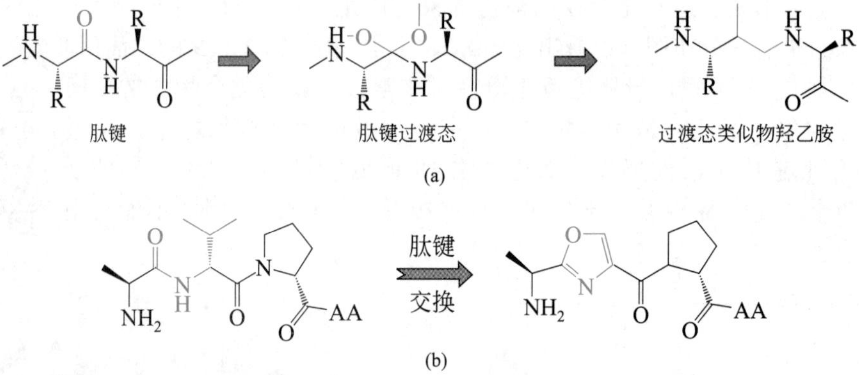

(a)

(b)

图 8-16　肽键变换的两种策略

肽键变换策略也被应用到蛋白-蛋白相互作用（PPI）界面抑制剂的设计中，其中小分子被设计为模拟蛋白质的相互作用部分。基于肽的药物发现的主要目标是减少肽的性质，以增强对蛋白质水解的抵抗力，同时保持分子识别的关键化学特征。因此，将肽键转化为其它键或者官能团，是典型的先导化合物优化方法。也有人将这归类为骨架跃迁[31]。

比如，细胞凋亡或程序性细胞死亡，在维持体内平衡和去除损伤或恶性细胞中起主要作用。凋亡途径的不平衡与几个重要的疾病领域有关，包括肿瘤学、心血管疾病和神经变性疾病。Smac 通过将其 N 末端序列 AVPI 插入 XIAP-caspase-9 相互作用口袋中与 XIAP 相互作用，从而释放载脂蛋白-9 并引起细胞死亡。Wist 等研究人员用噁唑环代替一个肽键［图 8-16(b)］[36]，旨在通过降低肽特性来增强药物活性，以便与 AVPI/Smac 竞争，从而引起细胞凋亡。

# 8.5 骨架跃迁

骨架跃迁（Scaffold Hopping）是指通过计算机辅助搜索手段或从药物化学角度进行骨架替换，找到与已知活性分子核心结构不同的活性化合物。骨架跃迁方法实际上是先导化合物发现的一种特例，但由于其更常被用于先导化合物优化中，因此放在此处介绍。

如果说前面已介绍的 QSAR 方法和基于结构的先导化合物优化方法主要是保持核心骨架不变而优化侧链结构，此处的骨架跃迁方法则可以看作是保持分子侧链结构及与靶标的相互作用模式不变而优化核心骨架结构。优化核心骨架，不但可以达到提高生物活性、改善药代动力学性质、降低毒性等目的，而且更重要的是可以通过利用不同的核心骨架来绕过已知活性结构的知识产权保护，从而获得自主知识产权；或者将天然活性化合物的复杂结构替换成容易合成的简单结构。这些都是药物化学家非常感兴趣的课题。

比如，用一个极性骨架替换一个亲脂性骨架，可增加分子的水溶性；用一个代谢稳定的骨架替换代谢不稳定的骨架，可以改善分子的药代动力学性质；用刚性骨架替换柔性骨架（如肽键骨架），能改善分子的结合亲和力及总体药代动力学性质；如核心骨架直接与靶标蛋白有相互作用，骨架改变也可以改善结合亲和力；等等。

## 8.5.1 骨架的定义

骨架（Scaffold）的最早描述，可以说是 Markush 在 1924 年给出的，他当时为了申请专利，保护一系列吡唑啉酮（Pyrazolone）类染料，而使用了一个结构通式来保护整个具有相同结构类型的化合物，该结构通式就叫做 Markush 结构[37]，即一个母体结构加上 $R_1$、$R_2$ 等不同取代基。现在通用的骨架定义，则一般认为是由 Bemis 和 Murcko 在 1996 年提出的[38]，史称 BM 骨架（BM Scaffold），指的是去除一个化合物的所有取代基，仅保留环系统和环之间的连接形式（图 8-17）。BM 定义在骨架的计算方法研究中具有里程碑的意义，并由此衍生出许多概念，如骨架网络和树状结构。据此定义计算出 BM 骨架的邻近骨架，被认为是骨架跃迁的优先选择。

在第 2 章的 2.2.3 节中，我们曾简单介绍过优势结构（Privileged Structure）的概念。优势结构是指能与多类靶标结合并显示良好生物活性的骨架结构，也叫做优势骨架（Privileged Scaffold）[40]。优势骨架上添加不同的官能团就可以与不同的靶标结合，因而深受药物化学家重视。优势骨架不但可用于骨架跃迁，也可用于基于片段的全新药物设计。事实上，骨架跃迁中的骨架，主要就是优势骨架。常见的有单环系统、双环系统、混合系统等，而双环系统又有六元环与五元环、六元环、七元环等结合在一起的多种类型。图 8-18 列举了几个常见的双环骨架例子，其中许多骨架是生物电子等排体，可以相互替换。

## 8.5.2 骨架跃迁的起源和发展

骨架跃迁的概念最早是在 1999 年由 Schneider 等提出的[41]，用于系统修改先导化合

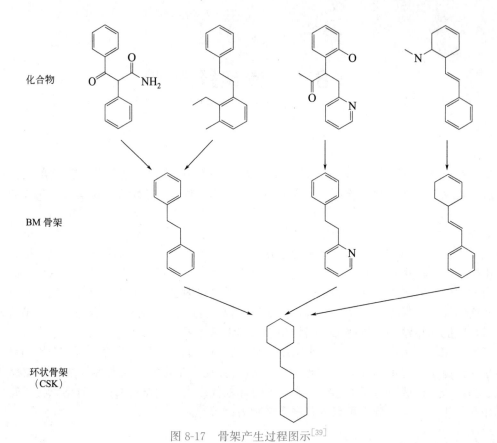

化合物

BM 骨架

环状骨架
（CSK）

图 8-17　骨架产生过程图示[39]

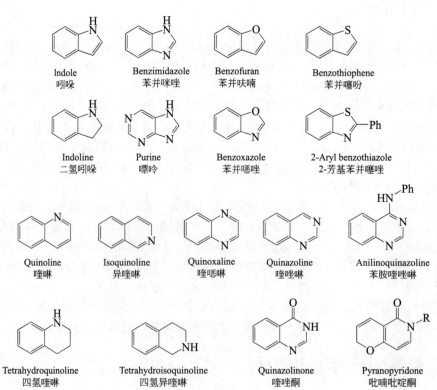

Indole
吲哚

Benzimidazole
苯并咪唑

Benzofuran
苯并呋喃

Benzothiophene
苯并噻吩

Indoline
二氢吲哚

Purine
嘌呤

Benzoxazole
苯并噁唑

2-Aryl benzothiazole
2-芳基苯并噻唑

Quinoline
喹啉

Isoquinoline
异喹啉

Quinoxaline
喹噁啉

Quinazoline
喹唑啉

Anilinoquinazoline
苯胺喹唑啉

Tetrahydroquinoline
四氢喹啉

Tetrahydroisoquinoline
四氢异喹啉

Quinazolinone
喹唑酮

Pyranopyridone
吡喃吡啶酮

图 8-18　药物分子中常见的双环骨架举例

物结构的核心骨架，同时保持相似的生物活性。目的是避开原有骨架的知识产权限制，或者改善药代动力学性质，或者降低毒性。

从这里可以看出，骨架跃迁有两个要素：新化合物与其母体化合物具有不同的核心骨架，但具有相似的生物活性。这个似乎与"相似性原理"有冲突（"相似性原理"认为：相似的结构通常具有相似的物理化学性质和相似的生物活性），但实际上并不矛盾。因为"相似性原理"并没有排除不同结构的化合物以相同模式与靶标结合的可能性，只要它们具有相似的三维形状和相似的静电势表面即可[31]。在前面第5章中提到的生物电子等排原理，是指分子中的某个原子或基团可以被具有相同或相似立体电子特征的原子或基团所替代；而骨架跃迁是指分子的核心骨架可用一个具有相似形状和药效模式的分子骨架所替代，因此，骨架跃迁可以被认为是生物电子等排原理的应用延伸。

尽管基于化学家的知识和直觉可以完成化合物的改造，但能想出的基本骨架还是非常有限的，因此简单凭借化学家的直觉和想象已远远不能满足先导化合物优化的需求。据统计，一半以上的药物靶标已开发出30个以上骨架的活性化合物，最多可超过200种骨架。因此，计算方法在骨架跃迁中具有不可替代的优势，比如可以方便地从已知骨架分子外推到许多具有不同骨架的分子，并用多种方法比较分子或骨架间的相似性或差异性；还可以采用分子对接等方法，来预测骨架跃迁前后的分子与靶标的结合亲和力和相互作用细节的变化。只有跃迁后变化不大甚至变得更好，才值得进行骨架跃迁。已有许多用于骨架跃迁的计算方法被开发出来，包括基于分子形状匹配的相似性搜索方法、基于分子指纹的相似性搜索方法、药效团匹配方法、片段替换方法等[42]。这些计算方法已在系统化的骨架跃迁中起着重要的作用。

最初的骨架跃迁，主要是采用虚拟筛选方法，对分子结构进行整体变换，用于先导化合物发现。近年来，骨架跃迁已超出分子层面，在骨架层面取得了许多进展，用于先导化合物优化。化合物、骨架和生物活性已不再相互孤立，而是相互关联的关系。

## 8.5.3　骨架相似性的量度

根据骨架跃迁的定义，从母体化合物获得的衍生物具有新颖的核心结构。问题是衍生分子必须与其母体化合物有多大的不同，才能叫做骨架跃迁。换句话说，如何才能判断新产生的衍生物相对于其母体化合物的新颖性？因为有的骨架只有一或两个原子的不同，但有的骨架差别很大，肉眼难以看出其相似性。

Böhm等认为，两个骨架不管差别有多小，如果需要使用不同的路线合成出来，那么就应该被认为是不同的骨架[43]。许多案例中，化学结构密切相关，但可以申请不同的专利和递交不同的新药申请，并能获得FDA批准，都证实了Böhm等的说法。为了系统地衡量骨架跃迁的程度，Li等引入了差异函数来定量衡量两类骨架的化学距离（一个介于0~1之间的数值）[44]，类似于相似性指数的相反值，即：该值越接近于0，两个骨架越相似；越接近于1，两个骨架的差异性越大。图8-19展示了几组不同骨架相对于参考骨架的差异值[45]。

## 8.5.4　骨架跃迁的方法分类

综合考虑多篇文献综述[31,43,45]，我们将骨架跃迁的方法，大体分为以下四种主要类型（图8-20）：基于形状的相似性搜索、药效团匹配、片段替换、基于指纹的相似性搜索。此

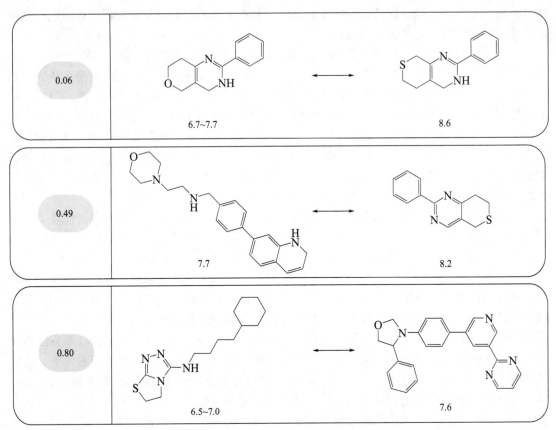

图 8-19　骨架跃迁举例（Tankyrase-2 抑制剂）

结构式下数字是 $pIC_{50}$ 范围，蓝色数字是结构差异值[45]

外，也有人将合环开环、肽键变换等作为骨架跃迁的类型[31]，但本书已将其归类于"基于结构的先导化合物优化"（参见前面 8.4.3 节和 8.4.5 节）。下面对这四种主要类型予以简介。

### 8.5.4.1　基于形状的相似性搜索

这种方法主要适用于只有一个已知活性化合物的情况（比如某个天然产物），缺乏作用靶标信息，也不清楚分子中哪些特征是结合所必需的。这种情况下，采用分子整体形状匹配的相似性搜索方法，可以获得一系列与参照分子三维形状非常相似的分子，通过实验测试，可以从中获得具有相似活性但不同结构的化合物。当然这些活性化合物与潜在靶标的作用方式也有可能差别很大。

基于形状的相似性搜索方法主要有 OpenEye 公司的 ROCS[46] 和华东理工大学李洪林课题组开发的 SHAFTS[47]。比如采用 ROCS 方法，Rush III 等基于化合物 **1** 的结构，成功发现一个具有新型骨架的化合物 **3**（图 8-21）[46]，并经晶体结构证实结合模式的准确性。只是化合物 **3** 的活性不太理想，还需要进一步的结构优化。

但基于形状的骨架跃迁的成功案例在文献中不多见。一个可能的原因是已经做了许多尝试，但大多数失败，因此没有发表。另一种可能性是，当新的化学骨架与其模板显著不同时，人们可能将其视为虚拟筛选，而不是骨架跃迁。

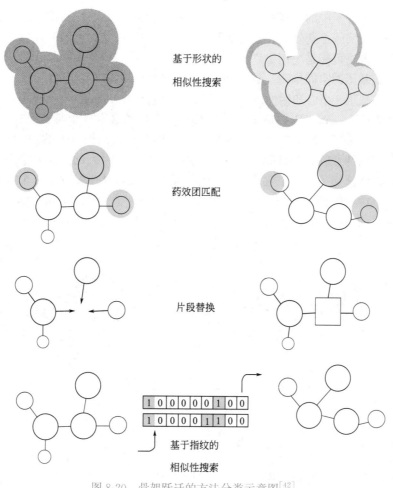

基于形状的
相似性搜索

药效团匹配

片段替换

```
1 0 0 0 0 0 0 1 0 0
1 0 0 0 0 1 1 0 0
```

基于指纹的
相似性搜索

图 8-20　骨架跃迁的方法分类示意图[42]

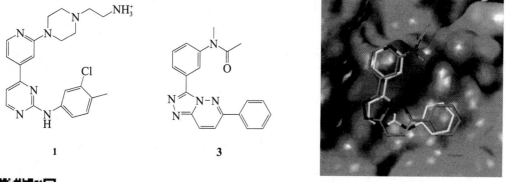

图 8-21　基于形状相似性搜索方法举例[46]
化合物 **1** 为参考分子，搜索时去掉了侧链，得到的化合物 **3** 具有新的骨架结构，
二者在靶标结合口袋的叠加构象很相似

## 8.5.4.2　药效团匹配

如果已知多个具有相同作用模式的活性化合物，则可以根据这些活性化合物产生一个药

效团模型，以明确分子中的关键特征，然后采用药效团匹配方法，从数据库中搜索满足药效团特征的新分子。实际上药效团搜索是虚拟筛选的一种（具体参见第 7 章）。

　　药效团匹配方法可能是应用最广的新型骨架发现方法。药效团指的是一个分子中决定生物活性的原子或基团的空间排布，具有同样药效团的骨架可以相互替换。比如美国先令宝雅公司的 Wang 等基于 8 个已知活性的 CB1 拮抗剂（包括 Rimonabant），采用 Catalyst 软件的 HipHop 模块开发了一个 CB1 拮抗剂药效团模型，该模型含有 5 个特征：1 个氢键受体、2 个疏水基及 2 个芳香环（图 8-22）[48]。然后采用该模型对公司拥有的约 50 万个化合物进行了虚拟筛选，得到约 22000 个目标化合物。接着，采用了一系列的过滤方法来逐步降低目标化合物数目，最终选择了 420 个化合物进行体外活性测试，从中发现了 5 个具有较好生物活性的化合物。其中活性最好的化合物 E 对 CB1 受体的 $K_i$ 值为 52.8nmol/L，且相对 CB2 受体具有超过 5 倍的选择性。该化合物具有新型骨架，可作为先导化合物进一步优化。

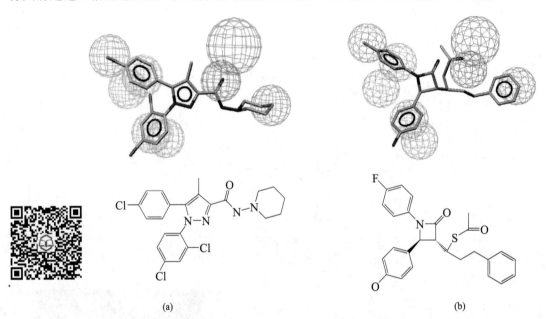

图 8-22　化合物结构式及其与药效团特征元素拟合图示

（a）已知药物 Rimonabant；（b）发现的活性最好的化合物 E

### 8.5.4.3　片段替换

　　前面的两种方法都是对整体分子进行替换，实际上可以说是虚拟筛选的一部分，并不足以发现新的骨架，因为都是在已知化合物库中进行匹配或搜索，而这些已知化合物结构很可能已被竞争者采取专利保护了。要从头设计新型骨架的化合物，可以采用片段替换的方法，即保持分子中主要侧链结构不变，但把核心骨架替换为一个类似的骨架。这才是真正意义上的"骨架跃迁"。

　　片段替换方法有两种。一种是针对用作药物分子核心的杂环官能团，通常可以直接替换杂环中的 C、N、O 和 S 原子，从而产生新的骨架。如果杂环直接参加与靶蛋白的相互作用，则可能改善结合亲和力。另一种方法是用一个生物电子等排体直接替换原来的核心骨架，从而产生新的骨架。如图 8-23，考虑到 Imidazopyridazine 经常被 Triazolopyridine 替换，新骨架的 PIM-1 激酶抑制剂被发现[49]。

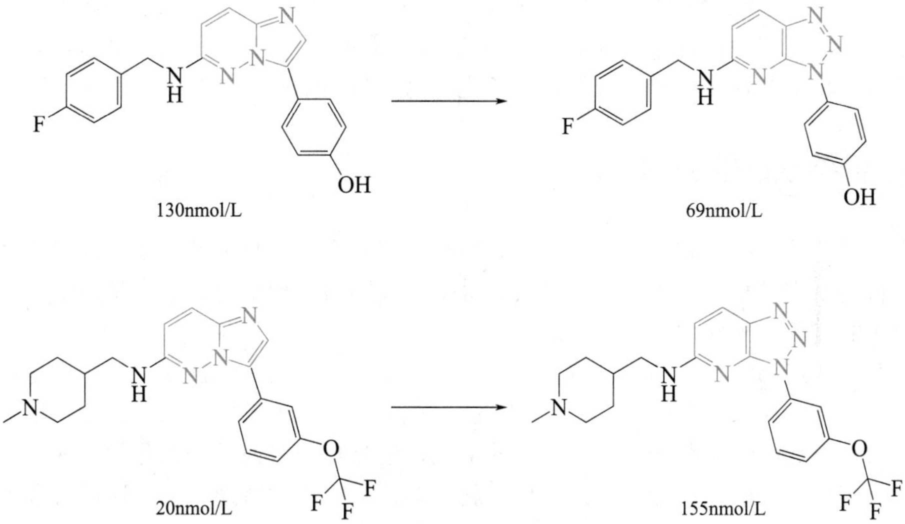

图 8-23  PIM-1 激酶抑制剂的骨架跃迁

右边是两个新的抑制剂[49]

### 8.5.4.4  基于指纹的相似性搜索

基于二维分子指纹的相似性搜索也被广泛应用于骨架跃迁，实际上也是一种虚拟筛选方法。在基于相似性的骨架跃迁中，目标是搜索数据库中与参考分子高度相似但含有不同环系统的新结构，参考分子是指具有已知活性的化合物。

有两个因素会影响分子间相似性的计算[50]。一是用于描述分子的表达方法，大体可分为三种基本类型：使用计算的分子性质来表达，分子拓扑结构的二维表达，分子几何体的三维表达。此处我们主要考虑二维分子指纹（Fingerprint）表达的情况，即用一组二进制码字符串来表达分子结构，字符串中每个位置对应一个指定的子结构，对一个具体分子而言，如分子中含有某个子结构，其对应的位置为 1，没有该子结构则对应值为 0。第二个影响因素是用于量化分子间相似程度的相似性系数计算方法，有多种相似性系数计算方法，其中最常用的是基于二维分子指纹的 Tanimoto 系数（具体参见前面 4.4.3 节）。通过计算参考分子与指定数据库中分子的相似性指数，然后选取相似性较高的分子进行实验测试，从而可得到具有新型骨架的活性化合物。

比如，Wang 等在研究新型药物黑色素瘤时，以前期发现的一个对体外黑色素瘤细胞具有高活性的噻唑类化合物为参考分子［图 8-24(a)］开展研究[51]。首先采用五种不同的扩展连通性指纹（如 ECFP4），对含有 35 万个分子结构的数据库进行相似性搜索，各取前 400 个结构，按相似性从高到低进行排序，再计算每个结构的平均排序，从中选取排序靠前的

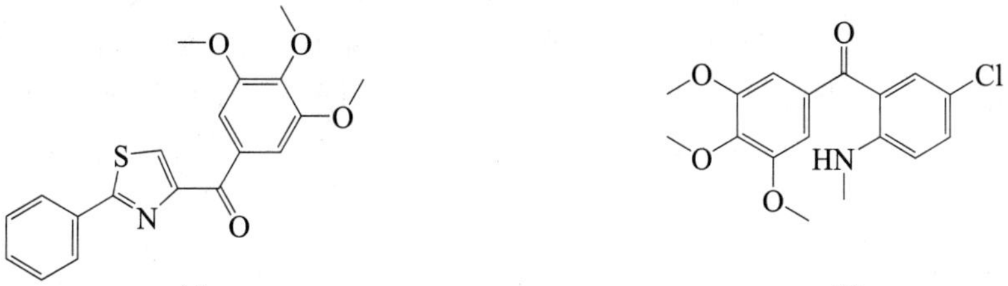

图 8-24  基于二维指纹相似性搜索的骨架跃迁实例[51]

330 个化合物，针对两种癌细胞（A375 和 B16-F1）进行活性测试，最终获得 8 个活性化合物。其中活性最好的化合物［图 8-24(b)］对 A375 癌细胞的 $IC_{50}$ 值<1$\mu$mol/L，并在癌细胞和正常细胞间具有良好的选择性。但是，新化合物的骨架结构与参考分子明显不同。

### 8.5.5 骨架跃迁的应用

从上面的介绍可以看到，骨架跃迁与虚拟筛选存在交叉。狭义的骨架跃迁只是其中的片段替换，可用于先导化合物优化，而广义的骨架跃迁即为虚拟筛选，通常是整个分子都替换了，这更多的应用于先导化合物的发现中。

骨架跃迁在药物设计中的主要应用是获得具有更好药代动力学性质的新结构化合物，并易于获得知识产权保护。骨架跃迁的计算方法，在未来有两大发展方向。首先，尽管 BM 骨架的概念为系统化的骨架跃迁奠定了坚实的基础，但是与合成或结构优化相关的骨架概念会更加有利。其次，目前通过计算方法发现的新骨架化合物活性普遍较弱，这可解释为计算方法提供的是结构优化的起点化合物，将来可以将阳性化合物的活性考虑进来，作为一个参数建立新的方法。所有的这些骨架空间的拓展方法将成为非常有吸引力的研究目标，相信骨架跃迁在药物化学领域会成为持续的热点方向。

我们实验室最近采用骨架跃迁方法，发展了优化化合物 ADMET 性质的方法。具体内容参见下面的 8.6 节。

## 8.6 基于性质的先导化合物优化

此处所说的性质，主要指药物在体内的药代动力学性质和毒性，即所谓的 ADMET 性质（具体参见后面第 9 章）。前面几节介绍的优化方法主要用来优化先导化合物的生物活性。但实际应用时，有时化合物的活性虽然足够好了，但其体内 ADMET 性质却不合适，无法成为候选药物，因此也需要针对 ADMET 性质进行优化。

尽管现在已经有很多类似的预测化合物 ADMET 性质的网站与工具（参见 9.7 节），但这些预测工具基本上只是进行性质预测，并不能从结构上直接指导化合物的 ADMET 性质优化。目前药物化学家们主要靠经验来优化小分子的理化性质，比如增加一个羟基或者羧基以提高化合物的水溶性，用单环替换双环以降低化合物的分子量，避免硝基、稠环等官能团或骨架以防止其潜在的致突变性，等等。商业软件 ADMET-Predictor 似乎提供了基于结构的 ADMET 性质优化的功能，在第 10 章 10.5 节的研究案例中有应用。2018 年，我们研究组利用骨架跃迁的方法开发了 ADMETopt 方法[52]，专门用来优化小分子的 ADMET 性质，并提供免费在线服务（http://lmmd.ecust.edu.cn/admetsar2/admetopt/）。下面予以简单介绍。

### 8.6.1 分子骨架库构建

在 ADMETopt 方法中，分子骨架（Scaffold）被定义为一个单环或多环、螺环以及环

外的连接键,每个环的原子个数必须在 4~7 之间。此处我们没有考虑两个环中间带有连接键的情况,因为这会使骨架变得很复杂,也不考虑无环的链状结构。

为了获得尽可能多的骨架结构,我们基于 ChEMBL 和 Enamine 两个数据库构建了骨架库(Scaffold Library),二者包含有约 58 万个和 175 万个分子结构。利用 RDKit 提取所有符合骨架定义的片段,将片段表示为经典的 SMILES 形式,并将取代基位置表示为"*"。去掉重复的骨架结构,但需要注意的是,如果骨架的结构相同,但取代基位置不同,则他们的 SMILES 不同,从而被认为是不同的骨架。另外,在储存这些骨架时,其手性状态也被保留。

最终,从 ChEMBL 中得到 46647 个唯一的骨架,从 Enamine 中得到 17812 个唯一的骨架,其中有 6545 个骨架是二者所共有的。尽管 Enamine 中的化合物数量要远大于 ChEMBL 中的化合物数量,但由于其主要采用组合化学方法获得,其骨架的多样性却远不如 ChEMBL。去掉重复的骨架,再去除一些没有取代基的骨架,总共得到 53659 个唯一的分子骨架。

接着,对这些骨架环的数量,杂环、芳香环的数量,氢键供体、氢键受体的数量,取代基数量以及卤键数量进行了统计分析,发现大多数骨架都包含 1 到 3 个环,其中双环出现的频率最高。由于杂环的多样性比较大,不难想象他们出现的频率要普遍高于纯碳的芳香环。骨架的氢键受体数量较多,可以预见小分子的氢键受体原子可能基本都在骨架上(环内),相比之下,氢键供体的数量则少得多。至于卤键的数量,从统计中不难看出,大多数骨架内不包含卤键,即使有也不超过两个,因此我们默认将卤键的数量设置为 0~2 个。

图 8-25 显示的是出现频率最高的单环和双环骨架。需要注意的是,在评价出现频率时,同一个骨架出现在同一个分子时我们只统计 1 次。对于单环的骨架,苯环是最常见的骨架,在排名前 10 的高频骨架中,苯环占据了 5 个,这 5 个只是取代基不同。两个氮原子上有取代的哌嗪是最常见的杂环骨架,可能因为这个片段常常被用来提升水溶性与生物活性,比如

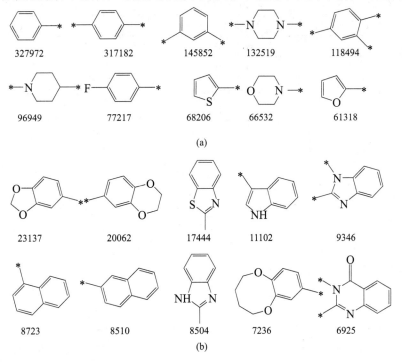

图 8-25　在 ChEMBL 与 Enamine 中出现频率最高的十个骨架

(a) 单环骨架;(b) 双环骨架

氯丙嗪。对于双环的骨架，不难发现所有高频出现的骨架中都至少含有一个苯环，这可能与它们的类药性有关。尽管从 ChEMBL 中的分子结构能看到药物化学家对一些骨架具有偏好性，它们可能更容易具有高的体内或体外活性，但我们并不会将一个骨架在化合物库中出现的频率作为骨架跃迁时的优先度。

## 8.6.2 骨架指纹的定义

所谓骨架跃迁，是指将一个骨架替换为另一个与之相似的骨架，这里的相似性则根据骨架指纹的 Tanimoto 相似性系数得到，相似性系数的数学表达如下：

$$S_{i,j} = \frac{\sum_{k=1}^{m} [FP_k(i) = FP_k(j) \neq 0]}{\sum_{k=1}^{m} [FP_k(i) \neq 0 \text{ or } FP_k(j) \neq 0]} \tag{8-13}$$

式中，$i$ 与 $j$ 是骨架的序号；$m$ 是骨架指纹的长度（共 1021 位）；$FP_k(i)$ 表示第 $i$ 个骨架的第 $k$ 位指纹。方括号里的表达式若成立则其值为 1，反之则为 0。

这里骨架指纹（Scaffold Fingerprint）的概念主要借鉴 Rabal 等的设计[53]，并参考了一些骨架相似性与骨架跃迁技术的文献[54]。骨架指纹的具体内容如表 8-8 中所示，这些性质都由基于 RDKit 的 Python 脚本实现。

表 8-8 骨架指纹中的不同特征

| 性质 | 描述 | 位数 |
| --- | --- | --- |
| Bridge | 桥环数量 | 1 |
| SpiroAtoms | 螺环衔接处数量 | 1 |
| Aromatic rings | 芳香环数量 | 1 |
| Rings | 环数量 | 1 |
| Exocyclic bonds | 环外键数量 | 1 |
| C | 碳原子数量 | 1 |
| N | 氮原子数量 | 1 |
| O | 氧原子数量 | 1 |
| S | 硫原子数量 | 1 |
| P | 磷原子数量 | 1 |
| Csp$^3$ | sp$^3$ 轨道杂化碳原子数量 | 1 |
| Csp$^3$_Chiral | sp$^3$ 杂化手性碳原子数量 | 1 |
| Csp$^3$_Chiral_Rs | sp$^3$ 杂化手性碳且是外接原子数量 | 1 |
| Csp$^3$_Chiral_NRs | sp$^3$ 杂化手性碳且不是外接原子数量 | 1 |
| Symmetric | 是否对称 | 1 |
| Diversity points | 外接原子数量 | 1 |
| Diversity points features | 向量：不同外接原子在特定距离的数量 | 315 |
| Pharmacophore features | 向量：氢键供体与氢键受体相隔特定距离的数量 | 225 |
| Diversity point-pharmacophore features | 向量：氢键受体或氢键供体与外接原子在特定距离的数量 | 450 |
| Shape features | 向量：两原子在特定距离的数量 | 15 |

这些计算描述符可分为两类，第一类包含 14 个统计相关的性质，比如环的个数，原子个数等。另一类是距离相关的特征向量，总共涉及 11 种原子类型，包括 6 种 "Diversity points"（即取代基所连原子）、$sp^3$ 碳、$sp^2$ 碳、芳香碳、芳香氮、脂肪氮以及其它，5 种 "药效团"，其中有 4 种氢键受体，即环外的受体（氮或氧）、环上氮、环上氧以及 "其它"，还有一种氢键供体。

这 11 种原子共能组合成 66 种原子对类型，包括 "Diversity point-diversity point"、"Diversity point-pharmacophore" 以及 "Pharmacophore-pharmacophore"。每一个原子对都用一个 15 位的向量表示它们是否在分子中出现，这 15 位表示原子之间的距离是 1~15。这样这 66 个 15 位的向量则可以表征这个骨架的拓扑学性质。另外，我们还要用一个 15 位的向量，统计环上到 Diversity point 距离为 $x$ 的原子的个数，$x$ 则是这个向量的位数。我们未给这些向量特征赋予更高或更低的权重，而且由于向量特征的稀疏性，也没必要担心其是否会掩盖之前提到的 14 个统计相关性质。

## 8.6.3　骨架跃迁的程序实现

在骨架跃迁中，我们限制新骨架的取代基数量必须与旧骨架的一致。新骨架的取代基顺序可以与旧骨架不同，也就是说在骨架跃迁时我们并不会尝试将新骨架与旧骨架完全匹配（图 8-26）。当骨架的取代基超过两个时，则使用距离算法来判断他们与取代基的关系。

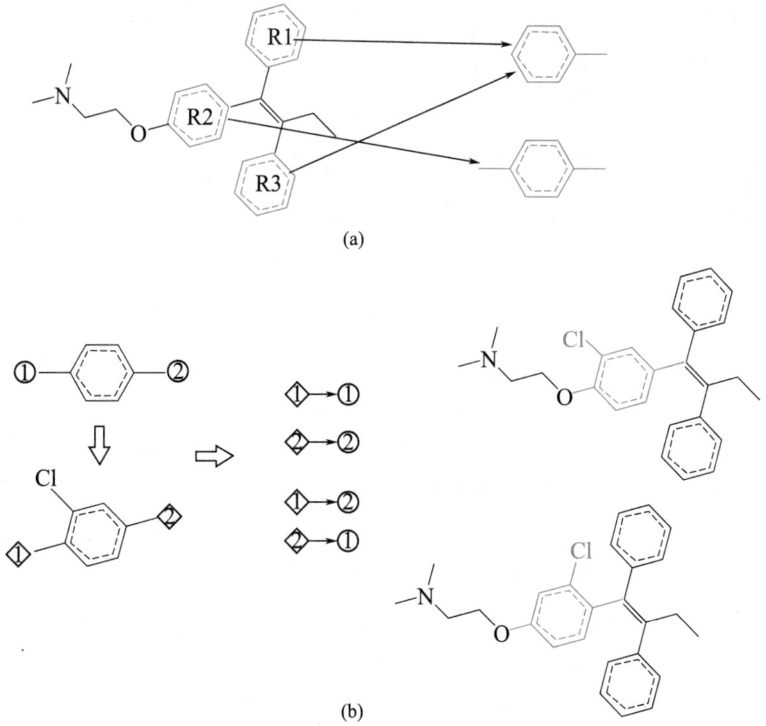

(a)

(b)

图 8-26　骨架跃迁示意图

（a）他莫昔芬分子的所有骨架；（b）将苯用氯苯取代可能产生的新分子

骨架跃迁的程序实现分为四个步骤（图 8-27），包括：①从分子中匹配将要被替换的骨架；②删除外键，即与该骨架的外接原子相连的化学键，但要保留键的类型以及另一个原子的编号；③将新的骨架添加到该分子中；④将新骨架中的外接原子与②中保留原子编号的原

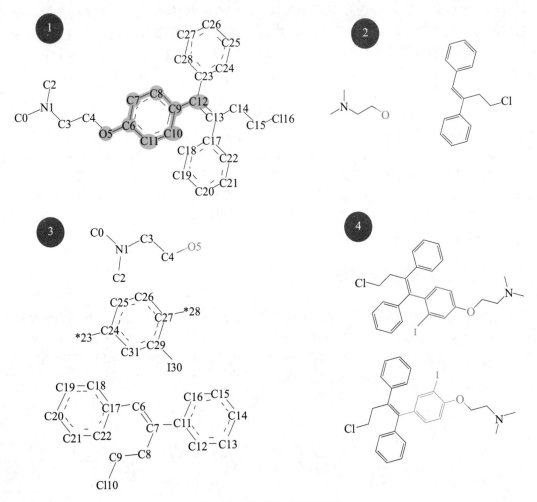

图 8-27　骨架跃迁实现过程

子相连。

　　用户仅需输入待优化分子的 SMILES 或者在线绘制该分子的结构，即可先看到其理化性质与拓扑学性质，包括分子量、脂水分配系数、水溶性、可旋转键数、氢键供体或受体数 [图 8-28（a）]，与 admetSAR 的预测一样，在输入界面有 "Draw molecule" 按钮可以绘制化合物的结构式并自动生成 SMILES。除了该化合物的理化性质之外，用户还可以看到该化合物有哪些可能被替换的骨架 [图 8-28（b）]，此时用户需要选择希望取代的骨架。

　　在优化的过程中，用户可以选择特定的 ADMET 性质进行优化，主要是我们的 admet-SAR 在线服务系统中能提供预测的 ADMET 性质，比如人体小肠吸收性（HIA）、血脑屏障渗透性（BBB）、P-糖蛋白抑制性（P-gpi）、hERG 毒性、口服急性毒性（AO）、Ames 致突变性（Ames）、致癌性（Carc）以及 CYP 酶杂泛性（CypPro）等。对选定的性质需要设置筛选条件，如果不设置则会使用默认条件。系统提供四种快捷方式，分别是 "五规则""四规则""三规则" 以及 "无毒性"，用户也能自由地增加、修改或删除这些限制，自定义筛选条件（图 8-29）。我们也建议要考虑限制分子的卤原子数，否则由于外接一个卤原子非常常见，而且与原来的骨架相似度也很高；如果不限制卤原子数量，则最终推荐的化合物往往都仅仅是增加一个或多个卤原子，没有太大的参考意义。

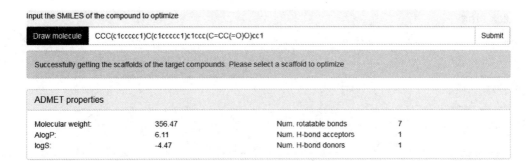

Input the SMILES of the compound to optimize

| Draw molecule | CCC(c1ccccc1)C(c1ccccc1)c1ccc(C=CC(=O)O)cc1 | Submit |

Successfully getting the scaffolds of the target compounds. Please select a scaffold to optimize

ADMET properties

| Molecular weight: | 356.47 | Num. rotatable bonds | 7 |
| AlogP: | 6.11 | Num. H-bond acceptors | 1 |
| logS: | -4.47 | Num. H-bond donors | 1 |

Select a scaffold

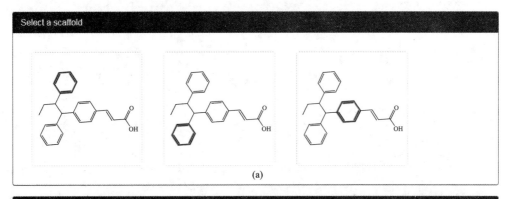

(a)

Selected scaffold

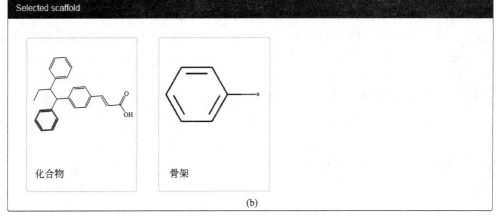

化合物      骨架

(b)

图 8-28　输入待优化分子的 SMILES 后得到其理化性质以及可替换骨架

最终得到的推荐分子都一定满足所有设定的筛选条件，以格点形式展示，每个格点中是一个分子结构，其下面有它的 QED（Quantitative Estimate of Drug-Likeness）类药性[55] 和可合成性[56] 值，辅助用户选择更优的化合物，同时还可以进一步循环优化。

## 8.6.4　ADMET 性质优化案例

为了展示 ADMETopt 的作用，我们分析了 ChEMBL 中对雌激素受体 ERα 有生物活性的小分子并构建了骨架相似性网络。尽管目前已经有许多 ERα 调节剂，比如他莫昔芬、二甲双胍等，但这些化合物副作用大，容易产生耐药性，因此发现新的 ERα 调节剂一直是新药研发领域的一个重要方向。我们收集所有与 ChEMBL 中编号为 206 的靶标有相互作用的

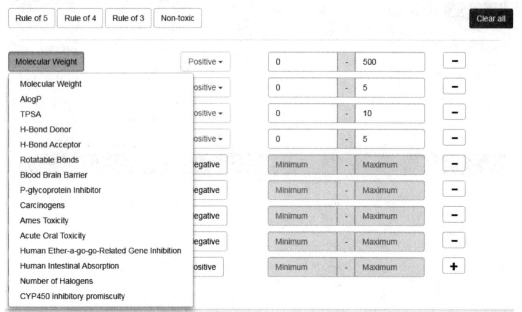

图 8-29 设置所优化的 ADMET 性质

化合物及其活性数据，并过滤得到 $IC_{50}$ 或者 $K_i$ 值小于 $10\mu mol/L$ 的数据。

在骨架相似性网络中，节点表示化合物、边表示可以通过骨架跃迁相互转化，如果一个化合物不与任何其它化合物相连，则会被删去。最终得到的结果如图 8-30 所示，里面共有 1360 个点、7821 条边。我们用边的宽度表示这两个化合物可跃迁骨架的相似度，相似度越大则边越宽；点的颜色表示其活性，越红则表示活性越高，越蓝则表示越低；点的边框颜色表示该化合物

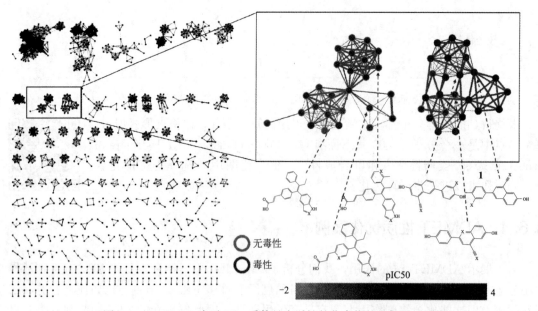

图 8-30 ChEMBL 中对 ERα 受体具有活性的化合物的骨架跃迁网络

是否存在潜在毒性，若此化合物在 Ames 突变、hERG 阻断、致癌性或者急性毒性模型中预测呈阳性则标记为红色边框，反之标记为绿色边框。

从图 8-30 中，可以发现聚集的化合物往往整体结构都非常相似，他们的毒性也比较一致，图的右侧展现了两个比较典型的聚类，左边那个是他莫昔芬衍生物，它们大多被预测为无毒性，而右边那个则大多被预测为有毒性。左边那个聚类有三个部分，共享同一个中心分子，在每个部分内部，分子间基本能互相跃迁。假设中心分子是提问分子，用 ADMETopt 对它进行优化，则根据所选骨架不同即可得到与其相连的所有分子，聚类的三个部分分别表示三种不同的可跃迁骨架。若用户选择"无毒性"作为优化限制条件，则红色边框的点不会出现。然而对于右边那个聚类，若依然选择"无毒性"作为限制则可能无法优化，因为提问分子的可跃迁分子都被预测为有毒性，这样优化将形成一个黑洞，无法得到任何结果。比如图 8-30 中的化合物 1 的所有邻居分子都被模型预测为有毒，尽管该聚类中是有四个分子是无毒的，但并不能直接得到。因此在优化过程中需要选择合理的限制，既能够规避潜在的风险，也不能失去太多可能的分子。

## 本章小结

本章对计算机辅助药物设计中常用的先导化合物优化技术进行了介绍。首先是直接基于系列小分子化合物的先导化合物优化技术，即定量构效关系分析，包括经典的 2D-QSAR 和考虑分子结合构象的 3D-QSAR。QSAR 方法既可以用于靶标结构未知时，也可以与已知靶标结构知识联合使用，其目的就是利用机器学习方法，寻找在母核结构不变时局部取代基变化引起生物活性变化的规律，从而获得具有更好活性的取代基。

其次是基于靶标结构的先导化合物优化技术，即直接药物设计。主要是利用"锁钥"模式，即药物与靶标之间遵循"几何形状互补、化学性质互补"的原则，在可视化模式下，保持母核结构不变，直接更换互补性不好的取代基团，使得药物与靶标之间的结合更紧密。

当然，上述两类技术都是在保持母核结构不变的情况下，对先导化合物结构的局部修饰，以期获得具有更好活性的类似物。这些方法虽然具有较好的成功率，但有时也会遇到令人头疼的问题，比如与母核结构有关的知识产权保护问题，不良的药代动力学性质或毒性问题。这些问题的解决涉及改变母核结构的问题。

因此，接下来介绍了相对较新的骨架跃迁技术，即在保持药物分子中各侧链基团与靶标结合模式不变的情况下，利用生物电子等排等原理，更换原来的母核结构，但基本保持原有的与靶标的相互作用模式不变，这样一方面可以跳出原有知识产权保护框架，获得自主知识产权保护；另一方面可能具有更好的 ADMET 性质。

上面几种先导化合物优化技术，归根到底还是针对生物活性进行优化，对 ADMET 性质的优化缺乏有效手段。为此，最后介绍了如何对药物 ADMET 性质进行优化。主要是笔者自己实验室，最近利用骨架跃迁技术，基于自己发展的 admetSAR 在线预测系统，发展了 ADMET 性质优化技术 ADMETopt，并整合进了 admetSAR 在线系统，可供大家免费使用。

总体说来，计算机辅助先导化合物优化方法还在不断发展之中。相信未来会有人发展出更方便有效的方法，供大家使用，从而促进药物设计学科的发展。

1. 什么是定量构效关系（QSAR）分析？

2. 试述 QSAR 的发展历史，常用的参数有哪些？这些参数有何特点？

3. QSAR 的三个支柱是什么？OECD 提出的 QSAR "五原则"是什么？

4. 常见的 3D-QSAR 主要有哪些类型？以 CoMFA 方法为例，试述 3D-QSAR 分析的一般步骤。

5. QSAR/3D-QSAR 在药物设计中的主要应用是什么？

6. 如何进行基于结构的先导化合物优化？分子模拟技术在其中有何作用？

7. 什么叫骨架跃迁？骨架跃迁在先导化合物优化中有何作用？常见的骨架跃迁方法有哪些？

8. 如何进行基于性质的先导化合物优化？

参考文献

[1] Cherkasov A，Muratov E N，Fourches D，et al. QSAR modeling：Where have you been? Where are you going to? J. Med. Chem.，2014，57：4977-5010.

[2] Davis A M. Quantitative structure-activity relationships. In：Comprehensive Medicinal Chemistry III，Volume 3 In Silico Drug Discovery Tools（Ed. s：Davis AM，Edge C），Elsevier，2017：379-392.

[3] Gini G. QSAR：what else? In：Nicolotti O（ed.），Computational Toxicology：Methods and Protocols. Methods in Molecular Biology，2018，vol. 1800，79-105.

[4] Crum-Brown A，Fraser T R. On the connection between chemical constitution and physiological action；with special reference to the physiological action of the salts of the ammonium bases derived from strychnia，brucia，thebaia，codeia，morphia，and nicotia. J. Anat. Physiol.，1868，2（2）：224-242.

[5] Hansch C，Maloney P P，Fujita T，et al. Correlation of biological activity of phenoxyacetic acids with Hammett substituent constants and partition coefficients. Nature，1962，194：178-180.

[6] Hammett L P. The effect of structure upon the reactions of organic compounds. Benzene derivatives. J. Am. Chem. Soc.，1937，59（1）：96-103.

[7] Taft Jr R W. Polar and steric substituent constants for aliphatic and $o$-benzoate groups from rates of esterification and hydrolysis of esters. J. Am. Chem. Soc.，1952，74：3120-3128.

[8] Hansch C，Fujita T. $\rho$-$\sigma$-$\pi$ analysis. A method for the correlation of biological activity and chemical structure. J. Am. Chem. Soc.，1964，86（8）：1616-1626.

[9] Free S M，Wilson J W. A mathematical contribution to structure-activity studies. J. Med. Chem.，1964，7：395-399.

[10] Ito A，Hirai K，Inoue M，et al. In vitro antibacterial activity of AM-715，a new nalidixic acid analog. Antimicrob. Agents Chemother.，1980，17：103-108.

[11] Crippen G M. Distance geometry approach to rationalizing binding data. J. Med. Chem.，1979，22：988-997.

[12] Hopfinger A. A QSAR investigation of dihydrofolate-reductase inhibition by baker triazines based upon molecular shape-analysis. J. Am. Chem. Soc.，1980，102：7196-7206.

[13] Cramer R D III，Patterson D E，Bunce J D. Comparative molecular field analysis（CoMFA）. 1. Effect of shape on binding of steroids to carrier proteins. J. Am. Chem. Soc.，1988，110：5959-5967.

[14] Klebe G，Abraham U，Mietzner T. Molecular similarity indices in a comparative analysis（CoMSIA）of drug molecules to correlate and predict their biological activity. J. Med. Chem.，1994，37：4130-4146.

[15] The Australian Computational Chemistry via the Internet Project：QSAR. http://hydra. vcp. monash. edu. au/modules/mod4/index. html.

[16] Craig P N. Interdependence between physical parameters and selection of substituent groups for correlation

studies. J. Med. Chem., 1971, 14: 680-684.

[17] Sushko I, Novotarskyi S, Körner R, et al. Applicability domains for classification problems: benchmarking of distance to models for Ames mutagenicity set. J. Chem. Inf. Model., 2010, 50: 2094-2111.

[18] OECD Principles for the Validation, for Regulatory Purposes, of (Quantitative) Structure-Activity Relationship Models. 2004, http://www.oecd.org/env/ehs/risk-assessment/37849783.pdf.

[19] Tang Y, Wang H, Chen K, et al. QSAR of 3-methylfentanyl derivatives studied with neural networks method. Acta Pharmacol. Sin., 1995, 16: 26-32.

[20] Hopfinger A, Wang S, Tokarski J, et al. Construction of 3D-QSAR models using the 4D-QSAR analysis formalism. J. Am. Chem. Soc., 1997, 119: 10509-10524.

[21] Tosco P, Mackey M. Lessons and successes in the use of molecular fields. In: Comprehensive Medicinal Chemistry III, Volume 3 In Silico Drug Discovery Tools (Ed.s: Davis AM, Edge C), Elsevier, 2017: 253-296.

[22] Sippl W. 3D-QSAR-applications, recent advances, and limitations. In: Puzyn T, Leszczynski J, Cronin M. (Eds) Recent Advances in QSAR Studies: Methods amd Applications. Challenges and Advances in Computational Chemistry and Physics, 2010, Vol. 8, Springer, Dordrecht. pp. 103-125.

[23] Shen L, Liu G, Tang Y. Molecular docking and 3D-QSAR studies of 2-substituted 1-indanone derivatives as acetylcholinesterase inhibitors. Acta Pharmacol. Sin., 2007, 28 (12): 2053-2063.

[24] Sheng R, Lin X, Li J, et al. Design, synthesis, and evaluation of 2-phenoxy-indan-1-one derivatives as acetylcholinesterase inhibitors. Bioorg. Med. Chem. Lett., 2005, 15: 3834-3837.

[25] Sheng R, Lin X, Li J, et al. Design, synthesis, and evaluation of 2-benzylidene-indan-1-one and 2-benzyl-indan-1-one derivatives as acetylcholinesterase inhibitors. In: Lee H, Hu Y. (Eds) Proceedings of the 7th China-Japan Joint Symposium on Drug Design and Development, Hangzhou, China. 2005, pp. 31-33.

[26] Wlodek S T, Antosiewicz J, McCammon J A. Prediction of titration properties of structures of a protein derived from molecular dynamics trajectories. Protein Sci., 1997, 6 (2): 373-382.

[27] Kryger G, Silman I, Sussman J L. Structure of acetylcholinesterase complexed with E2020 (Aricept): implications for the design of new anti-Alzheimer drugs. Structure, 1999, 7 (3): 297-307.

[28] Manly C J, Chandrasekhar J, Ochterski J W, et al. Strategies and tactics for optimizing the hit-to-lead process and beyond-a computational chemistry perspective. Drug Discov. Today, 2008, 13: 99-109.

[29] Von Itzstein M, Wu W Y, Kok G B, et al. Rational design of potent sialidase-based inhibitors of influenza virus replication. Nature, 1993, 363: 418-423.

[30] Curreli F, Belov D S, Kwon Y D, et al. Structure-based lead optimization to improve antiviral potency and ADMET properties of phenyl-1$H$-pyrrole-carboxamide entry inhibitors targeted to HIV-1 gp120. Eur. J. Med. Chem., 2018, 154: 367-391.

[31] Sun H, Tawa G, Wallqvist A. Classification of scaffold-hopping approaches. Drug Discov. Today, 2012, 17: 310-324.

[32] Hall A, Billinton A, Brown S H, et al. Discovery of a novel indole series of EP$_1$ receptor antagonists by scaffold hopping. Bioorg. Med. Chem. Lett., 2008, 18: 2684-2690.

[33] Furet P, Bold G, Hofmann F, et al. Identification of a new chemical class of potent antiogenesis inhibitors based on conformational considerations and database searching. Bioorg. Med. Chem. Lett., 2003, 13: 2967-2971.

[34] Johnson T W, Richardson P F, Bailey S, et al. Discovery of (10$R$)-7-amino-12-fluoro-2,10,16-trimethyl-15-oxo-10, 15, 16, 17-tetrahydro-2$H$-8, 4-(metheno) pyrazolo [4,3-$h$] [2,5,11]-benzoxadiazacyclotetradecine-3-carbonitrile (PF-06463922), a macrocyclic inhibitor of anaplastic lymphoma kinase (ALK) and c-ros oncogene 1 (ROS1) with preclinical brain exposure and broad-spectrum potency against ALK-resistant mutations. J. Med. Chem., 2014, 57 (11): 4720-4744.

[35] Bryan M C, Falsey J R, Frohn M, et al. $N$-substituted azaindoles as potent inhibitors of Cdc7 kinase. Bioorg. Med. Chem. Lett., 2013, 23: 2056-2060.

[36] Wist A D, Gu L, Riedl S J, et al. Structure-activity based study of the Smac-binding pocket within the BIR3 domain of XIAP. Bioorg. Med. Chem., 2007, 15: 2935-2943.

[37] Markush E A. Pyrazolone dye and process of making the same. U. S. Patent 1506316, 1924-08-26.

[38] Bemis G W, Murcko M A. The properties of known drugs: 1. Molecular frameworks. J. Med. Chem., 1996, 39:

2887-2893.

［39］ Hu Y，Bajorath J. Scaffold mining of publicly available compound data. In：Brown N. (Ed. ) Scaffold Hopping in Medicinal Chemisrty. Wiley-VCH，2014：61-81.

［40］ Welsch M E，Snyder S A，Stockwell B R. Privileged scaffolds for library design and drug discovery. Curr. Opin. Chem. Biol.，2010，14：1-15.

［41］ Schneider G，Neidhart W，Giller T，et al. "Scaffold-hopping" by topological pharmacophore search：a contribution to virtual screening. 1999，Angew. Chem. Int. Ed.，38：2894-2896.

［42］ Schuffenhauer A. Computational methods for scaffold hopping. WIREs Comput. Mol. Sci.，2012，2：842-867.

［43］ Böhm H-J，Flohr A，Stahl M. Scaffold hopping. Drug Discov. Today：Technol.，2004，1：217-224.

［44］ Li R，Stumpfe D，Vogt M，et al. Development of a method to consistently quantify the structural distance between scaffolds and to assess scaffold hopping potential. J. Chem. Inf. Model.，2011，51：2507-2514.

［45］ Hu Y，Stumpfe D，Bajorath J. Recent advances in scaffold hopping. J. Med. Chem.，2017，60：1238-1246.

［46］ Rush III T S，Grant J A，Mosyak L，et al. A shape-based 3D scaffold hopping method and its application to a bacterial protein-protein interaction. J. Med. Chem.，2005，48：1489-1495.

［47］ Liu X，Jiang H，Li H. SHAFTS：a hybrid approach for 3D molecular similarity calculation. 1. Method and assessment of virtual screening. J. Chem. Inf. Model.，2011，51：2372-2385.

［48］ Wang H，Duffy R A，Boykow G C，et al. Identification of novel cannabinoid CB1 receptor antagonists by using virtual screening with a pharmacophore model. J. Med. Chem.，2008，51：2439-2446.

［49］ Hu Y，Bajorath J. Quantifying the tendency of therapeutic target proteins to bind promiscuous or selective compounds. PLoS One，2015，10：e0126838.

［50］ Willett P. Similarity-based scaffold hopping using 2D fingerprints. In：Brown N. (Ed. ) Scaffold Hopping in Medicinal Chemisrty. Wiley-VCH，2014：107-117.

［51］ Wang Z，Lu Y，Seibel W，et al. Identifying novel molecular structures for advanced melanoma by ligand-based virtual screening. J. Chem. Inf. Model.，2009，49：1420-1427.

［52］ Yang H，Sun L，Wang Z，et al. ADMETopt：a web server for ADMET optimization in drug design via scaffold hopping. J. Chem. Inf. Model.，2018，58 (10)：2051-2056.

［53］ Rabal O，Amr F I，Oyarzabal J. Novel scaffold fingerprint (SFP)：applications in scaffold hopping and scaffold-based selection of diverse compounds. J. Chem. Inf. Model.，2015，55 (1)：1-18.

［54］ Ertl P. Intuitive ordering of scaffolds and scaffold similarity searching using scaffold keys. J. Chem. Inf. Model.，2014，54 (6)：1617-1622.

［55］ Bickerton G R，Paolini G V，Besnard J，et al. Quantifying the chemical beauty of drugs. Nat. Chem.，2012，4 (2)：90-98.

［56］ Ertl P，Schuffenhauer A. Estimation of synthetic accessibility score of drug-like molecules based on molecular complexity and fragment contributions. J. Cheminform.，2009，1 (1)：8.

## 拓展阅读

［1］ Puzyn T，Leszczynski J，Cronin MTD. (Eds. ) Recent Advances in QSAR Studies：Methods and Applications. Springer，2010.

［2］ Brown N. (Ed. ) Scaffold Hopping in Medicinal Chemisrty. Wiley-VCH，2014.

［3］ 杨弘宾. 化合物 ADMET 性质预测与优化方法研究 ［D］. 上海：华东理工大学，2019.

# 第9章
# 药代动力学性质与毒性预测

## 学习要点

◎ 了解药物的体内过程，并知晓其中关键的药代动力学参数；
◎ 认识药代动力学性质及毒性在药物设计中的重要性；
◎ 掌握药物分子的理化性质预测方法；
◎ 掌握药物吸收、分布、排出的相关性质预测方法；
◎ 掌握药物代谢的概念，代谢位点预测及代谢产物预测方法；
◎ 了解药物毒理学基本知识及一般研究方法；
◎ 熟练掌握计算毒理学的概念，及毒性预测方法；
◎ 掌握药代动力学性质与毒性预测相关的在线数据资源及工具。

## 9.1 概　　述

新药研发是一个高风险，高投入，高回报的过程。据统计，平均每10000个化合物中只有1个化合物最终可能成为药物[1]。造成药物研发失败的主要原因有：缺乏药效，不良药代动力学性质，动物体内毒性，人体副作用，一些商业因素等。其中，因药代动力学性质和毒性问题造成的失败率达到近50%，因此药物副作用，如药物-药物相互作用、毒性等，是药物临床应用和药物研发中十分重要的议题[2]。据报道，在美国，每年有近200万例严重药物副作用的临床案例发生，并直接导致近10万人死亡。在这些副作用中，26%是原本可以避免的药物-药物相互作用[3]。

药代动力学（Pharmacokinetics，PK）是研究体内药物浓度随时间变化规律的学科，涉及药物在体内的吸收（Absorption）、分布（Distribution）、代谢（Metabolism）及排泄（Excretion）过程，英文中通常使用四个过程的首字母，合写为ADME。ADME决定着药

物在体内的生物利用度、作用时间长短和所需剂量大小，而毒性（Toxicity）由于与药代动力学密切相关，并且也是药物失败的一个关键因素，因而他们通常被放在一起进行考虑，即国际通用叫法的 ADMET，也有人写为 ADME/Tox。一个化合物，不管它在体外有多好的药理活性，也不管它有多好的选择性，如果它在体内的 ADMET 性质不行，则很难成为一个药物。

在传统药物研发模式中，药物分子的 ADMET 性质评估通常要到临床前实验阶段才进行，这主要是因为需要依靠实验手段。但实验测试一方面代价大、周期长，另一方面能评估的化合物数目也非常有限，不能满足对大量化合物进行评估的需要。同时，放在药物研发的后期来评估，一旦发现化合物具有不合适的 ADMET 性质，为时已晚，从而增加了药物研发的成本和失败率。伴随着"失败早，损失少"的原则，很多药物化学家提出在药物研发的早期，即先导化合物发现阶段就应该进行化合物的 ADMET 性质评价[4]。国外一些研究机构开始发展基于高通量的体外实验评价方法用于化合物分子的 ADMET 性质评价，如细胞色素 P450 酶的体外评价[5]。但是面对目前高通量的组合化学、基因组学、蛋白质组学和爆炸式增长的药物筛选，这种体外和体内实验评价方法仍然显得比较昂贵和滞后。

近年来，大数据和人工智能技术的快速发展，以及网络上累积有海量的已知 ADMET 数据可以利用，为基于机器学习的 ADMET 性质预测打下了基础，并显示了快速、准确、成本低廉等优点[6-9]，这也是系统药物设计的一个重要组成部分。更为重要的是，人们可以把 ADMET 性质预测放在先导化合物发现阶段进行，这样就可以将那些 ADMET 性质不好的化合物分子尽早排除，从而降低研发成本，提高成功率。

本章首先介绍药物的体内过程，从中可以理解药代动力学过程所涉及的关键环节和参数，然后分类介绍相关性质的预测方法和研究进展，以及所涉及的预测工具。

## 9.2　药物的体内过程

药物的体内过程从给药开始，到被排出机体为止（图 9-1）。因为严格来说，所有药物都是体外活性异物（Xenobiotics），一旦"侵入"机体，机体即自发地开始将之灭活并自体内消除。否则的话，药物在体内聚集起来，将会危害到机体的生命安全。整个体内过程大体包括药剂相、药动相和药效相三个连贯阶段，药剂相是指给药后药物从剂型中释放出来的过程，药动相即药代动力学过程，药效相即药物与特定靶标结合发生治疗作用的过程。其中药代动力学又大致可分为吸收、分布、代谢和排泄四个相继的过程（图 9-1），可采用数学模

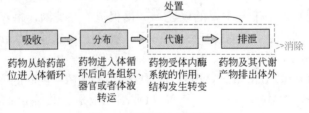

图 9-1　药物体内过程图示

型来定量描述药物在体内 ADME 四个过程中随时间进程的浓度变化规律[6]。

药物进入体内（即给药）的途径有多种，如口服、注射、吸入等，其中最安全、方便、经济和广泛使用的方式为口服。以口服为例，药物入口以后，首先到达胃肠道，在胃肠道液体中配方（药丸或胶囊）被溶解，然后释放出游离的化合物。胃液呈强酸性（pH 值为 1～3），胃为弱酸性药物的重要吸收点。而最主要的吸收点为肠道，尤其是小肠，小肠绒毛具有广泛的吸收面积，且肠内 pH 值接近中性，因此弱酸性和弱碱性药物都能被吸收。游离化合物在小肠壁透过广泛的黏膜渗透进入血液循环而被吸收，之后随血流通过门静脉而进入肝脏。在肝脏遇到首关代谢作用（First-Pass Metabolism），许多药物会遇到不同程度的转化而减少进入体循环的药量。过关后的药物随着血液循环分布到全身组织和器官，包括到达所预期的作用靶标，而发生期待的药理作用，同时代谢产物也可能具有不同的生理活性甚至毒性。其它给药方式如注射，则可使药物跳过首关代谢而直接进入血液循环。

药物进入体循环以后，可与不同的成分结合形成复合物，如组织蛋白、细胞蛋白和血液蛋白。但这种结合是非专一性的，如同时存在多种药物的话，药物之间与这些蛋白质的结合就可能出现竞争性。化合物与各种血液蛋白的结合对药物的扩散和分布很重要，药物与血液蛋白的复合物是使化合物到达作用位点的一种运输机制。通常假设只有游离化合物才能与分子靶标结合，当血液中游离药物的浓度低于药物发挥药效的最低浓度时，就不会出现期待的药效。而血液循环中的血液蛋白与药物的复合物可随时向血液中补充因分布和消除而减少的游离化合物，并使游离化合物的浓度维持在治疗水平，这是一种延长化合物作用时间的机制。血液中负责与药物结合的蛋白质主要有：人血清白蛋白（Human Serum Albumin，HSA），主要与酸性和中性化合物结合；$\alpha_1$-酸糖蛋白（$\alpha_1$-Acid Glycoprotein，AGP）和脂蛋白，主要与中性和碱性化合物结合。

作用于中枢神经系统的药物必须穿过血脑屏障（Blood Brain Barrier，BBB）才能到达作用靶标，而对于作用于外周系统靶标的药物，则必须要避免具有穿透 BBB 的能力，以免对中枢神经系统具有副作用。

在上述药物的体内过程，有时也将代谢和排泄合在一起，叫做消除（Elimination）；将分布、代谢和排泄合在一起，则称为处置（Disposition）。而吸收、分布和排泄过程，则都涉及药物的跨膜转运（Transport），即通过细胞膜。跨膜转运的速度直接影响药物的体内过程，跨膜转运的方式主要有被动转运和主动转运两种。被动转运是指药物分子顺着浓度梯度进行的，不需要消耗能量；而主动转运则是指药物要借助细胞膜上的特异性载体，由低浓度侧向高浓度侧的转运过程，需要能量。

从药物的体内过程中我们可以发现，药物从给药部位到达作用靶标，中间经过许多关卡使药量受损失，在作用部位实际发生药效的量占总的给药量的比值即为生物利用度（Bioavailability）。药物要有效，必须要维持其血药浓度在最低有效浓度之上，但不是浓度越高越好。因为药物为体外异物，当其在体内的量积聚到一定程度时就会对人体产生毒副作用，这就是说药物的血药浓度又必须维持在最低中毒浓度之下，即介于最低有效浓度和最低中毒浓度之间。这个浓度区间，被称为药物的安全区间，一般安全区间越大，表示用药越安全（图 9-2）。通常也采用药物的治疗指数（Therapeutic Index，TI）来表示安全区间，指实验动物的半数致死剂量 $LD_{50}$ 和半数有效剂量 $ED_{50}$ 的比值，即 $TI = LD_{50}/ED_{50}$。TI 值越大，表示越安全。

因此用药物治疗时，要考虑两个重要指标：剂量和频率。剂量即一次给药的量，频率即多长时间给一次药。为了防止出现药物中毒事件，将治疗所需药物的总量分成多次给药，而

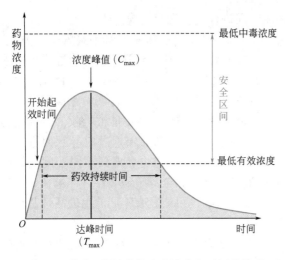

图 9-2　单次口服给药的血药浓度与时间的关系
曲线下面积（AUC）表示药物的总量

为了维持药效，则需要算出给药的频率，这与药物的作用时间有关，通常用半衰期（Half-Life）$t_{1/2}$ 来表示。有关药物治疗的两个重要的药物动力学性质为生物利用度和半衰期[6]。

生物利用度（$F$）可大致由下面的方程式决定：

$$F = f_L \times f_A \times f_H \qquad (9\text{-}1)$$

式中，$f_L$ 为口服剂量从配方中释放并溶解到胃肠液体中的比率；$f_A$ 为被小肠壁膜吸收进入血液循环的比率；$f_H$ 为在肝脏通过首关代谢的比率。当然药物在转运过程中与各种蛋白质的非专一性结合所占的比率也应考虑，但难以确定。

例如：药物口服后，有 95% 被释放并溶解在小肠液中，膜吸收率为 90%，通过首关代谢的比率为 80%，则总的生物利用度为 $F = 95\% \times 90\% \times 80\% = 68.4\%$。从这里可以看出，药物的生物利用度涉及药物的水溶性、膜渗透性和代谢稳定性，而膜渗透性又与化合物的亲脂性或疏水性、$pK_a$ 值和氢键生成能力密切相关。

药物的半衰期 $t_{1/2}$ 表示药物在血液中的浓度下降到 50% 时所需要的时间，与药物的清除（Clearance）速度和分布量（Volume of Distribution）有关。清除主要发生在肝脏和肾脏，通过代谢转化然后排出体外。在肝脏被代谢而生成的药物代谢物，通过胆总管排出到肠道，部分以粪便形式被直接排出体外；部分则在肠道内被重新吸收到血液系统，最终以尿液形式排出体外。到达体循环的化合物，无论是没有代谢的药物还是作为代谢物，都将以尿液形式排出。

# 9.3　ADMET 预测的一般流程

计算机预测化合物 ADMET 性质是在 QSAR 方法的基础上发展起来的，可以说是随着 QSAR 的发展而得到快速发展。因此，ADMET 预测模型构建流程，也遵循前面介绍过的信息处理的一般流程和 QSAR 模型构建流程，大体包括数据收集、数据描述、特征选择、模型构建、模型评价、应用域定义几个步骤（具体参见前面 4.4.4 节和 8.2.4 节），基本上适用于下面介绍的各类性质预测。

**（1）数据收集**

全面而准确的数据是预测模型构建成功的关键。由于药物作用于人体的 ADMET 性质公开数据较少，收集成本较高，一般选择大鼠、小鼠等啮齿类动物的 ADMET 数据作为参考。合理地选用实验数据是构建可靠模型的第一步，所收集的数据，既要有数量，更要有质

量。除了前面第 4 章中介绍过的几个数据库如 PubChem、ChEMBL、DrugBank、KEGG、STITCH 等之外，常用的 ADMET 相关数据库主要有：美国 EPA 的 ACToR，含有著名的 ToxCast 和 Tox21 高通量毒性测试数据，涉及 9012 个化合物的 220 余万条数据；美国 NIH 的 TOXNET，含有 HSDB、TOXLINE、CTD、CPDB 等众多知名毒性数据；OECD 的 eChemPortal 含有众多化合物的理化性质、毒性和生态毒性数据；美国 EPA 的 ECOTOX，含有 15316 种化合物对生态环境毒性的近 90 万条数据。这些大型数据来源有部分交叉重叠，累积有上亿条毒性数据。后面 9.7 节列出了部分常用数据库资源，供学习参考。

**(2) 数据描述**

获取数据以后，就要采用数学方法对化合物结构进行描述，具体参见第 4 章相关内容。常用的描述符有两类：一类是分子描述符，如分子量、脂水分配系数、原子数目等；另一类是分子指纹，即采用预先定义的子结构字典来描述分子。

**(3) 特征选择**

描述分子的特征变量通常很多，但并不是所有的变量都与所研究的特定 ADMET 性质密切相关，因此需要经过变量选择过程，以大大降低特征数目，从而提高预测准确性。通常可采用过滤法、包裹法和嵌入法来进行特征选择。

**(4) 模型构建**

通常可分为两类模型，即定性分类模型和定量回归模型。定性分类模型构建一般采用机器学习算法，包括支持向量机、决策树、朴素贝叶斯、$k$-最近邻算法、人工神经网络等；而定量回归模型则主要采用偏最小二乘法、多元线性回归方法等。具体方法介绍请参见第 4 章。

**(5) 模型评价**

模型评价方法主要包括内部验证和外部验证。内部验证方法主要是指交叉验证，包括 $K$ 折交叉验证法（$K$-Fold Cross Validation，$K$-CV）和留一法（Leave-One-Out Cross Validation，LOO-CV）等。外部验证是指对一批独立于建模数据、没有参与模型构建和优化的化合物进行预测。

**(6) 应用域定义**

如 8.2.4 节所述，定义应用域可明确所构建模型的适应范围。

# 9.4 药物理化性质预测

药物的物理化学性质与其药代动力学性质、生物活性强度以及作用靶标的选择性等密切相关。因此理解和计算药物的理化性质，对于药物研发至关重要。比如药物既要具有一定的脂溶性，以便能透过小肠壁被机体吸收；同时又要具有一定的水溶性，以便能随血液循环分布到机体各部位。此处主要对分子的脂溶性、水溶性和 $pK_a$ 三个重要理化参数的计算预测进行简单介绍。

## 9.4.1　脂溶性

脂溶性（Lipophilicity）是药物发现和设计过程中的一个重要参数，也叫疏水性（Hydrophobicity），与化合物的水溶性、膜渗透性、活性强度、选择性、杂泛性等密切相关，也影响着化合物的药代动力学和药效学性质[10]。适宜的脂溶性大小以及较低的分子量和极性表面积是一个化合物具有良好吸收的主要驱动力。一般来说，水溶性差的化合物其脂溶性一般较好，而亲水性化合物一般表现出渗透性（Permeability）较差，因而其吸收也较差。

最常用的表征脂溶性的参数是分配系数（Partition Coefficient）$\log P$ 值。$\log P$ 是非离子化的化合物（中性化合物）在水相和有机溶剂相（一般为正辛醇）中的浓度比。

$$\log P = \log \frac{C_{\text{oct}}}{C_{\text{wat}}} \tag{9-2}$$

但不少药物含有离子化基团，有可能在生理 pH 值下会带电荷。这些离子化的化合物的分配系数通常用分布系数（Distribution Coefficient）$\log D$ 值来表示。离子化的化合物由于在不同 pH 值下质子化状态不一样，因此 $\log D$ 是一个对 pH 值依赖的参数，故测定 $\log D$ 值时需要特别指定其 pH 值条件。

理想药物的脂溶性应该具有最适宜的值，一般 $\log P$ 值在 $1 \sim 5$ 之间（前面介绍过的用于判断化合物类药性的利平斯基"五倍律"中的一条）。准确有效地测定药物的脂溶性是药物设计过程中的一个重要要求。实验测定脂溶性的传统方法可以分为两大类：摇瓶法和电位滴定法，近年来又发展了高通量测试方法，包括色谱法如反相高效液相色谱法，电泳法如微乳胶电动色谱和固定化人工膜色谱柱等。但在实际应用中一般用计算方法求得化合物的脂水分配系数来代替实验测定。计算方法求得的脂水分配系数一般用 $clog P$（Calculated $\log P$）来表示。由于 $\log D$ 的计算比较复杂，此处我们只介绍 $\log P$ 值的计算。

计算方法主要是基于化合物的结构来计算 $\log P$ 值[10]。先驱性的工作来自于 1964 年 Fujita 和 Hansch 等的取代法，他们发展了取代基疏水参数 $\pi$，用来估算芳香取代物的分配系数[11]。此后，各种不同的方法被相继提出，用来计算化合物 $\log P$ 值。这些计算方法大致可以分为两大类：基于子结构的加和模型法和基于性质的方法。

### （1）加和模型法

加和模型法是指先把分子分割成片段（Fragment）或单个原子，然后将这些片段或单个原子的疏水贡献进行加和，就可以求得整个分子的 $\log P$ 值。它又可以分为基于片段的加和方法和基于原子的加和方法。

采用片段加和法计算 $\log P$ 的程序有 CLOGP、KLOGP、KowWIN、ACD/logP、AB/logP 等，其中 CLOGP 是使用最广泛的计算 $\log P$ 的程序。CLOGP 中，简单片段的疏水参数是直接来自简单分子的实验 $\log P$ 值，其它片段的疏水参数则基于一定规则，在简单片段的基础上加上校正因子而获得[12]。

采用原子加和法计算 $\log P$ 值：基于原始 Ghose-Crippen 方法即 ALOGP[13] 的程序有 Dragon、MOLCAD、TSAR 和 PrologP 等；使用改进版的 Ghose-Crippen 方法即 ALOGP98[14] 的程序有 Discovery Studio 和 Pipeline Pilot 程序；OSIRIS Property Explorer 软件中的 OsirisP 程序（https://www.organic-chemistry.org/prog/peo/cLogP.html）；以及基于原子类型和校正因子的 XLOGP 系列程序[15]。

北京大学来鲁华教授和中国科学院上海有机化学研究所王任小研究员发展的 XLOGP、

XLOGP2、XLOGP3 系列方法是基于原子的 $\log P$ 计算方法[15]。XLOGP3 定义了 87 种原子或基团类型和 2 个校正因子共 89 个参数，使用 8199 个具有可靠 $\log P$ 实验值的化合物作为训练集，利用多元线性回归分析得到 89 个参数的贡献[16]。在计算未知化合物的 $\log P$ 值时，先在训练集中使用基于二维结构相似性搜索方法选取参考分子，然后根据参考分子的 $\log P$ 值，依据新化合物和参考分子取代基的不同，利用加和方法，计算新化合物的 $\log P$ 值；XLOGP3 也设计了辅助工具，允许用户自己添加新的 $\log P$ 实验值，以建立局部模型[17]。XLOGP3 在线网址为 http://sioc-ccbg.ac.cn/?p=42&software=xlogp3。

### (2) 基于性质的方法

基于性质的方法是指根据整个分子的物理化学性质，如分子表面、分子体积、偶极矩、部分电荷、轨道能或者一些拓扑指数以及静电指数等，来计算 $\log P$ 值。这类方法本质上是一种 QSAR 方法。早期的方法主要是根据线性方程组合各种描述符来估算 $\log P$ 值，后来也用一些复杂的统计方法如神经网络来构建 QSAR 方程。

文献中，将基于性质的方法依据各种描述符的不同又细分为：经验方法、基于化合物三维结构的方法以及基于拓扑描述符的方法。表 9-1 列出了主要的基于性质计算 $\log P$ 的方法和代表程序。

表 9-1　基于性质计算 $\log P$ 值的主要方法和代表程序[10]

| 方法 | 代表程序 | 方法类型 |
| --- | --- | --- |
| 线性溶剂化能关系 | ABSOLV | 经验方法 |
| 分子大小和氢键强度 | SLIPPER | 经验方法 |
| 半经验计算量子力学参数 | BLOGP | 基于三维结构方法 |
| 半经验计算分子大小 | QLOGP | 基于三维结构方法 |
| 广义波恩近似 | GBLOGP | 基于三维结构方法 |
| 分子动力学计算 | QikProp | 基于三维结构方法 |
| 分子亲脂势计算疏水作用 | HINT | 基于三维结构方法 |
| 基于电拓扑描述符的神经网络模型 | ALOGPS | 基于拓扑描述符方法 |
| 基于电拓扑描述符的线性回归模型 | VLOGP | 基于拓扑描述符方法 |
| 基于一维描述符的线性模型 | MLOGP | 基于拓扑描述符方法 |

药物脂溶性即 $\log P$ 值的预测，尽管看起来简单，也吸引了许多人开发出各种不同的预测方法，但大部分方法的预测准确性仍有待提高。部分方法也提供了用户自我训练的选项，方便用户自己加入新的实验数据，从而构建对相似分子具有更好预测能力的局部模型，比如 ALOGPS、XLOGP3、SLIPPER、KowWIN、AB/$\log P$ 等[10]。

## 9.4.2　水溶性

水溶性（Solubility）是表征化合物类药性的重要参数，也是影响药物吸收和生物利用度的最重要因素之一，一般用 $S$ 表示。药物在体内要被吸收，首先必须溶解于水，然后才有机会透过生物膜。在药物研发早前，由于需要提高化合物的活性，往往引入脂溶性结构来增强与靶标蛋白的亲和力，这使得化合物的水溶性问题变得突出。水溶性差的化合物往往其吸收和生物利用度也较差。但是，化合物水溶性的好与差没有明确的定义，一般需要根据化

合物的剂量和强度而定。一般认为，一个平均亲和力在 1mg/kg 的化合物的溶解度至少为 $100\mu g/mL$ 才能称为水溶性较好，如果溶解度小于 $10\mu g/mL$，则认为水溶性较差。但化合物的临床剂量也需要考虑，对于临床药效剂量很低的化合物（<1mg），较低的溶解度已足够发挥其药效。

利用实验方法测定大量化合物的水溶性数据相当费时费力，因此发展计算方法，基于化合物的结构来预测其水溶性具有重要意义。计算水溶性模型主要是基于不同的描述符用不同的统计学方法，构建 QSAR 方程来预测水溶性，常用其对数形式 logS 表示。

文献报道过多种水溶性预测方法，包括计算量要求比较高的基于量子力学和分子力学的自由能计算方法和速度相对较快的 QSAR 方法。后一种方法更适合于大规模化合物库的计算，在药物设计中也是应用最多的。此处主要介绍基于 QSAR 的模型方法，该方法也可以分为基于子结构的加和模型法和基于描述符的方法两大类。

**(1) 基于子结构的加合模型法**

和前面 logP 计算方法类似，加合模型法首先把分子分成片段或原子，然后计算每个片段或原子对水溶性的贡献，最后求得分子总的溶解性。加合模型法可用下面的通式表示：

$$logS = C_0 + \sum_i n_i a_i \tag{9-3}$$

式中，$C_0$ 为常数；$a_i$ 为第 $i$ 个基团或原子类型的贡献系数；$n_i$ 为第 $i$ 个基团或原子类型出现的频率数目。片段或原子类型的贡献系数一般由多元线性回归或其它统计方法求得。例如，Klopman 研究组曾基于 1168 个化合物的数据集，根据定义的 171 种片段类型，使用多元线性回归方法建立了 logS 预测模型[18]。该模型对训练集的预测相关系数 $r^2$ 达到了 0.953，标准误差为 0.49。其后，他们还对模型进行了非线性修正，仅需使用 118 个描述符就得到了与修正前相似的拟合度（相关系数 $r^2$ 为 0.951，标准误差为 0.50）[18]。

北京大学徐筱杰课题组报道过利用基于原子类型的结合模型预测水溶性的研究工作，开发了预测程序 drug-LOGS。根据不同化学环境，定义了 76 种不同的原子类型，并使用疏水碳和分子量平方两个修正因子，用以考虑分子内和分子间的疏水作用和体积效应。基于 1290 个有机化合物，构建多元线性回归模型，以求得不同的原子类型和修正因子的贡献。得到的预测模型整体相关系数 $r$ 为 0.96，标准偏差为 0.61[19]。对 21 个由药物和环境化合物组成的外部测试集的验证结果也较好，其中 $r$ 为 0.94，标准偏差为 0.84。

中国科学院上海有机化学研究所王任小课题组也开发了一个基于加和模型的水溶性预测程序 XLOGS（http://sioc-ccbg.ac.cn/?p=42&software=xlogs）[20]。该模型定义了 83 种原子和基团类型，另外还考虑了分子内氢键、带有氨基酸基团以及氢键受体和供体个数的乘积等三个修正因子。基于 4171 个化合物组成的训练集，使用多元线性回归，得到的相关系数 $r^2$ 和标准偏差分别为 0.82 和 0.96。该模型在由 132 个药物组成的测试集中的预测表现，略输于 QikProp、MOE-logS 和 ALOGPS 等三个软件。

**(2) 基于描述符的方法**

基于描述符的方法可以分为基于 logP 的通用溶解性方程（General Solubility Equation, GSE）模型和基于其它描述符的模型两类。

GSE 模型最先是由 Jain 和 Yalkowsky 提出[21] 的。在其模型中，化合物水溶性 logS 含有实验测定的熔点（TM）和脂水分配系数的对数值（logP）两个参数（$N=580$，绝对平均误差 AAE=0.42），通过如下方程求得：

$$logS = 0.5 - logP - 0.01(TM - 25) \tag{9-4}$$

由于这一模型非常简单，在制药企业得到了广泛的应用。

随后，Ran 和 Yalkowsky 基于 1026 个化合物，用同样的参数得到了另外一个水溶性预测模型（$N=1026$，AAE$=0.496$，$r^2=0.96$）[22]：

$$\log S=0.3814-1.0223 \log P-0.00961(TM-25) \tag{9-5}$$

由于实验中的熔点数据不易得到，Wang 等用其发展的分子极性参数计算方法得到的分子极性参数（Pol）代替熔点（TM），构建得到了如下方程（$r^2=0.905$，SE$=0.887$）[23]：

$$\log S=1.095-0.008 Pol-1.078 clog P \tag{9-6}$$

除了基于 $\log P$ 的简单预测模型，研究者还发展了使用各种不同描述符（包括二维和三维描述符）的模型来预测水溶性。在构建 QSAR 水溶性模型中，除了简单的线性回归分析方法，其它更复杂的机器学习算法包括随机森林和人工神经网络等也被用来进行模型的构建。但总的说来，这些方法的预测准确度都不如前面的方法。

目前已经开发了许多可以计算水溶性的程序和模型。有的程序提供在线免费服务。表 9-2 列出了一些可以进行水溶性预测的程序和方法。

表 9-2　主要的水溶性预测计算程序

| 程序 | 网址 | 商业或免费 |
| --- | --- | --- |
| ACD/logS | http://www.acdlabs.com/ | 商业 |
| ALOGPS2.1 | http://www.vcclab.org/lab/alogps/ | 免费 |
| S+logS | http://www.simulations-plus.com/ | 商业 |
| SKlogS | https://preadmet.bmdrc.kr/preadmet-pc-version-2-0/ | 商业 |
| SLIPPER | https://www.timtec.net/software/slipper-logp-logd-logsw-fa/ | 商业 |
| QikProp | https://www.schrodinger.com/qikprop | 商业 |
| SPARC | http://archemcalc.com/sparc.html | 商业 |
| KLOGS | http://www.multicase.com/case-ultra-models | 商业 |
| drug-LOGS | http://cadd.zju.edu.cn/program/drug-logs | 免费 |
| XLOGS | http://sioc-ccbg.ac.cn/?p=42&software=xlogs | 免费 |

## 9.4.3　pK$_a$ 值

pK$_a$ 值用来表征化合物的解离常数（Dissociation Constant），是最重要的物理化学参数之一，和药物的 ADME 性质密切相关。药物的分布和扩散严重依赖药物在生理 pH 值下的离子化状态，药物的中性形式具有更强的脂溶性，而离子化形式则更具极性和水溶性。

pK$_a$ 值可以根据下面的化合物解离平衡方程得到：

$$AH(s) \rightleftharpoons A^-(s)+H^+(s) \tag{9-7}$$

平衡常数 $K_a$ 通过下式计算得到：

$$K_a=\frac{[A^-][H^+]}{[HA]} \tag{9-8}$$

pK$_a$ 定义为：

$$pK_a=-\log K_a \tag{9-9}$$

从式（9-9）可以看出，$pK_a$ 就是 $K_a$ 的负对数值。$pK_a$ 值越小，表明化合物越容易解离。

实验测定化合物 $pK_a$ 值的方法主要包括：电位滴定法、紫外光谱滴定法、毛细管电泳法、高效液相色谱法等。除了实验方法，已发展了许多计算方法来进行化合物 $pK_a$ 值的计算和预测。计算方法一般可分为两大类：基于量子力学的方法和基于 QSAR 的方法。

## （1）基于量子力学的方法

基于量子力学的方法主要是利用 $pK_a$ 和吉布斯自由能之间的相关性来计算化合物的 $pK_a$ 值：

$$\Delta G^\ominus = -RT \ln K_a = -2.303\,RT \log K_a \tag{9-10}$$

通过求解化合物解离过程的自由能变化 $\Delta G$ 来求解 $pK_a$ 值。由于自由能是一个状态函数，因此常用的策略是利用化合物解离过程中的热力学循环来计算自由能，如式（9-11）。

$$\Delta G^\ominus = -\Delta G_{solv}^\ominus(HA) + \Delta G_g^\ominus + (\Delta G_{solv}^\ominus(A^-) + \Delta G_{solv}^\ominus(H^+)) \tag{9-12}$$

除了上面这种直接计算，还有质子交换法、簇-连续介质组合法等，可以用于计算化合物的 $pK_a$ 值。

Ding 等采用密度泛函理论（DFT）计算了 33 个有机酸分子在三种非水溶剂（DMSO、THF 和甲氰）中的 $pK_a$ 值[24]。采用 MP2/6-311++G(d, p) 方法对气相中的分子进行优化和单点能计算，溶剂化能用 Gaussian 程序中的 PCM 隐式溶剂模型在 B3LYP/6-31+G(d) 水平进行计算。计算结果和实验值能较好地吻合，在三种溶剂中的误差范围分别为 0.93、1.5、0.63 个 $pK_a$ 单位。

最近，Jensen 等采用半经验量子化学方法计算了 48 个类药分子的 53 个氨基在气相和液相中的 $pK_a$ 值[25]。结果发现基于 AM1 和 PM3 的方法在液相中的预测表现最好，均方根误差（RMSE）为 1.4～1.6 个 pH 单位。经进一步分析，去掉一个外露点（Outlier）分子头孢羟氨苄（Cefadroxil），则表现最好的 PM3/COSMO 和 AM1/COSMO 方法的 RMSE 分别降为 1.0±0.2 和 1.1±0.3 个 pH 单位。

基于量子化学的计算方法的一个好处是计算不需要依赖实验值，可以直接计算化合物的 $pK_a$ 值，但最大的问题是计算量要求太高，不适合于大量化合物的计算，并且其精度误差控制也是一个巨大的挑战。

## （2）基于 QSAR 的方法

这种方法需要事先收集相关化合物的实验数据，才能建立模型进行预测。基于 QSAR 的方法包括半经验的线性自由能分析法和基于不同描述符的 QSAR 方法。

线性自由能分析法最早是由 Clark 和 Perrin 基于 Hammett 方程提出的。

$$pK_a = pK_a^0 - \rho \sum_{i=1}^m \sigma_i \tag{9-13}$$

式中，$pK_a^0$ 是参考化合物的离子化常数；$\rho$ 是依赖分子种类、介质和温度的反应常数；$m$ 是取代基的数目；$\sigma$ 是代表取代效应的常数。依据式（9-13），一个化合物的 $pK_a$ 值就可以根据已知 $pK_a$ 的参考化合物，通过取代基的加和贡献求得。该方法的不足之处在于化合

物的 $pK_a$ 计算要严重依赖于参考化合物的值,并且需要事先知道不同取代基的 $\sigma$ 值。如果没有同类型的参考化合物,新化合物的 $pK_a$ 计算就无能为力了。一些有名的计算 $pK_a$ 的商业软件包如 ACD/$pK_a$、Schrödinger 软件的 Epik 模块、SPARC 等都是基于大量实验数据,采用线性自由能方法来计算 $pK_a$ 值的。

Manchester 等基于 211 个类药性化合物,系统评价过包括 ACD/$pK_a$、ChemAxon 软件的 Marvin 程序、Molecular Discovery 软件的 MoKa、Schrödinger 软件的 Epik 和 Accelrys 软件的 Pipeline Pilot 共 5 种不同商业软件包计算 $pK_a$ 的预测能力[26]。结果表明 MoKa 的预测速度要快于 ACD;MoKa、ACD 和 Marvin 的预测准确度基本相似,预测的均方根误差约为 1 个 $pK_a$ 单位。Pipeline Pilot 和 Epik 的预测,和实验结果相比最差。

除了线性自由能分析法,基于不同描述符的 QSAR 方法也常用来预测化合物的 $pK_a$ 值。多元线性回归、人工神经网络以及各种机器学习算法是常用的用于构建预测模型的统计方法。

Yu 等利用基于 QSAR 的方法构建了含磷化合物 $pK_a$ 值的预测模型[27]。作者先用密度泛函理论计算了不同的量子化学描述符,利用多元线性回归分析法构建了两个 QSAR 模型,用于预测 69 个含磷化合物的 $pK_a$ 值。结果显示,所构建模型的训练集和测试集的 $r^2$ 分别达到 0.974 和 0.966,最大误差分别为 0.285 和 0.344。

Harding 等根据量子化学拓扑理论,利用量子化学方法计算了不同的描述符,预测 228 个羧酸分子的 $pK_a$ 值[28]。作者分别用偏最小二乘法、支持向量机、径向基函数神经网络构建不同的全局和局部模型。结果发现支持向量机模型的预测能力最好。对所有化合物的预测的平均 $q^2$ 为 0.886,RMSE 为 0.293。所构建模型的预测结果要优于 ACD、VCCLAB、SPARC 和 ChemAxon 等软件的预测。

# 9.5 药代动力学性质预测

药代动力学主要包括药物被吸收、分布、代谢及排出的几个相连的过程,这关系到药物在体内的生物利用度问题,即最终发挥药效的药物剂量占服用的药物总剂量的比值。口服生物利用度依赖于吸收和首关效应,首关效应是药物到达全身之前被代谢的现象。下面对药代动力学过程中的主要影响因素的预测情况进行简介。

## 9.5.1 吸收

化合物在人体的吸收主要与水溶性和膜渗透性密切相关。上一节已介绍过水溶性的预测,而膜渗透性则主要与脂溶性有关,包括透过小肠绒毛壁、毛细血管壁、细胞膜等,作用于中枢神经系统的药物还需要透过血脑屏障。因此,此处主要介绍人体小肠吸收性(Human Intestinal Absorption,HIA)和血脑屏障(Blood Brain Barrier,BBB)渗透性的预测。

### 9.5.1.1 人体小肠吸收性预测

药物进入人体有不同的途径,其中口服是最方便、有效和经济的方式。人体小肠吸收

（HIA）是口服给药途径中药物转运到靶标的关键步骤。药物透过小肠上皮细胞，有两种重要的方式：一种是被动扩散，另一种是载体主动转运。大部分口服药物都是通过被动扩散方式被小肠吸收。有许多因素会影响药物的小肠渗透，如脂溶性、氢键形成能力、分子的大小等，其中 HIA 是影响药物在体内生物利用度的最重要的因素之一。有研究者曾通过对 470 个化合物计算分析发现，大多数化合物（64%）的生物利用度主要由 HIA 控制[29]。在各种 ADME 性质中，HIA 是药物研发早期需要考虑的重要药代动力学性质之一。

最常用的体外 HIA 测试模型，包括 Caco-2 细胞渗透模型和平行人造膜渗透测试（Parallel Artificial Membrane Permeability Assay，PAMPA）模型。实验上一般用吸收分数（Fraction Absorption，FA%）来表示 HIA，吸收分数定义为总的吸收剂量除以药物的剂量。FA% 越大，表明 HIA 吸收越好。

尽管体外实验方法在测定 HIA 上有着广泛的应用，但这些模型也有其固有的缺陷，比如耗时费力，不同实验室测定的结果有较大的差异，不能满足药物发现早期高通量筛选的需要。因此各种不同的计算方法被广泛应用于 HIA 的预测。计算预测 HIA 的模型，大致可以分为基于 QSAR 的定量预测模型和基于各种机器学习方法的定性分类模型。

2001 年 Zhao 等基于 169 个化合物构成的数据集，利用线性回归统计分析法，构建了一个 HIA 的 QSAR 模型（$N=169$，$r^2=0.74$，$S=0.14$）[30]。QSAR 方程使用了 5 个 Abraham 描述符。

$$\%Abs. = 94 + 2.9E + 2.71S - 20.7A - 20.9B + 11.2V - 3.14I \tag{9-14}$$

式中，$E$ 为分子折射率；$S$ 为偶极矩/极化率；$A$ 和 $B$ 分别为氢键的酸度和碱度；$V$ 是 McGowan 体积；$I$ 为表征强酸和强碱的指示变量（$pK_a < 4.5$，$pK_a > 8.5$）。

2002 年 Klopman 等以 417 个化合物为数据集，用 37 个结构描述符构建了一个 QSAR 方程[31]。模型的 $r^2$ 为 0.79，标准偏差为 0.12。用构建的模型对 50 个药物组成的预测集进行测试，测试集的 $r^2$ 达到 0.76，标准偏差为 0.12。显示了所构建模型的良好预测能力。

2007 年 Hou 等基于 648 个化合物组成的数据集（其中 578 个化合物为被动扩散吸收），构建了 HIA 的 QSAR 模型[29]。以其中的 455 个化合物作为训练集，利用遗传函数近似技术构建了 11 个 QSAR 方程。其中具有最好预测能力的模型包括 4 个描述符，分别为拓扑极性表面积（TPSA）、分布系数、氢键供体数的平方、违背"五倍律"的数目。该模型对 98 个化合物的测试集预测，相关系数 $r$ 为 0.84，绝对平均误差为 0.11。

$$\%FA = 93.87 + 0.16(n_{HBD})^2 - 0.97(0.05 - \log D_{6.5}) - 0.23(TPSA - 71.43) - 10.73N_{rule-of-5} \tag{9-15}$$

除了定量的 QSAR 模型，文献还报道过利用各种机器学习算法构建的 HIA 定性分类模型。

2007 年 Hou 等以其构建的含有 578 个化合物的 HIA 数据集为基础，利用支持向量机技术构建了 HIA 的分类模型[32]。他们以 %FA=30% 为阈值，对数据集的小肠吸收进行分类预测。化合物 %FA>30% 定义为良好吸收，≤30% 定义为较差吸收。以数据集中的 480 个化合物组成训练集，利用支持向量机技术构建了 10 个不同的分类模型，以考察不同描述符对预测能力的影响。结果表明，在所有的描述符中，拓扑极性表面积 TPSA、脂水分布系数 $\log D_{6.5}$ 比其它描述符显示出了更好的分类效果。最好的分类模型显示了满意的分类能力，对训练集中的良好吸收预测准确率达到 94.5%，较差吸收预测准确率达到 97.8%，对 98 个化合物组成的测试集中的良好吸收预测准确率达到 97.8%，较差吸收预测准确率达到 100%。

2010 年，我们实验室发展了一种子结构模式识别的方法，并用于预测化合物的 HIA[33]。我们以 Hou 等构建的 578 个化合物作为数据集[32]，其中 500 个化合物属于较好吸收（HIA＋），78 个化合物属于较差吸收（HIA－）。采用和 Hou 等相同的训练集和测试集划分方法，480 个化合物为训练集，98 个化合物为测试集。另外为了测试模型的预测能力，还从 DrugBank 数据集中收集了 634 个口服药物作为外部测试集，这些药物被认为是 HIA＋。每个化合物分子用 MACCS 或者 FP4 分子指纹进行描述，利用支持向量机算法构建了 HIA 的分类预测模型。结果表明，最好的 HIA 分类模型对训练集和测试集的预测准确率分别达到了 98.5％和 98.8％。另外，通过信息增益（Information Gain，IG）方法分析得到了表征 HIA 的关键子结构信息（图 9-3）。例如，脂肪族叔胺这样的子结构在"HIA＋"类中 27.2％的分子中出现，而在"HIA－"类中仅仅有 3.8％的分子包含这一结构。由此可以推测，含有脂肪族叔胺的化合物可能会具有较好的小肠吸收性能。季铵盐子结构仅仅出现在"HIA－"化合物中，其 IG 值为 0.118，这是一个显露化学模式的子结构。如果一个分子结构中含有季铵盐，那么该分子可能会难以被小肠吸收。这个结果与人们的平常认识是一致的，一般认为分子中含有带正电的 N 原子总是难以被小肠吸收。图 9-3 中的子结构可用于快速判断药物分子的小肠吸收性能。

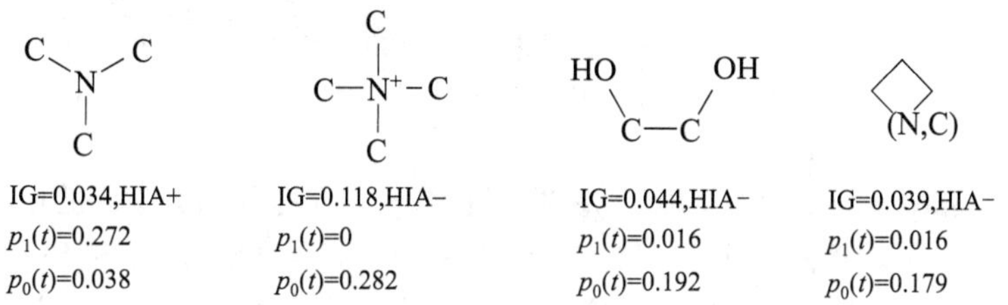

IG=0.034,HIA+　　IG=0.118,HIA－　　IG=0.044,HIA－　　IG=0.039,HIA－
$p_1(t)$=0.272　　$p_1(t)$=0　　$p_1(t)$=0.016　　$p_1(t)$=0.016
$p_0(t)$=0.038　　$p_0(t)$=0.282　　$p_0(t)$=0.192　　$p_0(t)$=0.179

图 9-3　采用信息增益技术识别出来的与 HIA 相关的关键子结构

$p_1(t)$ 和 $p_0(t)$ 分别表示子结构 $t$ 在 HIA＋类别和 HIA－类别中出现的百分比

### 9.5.1.2　血脑屏障渗透性预测

血脑屏障（BBB）是存在于大脑毛细血管中血液与脑组织之间的一种内皮细胞屏障，由脑毛细血管内皮细胞、基膜和神经胶质膜构成。血脑屏障可阻止多种物质进入脑内，但营养物质和代谢产物可顺利通过，以维持神经系统内环境的相对稳定。

对于作用于中枢神经系统的药物，需要其具有较高的穿透血脑屏障的能力，而对于不作用于中枢神经系统的药物来说，要求尽量降低其穿透血脑屏障的能力，从而避免对中枢神经系统产生不期望的副作用，因此，化合物的血脑屏障穿透能力是药物研发过程中需要重视的一个重要性质[34]（也有人将 BBB 渗透性归类于分布阶段）。

在实验上，一般采用脑血分配系数 BB 的自然对数来表征化合物的血脑穿透能力，如下式所示：

$$logBB = log\left(\frac{C_{brain}}{C_{blood}}\right) \tag{9-16}$$

式中，$C_{brain}$ 和 $C_{blood}$ 分别为药物在脑组织间液和血液中的平衡浓度。

然而，无论是在体内还是体外条件，使用实验方法测定化合物的脑血分配系数是昂贵并耗时的，而且无法应用于药物高通量筛选。因此发展理论的脑血分配系数的预测方法显得十分重要，同时也可以应用到虚拟筛选中来，提高寻找新药的命中率。对作用于中枢神经系统

的药物，需要其能穿过血脑屏障；反之，则不允许其穿过血脑屏障。

计算预测主要包括基于各种描述符的定性分类模型和 QSAR 定量回归模型。计算方法包括多元线性回归、主成分分析、偏最小二乘回归、人工神经网络、决策树等，这些方法都被应用到 BBB 渗透模型的构建。

**(1) 基于 QSAR 的定量回归模型**

2003 年 Hou 等基于 115 个化合物的数据集构建了预测血脑屏障渗透性的 QSAR 模型[35]。这 115 个化合物均具有体内血脑分配数据 logBB 值。115 个化合物中有 78 个化合物作为训练集构建 QSAR 方程，37 个化合物作为测试集验证方程的预测能力。用不同的描述符构建了多个方程，也考察了不同描述符与 logBB 的相关性。最好的一个模型基于 3 个描述符：利用 SLOGP 方法计算的脂水分配系数、基于 Gasteiger 部分电荷的极性表面积 HCP-SA、大于 360 的分子量 $M_W-360$（$N=78$，$R=0.876$）。所得预测模型如下：

$$logBB=0.00845+0.197logP-0.0135\ HCPSA-0.014(M_W-360) \tag{9-17}$$

构建的预测模型进一步用两个外部数据集共 37 个化合物进行了验证，均取得了较为满意的预测结果。

2010 年 Fan 等基于其公司内部的 193 个化合物构建了一个数据集，用 Pipelin Pilot 里面的遗传近似方法构建了 logBB 的回归预测模型[36]。该模型含有 5 个描述符：

$$logBB=1.36+0.55\ qm\_num\_amine+0.54\ qp\_EA-0.02\ qp\_PSA-0.34\ No\_aromRing$$
$$-0.25\ ES\_Sum\_sBr \tag{9-18}$$

式中，qm_num_amine 是非共轭氨基的数目；qp_EA 是 PM3 计算的电子亲和力；qp_PSA 是极性氮和氧的范德华表面积；No_aromRing 为芳环的数目；ES_Sum_sBr 为所有溴原子电子拓扑态之和。该模型对 193 个化合物组成的训练集预测的相关系数 $r^2$ 为 0.74，分别用不同的外部测试集进行了验证，相关系数 $r^2$ 为 0.63～0.65。对 1403 个化合物组成的外部验证集的正确率约为 82%。

2014 年 Carpenter 等采用加膜的分子动力学模拟和结合自由能计算方法，对 12 个小分子药物的 logBB 和 logPS 进行了预测[37]，其预测相关系数 $r^2$ 分别为 0.94 和 0.90。虽然具有较好的预测准确性，但计算资源花费太大，还不适合对多个化合物同时进行预测。

**(2) 定性分类预测模型**

除了定量的 BBB 预测模型，研究者还利用不同的机器学习方法发展了许多定性分类 BBB 的预测模型。相比于定量回归模型只能包含少量化合物样本，定性分类模型可以包含数量更多、结构差异性更大的化合物样本。

Adenot 等在 2004 年构建了 BBB 渗透性分类预测模型[38]。由于明确报道的 logBB 实验数据很少，他们主要依据世界药物索引（WDI，1999 版约 6.2 万个化合物），采用 ATC 药物分类系统确定中枢神经系统药物为 BBB＋，排除 P-糖蛋白底物，并参考已报道的数据，获得 1686 个化合物数据，其中 1336 个为 BBB＋，259 个为 BBB－，91 个为 P-糖蛋白底物。采用 PLS-DA（Discriminant Analysis，判别分析）方法，依托 67 个分子描述符，所得到的模型达到 98% 的分类正确率。

Martins 等在 2012 年构建了一个包含 2053 个化合物的 logBB 数据库（其中 1570 个 BBB＋，483 个 BBB－），其中 1970 个分子（分子量不超过 600）用于模型构建。利用贝叶斯统计方法，组合运用分子指纹、分子参数描述符等多种描述符构建了 logBB 的分类模型[39]。结果表明最好的模型能正确识别 83% 的 BBB＋化合物，96% 的 BBB－化合物。作者为此还

构建了一个免费的在线预测系统 B3PP（http://b3pp.lasige.di.fc.ul.pt/），但笔者写作时尝试登录该系统，没有成功。本研究的一个缺陷是，没有给出明确的标准来划分 BBB＋和 BBB－，只是直接应用来自不同文献的已划分好的结果。

2010 年，我们实验室报道子结构模式识别方法时也构建了 logBB 的分类预测模型[33]。所用数据集来自于 Adenot 等文献中的 1593 个化合物[38]，分别根据其能否穿透血脑屏障的能力标记为"BBB＋"和"BBB－"。将数据集划分成一个包含 1093 个分子的训练集（其中"BBB＋"化合物 832 个，"BBB－"化合物 261 个）和一个包含 500 个分子的测试集（其中"BBB＋"化合物 451 个，"BBB－"化合物 49 个）。此外，还从文献中收集了 246 个不包含在 Adenot 数据集中的化合物（其中包括 155 个"BBB＋"化合物和 91 个"BBB－"化合物），作为外部测试集以验证模型的预测能力。结果表明，最好的 BBB 模型对训练集和测试集的整体预测准确率分别为 98.8% 和 98.4%，说明了模型具有较好的预测能力。模型对外部测试集中"BBB＋"化合物的预测成功率为 97.8%，对于"BBB－"化合物的预测准确率也达到了 89.9%。通过信息增益技术还发现了一些和 BBB 相关的特征子结构（图 9-4），例如，含有多肽 C 末端的化合物或者是肽类化合物难以穿透血脑屏障。

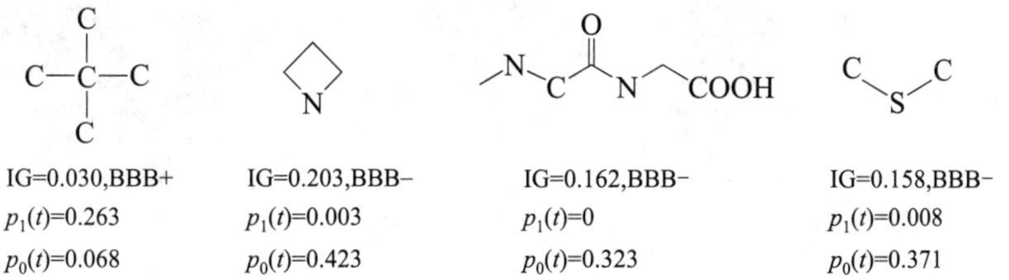

图 9-4　采用信息增益技术识别出来的与 BBB 相关的关键子结构

$p_1(t)$ 和 $p_0(t)$ 分别表示子结构 $t$ 在 BBB＋类别和 BBB－类别中出现的百分比

2018 年，我们又报道了一个新的 BBB 渗透性预测模型[40]。共收集了 2358 个化合物样本（1812 个 BBB＋、546 个 BBB－），其中 1881 个作为训练集，332 个用作测试集，145 个作为外部验证集。采用分子描述符和分子指纹来表达分子结构，并使用多种过采样（Oversampling）和欠采样（Undersampling）技术来平衡正、负样本数，采样机器学习方法建模，最终获得的一致性模型（Consensus Model）预测准确率达到 96.6%。

## 9.5.2　分布

与分布有关的 ADMET 参数主要是分布容积、血浆蛋白结合、中枢神经渗透、P-糖蛋白外排，药物进入细胞后在不同亚细胞器中的分布也是需要考虑的。

药物进入血液后，一部分与血浆蛋白结合，一部分以游离的形式存在于血液中，通过细胞膜转运到特定的靶标部位发挥作用，药物在中枢神经中的浓度与药物通过血脑屏障的能力以及转运药物的 P-糖蛋白有关，主要的预测模型有血浆蛋白结合模型，中枢神经渗透模型（参见上面的 BBB 预测模型）以及 P-糖蛋白抑制剂和底物预测模型。

### 9.5.2.1　P-糖蛋白结合预测模型

P-糖蛋白（P-Glycoprotein，P-gp）是 ABC 转运体超家族的一员，广泛地分布于多个人体组织中，如小肠上皮细胞、肝脏、肾小管上皮细胞、肾上腺、脑组织的内皮细胞等。P-糖

蛋白作为一种能量依赖的外排泵，能够把外源的化合物排出细胞外（图 9-5）。P-糖蛋白有着非常宽的底物特异性，能结合包括药物在内的不同类型和大小的化合物。因此 P-糖蛋白对于药物的吸收、分布和毒性均起着极其重要的作用。另外，P-糖蛋白通常在肿瘤细胞中过表达，由于其具有外排功能，因此能够将各种不同的药物外排出癌细胞，导致出现多药耐受现象。这也是临床化疗药物失败的主要原因之一。

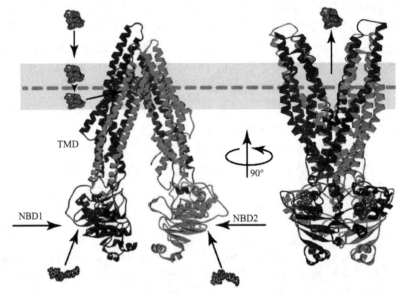

图 9-5　P-糖蛋白结构与底物被泵出示意图[41]

红色的为底物，紫色的为 ATP，TMD 表示跨膜区，NBD 表示核苷酸结合区

目前已发展了多种方法可以用于体外测试 P-糖蛋白的转运活性，如 Caco-2 单层细胞外排模型、Calcein-AM 或 Rho123 荧光模型等。然而这些体外实验方法也有各种不足之处，比如比较耗时费力。因此利用计算模拟方法预测 P-糖蛋白的底物或抑制剂引起了广泛的研究兴趣[41]。

**（1）P-糖蛋白底物预测模型**

早期的研究主要依据一些简单的规则，来判断一个化合物是否可能是 P-糖蛋白的底物。例如，Seelig 在 1998 年曾建议 P-糖蛋白识别的底物应包含 2～3 个电子供体（或者氢键受体）基团，并且这些基团要保持空间距离为 $(2.5\pm0.3)$Å（第一类模式）或者 $(4.6\pm0.6)$Å（第二类模式）[42]。Didziapetris 等在 2003 年则进一步提出[43]：如果化合物含有的（N+O）$\geq 8$，$M_W > 400$ 以及 $pK_a > 4$ 则可能是 P-糖蛋白的底物；而具有（N+O）$\leq 4$，$M_W < 400$ 以及 $pK_a < 8$ 则是 P-糖蛋白底物的可能性较小。虽然这些简单的规则容易理解，但据此判断化合物是否是 P-糖蛋白的底物，还是略显简单。

为了准确预测 P-糖蛋白的底物和非底物，各种不同的计算模拟方法被相继运用。2002年 Penzotti 等利用药效团模型方法区分 P-糖蛋白的底物和非底物[44]。作者构建了一组由100 个药效团模型组合的预测模型（每个模型含 2 到 4 个药效团特征），整个数据集由 195个化合物组成，其中 144 个化合物为训练集，51 个化合物为测试集。如果化合物能匹配其中至少 20 个药效团，则该化合物被认为是 P-糖蛋白的底物。模型对于训练集的预测准确率约为 80%，但对测试集的准确率只有 63%。2007 年 Li 等也构建了一个多药效团模型来区分P-糖蛋白的底物和非底物[45]。基于 163 个化合物构建了一组有 4 个特征的 3D 药效团模型，将其中 9 个表现良好的药效团生成一个简单的分类树。模型对训练集的预测准确率达到

87.7%，对外部测试集的准确率为 87.6%。

2014 年，浙江大学侯廷军课题组报道了一个 P-糖蛋白底物预测模型[46]。他们收集了 822 个化合物（其中 423 个是 P-糖蛋白底物，399 个为非底物），对这些化合物性质进行分析发现，分子量和水溶性是底物区别于非底物的重要特征性质；对 423 个底物和 735 个抑制剂的性质分析发现，抑制剂的疏水性要强于底物，而底物更倾向于有更多的氢键供体。然后他们采用朴素贝叶斯方法，基于简单的分子描述符、拓扑描述符和分子指纹，构建了分类预测模型。最好的模型对训练集的预测准确率达到 91.2%，对 200 个化合物组成的测试集的准确率达到了 83.5%。

**（2）P-糖蛋白抑制剂预测模型**

基于 P-糖蛋白在肿瘤药物耐药中的重要作用，预测 P-糖蛋白抑制剂引起了研究学者的广泛兴趣。和 P-糖蛋白底物模型类似，各种计算模拟方法被应用于 P-糖蛋白抑制剂的预测。

2006 年 Chang 等基于 33 个化合物，构建了一个 3D 药效团模型用于预测 P-糖蛋白的抑制剂[47]。该药效团模型包含 4 个疏水特征和 1 个氢键受体特征元素，对训练集化合物的预测值和实验值的相关系数为 0.87。将该模型用于筛选商业数据库，以发现潜在的 P-糖蛋白抑制剂。从数据库中筛选出 7 个化合物具有较高的药效团得分，经体外实验验证，发现其中 6 个化合物是 P-糖蛋白的抑制剂，这说明该模型具有较好的预测能力。

2011 年 Chen 等利用机器学习算法建立了 P-糖蛋白抑制剂的分类预测模型[48]。他们首先构建了一个含有 1273 个化合物的数据库，其中 797 个化合物是 P-糖蛋白的抑制剂，476 个为非抑制剂。以 973 个化合物为训练集，运用递归拆分技术构建了决策树，以 300 个化合物作为测试集进行验证。最好的决策树模型对测试集中抑制剂的预测准确率达到 83.5%，对非抑制剂的准确率为 67%。最后运用朴素贝叶斯技术对所有的抑制剂建立分类模型。结果表明，贝叶斯模型对 973 个化合物的平均预测准确率为 81.7%，对 300 个测试集化合物预测的准确率为 81.2%。他们还根据贝叶斯打分，预测出了对 P-糖蛋白抑制作用好的片段和不好的片段，各 15 个（图 9-6），以方便实验研究人员根据结构直接判断分子对 P-糖蛋白的抑制性。

近几年，来自于小鼠和线虫的 P-糖蛋白的晶体结构相继被解析出来。这些结构为构建人体 P-糖蛋白的三维结构提供了很好的模板。这些模建的人体 P-糖蛋白三维结构的获得为利用基于分子对接方法发现并表征 P-糖蛋白的抑制剂提供了可能。2014 年 Brewer 等基于经过分子动力学优化的人体 P-糖蛋白结构模型，利用基于分子对接的虚拟筛选技术，从 ZINC 小分子化合物库中，筛选发现 P-糖蛋白的抑制剂[49]。最后挑选了 35 个化合物进行测试，体外活性测试结果表明有 4 个化合物是 P-糖蛋白的抑制剂。该方法虽然具有一定的预测能力，但分子动力学模拟目前还是非常耗时的。

在 P-糖蛋白晶体结构没有解析之前，所有的抑制剂预测模型都是基于配体的方法构建的。在 P-糖蛋白的晶体结构解析出来之后，陆续有基于结构的方法建立预测模型的报道。2014 年，Klepsch 等系统地比较了基于配体的方法和基于结构的方法对 P-糖蛋白抑制剂的预测能力[50]。他们收集了 1608 个 P-糖蛋白配体，训练集含有 1201 个化合物（841 个抑制剂，360 个非抑制剂），测试集含有 407 个化合物（235 个抑制剂，172 个非抑制剂），分别用基于配体和基于结构的方法进行分类。基于配体的方法运用了 $k$-最近邻、支持向量机、随机森林等算法；基于结构的方法主要是 GOLD 对接软件。结果表明，随机森林和支持向量机的分类结果最好，对外部测试集的预测准确率分别为 73% 和 75%。而基于分子对接对外部测试集的预测准确率只有 61%。这表明在预测 P-糖蛋白抑制剂上，基于配体的方法要

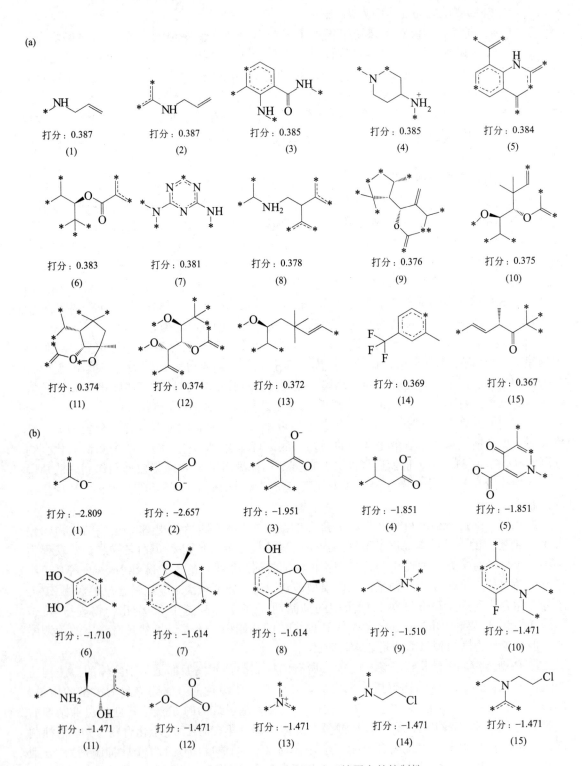

(a)

打分：0.387
(1)

打分：0.387
(2)

打分：0.385
(3)

打分：0.385
(4)

打分：0.384
(5)

打分：0.383
(6)

打分：0.381
(7)

打分：0.378
(8)

打分：0.376
(9)

打分：0.375
(10)

打分：0.374
(11)

打分：0.374
(12)

打分：0.372
(13)

打分：0.369
(14)

打分：0.367
(15)

(b)

打分：−2.809
(1)

打分：−2.657
(2)

打分：−1.951
(3)

打分：−1.851
(4)

打分：−1.851
(5)

打分：−1.710
(6)

打分：−1.614
(7)

打分：−1.614
(8)

打分：−1.510
(9)

打分：−1.471
(10)

打分：−1.471
(11)

打分：−1.471
(12)

打分：−1.471
(13)

打分：−1.471
(14)

打分：−1.471
(15)

图 9-6　根据贝叶斯打分预测对 P-糖蛋白的抑制性
(a) 15 个好的片段，(b) 15 个差的片段[41,48]

优于基于结构的方法。但基于结构的方法能够提供抑制剂和 P-糖蛋白的作用信息，有助于理解它们之间的相互作用，从而为抑制剂的结构优化提供信息。

### 9.5.2.2 化合物血浆蛋白结合率预测模型

化合物的血浆蛋白结合率（Plasma Protein Binding，PPB）是一个重要的药代动力学参数，影响着药物在体内的分布和清除。只有结合型药物会随着血液循环到达全身，但只有非结合的药物才能够进入组织和相应的靶标蛋白结合，以产生相应的药理学效应。血浆蛋白结合还与药物相互作用有关，当两个与血浆蛋白都有高结合的药物连用时，竞争结合会使得药物结合率下降，游离浓度升高，从而导致严重的不良反应。由此可见，血浆蛋白结合率具有重要的研究意义。

实验证明，酸性药物一般跟人体血浆白蛋白（Human Serum Albumin，HSA）的结合力强，而中性和碱性药物跟 $\alpha_1$-酸糖蛋白（$\alpha_1$-Acid Glycoprotein，AGP）结合较强，但人体中主要的血浆蛋白是 HSA，因此，也不能忽略中性和碱性药物与 HSA 的结合，也存在酸性药物与 AGP 结合的情况。

目前实验主要采用体外测试方法来研究药物血浆蛋白结合率，其中应用最为广泛的有平衡透析、超速离心和超滤，但是这些实验方法费时费力，且每一种方法都有不同的适用范围。因此，计算预测方法作为一种替代策略，受到大家的高度重视。已有一些文献报道了血浆蛋白结合率的预测模型。

2004 年，Yamazaki 等采用非线性回归分析法来预测结构多样的药物分子的血浆蛋白结合率[51]。他们选用了 302 个上市药物进行分析，其中中性和碱性药物 143 个（含 53 个两性离子），酸性药物 159 个（含 71 个两性离子）。他们发现中性和碱性药物（两性离子除外）的血浆蛋白结合率与 pH=7.4 时的 $\log D$ 值密切相关（相关系数 $r^2=0.803$），而酸性药物则与 $\log P$ 值及一个药效团特征密切相关（相关系数 $r^2=0.786$），药效团特征包括一个疏水中心、一个芳香环中心和一个氢键受体，相互之间距离为 4～5Å。以 20 个药物作为外部验证集，也获得了较好的预测准确度（相关系数 $r^2=0.830$）。

2006 年，Votano 等采用机器学习方法构建了血浆蛋白结合率的定量回归模型[52]。他们收集了 1008 个实验数据，其中 808 个作为训练集，200 个作为外部测试集。采用结构描述符来表达分子，使用 MLR、ANN、$k$-NN 和 SVM 四种机器学习方法，所建立的模型，对训练集而言，最好的是 ANN 模型（相关系数 $r^2=0.90$，平均绝对误差 MAE=7.6），最差的是 MLR 模型（$r^2=0.61$，MAE=16.2）；对外部测试集而言，最好的也是 ANN 模型（$r^2=0.70$，MAE=14.1），最差的是 SVM 模型（$r^2=0.59$，MAE=18.3）。

2016 年，Ingle 等基于 1045 个药物构成的训练集，采用多种机器学习方法构建了血浆蛋白结合率的回归预测模型[53]。其中最好的模型为随机森林模型，其对测试集预测的平均绝对误差为 0.157，均方根偏差为 0.231。该模型具有较宽广的应用域，对 Toxcast 中的环境化合物，最好模型的平均预测误差和均方根偏差分别为 0.130 和 0.226，表明它们的模型除了可以应用于药物预测外，也可以应用于环境化合物预测。

2018 年，我们实验室也报道了一个血浆蛋白结合率的回归预测模型（流程参见图 9-7）[54]。我们使用的数据集含有 1209 个分子，其中 967 个分子为训练集，242 个分子为测试集；另外还有两个外部验证集，分子数分别为 397 个和 231 个。我们使用了 3 种软件共计算了 1117 个分子描述符，经过一系列挑选，最终使用 26 个描述符进行建模。建模采用了 6 种机器学习算法，所构建的模型具有较好的预测性能，对外部验证集的平均绝对误差只有

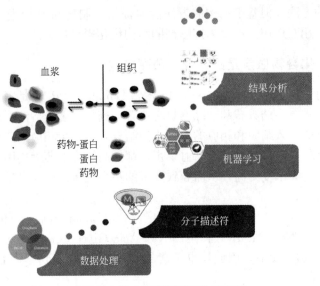

图 9-7　血浆蛋白结合率预测模型构建流程

0.126～0.178。模型也定义了应用域。

### 9.5.2.3　小分子亚细胞定位预测模型

药物在人体细胞中会定位到不同的亚细胞器中，比如细胞核（Nucleus）、线粒体（Mitochondrion）等（图 9-8），不同的亚细胞器有不同的功能以及微环境，药物在其中的浓度

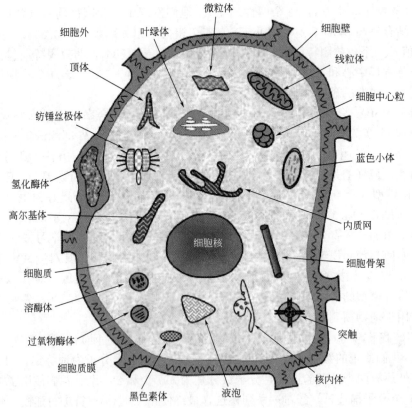

图 9-8　真核细胞内所含各种亚细胞器示意图[55]

也不尽相同。如果小分子能够定位到特定的亚细胞器中，则更容易发挥药效；相反，若其富集在其它亚细胞器中，则可能导致毒副作用。因此，在药物设计中需要研究化合物的亚细胞定位情况，通过了解化合物在亚细胞中的定位，能够增加药物与靶蛋白结合的可能性，并减少潜在的毒副作用。

化合物在亚细胞水平的分布一般可以用一些实验的手段测定[56]，但是无论是体外还是体内实验都相对复杂、昂贵并且很耗时，相比之下使用计算的方法便可以克服这些不足，快速准确地预测出小分子在亚细胞中的定位。目前已经有不少针对蛋白质亚细胞定位的研究，以阐释蛋白质在细胞内的功能与主要机制，这些研究对于理解蛋白质在细胞水平的内在通路至关重要[55,57]；相比之下，使用计算的手段对于小分子的亚细胞定位研究却很少。实际上蛋白质亚细胞定位和小分子亚细胞定位是密切相关的，只有二者定位在同一个亚细胞器上，才更有利于发挥药效。但很显然，二者的定位机制是不一样的，因而预测的方法也不相同。小分子的亚细胞定位与其理化性质及分子结构密切相关，所以我们可以基于化合物的结构，通过计算的手段来预测小分子的亚细胞定位。

通过计算手段预测小分子的亚细胞定位的方法可以分为两类：一是使用统计学回归的QSAR方法学习已有的小分子性质与其定位的关系；另一种是使用基于机制的生理学模型。这两种方法互相补充[58]。后者相对来说可解释性强，更加可信，但想要构建足够好的模型却相对复杂，现在已经有一些这样的模型能预测化合物在细胞内的扩散与转运情况。至于基于统计的QSAR方法，大多数研究主要在于研究化合物在某个亚细胞内的浓度与其理化性质或者结构描述符之间的关系。尽管这些模型使用诸如 $\log P$、分子量等理化性质足以得到较好的预测表现，但从辨别不同亚细胞器的角度，他们的表现并不理想。2011年 Zhang 等研究发现，分子量、$\log P$、pH=7.4 时的正电荷、偶极矩、类球性（Globularity）、氢键供体、可旋转键数等理化性质并不能很好地区分它们定位在哪个亚细胞器中[59]。

2017年，我们实验室采用机器学习方法，构建了化合物亚细胞定位的多分类预测模型[60]。首先，我们从相关文献中收集到近千条不同化合物与其主要定位的亚细胞器数据，这些化合物主要是一些药物或者类药小分子，以及荧光染料。大多数化合物都只定位在一个亚细胞器中，但有些亚细胞器比如高尔基体、内质网等相关数据较少，所以最终我们选择四种主要的亚细胞器进行建模，分别是溶酶体（Lysosome）、线粒体（Mitochondrion）、细胞核（Nucleus）、细胞质膜（Plasma Membrane），涉及的化合物共 614 个（其中定位于溶酶体的有 164 个、线粒体的有 236 个、细胞核的有 103 个、细胞质膜的有 111 个），各按照4：1 的比例划分为训练集和测试集，构建一个四分类预测模型。

我们使用支持向量机（SVM）、分类决策树（CT）、随机森林（RF）、朴素贝叶斯（NB）、最近邻算法（$k$-NN）、人工神经网络（ANN）六种机器学习方法来构建多分类预测模型，选用 1D/2D 分子描述符和三种特征选择方法来筛选描述符，另外还使用了六种分子指纹作为特征，即 MACCS、SubFP、CDK、Estate、PubChem 以及 KRFP，并与使用分子描述符的模型进行比较。最终发现使用所有分子描述符方法比任何特征选择方法都好，MACCS 在所有指纹中表现最佳，SVM 与 ANN 这两种方法在机器学习方法中表现最佳。考虑到 1D/2D 分子描述符的质量以及过拟合的风险，我们推荐使用基于子结构的分子指纹方法进行建模。最终选择使用 MACCS 分子指纹配合 SVM 方法构建模型，内部验证整体准确率达到 76.2%，外部验证测试平均准确率达到 77.2%，表示构建的模型具有较好的预测能力。此外，我们还使用子结构提取与频率分析方法获取每个亚细胞器定位的优势子结构（表 9-3），这些优势子结构可以作为新的特征提高分类模型的表现。

表 9-3 定位于不同亚细胞器的优势子结构[60]

| 编号 | 标签 | 子结构 | 编号 | 标签 | 子结构 |
|---|---|---|---|---|---|
| 1 | 溶酶体 | | 11 | 细胞核 | |
| 2 | 溶酶体 | | 12 | 细胞核 | |
| 3 | 线粒体 | | 13 | 细胞核 | |
| 4 | 线粒体 | | 14 | 细胞核 | |
| 5 | 线粒体 | | 15 | 细胞质膜 | |
| 6 | 线粒体 | | 16 | 细胞质膜 | |
| 7 | 线粒体 | | 17 | 细胞质膜 | |
| 8 | 细胞核 | | 18 | 细胞质膜 | |
| 9 | 细胞核 | | 19 | 细胞质膜 | |
| 10 | 细胞核 | | 20 | 细胞质膜 | |

## 9.5.3 代谢

药物的代谢性质是复杂的药代动力学性质中非常重要的一环,因为药物的生物利用度、化学稳定性以及安全性等都与代谢密切相关。药物进入人体后,机体的防御系统必然对这些外来物有所反应。一些药物可以以原形形式从人体排泄出去,然而绝大多数药物则需要进行结构修饰才易于被排泄。这一结构修饰的过程被称为"药物代谢(Drug Metabolism)",也称为"生物转化(Biotransformation)"。

代谢作用可以促使脂溶性物质转变为水溶性物质,从而有利于药物在体内的消除。药物发生代谢反应的场所主要是肝脏,经统计约有 75% 的药物会经过肝脏的代谢作用而排出体外。药物经过口服或者注射等给药途径进入人体后,首先会与肝脏中的各种生物酶发生代谢反应,生成反应性代谢物或者稳定性代谢物。而反应性代谢物可能会与细胞中的大分子发生共价修饰反应,进而改变细胞的功能,引起代谢异常,产生毒性。反应性代谢物也可能再次经过生物活化生成稳定性代谢物,随后被排出体外,或者经由机体的防御机制直接被排出体外。有的药物本身存在一些问题,可以设计为前药甚至双前药形式,通过体内代谢过程释放出原药,从而发挥治疗作用。

药物的代谢一般可以分为两个阶段（图9-9），即通常所说的"Ⅰ相代谢"（或称"官能团化反应"）和"Ⅱ相代谢"（或称"结合反应"）。Ⅰ相代谢通常引入或暴露药物的化学极性基团，转化为极性更强的亲水性化合物，使之发生Ⅱ相代谢，从而容易被肾脏排泄。因此，从某种意义上来说，Ⅱ相代谢才是真正的"解毒"途径，它决定药物失活和排泄的量。

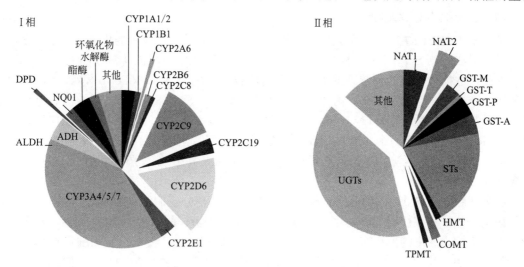

图9-9　药物Ⅰ相代谢和Ⅱ相代谢过程中参与的各种生物酶

氧化是"Ⅰ相代谢"的主要反应，按反应类型可以分为 C-氧化、N-氧化、S-氧化、N-去烷基化、O-去烷基化，以及去氨基反应；此外还有还原反应、水解反应等。Ⅱ相反应包括糖苷结合、硫酸化、甲基化、乙酰化、氨基酸结合、谷胱甘肽结合、脂肪酸结合等。有多种不同的酶系参与药物的代谢，包括细胞色素 P450 酶（Cytochrome P450，P450）、脱氢酶、含黄素的单加氧酶、水解酶、过氧化酶、UGT-葡萄糖醛酸转移酶（UGT）、磺基转移酶、谷胱甘肽-S-转移酶等。其中 P450 酶是人体内最主要的Ⅰ相代谢酶，它们参与了大约75%的上市药物的代谢反应[61]；而 UGT 酶是最主要的Ⅱ相代谢酶。

人体内 P450 酶有不同的分布和类型，是一个由 57 个亚型构成的大家族。其中参与药物代谢的亚型主要有：3A4、2D6、2C19、2C9、2C8、2E1、2B6、2A6、1A2。与那些有严格底物特异性的酶不同，这些 P450 酶能结合不同类型的配体化合物（包括底物和抑制剂）发生代谢或抑制，催化代谢的反应类型也多种多样。不同的 P450 酶亚型之间既有配体重叠，又有配体选择性，因此对药物代谢的预测富有挑战性。

用于药物代谢预测的计算机技术可以分为两类：基于配体（Ligand-Based）的方法和基于结构（Structure-Based）的方法。基于配体的方法顾名思义就是收集大量已知结构的活性和无活性的小分子用于阐明结构代谢关系，比如代谢位点。基于配体的方法需要应对活性位点不确定性的挑战，因为一个配体结合到一种特定的蛋白酶上，由于蛋白酶结构未知，它的近似化学环境在很大程度上是不确定的。最早使用的基于配体的方法是药效团模建，这种方法使用一种直观的方式能够获取小分子与代谢酶的相互作用。分子对接是一种常用的基于结构的预测方法，它使用蛋白质的三维结构来预测小分子的代谢过程。目前基于配体和基于结构的方法已被广泛使用在药物代谢预测中，下面予以简单介绍。

### 9.5.3.1　代谢位点预测

在一个分子中，代谢反应发生的位点被称为代谢位点（Site of Metabolism，SOM）。代

谢位点的预测对提高药物的生物利用度和避免产生可能的有毒产物非常重要，因此在过去几年引起了人们的极大关注。识别一个代谢位点的关键因素是化学反应性和配体在催化位点的朝向，目前已有多种计算方法用于识别可能的代谢位点，大体分为：基于配体的 SOM 预测、基于结构的 SOM 预测、基于规则的 SOM 预测、整合基于配体和基于结构的综合 SOM 预测。

### (1) 基于配体的 SOM 预测

基于配体的方法主要是根据底物的性质进行预测：一种是从底物的化学反应性出发，用量子化学方法预测 SOM；另一种是从底物的化学结构式入手，用机器学习方法预测 SOM。

在反应性模型中，具有较高准确度且应用比较广泛的是 SMARTCyp 模型[62]，该模型已作为一个插件整合到 Toxtree 化合物毒性预测软件中。SMARTCyp 模型的核心思想是通过量化计算预测各种分子片段与一个简化的血红素（Cpd I 形式）模型之间的反应能，并通过 SMARTS 规则构建一个含有不同反应活性的片段库。当输入一个新的化合物进行预测时，根据 SMARTS 匹配的规则给不同的位点分配能量，并引入分子可及性的描述符进行打分和排序。

在最新版本的 SMARTCyp 中，模型的打分还引入小分子的溶剂可及表面这一项参数。在考虑了小分子潜在代谢位点的化学反应活性及其在生物环境下的溶剂化作用后，新模型的预测准确率较之原来的模型有一定的改善。然而，SMARTCyp 模型对底物的选择具有一定的偏好，例如，其对 N-去烷基化的预测准确率就明显高于其它类型底物的预测准确率。

在机器学习模型中，Accelrys Metalolite Database（http://www.accelrys.com/）是一个大的代谢转化数据库，里面包含了 10 万多条反应数据，为机器学习模型构建提供了数据来源。Metaprint 2D 通过分析反应数据库，使用统计模型进行代谢位点预测。这个软件能够应对所有的生物转化，它使用环指纹来编码目标原子及其周围的其它原子，每个原子可能被代谢的概率，可通过计算编码的原子环境的数目占实验观察到的发生生物转化的原子数目的比值得到。ADMET-Predictor（https://www.simulations-plus.com/）的代谢模块能够预测九种 P450 亚型：1A2、2A6、2B6、2C8、2C19、2C9、2D6、2E1 和 3A4。其训练数据来自于 Accelrys Metabolite Database，它为每一个原子指定一个能否发生代谢反应的打分。Percepta Platform（http://www.mass-spec-capital.com/）中的 P450 酶区域选择性模块，能够预测人类的肝微粒体代谢和五种 P450 酶亚型（1A2、2C9、2C19、2D6 和 3A4）。这个模块使用一个全局的 PLS-QSAR 模型来进行预测，能够预测的反应类型包括 N/O-去烷基化、芳香/脂肪的羟基化和 S-氧化。RegioSelectivity(RS)-WebPredictor 是 RS-Predictor 的在线版本[63]，使用 MOE（http://www.chemcomp.com/）和 SMARTCyp 计算描述符然后构建预测模型，能够预测八种 CYP 酶的亚型：1A2、2A6、2B6、2C8、2C19、2D6、2E1 和 3A4。FastMEtabolizer（FAME）使用随机森林构建预测模型来进行代谢位点预测[64]，即使 FAME 只使用了 7 个 2D 描述符，但是仍然能够获得很高的预测准确率。FAME 能够预测包括 I 相和 II 相代谢反应，覆盖的化学空间包括药物和类药分子、内源性代谢物以及天然产物。FAME 虽然是一个命令行程序，但是能够输出注释有代谢位点预测概率的分子图形。

最近，我们实验室使用三种树状结构的机器学习算法（决策树、随机森林、自适应提升），构建了 UGT 酶催化的底物代谢位点预测工作流[65]，可以预测四种糖苷化反应类型：脂肪羟基（AlOH）、芳香羟基（ArOH）、羧酸（COOH）和氨基氮（Nitrogen）。反应数据来自 Philip W. Lee 博士主编的专著 *Handbook of Metabolic Pathways of Xenobiotics*（5 Volumes），采用原子环境指纹来描述位点，为了平衡阳性样本和阴性样本之间的数目，四

种数据采样方法被用来采样数据，同时四种特征选择方法被用来选择合适的特征子集。经过分析和比较，为每一种反应类型挑选了一个最佳的模型。与已发表的工作比较后发现，计算工作流以及使用的数据都是全新的，并且预测准确度令人满意（图 9-10）。通过组合局部模型和全局模型的预测结果，我们获得了更高的预测准确率。

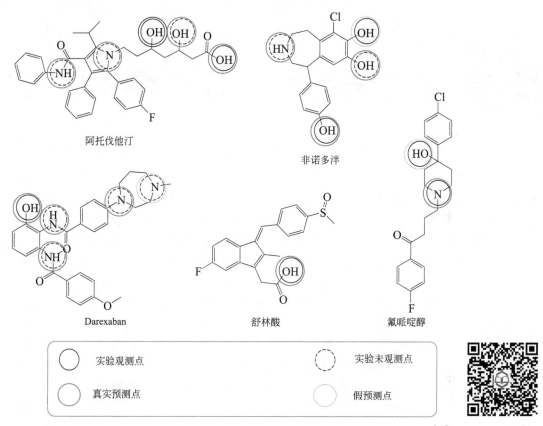

阿托伐他汀

非诺多泮

Darexaban

舒林酸

氟哌啶醇

- ○ 实验观测点
- ○ 真实预测点
- ○ 实验未观测点
- ○ 假预测点

图 9-10 采用我们的 UGT 酶 SOM 预测模型，对几个已知药物的 SOM 预测准确率[65]

总体来说，机器学习方法 SOM 预测具有较高的准确率，但严重依赖于底物数据集的好坏和所选用的分子描述符或分子指纹；而从化学反应性角度出发的 SOM 预测，相对而言更具合理性。

**（2）基于结构的 SOM 预测**

近年来负责药物代谢的 P450 酶的主要晶体结构都已经被解析出来，从而为利用基于结构方法预测代谢位点提供了方便。基于结构的预测方法主要考虑底物分子在 P450 活性口袋中的朝向，因为大部分底物在 P450 活性口袋中被氧化时都是分子中代谢位点的区域靠近并朝向血红素的铁原子。底物在 P450 酶结合口袋的结合模式可以通过分子对接方法得到。

在基于结构的 SOM 预测中，一般用简单的 6Å 规则来评价预测的准确度，即在一个由对接预测的结合模式中，如果实验测得的 SOM 在铁原子 6Å 范围内，则认为该结合模式成功地预测了该底物的 SOM（图 9-11）。但这种规则忽略了位点的朝向以及可能存在 6Å 范围内的离铁原子更近的位点的情形 ［图 9-11（b）］，所以是一个比较宽松的评价标准。为此，我们研究组在之前对 CYP2A6 的底物 SOM 预测研究中，在 6Å 规则上进一步考虑了位点和铁原子距离的排名和朝向，以便模型能更准确地预测全新化合物的代谢位点。

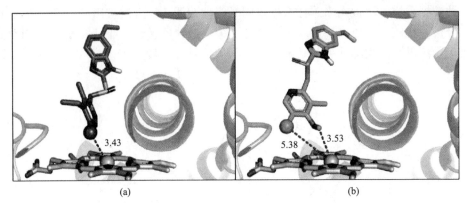

图 9-11　6Å 规则示例

CYP2C19 与底物奥美拉唑的两种结合模式，实验测得的主要代谢位点及铁原子以小球显示

晶体结构显示，P450 酶在结合和没有结合配体以及结合不同配体时，结构差异较大，表现出了较大的柔性。这种柔性对于配体的结合有显著影响，因此在基于结构的 SOM 预测中考虑 P450 酶的柔性至关重要。在对接预测 SOM 的方法中考虑 P450 酶的柔性主要有两种策略：一种是在分子对接过程中对配体和活性口袋的残基侧链同时进行取样；一种是通过分子动力学及其它方法预先对蛋白质进行柔性取样，再进行多次系综对接（Ensemble Docking）。

前一种方法文献中比较少见，后一种方法则有较多的应用。例如针对 CYP2D6 亚型的底物代谢位点预测，已有不同的课题组采取了各种取样方法对蛋白质的构象进行取样。Hritz 等将 CYP2D6 的 65 个底物通过聚类分成 5 个簇，通过对接获得各簇中的代表性化合物与 CYP2D6 的复合物，然后进行短时间的 MD 取样，最后选取了总共 2500 个蛋白质构象与底物分子进行分子对接[66]。他们的预测结果表明某些蛋白质构象对特定簇的底物会有较高的预测准确率。可以看到，这种取样策略相当于间接考虑了配体对蛋白质结合口袋构象变化的诱导效应。

除了柔性影响 SOM 的预测，对接过程中是否考虑水分子也是影响 SOM 预测准确度的重要因素。不同对接软件对活性口袋中水分子的处理方式不一样，因此较难统一评估活性口袋中的水分子对 SOM 预测的作用。我们实验室在研究 CYP2C19 底物代谢位点时，曾对蛋白质柔性和活性位点水分子的影响进行了考察[67]，发现对接时考虑侧链柔性能显著改善预测结果，但水分子对预测准确度的影响不大。

### (3) 基于规则的 SOM 预测

基于规则（Rule-Based）的预测，即基于专家系统的预测，是早期使用的代谢预测工具，一般由用户输入模块、控制台模块、计算模块、化合物数据库、知识数据库和推理模块组成。其中，推理模块的准确性以及知识数据库的全面性是整个 SOM 预测准确与否的关键。和单纯基于配体的机器学习方法不同的是，这类预测系统除了返回预测结果之外，还会返回相关的经验知识，这有利于药物化学家更好地对小分子进行结构优化。然而这种模型也有一个明显的不足之处，由于实验获得的经验知识往往太多且不容易归纳总结，计算上利用这类模型进行预测时就容易产生组合爆炸。除了预测 SOM，这类系统更倾向于预测代谢产物，如 TIMES（TImes MEtabolism Simulator）和 SyGMa（Systematic Generation of potential Metabolites）是应用比较广泛的系统。

### （4）综合 SOM 预测

尽管单独应用基于配体或基于结构的方法进行 SOM 预测都可以在某些情况下获得比较好的结果，但把两种方法结合起来的综合预测方法往往更具优势。为改善分子对接中对不同底物结合模式的打分排序，基于配体的 SOM 预测方法常被整合到模型中。这种整合方法最早由 De Groot 等提出，他们利用半经验计算方法来指导 CYP2D6 和 CYP2C9 的药效团模型与配体之间的相互匹配，后来据此发展了基于蛋白质和配体结构的分子相互作用场（Molecular Interaction Fields），同时结合底物的反应性，开发了商业软件 MetaSite[68]。而第一个真正在对接中考虑底物反应性的模型则是由 Jones 等开发的 Mlite，该模型发展了基于量化计算的"催化团"（Catalyticophore）概念，并将其整合到 AutoDock 的打分当中。

IDSite 是另一个综合预测模型[69]，该模型首先构建了一个基于片段与血红素模型之间反应性的数据库，然后与 Glide 对接获得的打分相整合来预测 CYP2D6 底物的 SOM。在没有拟合任何实验数据的情形下，IDSite 模型对所有实验测得的 SOM 的预测准确率都能达到83％。现在这个模型已经整合到 Schrödinger 软件中，可以预测的亚型有 CYP3A4、2C9 和 2D6。同样，Moors 等则首次将从 SMARTCyp 获得的打分整合到 Glide 对接的打分中，从而预测 CYP2D6 底物的代谢位点。

在构建综合模型的工作中，能在线预测 5 种主要药代酶底物的是 Campagna-Slater 等构建的 IMPACTS 模型，同样也用了片段库匹配的思想来考虑底物的反应性。不同于众多基于片段库来考虑配体反应性的模型，Tyzack 等首次对整个底物分子进行量化计算，而不是去匹配片段库来获取底物的反应性打分[70]，此外他们还进行了 100 ns 的分子动力学模型来考察 CYP3A4、2D6 和 2C9 的柔性对 SOM 预测的影响。在如此大工作量的基础上，他们的对接模型预测准确率最高能达到 85％。而在整合配体反应性的基础上，DR-Predictor 模型[70] 还将配体的对接和量化计算结果转化成不同位点的描述符，用基于机器学习的 MIRank 算法来预测 CYP1A2 和 2A6 底物的 SOM。

### 9.5.3.2　代谢产物预测

知道一个小分子的代谢产物结构，有助于理解药代动力学性质和进行药物设计。质谱是研究代谢物的强大工具，大部分实验中使用的是液相色谱-质谱联用（LC-MS）技术，能够识别一个小分子中可能会发生代谢反应的区域，但这种实验方法耗时耗力。尽管目前有许多不同的方法来预测代谢位点，但是很少有方法来预测代谢产物，一个主要的困难就是这种任务需要同时正确识别发生代谢反应的位点和代谢反应的类型。当前的代谢物结构预测方法都倾向于生成许许多多的预测分子供用户判断。

目前大部分预测代谢产物的方法都是基于知识的系统，即专家系统。并且这些预测系统都提供了图形用户界面供使用者输入分子，而输出的代谢物结果则是以树形结构呈现出来。这种便利性使得这种预测系统也能被非专家用户使用。目前这种专家预测系统正和计算方法结合起来，提供越来越多的功能供用户使用。

MetabolExpert 是第一个开发出来的用于代谢预测的软件。它的知识库包含了许许多多的反应规则以及子结构，这些子结构能够抑制或者促进反应的发生。通过这个软件，用户可以使用一个界面编辑器来定义、添加或者更改里面的规则，以满足使用者的特定需求。这个软件能够计算分子的 $\log P$，并用它来过滤一些疏水的分子。MetabolExpert 也能够通过光降解来预测动物或植物的代谢途径。它的最新版本支持预测特定的代谢反应，比如开环反应和闭环反应。META 使用一个大的预定义的字典来查找和匹配用户输入的分子，这个软件通

过一个分层优化生物转化规则的方法来处理组合爆炸的问题。它能够使用量子力学计算的手段来估算代谢物的化学稳定性，并把代谢物转化成稳定的构象。Meteor 通过使用结构描述的语言扩展了基于规则的系统的概念，这种语言能够描述分子的原子和化学键。这个软件也能够计算电荷和价键描述符。它的这些功能使得它能够更精确地描述分子的活化部分而不仅仅是官能团。MetaDrug 包含了一个基于知识的代谢预测模块，是使用 9000 条代谢反应、酶的底物或者抑制剂以及它们的动力学数据开发而来的。这个代谢预测模块包含了 160 条反应规则，用来排名可能的代谢物，在将来的开发更新中，这个软件也能用来预测生成的代谢物的药理学和毒性性质。TIMES（Tissue Metabolism Simulator）使用一个综合性的变换规则数据集，结合分层算法来预测小分子的代谢物，可以用的模型有皮肤代谢模型以及鼠的离体和在体代谢模型。这个软件也能够用来预测毒性，毒性模型覆盖了皮肤敏感性、急性口服毒性、光毒性以及各种内分泌干扰剂。SyGMa（Systematic Generation of Potential Metabolites）使用统计分析的方法研究了数千个生物转化反应，然后提取出相应的反应规则并定义了它们的概率打分，它能够对可能的代谢物进行排名。UM-PPS（The University of Minnesota Pathway Prediction System）也是一个基于知识的系统，它使用的数据来自明尼苏达大学的生物分析和生物降解数据库（UM-BBD）。这个软件不同于前面介绍的代谢预测工具，它在常规的环境代谢方面独树一帜。JChem Metabolizer（http://www.chemaxon.com/）是一个商业的基于规则的代谢预测模块，它能够枚举出给定分子所有可能的代谢物并预测可能的代谢途径、主要的代谢物以及代谢稳定性。

Metaprint 2D-React 是 Metaprint 2D 的一个扩展包，能够预测代谢物的结构。这个软件使用基于反应物和代谢物的结构变化（SMARTS）来分类生物转化，然后为每一种生物转化计算单独的出现比例，它能够预测人、狗、鼠以及其它哺乳动物的代谢反应。

### 9.5.3.3 P450 酶抑制预测

临床上对患者同时给药是一种常见现象，如果其中一种药物在体内产生 P450 酶抑制，则会改变其代谢能力，从而改变其它药物的药效或引起药物安全性问题。特别是如果其能高效特异性抑制某个主要的药物代谢 P450 酶亚型（如 CYP3A4、2D6 等），则可能会导致临床严重的药物-药物相互作用。已经有多个药物因为在体内抑制 P450 酶活性产生严重安全性问题被撤退市场，如美贝拉地尔（Mibefradil）和特非拉定（Terfenadine）等，这不但给患者造成极大痛苦，也使制药企业蒙受巨大损失。因此预测一个化合物能否抑制 P450 酶及抑制哪种亚型的 P450 酶是十分重要的，可以为药物设计乃至临床用药提供指导，避免不良药物相互作用的发生。美国食品药品监督管理局（FDA）也规定了候选药物在临床试验之前必须获得其与 5 种主要 P450 酶的相互作用的数据（是否被 P450 酶代谢以及是否抑制 P450 酶等）。文献报道的 P450 酶抑制预测研究可以分为两类：一类是针对大量化合物的抑制剂分类预测；一类是基于某一特定 P450 酶亚型进行抑制剂的筛选预测。

#### （1）抑制剂分类预测

抑制剂分类预测方法大部分为基于机器学习的方法：通过将配体的结构信息转化为分子指纹，再用各种不同的机器学习算法来区分抑制剂和非抑制剂。文献应用的机器学习方法有很多种，如支持向量机、决策树、朴素贝叶斯算法及人工神经网络等方法。

Vasanthanathan 等用不同的机器学习算法对 CYP1A2 的抑制剂和非抑制剂进行过分类预测[71]。他们将 7469 个化合物数据集中的 411 个化合物作为训练集，剩下的 7058 个化合物作为测试集，运用了不同的机器学习算法包括支持向量机、随机森林、$k$-最近邻和决策树

等，基于 Volsurf 和 MOE 描述符。最好的模型是运用支持向量机、随机森林和 $k$-最近邻方法得到的模型，对测试集的预测准确率为 73％到 76％。

作者实验室利用反向传播人工神经网络将 4 个单分类器模型（支持向量机、C4.5 决策树、$k$-最近邻算法、朴素贝叶斯算法）的输出结果组合起来得到一个组合的分类模型，对 5 种主要的 P450 酶亚型（CYP1A2、2C9、2C19、2D6、3A4）进行了抑制剂和非抑制剂的分类预测[72]。从模型最终的预测结果来看，这种组合型的数据挖掘方法用于 P450 酶抑制剂和非抑制剂的分类具有比较高的准确性。这对一个未知的化合物来说，分类模型可以提供一些有用的参考信息，并指导进一步的实验。

Rydberg 等开发的 WhichCyp 程序可以用来预测化合物对 P450 酶的抑制活性。该模型用 SVM 方法来对 5 种主要 P450 酶的抑制剂和非抑制剂进行预测。和 SMARTCyp 一样，该模型已被打包为一个用 Java 编写的软件，可以预测某个化合物能否抑制 P450 酶及抑制何种亚型的 P450 酶。最近，Shao 等用 C5.0 决策树算法构建了 CypRules 分类模型，并和 WhichCyp 及 MetaPred 模型进行了对比。以上介绍的模型均为基于配体的分类模型，且建模所用的数据集来源均相同。

我们在表 9-4 中对比了以上各模型在文献中报道的总体预测准确率。可以看出，在这些模型中基于 SVM 算法的 WhichCyp 对 5 种主要 P450 酶的总体预测准确率要优于其它三种模型。

表 9-4　几种基于配体的模型对 P450 酶抑制剂和非抑制剂准确率的比较

| P450 酶亚型 | MetaPred | WhichCyp | CypRules | 组合分类器 |
|---|---|---|---|---|
| CYP1A2 | 0.77 | 0.88 | 0.81 | 0.81 |
| CYP2C19 | 0.66 | 0.83 | 0.85 | 0.78 |
| CYP2C9 | 0.68 | 0.85 | 0.74 | 0.77 |
| CYP2D6 | 0.55 | 0.84 | 0.88 | 0.84 |
| CYP3A4 | 0.51 | 0.84 | 0.74 | 0.77 |

### （2）抑制剂筛选预测

P450 酶抑制剂筛选预测方法可以分为两类：基于配体小分子和基于 P450 酶结构（或称基于受体）的方法。

基于配体小分子的方法，采用构建小分子化合物的结构特征和 P450 酶抑制活性之间的关系模型来预测对 P450 酶的抑制，主要包括各种基于分子描述符的方法（包括 2D/3D-QSAR）和药效团模型方法等。早期的抑制剂筛选预测研究主要用的就是基于配体的方法。例如，Afzelius 等发展了一种不依赖配体构象和叠合的 3D-QSAR 方法[73]，该方法是基于软件 GRID 里的柔性分子作用场和 ALMOND 里的 GRIND 描述符发展起来的。作者用 22 个结构不同、柔性较大的 CYP2C9 的竞争性抑制剂作为训练集，构建了一个 3D-QSAR 模型，模型的 $r^2$ 为 0.81，$q^2$ 达到了 0.62。对 12 个化合物的测试集进行了预测，发现 12 个化合物中有 11 个的预测和实验偏差在 0.5 个对数单位以内。这种方法不需要对那些化学结构差异较大的化合物进行构象叠合，也不需要提供受体结构信息，就能进行 3D-QSAR 模型的构建。

基于受体的方法以 P450 酶结构为基础，主要采用分子对接来预测小分子与 P450 酶的作用。Olsen 课题组利用分子对接方法发现和表征了 CYP1A2 抑制剂[74]，他们对约 2 万个化合物进行基于酶结构的虚拟筛选，根据打分结果选择了 41 个化合物进行测试，最后发现

16 个化合物能明显抑制 CYP1A2 活性，其中 3 个化合物的 IC$_{50}$ 达到 $0.02\mu mol/L$。

CYP3A4 能代谢临床约 50% 的药物，也是许多抗癌药物的代谢酶。患有癌症及其并发症的患者同时服用多个药物是临床常见现象，但这些药物可能存在竞争性和 CYP3A4 作用，从而引起药物-药物相互作用。Marechal 等利用分子对接方法将癌症患者常用的 33 个药物对接到 CYP3A4 的两个晶体结构上，依据打分结果预测出其中的 10 个药物能抑制 CYP3A4 活性，其中抗腹泻药物洛哌丁胺（Loperamide）被预测出其抑制活性最高[75]。实验结果证实洛哌丁胺确定是 CYP3A4 的高效抑制剂（IC$_{50}$ 为 $0.05\mu mol/L$），定点突变实验也证实对接模式的正确性。这一结果为临床安全用药提供了警示。

# 9.6　药物毒性预测

安全性和有效性是药物的两个基本属性，因此安全性是药物研发的重点关注问题。许多候选药物因安全性问题而导致临床开发失败，据统计，有超过 20% 的进入临床研究的候选药物因安全性问题而被淘汰；同时，还有许多上市药物因安全性问题而被撤市。这方面最著名的例子为"反应停（Thalidomide）"事件，它造成了 20 世纪世界上最大的药物灾难；较近的例子有拜耳公司的辛伐他汀（Cerivastatin），在引起 50 多名患者死亡以后，被美国 FDA 于 2001 年从市场撤销，当时立即导致该公司的股票下跌 25%，年底的赢利下跌约 8 亿欧元。因此，药物安全性评价在药物研发过程中占有十分重要的地位。

药物安全性评价包括新药临床前安全性评价、临床安全性评价及上市后安全性再评价等阶段，通过动物实验和对人群的观察，阐明药物的毒性及潜在危害，以决定其能否进入市场或阐明安全使用条件，以最大限度地减小其危害作用，保护人类健康。临床前安全性评价主要通过动物进行，但现在根据 3R[Replacement（替代）、Refinement（优化）、Reduction（减少）]原则，更多的动物替代方法被开发出来，包括体外实验测试。但体内和体外实验测试，不但代价大、周期长，有的还难以测试，而且动物实验数据与人体数据并不总是一致。

随着互联网上的化合物毒性数据越来越多，使得采用计算机来预测药物毒性成为可能，即计算毒理学（Computational Toxicology），也叫做预测毒理学（Predictive Toxicology）。计算毒理学具有快速、准确、无污染、代价低等优点，尤为重要的是预测可在化合物合成之前进行，这样就可将具有潜在毒性的化合物排除，或者对其进行结构优化，以去除潜在的毒性。因此，近年来计算毒理学发展迅速，已被美国食品药品监督管理局（FDA）等监管机构广泛应用。

## 9.6.1　药物毒理学简介

毒理学是研究毒性物质对机体的有害作用及其发生、机制、结果以及危害因素的科学，主要用于对外源性物质的安全性评价和危险性评估。但毒性非常复杂，除了我们熟知的构-毒关系，还存在量-毒关系、时-毒关系，因此毒理学中一个著名的公式为：

$$风险（Risk）=危害（Hazard）\times 暴露（Exposure） \tag{9-19}$$

危害是指化合物本身是否具有某种毒性，我们通常从结构出发预测的毒性就是指这个；但实际上化合物是否呈现出毒性，即是否有风险，还跟其暴露的剂量有关。如果暴露的剂量非常少，低于其最低有害浓度，即使化合物毒性很大，也并不会带来风险。这就好比老虎是危险的（有 Hazard），但如果把老虎关在笼子里（没有 Exposure），就没有问题了（没有 Risk），这一点是大家要明确的。因此，我们要从结构上预测毒性，然后从暴露量上管控风险。

药物是一把双刃剑，既能治病，也可能致病，因此需要安全合理用药。药物毒理学（Drug Toxicology）就是专门研究药物对机体有害作用的科学，是毒理学的一个分支。药物毒理学既研究药物在防病治病过程中，对机体局部或全身病理学改变甚至引起不可逆的损伤或致死作用；也研究药物对机体有害作用的发生、机制、结果及危险因素。

药物毒性作用大体包括药物不良反应（Adverse Reaction），毒性作用和药源性疾病（Drug-induced Disease）等几类。凡是不符合用药目的并为患者带来不适或痛苦的有害反应统称为药物不良反应，包括副反应、后遗效应、停药反应、毒性反应、变态反应、特异质反应、致癌性、致畸性、致突变性等。而毒性作用是药物不良反应的一部分，往往是药物固有的作用，是在剂量过大或蓄积过多时表现出来的危害性反应，在一般情况下是可以预知的，但不一定是可以避免的；变态反应和特异质反应也归属于药物毒性作用。少数较严重的不良反应较难恢复，称为药源性疾病。比如：庆大霉素引起的神经性耳聋，肼屈嗪引起的红斑狼疮，就是典型的药源性疾病。

新药临床前药理毒理研究主要包括 11 项内容：主要药效学试验，一般药理试验，急性毒性试验，长期毒性试验，过敏性、溶血性、刺激性等特殊安全性研究，复方制剂中多成分的相互影响试验，致突变试验，生殖毒性试验，致癌试验，依赖性试验，动物药代动力学试验。

## 9.6.2　计算毒理学的出现和发展

药物安全性问题是多方面的，既包括药物本身可能引起的毒副作用，也包括药物代谢产物所引起的毒副作用，还包括某些药物因共用而引起的药物-药物相互作用等。有些毒性是急性的，使用后能很快表现出来；但许多毒副作用是慢性的，需要通过漫长的时间才能表现出来，比如致癌、致畸、致突变等，使得毒性检测非常困难。

目前已有超过八万个化学品被商业应用，并且数量还在不断增加；除药物外，还有食品添加剂、化妆品、农药、工业化学品等。这些化合物在提高人们生活质量的同时，也带来了严重的生态环境和人体健康风险。由于毒性检测的代价大、周期长，这些商用化合物中的绝大部分都没有经过系统、全面的毒性测试，因此各种替代实验的方法被开发出来，包括利用计算方法进行毒性预测，以系统评估化合物的毒性。

对化合物毒性进行计算预测[76]，目前已成为国际社会迅速成长的研究领域。这些计算方法，不但可用于药物安全性评估，而且可广泛应用于生态环境风险评估。对制药界而言，各大跨国制药巨头在该研究领域中具有得天独厚的优势，因为他们迫切需要找到解决办法以降低制药成本，并且拥有大量实验数据可以用于预测模型的构建。因此，基于计算方法的化合物安全性评价研究已在发达国家获得了深入的发展，比如经济合作与发展组织（OECD）、美国环境保护局（EPA）和美国食品药品监督管理局（FDA）等已建立了很多技术标准和完善的化合物毒性预测方法，以减少或替代传统的基于动物模型的毒性评价方法。相对而

言，我国相应的法规、标准制订和方法研究近年来才刚刚起步，因此迫切需要开发具有自主知识产权的药物安全性预测方法和技术。

所谓计算毒理学，是指应用数学和计算机模型来预测化合物的毒副作用，并更好地理解化合物引起毒副作用的单个或多重分子机制[77]。计算毒理学是一个多学科交叉的研究领域，至少包括三个方面的内容：一是预测模型构建，即应用机器学习和统计分析方法来构建毒性预测模型，包括交叉借读（Read-Across）、定性分类和定量回归模型；二是警示子结构识别，即应用统计分析等方法来识别警示子结构，并构建警示子结构库，类似于专家系统；三是计算系统毒理学（Computational Systems Toxicology），即基于系统生物学原理，采用计算预测的方法，从分子、基因、通路、细胞、器官、个体、群体等不同层面，来阐明化合物产生毒性的机制[78]，有害结局路径（Adverse Outcome Pathway，AOP）也是计算系统毒理学的一部分（图 9-12）。

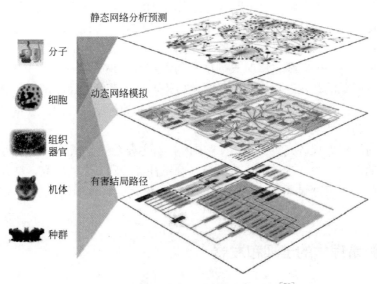

图 9-12　计算系统毒理学研究方法图示[78]

化合物毒性由于产生机制复杂，且种类繁多，因而给计算机预测带来了很大的挑战。现阶段的毒性预测主要集中在急性毒性、"三致"毒性（致癌、致畸、致突变）、皮肤过敏和刺激性、眼结膜刺激性、肝毒性、心脏 hERG 阻滞性、内分泌干扰性等。

在实际药物研发过程中，不同的研发阶段对安全性预测的要求有所不同。比如早期先导化合物发现阶段甚至虚拟筛选时，需要定性分类预测模型，通过对大量化合物进行快速筛选，以去掉具有潜在毒性的化合物；在先导化合物优化阶段，则需要定量回归预测模型，对少量系列化合物的各类毒性进行定量评估，同时需要识别警示子结构，以使设计的分子中不含有危险性基团；在药物研发后期，则需要从系统毒理学角度，对候选药物可能的毒副作用机制进行阐明。因此，需要开发多种药物安全性预测工具，以满足不同阶段的需要。下面对毒性预测模型和警示子结构识别分别予以介绍。

## 9.6.3　毒性预测模型

已有各种毒性预测模型被报道，此处主要介绍几类常用的毒性端点的预测模型。

### 9.6.3.1 口服急性毒性预测

急性毒性（Acute Toxicity）是指机体因一次或在 24 小时内多次接触外源化学物而产生的中毒效应及死亡，这是药物安全性评价的一个重要指标，也是毒理学研究最重要的端点（Endpoint）之一。急性毒性的评价，通常采用小鼠或大鼠等啮齿类动物，通过口服、吸入、腹腔或皮下注射等途径，测定半数致死量（$LD_{50}$）或半数致死浓度（$LC_{50}$）。按照美国环境保护局的定义，急性毒性至少可以分为如表 9-5 所示的四个级别[79]。

表 9-5　药物急性毒性分级标准（$LD_{50}$ 值）[79]

| 急性毒性级别 | 高毒(Danger) | 中毒(Warning) | 低毒(Caution) | 无毒(None) |
|---|---|---|---|---|
| 口服/(mg/kg) | ≤50 | >50<br>≤500 | >500<br>≤5000 | >5000 |
| 经皮/(mg/kg) | ≤200 | >200<br>≤2000 | >2000<br>≤5000 | >5000 |
| 吸入/(mg/L,4h 内) | ≤0.05 | >0.05<br>≤0.5 | >0.5<br>≤2 | >2 |

从表 9-5 中可以看出，根据给药途径的不同，急性毒性至少可以分为口服急性毒性、经皮急性毒性和吸入急性毒性三种类型。由于药物以口服为主，因此口服急性毒性是重点研究对象。

目前已经有大量结构多样的化合物的口服急性毒性实验数据被报道或公布，这为构建化合物口服急性毒性的预测模型提供了便利。现有的化合物急性毒性预测模型包括局部模型（Local Model）和全局模型（Global Model）两类。

在口服急性毒性局部预测模型的研究中，有机磷酸酯类（Organophosphates）是研究最多的一类化合物。Devillers 等使用偏最小二乘法（PLS）与人工神经网络（ANN）算法，分析了 51 种有机磷酸酯类农药的 $LD_{50}$ 值与化合物理化性质之间的关系，构建了有机磷类化合物对大鼠的急性毒性的预测模型，并利用九种有机磷酸酯类化合物作为外部验证集，对模型的预测能力进行了测试[80]。该研究表明，有机磷酸酯化合物的毒性与化合物的脂溶性、极性折射率、氢键供体与氢键受体数量等理化性质有关。苯基取代物是一大类常见的化合物，其毒性研究也较为广泛。Toropo 等使用多元线性回归（MLR）方法，构建了苯基取代物的大鼠口服急性毒性预测模型，只用一个变量，就取得了较好的线性回归方程（$r^2 = 0.9154$）[81]。局部模型的优势在于有明确的应用域以及较高的预测准确度，但是狭窄的化学空间也限制了模型的应用范围。

随着大量实验数据的出现以及机器学习方法的发展，很多急性毒性预测的全局模型研究也被报道出来。比如 Zhu 等构建了一个高质量的包含有 7385 条化合物大鼠口服半数致死量信息的数据集，并开发了急性毒性预测的组合模型[82]。他们使用三种建模方法与两大类分子描述符分别构建了 5 个预测模型，然后对每一个化合物的 $LD_{50}$ 在这 5 个模型的预测结果取平均值，得到最终的预测结果。他们发现，组合之后的模型预测结果优于任何一个单一的预测模型，经过外部验证集测试，其模型准确率高于商业毒性预测软件 TOPKAT。尽管如此，在保证应用范围覆盖 60% 以上验证集化合物的模型中，预测结果的 $r^2$ 值只有 0.33~0.48。Raevsky 等开发了一种算术平均毒性建模方法，借助 $k$-NN 算法构建了急性毒性预测

模型[83]。该模型对外部验证集进行测试得到的预测值与实际值的 $r^2$ 可以达到 0.78，该模型的优势在于只使用一个变量建立了回归方程，模型有很好的透明度与可重复性。

由于急性毒性是一个极度复杂的毒性端点，与许多机制复杂多样的生物作用相关，这种复杂性导致了构建可以精确预测化合物 $LD_{50}$ 值的 QSTR 模型十分困难，因而现有的全局预测模型准确率普遍较低。

2014 年，我们实验室构建了一个多分类预测模型[84]。首先从文献和数据库中收集高质量的大鼠口服急性毒性数据，涉及 12204 个化合物，建立了化合物急性毒性数据库。采用美国环境保护局的毒性分级标准（表9-5）对化合物进行分类，即依照化合物的半数致死剂量（$LD_{50}$）将急性毒性分为四级，分别为高毒、中毒、低毒以及无毒。然后采用 MACCS 和 FP4 两种分子指纹表达分子结构，利用五种不同机器学习方法的多分类技术，建立了化合物口服急性毒性的多分类预测模型。所建立的模型中表现最好的对外部验证集的预测准确率分别达到了 83.0% 和 89.9%。同时，采用信息增益技术和子结构频率分析方法，我们识别出了 6 种可能会带来高急性毒性的警示子结构[84]。这个模型已经被整合到我们的在线服务系统 admetSAR 中。

### 9.6.3.2　致突变性预测

突变（Mutation）是指遗传物质 DNA 结构本身的变化及其引起的变异；致突变性（Mutagenicity）是指外来因素特别是化合物引起细胞核中的 DNA 发生改变，并且这种改变可随同细胞分裂过程而传递。因此，化合物致突变性是药物安全性的重要指标。能引起 DNA 突变的物质，叫做致突变物（Mutagen），又称为诱变剂。

诱变能够造成永久的 DNA 突变，其中 Ames 试验是一种简单有效的检测化合物致突变性和致癌性的方法。Ames 试验是 Bruce Ames 教授发明的[85]，通过检测受试物诱发鼠伤寒沙门氏菌组氨酸营养缺陷型突变株（His−）回复突变成野生型（His+）的能力，从而可以检测诱变剂。由于 DNA 突变，通常还可能引起基因毒性（Genotoxicity），因此基因毒性与致突变性也密切相关。基因毒性的检测一般采用体内微核（Micronucleus）试验[86]，即细胞在有丝分裂后期，受损的染色体滞留在细胞核外而形成一种比正常细胞核要小的核。

目前已有多种致突变性预测模型。比如 Kazius 等使用 29 个毒效团（Toxicophore）去区分 4337 个已知致突变性化合物，分类的错误率只有 18%[87]。Zheng 等通过构建全新的分子亲电向量作为描述符，采用支持向量机构建了致突变性概率预测模型，10 折交叉验证后的预测准确度为 90.13%[88]。Hillebrecht 等曾基于一个含 9681 个化合物的高质量数据集，系统比较过 4 种常用的致突变预测工具（DEREK、Toxtree、MultiCASE 和 Leadscope）的预测能力[89]。预测工具对公共数据集都取得了较满意的预测表现（准确率为 66.4%～75.4%，敏感性为 65.2%～85.2%，特异性为 53.1%～82.9%），但对于 Roche 公司的内部数据集，预测敏感性显著降低（准确率为 73.1%～85.5%，敏感性为 17.4%～43.4%，特异性为 77.5%～93.9%）。在 4 个预测工具中，DEREK 的表现最好。比较结果还发现，专家系统的预测比基于 QSAR 的工具显示出更好的敏感性和更低的特异性。因此，在致突变预测上，作者推荐专家系统和基于统计的方法综合起来运用。

2012 年，我们实验室曾利用分子指纹和机器学习方法建立了 Ames 诱变的二分类模型[90]。首先构建了一个含 4252 个致突变化合物和 3365 个非致突变化合物共 7617 个化合物的数据库。基于这个大的数据集，利用支持向量机、决策树、人工神经网络、 $k$-最近邻和朴素贝叶斯等 5 种机器学习算法，运用 5 种分子指纹（CDK 指纹、Estate 指纹、MACCS、

PubChem 指纹和 Substructure 指纹），利用构建的预测模型对 831 个结构多样性化合物构成的测试集进行了验证。结果表明模型对验证集的预测准确率在 0.904～0.98 之间。该结果优于 Toxtree 的预测。我们也识别了 8 个致突变性警示子结构。

2018 年，我们也报道了化合物基因毒性预测模型[91]。我们收集了 641 个化合物（其中阳性 264 个，阴性 377 个），576 个用于构建模型，65 个用作模型的外部验证。采用 6 种分子指纹和 49 种分子描述符来表达分子，使用 6 种机器学习方法构建基因毒性二分类模型，10 个最好模型的预测准确率从 0.846 到 0.938，显示了较好的预测能力。最后我们也获得了 10 个基因毒性警示子结构。

### 9.6.3.3　致癌性预测

致癌性化合物是指能够引发肿瘤或者增加肿瘤发生率的化合物，会严重威胁人类健康。因此致癌性（Carcinogenicity）是药物安全性评价的重要指标之一，需要尽早进行。但实验测定化合物的致癌性非常复杂，且代价大，因此需要建立计算机分类预测模型。

与急性毒性预测类似，化合物致癌性的预测模型也可以分为局部模型和全局模型。局部模型主要集中于 $N$-亚硝基化合物、芳香胺类化合物和多环芳烃化合物等同系物。Yuan 等在线性判别分析法的基础上，结合增强置换法，使用拓扑子结构分子描述符建立了 $N$-亚硝基化合物的致癌性分类预测模型[92]。模型经过外部验证集测试，预测准确率可以达到 94.6%，他们同时分析了 $N$-亚硝基化合物产生致癌性的分子机制。Benigni 等构建了芳香胺类化合物的致癌性预测模型[93]，可以预测芳香胺类化合物的半数致癌剂量（$TD_{50}$），模型具有较好的预测能力。在 QSAR 模型的基础上，他们发现 $N$-亚硝基化合物的疏水性（$logP$）是影响其致癌性的重要因素。

CPDB（The Carcinogenic Potency Database）、ISSCAN（Istituto Superiore di Sanita，Chemical Carcinogens：Structures and Experimental Data）等数据库提供了大量致癌化合物的信息，为研究者构建化合物致癌性全局预测模型提供了便利。Tan 等从 ISSCAN 数据库中筛选得到 844 个化合物的致癌性实验数据，使用 F-score 和 Monte Carlo 算法筛选了分子描述符，并使用支持向量机和人工神经网络两种方法构建了分类预测模型[94]。经过外部验证集验证，两种方法建立的模型整体预测正确率分别为 85.0% 和 83.6%，对致癌化合物和非致癌化合物的预测准确率也都高于或者接近 80%。Tanabe 等从 IARC、EU、U. S. EPA、NTP、ACGIH 和 JSOH 共 6 个数据库中收集了 1500 个致癌物质（包含化合物、混合物、金属络合物等）的致癌性实验数据[95]，构建了一个致癌性可靠数据库（The Carcinogenicity Reliability Database，CRDB）。经过筛选，用于建立预测模型的化合物有 911 个。这些化合物按照结构特点被划分为一系列子结构子集并分别使用支持向量机方法构建了分类模型，模型可以得到 80% 左右的预测准确率。

2015 年，我们实验室报道了致癌性预测的二分类和三分类模型[96]。我们首先从 CPDB 中收集了 829 个对大鼠具有致癌性的化合物数据，然后采用 6 种分子指纹方法来表达分子结构，并应用 5 种机器学习方法建立了化合物致癌性的二分类和三分类预测模型各 30 种。二分类预测模型中，我们将化合物分为有致癌性和无致癌性两类；三分类模型中，我们则依照化合物的半数中毒剂量（$TD_{50}$），将化合物划分为三类，即高致癌性（$TD_{50} \leqslant 10mg/kg/day$）、低致癌性（$TD_{50} > 10mg/kg/day$）和无致癌性（实验结果为阴性）。所有模型均采用来自 ISSCAN 数据库的 87 个化合物作为外部验证集进行评价。所建立的二分类与三分类模型中表现最好的均为 MACCS-$k$-NN 模型，其对外部验证集的整体预测准确率分别达到 83.91%

和 80.46%。我们还利用信息增益（IG）和频率分析技术识别了 5 种在致癌化合物中出现频率明显高于非致癌物的子结构，作为化合物致癌性的警示子结构。利用表现最好的模型，我们进一步预测了烟草与烟气成分中潜在的致癌成分（针对我们前期构建的烟草、烟气化学成分数据库），从 2251 种化合物中预测出 110 种成分可能具有高致癌性。

### 9.6.3.4　hERG 毒性预测

hERG（the human Ether-a-go-go-related Gene）是一种编码钾离子通道的基因，钾离子通道在动作电位的复极化过程中起着重要的作用。很多药物由于作用于 hERG 钾离子通道导致 QT 间期增长，而造成严重的毒副作用甚至造成猝死。包括 Terfenadine、Cisapride 等在内的多个药物由于导致 hERG 相关的心脏毒性而被撤市，因此很有必要在药物研发早期评估药物候选物的 hERG 毒性。化合物的 hERG 毒性可以通过体内和体外实验进行测定，例如基于电生理的膜片钳技术和基于荧光的方法等。但实验方法评估化合物的 hERG 抑制活性比较耗时且昂贵，利用计算方法预测化合物的 hERG 毒性引起了广泛的关注。WOMBAT-PK 和 PubChem 等数据库收集了大量化合物的 hERG 毒性数据。

预测化合物的 hERG 毒性主要有基于配体和基于受体的两类方法。早期的研究主要是利用药效团和包括 CoMFA 和 CoMSIA 在内的 3D-QSAR 方法建立预测模型，近年来随着机器学习算法的不断发展，各种基于机器学习的 hERG 毒性分类预测模型被报道。浙江大学侯廷军课题组曾在 2012 年利用包含 806 个分子的数据集，采用朴素贝叶斯以及递归分类方法建立 hERG 的抑制剂与非抑制的二分类模型[97]。基于分子性质描述符和 ECFP_8 分子指纹的朴素贝叶斯方法对训练集和 120 个化合物的测试集的预测准确率分别达到 84.8% 和 85%。预测模型对 WOMBAT-PK 和 PubChem 中化合物的预测准确率分别达到 89.4% 和 86.1%。最近同一课题组又将药效团模型和支持向量机方法组合建立 hERG 抑制剂的分类模型，预测准确率同样超过了 80%，并且由于药效团模型的引入可以有助于理解 hERG 阻断剂的作用机理。

2016 年，我们实验室也利用机器学习算法构建过 hERG 抑制剂分类预测模型[98]。我们首先收集了针对不同哺乳动物细胞系的化合物 hERG 阻滞性数据，构建了一个包含 1570 个化合物的 hERG 阻滞性数据库；然后分别以 13 种分子描述符、5 种分子指纹以及分子描述符与分子指纹相结合对化合物进行结构表征，采用 5 种机器学习方法构建二分类模型；此处以四种阈值即 $1\mu mol/L$、$5\mu mol/L$、$10\mu mol/L$ 和 $30\mu mol/L$ 将化合物划分为 hERG 阻滞剂和非阻滞剂，并分别建立预测模型。结果表明 $k$-NN 和 SVM 方法效果最好，其中又以分子描述符结合 FP 分子指纹在 $30\mu mol/L$ 建立的 SVM 模型预测结果最好，其对于外部验证集的整体准确率达到了 0.855。同时，以 FP4 分子指纹为基础，识别出了 6 个子结构作为 hERG 阻滞剂的警示子结构。

由于 hERG 钾通道的三维结构至今没有解析出来，因此基于受体的预测模型主要是基于 hERG 的同源模建结构，组合运用分子对接和分子动力学模拟研究抑制剂和 hERG 的相互作用，以理解阻断剂阻断 hERG 活性的机理。但基于受体的预测模型目前在应用上还有不少局限性。

### 9.6.3.5　药物肝毒性预测

药物肝毒性（Hepatotoxicity）主要是药物诱导肝损伤（Drug-Induced Liver Injury, DILI），是药物开发失败甚至上市药物撤市的重要原因。因此为了降低药物研发的失败率，需要尽早对药物的肝毒性进行评估。药物肝毒性也是临床中的一个重要疾病类型，但由于没

有特别的临床特征，临床诊断药物引起的肝毒性是一个特别的挑战。因此在药物研发过程中，药物引起的肝毒性是需要重点关注的问题之一。

然而，由于药物诱导肝毒性的分子机制非常复杂，使得对 DILI 的预测非常困难。最近基于药物分子结构的计算模型被广泛地用于药物引起的肝毒性预测，并显示了良好的应用前景。例如，2010 年 Ekins 等利用贝叶斯方法构建了肝毒性预测模型[99]。该模型用扩展连接性分子指纹和分子描述符，以 295 个化合物作为训练集构建。但该模型对 237 个化合物组成的外部验证集的预测准确率只有 60%。2013 年，Chen 等从 FDA 批注药物注释具有潜在肝毒性的 387 个药物中收集得到 197 个药物用来建立 QSAR 模型，利用余下的药物作为外部验证集，得到的预测准确率为 68.9%[100]。

2015 年，北京大学来鲁华课题组将深度学习（Deep Learning）技术用于药物肝毒性的预测[101]。以 475 个药物作为训练集构建模型，该模型对 198 个药物组成的外部验证集的预测准确率达到 86.9%，敏感性（Sensitivity）为 82.5%，特异性（Specificity）达到 92.9%。预测结果要优于先前报道的肝毒性预测模型。并且通过深度分析，还表征了和肝毒性相关的重要分子特征。

2016 年，我们实验室采用子结构模式识别方法构建了药物肝毒性的分类预测模型[102]。我们首先从文献中收集了 1317 个结构多样的化合物的药物诱导肝毒性数据，并构建了相应的数据库，其中 1229 个化合物用于构建模型，88 个来自于肝毒性标准数据库（LTKB）的化合物作为外部验证集。然后采用 3 种分子指纹描述分子结构，应用 5 种机器学习方法建立了药物诱导肝毒性预测模型。结果表明 SVM 方法建立的模型最好，我们进一步考察了不同信息增益（IG）值对预测结果的影响，其中在 IG 阈值为 0.0005 时以 FP4 分子指纹利用 SVM 建立的模型最好，其对训练集和外部验证集的预测准确率分别为 0.797 和 0.750。同时，我们识别出了 6 个子结构，可作为药物诱导肝毒性的警示子结构。

### 9.6.3.6 药物内分泌干扰性预测

内分泌干扰物（Edocrine-disrupting Chemical，EDC）是指环境中能够干扰人体内分泌系统，进而对生殖、发育、神经和免疫系统有不良影响的化合物。近年来，内分泌干扰已经成为了一个严重的公共健康问题。实验研究表明，这类会对人类以及动物产生内分泌干扰特性的化合物在日常生活中无处不在，比如药物、食品添加剂、空气中的污染物、蔬果中的农药残留、塑料制品中的增塑剂、日常家具中的阻燃成分、日用品中的化学物质等都可能是内分泌干扰物。我们熟知的双酚 A 就是一种内分泌干扰物，目前已证实该物质能够干扰多条和内分泌相关的信号通路。流行病学研究显示，内分泌干扰物已经导致了一些严重的疾病，如阿尔兹海默病、乳腺癌、子宫肌瘤、前列腺癌、糖尿病、肥胖症、幼儿性早熟等。所以我们应该及时对日常生活中会接触到的化合物进行研究，以发现其潜在的内分泌干扰特性，从而避免进一步的不利影响。

目前对 EDC 的研究，主要集中在雌激素受体（ER）、雄激素受体（AR）以及甲状腺素受体（TR）的激动剂和拮抗剂中[78]。通过文献调研，我们发现干扰 ER 和 AR 的实验数据较多，可以用于构建 QSAR 预测模型，从而加快药物发现过程。例如，Li 等从文献中收集了 625 个 AR 拮抗剂，采用 $k$-NN、Local lazy IB1、ADTree 以及"一致性"模型的方法[103]，结合 2914 个 DRAGON 描述符构建了多个二分类模型，最好的模型预测准确率达到 0.85。在另一篇文献，Li 用 $k$-NN、Local lazy 和 Random forest 方法，基于 838 个已知 ER 活性的化合物构建模型[104]，模型的准确率达到 0.86。Panaye 尝试用递归分区树结合几

个关键描述符的方法预测 AR 结合剂[105]，对 202 个化合物通过一个多步分类的过程进行判断。到现在为止已有很多预测 EDC 的计算模型，但它们中的大部分模型收集的数据有限，且多是基于统计学算法和分子描述符进行建模。

2014 年，我们实验室采用机器学习方法，构建了靶向 AR/ER 的内分泌干扰物的分类预测模型[106]。我们首先收集了 6000 多个和 AR/ER 相关的内分泌干扰物，并采用多种机器学习方法构建了高质量的二分类预测模型，其中 AR 的 Pub-SVM 模型预测准确率达到了 0.84，ER 的 Ext-SVM 模型预测准确率达到了 0.79；还识别了 9 个关键的警示子结构。

2019 年，我们进一步使用机器学习算法，同时针对内分泌干扰相关的 6 个关键受体，即 AR、ER、TR、GR（糖皮质激素受体）、PPARγ（过氧化物酶增殖激活受体 γ）、芳香化酶（Aromatase）构建了多靶标单标签（Single-label）和多标签（Multi-label）模型[107]，其中多标签模型能够同时对这 6 个靶标进行预测。本研究使用 tox21 的数据，各个靶标的单标签模型 AUC 值在 0.801 到 0.888 之间，具有较好的预测准确度。但我们也发现传统的单标签分类方法，对某些可以同时作用于多个靶标导致内分泌干扰作用的化合物易出现假阳性预测，而整合多种复杂机制于一体的多标签预测模型能够很好地弥补传统分类模型的这一不足。所以我们构建的多靶标单标签和多标签模型的联合应用，能够为化合物提供一个更加综合且可靠的内分泌干扰特性预测，从而为后续的实验测试提供有效的研究方向。

## 9.6.4 警示子结构识别

计算毒理学研究大致可以分为定性定量模型构建、警示子结构识别、毒性机制阐明等几类。其中定性定量模型相当于黑匣子（Black Box），难以解释其机制；而警示子结构（Structural Alerts，SA）类似于专家系统（Expert Systems），具有简洁直观的作用，可以根据分子中是否含有警示子结构，而快速识别潜在的毒性化合物，因而更易被化学家所接受。

### 9.6.4.1 警示子结构基本概念

所谓警示子结构，是指一个可能导致化合物具有某种毒性的结构模式（Pattern），该模式可以是一个特定的子结构、一个类似 Markush 结构的结构通式，或者是一些子结构的组

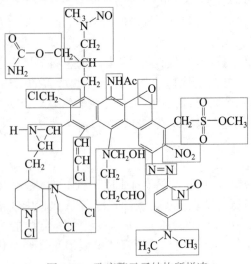

图 9-13 致癌警示子结构所拼凑的一个虚拟分子[108]

合；根据这些子结构在分子中的存在与否，可以判断化合物是否具有某种毒性。一个毒性端点可能具有多个警示子结构（即不同的毒性机理），一个警示子结构也可能与多个毒性端点相关，如一些活性官能团能产生细胞毒性，损害不同器官。通过识别警示子结构，可以对其进行结构优化以降低毒性，因而在药物设计和环境风险评估等方面具有重要的意义。

警示子结构概念最早由 John Ashby 于 1985 年提出[108]，是指导致化合物产生毒性的结构片段，通过对数百个致癌化合物与非致癌化合物分析而得到。Assby 曾将当时已知的致癌化合物的警示子结构整合在一起，构建了一个虚拟的化合物分子，如图 9-13 所示，

图中蓝色方框包围起来的就是致癌性相关的警示子结构。

后来这些警示子结构被编写成专家系统，用于预测化合物潜在的致癌性，只要化合物出现了其中的那些子结构就可能具有致癌性。在过去几十年间，许多专家学者致力于发现与总结针对不同毒性的潜在警示子结构。其中致突变性可能是研究最广泛的毒性端点，这得益于 Ames 试验等体外试验方法的发展，使得致突变性可以方便地使用细菌实验得到。其它毒性端点还包括皮肤敏感性、内分泌干扰性、肝毒性等，也得到广泛的研究。诸如 Derek Nexus、LeadScope 等专家系统软件收集了各种毒性端点的警示子结构，由于其结果可被政府组织或权威组织所认可，因而被各大制药、化妆品、化学品公司广泛使用。一些免费的工具诸如 ToxAlerts、ChemoTyper 等，也收集了许多警示子结构，通过网站或者软件形式供研究人员使用。

### 9.6.4.2　警示子结构识别方法

随着高通量体外测试技术的发展，现在有更多的毒性数据可供研究，研究者们开始趋向于用计算的方法自动识别潜在的警示子结构，比如针对致突变性，使用自动挖掘警示子结构的方法能得到比专家系统更好的预测表现。总体来说，警示子结构挖掘算法主要可分为三类，即基于片段的方法、基于图形的方法和基于指纹的方法（图 9-14）[109]。基于片段的方法主要利用化学信息学工具将分子切割成所有可能的片段，并计算各片段出现的频率，如 SARpy 和 CASE；而基于图形的方法则将化合物看作由点和边构成的图，然后应用图论算法进行处理，如 MolFea、MoSS 和 Gaston；基于指纹的方法实际上采用预先定义的子结构库，也是一种特殊的基于片段的方法，如 Bioalerts 和 MACCS。

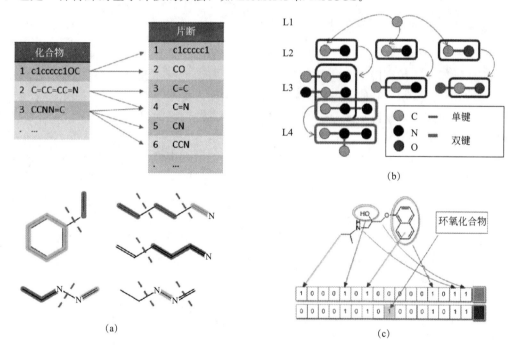

图 9-14　警示子结构识别的三种方法

（a）基于片段的方法；（b）基于图形的方法；（c）基于指纹的方法[109]

2010 年，我们实验室率先使用信息增益（Information Gain，IG）技术来识别警示子结构[33]。IG 原本是用在决策树中选择最佳的特征来辅助判断的方法，也是文本分类中提取关键词的常用方法。信息增益的概念来

源于信息熵（Information Entropy）理论，其目的是用来衡量某个特征对于系统信息熵的贡献大小，如果信息增益越大，说明该特征就越显著。因此，我们借用过来识别分子中的关键子结构，对系统信息熵贡献大的子结构，就是关键子结构，此处即为警示子结构。

2017 年，我们实验室曾针对前述三类不同的警示子结构识别方法进行了比较研究[109]。我们以 Kazius 的 Ames 致突变数据集[87] 为例，选择应用较广的四种识别方法，包括基于片段的 SARpy（https://sourceforge.net/projects/sarpy/），基于图形的 MoSS（在 KNIME 中实现），以及基于指纹的 Bioalerts（https://github.com/isidroc/bioalerts）和 FP（使用 PaDEL-Descriptor 计算 4 种分子指纹：MACCS，PubChem，Klehota-Roth，SubFP），进行了比较分析。我们使用的标准数据集含有 4069 个化合物，其中 2294 个为阳性化合物即具有致突变性，1775 个为阴性化合物即不具有致突变性。由于各个方法对子结构的定义差别较大，所以获得的子结构数目也不一样。采用 SARpy 可获得 130 个警示子结构，采用 MoSS 可获得 129 个警示子结构，采用 Bioalerts 可获得 395 个警示子结构，采用 FP 可获得 173 个警示子结构。接着我们使用三个重要的指标来评价这些子结构预测化合物毒性的能力，即准确率（ACC）、阳性率（PR）以及信息增益（IG）。结果发现，基于分子指纹的方法识别警示子结构效果最好，但运算最耗时；MoSS 速度最快，但假阳性和假阴性高；SARpy 可以检测高度精确和专一的子结构，更适合于建立以规则为基础的预测模型；IG 值最高的 10 个警示子结构中，大多数为分子指纹得到的。这可能是因为分子指纹中子结构以 SMARTS 表达，且本来设计就为了描述常见的子结构。这些比较结果有助于用户选择合适的方法来挖掘警示子结构，并进一步用于发展新的警示子结构识别方法。

### 9.6.4.3　警示子结构的应用

警示子结构在药物安全性评估和生态环境风险评估中，具有广泛的应用前景。

首先，警示子结构可用于快速识别化合物是否具有某种潜在毒性。通过前述方法，识别出各类毒性端点的警示子结构，进而构建警示子结构库，类似于专家系统。如果一个分子中出现某个警示子结构，则提示该分子很可能具有某种毒性，因而研究时需要当心点。这是警示子结构最基本的应用。

其次，警示子结构可用于化合物结构优化，以降低潜在毒性。比如在药物研发后期，发现候选药物具有某种毒性，如果直接放弃则代价太大；这时可以考虑识别其警示子结构，然后对警示子结构进行改造优化，从而降低其毒性。优化方法大体可以分为两种：一是保持原结构不变，只是在警示子结构周围合适的位置增加一个基团，以逆转其毒性；二是采用片段替换（骨架跃迁）方法，将警示子结构替换为一个无毒性的子结构。

基于第一种优化策略，我们提出了非毒性子结构（Nontoxic Substructures，NTS）概念，即当某个警示子结构与一些特定子结构以某种形式一起存在时，该化合物并不显示出毒性，这个组合子结构即为非毒性子结构[110]。我们定义了两类非毒性子结构，一类叫逆效应子结构（Reverse Effect Substructure，RES），一类叫共轭效应子结构（Conjugate Effect Substructure，CES）。逆效应子结构是由警示子结构衍生出的子结构，但其更多地出现在非毒性化合物中；而共轭效应子结构是与警示子结构联用，从而逆转警示子结构的作用，使之无毒。我们继续以 Kazius 的 Ames 致突变数据集[87] 为例，识别出了一系列与警示子结构类似的非毒性子结构（图 9-15）。借助于这些非毒性子结构，有效地降低了警示子结构的假阳性率。因此，非毒性子结构值得推广应用。

基于第二种优化策略，我们发展了 ADMET 性质优化方法 ADMETopt[111]，具体细节

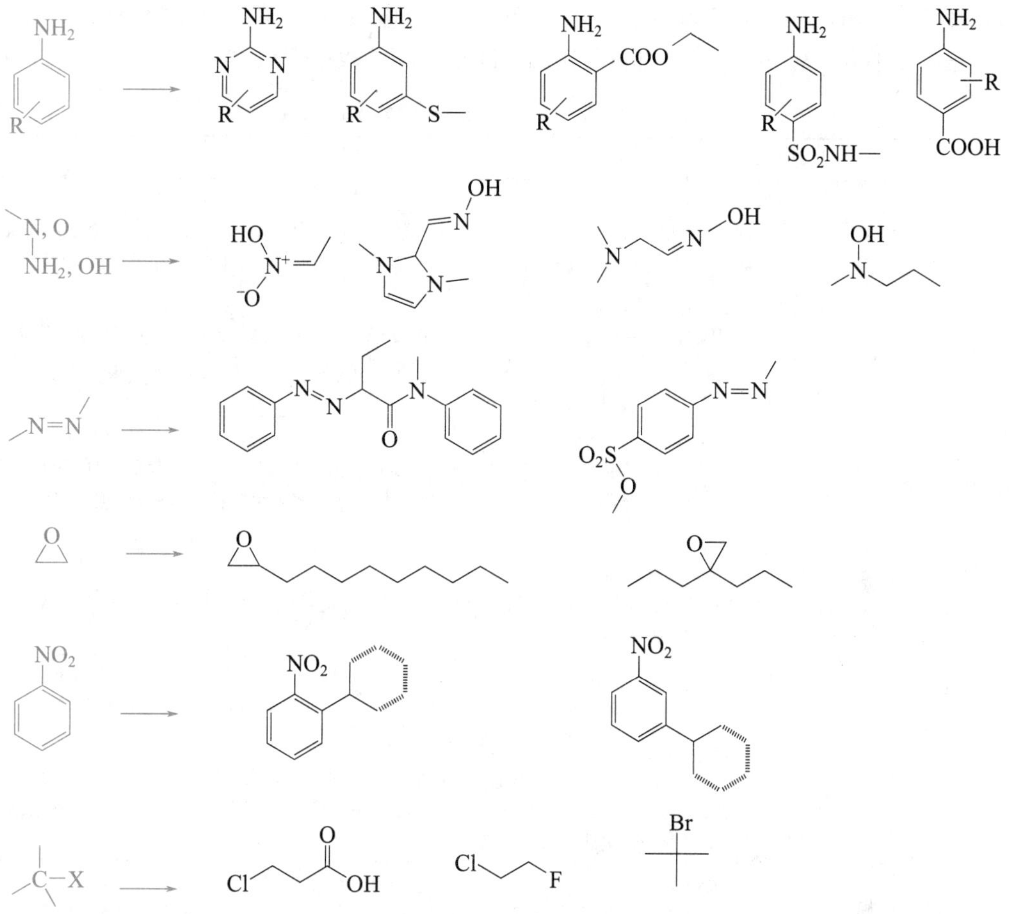

图 9-15　致突变性警示子结构（左侧 6 个），及其对应的逆效应子结构[110]

参见上一章 8.6 节。

　　当然，目前的警示子结构识别方法还存在一些问题，还有待于进一步发展和完善。一是识别的准确度还有待于提高，尤其是不同的软件方法得到的警示子结构不同，这需要用户的经验积累；二是目前的方法只识别单个警示子结构，尚未考虑多个子结构共存于同一分子内时的相互影响，比如协同效应、拮抗效应等。

## 9.7　相关软件和网络资源

　　ADMET 领域权威的预测机构有美国的 FDA 和 EPA、OECD、ISO、NITE、EU（Europe）、MITI（Japan），相关数据库有商业版的和免费版的，商业版的有 ADMEDatabase、ChemBioFinder、CompuDrug 等。免费的有 ACToR、PKKB、SuperToxic、ToxCast、MetaCyc、T3DB 等。预测工具商业的有 ADMET-Predictor、ADME Tox、ToxScope、MetabolExpert 等，免费的有 Lazar、ToxTree、PK/PD 等。但是这些数据库以及预测软件存在一些问题，商业版

的虽然数据多，质量高。但是存在着国外垄断严重、价格昂贵等问题。免费数据则是数据量少、质量参差不齐。表 9-6 列出了部分常用的 ADMET 相关数据库和预测工具，供大家选用。

表 9-6　常用 ADMET 相关数据库和预测工具

| 名称 | 网址/说明 |
| --- | --- |
| 药物数据库 Drug-Bank | https://www.drugbank.ca/<br>提供上市药物即临床研究的候选药物及其靶标的详细信息，以及药物代谢途径、ADMET 性质、药物代谢酶、药物转运蛋白、代谢产物、药物的核磁共振或质谱信息等相关信息 |
| 丹麦 QSAR 数据库 | http://qsar.food.dtu.dk/<br>由丹麦环境保护署和丹麦技术大学开发的 QSAR 数据库，含有超过 200 个 QSAR 模型及相关的物理化学性质、生态毒性、吸收、分布、代谢、排泄、毒性等性质，并可检索超过 600000 个化合物的 QSAR 预测结果 |
| QSAR 工具箱 | https://qsartoolbox.org/<br>由经济合作与发展组织（OECD）和欧洲化学品管理局（ECHA）开发的免费软件，包括 57 个数据库，84291 个化学品和 240 万个实验数据，涉及物理化学性质、生态环境数据、人体健康危害数据 |
| eChemPortal | http://www.echemportal.org/<br>为 OECD 构建的全球化学品信息门户网站，可一站检索包括 ACToR 在内的数十个数据库中的化合物 ADMET 相关实验数据 |
| TOXNET | https://toxnet.nlm.nih.gov/<br>美国国家医学图书馆维护的毒性数据网络，也可一站检索众多数据库的毒性相关数据 |
| 美国毒性数据库 ACToR | http://actor.epa.gov/<br>美国环保局维护的可公开获得的化学毒性数据在线仓库，可以用来寻找对人类健康和环境具有潜在风险的化学品数据。总数据包括来自 2701 个公共资源的超过 70 万个化合物的结构、实验测定和预测的理化性质和毒性数据 |
| 比较毒性基因组学数据库 CTD | http://ctdbase.org/<br>CTD 数据库含有大量化合物与基因和蛋白质的相互作用数据，以及疾病与化合物、疾病与基因/蛋白质的关联信息，有助于人们理解环境化合物对人类健康的影响。可通过化合物、疾病、基因、器官、文献等分类方式进行全面查询 |
| 华东理工大学的 admetSAR | http://lmmd.ecust.edu.cn/admetsar1/<br>2012 年发布，含有 96000 个化合物的 22 万条 ADMET 相关实验数据。可进行实验数据检索，对未知性质还可进行预测 |
| 中南大学的 AD-METlab | http://admet.scbdd.com/<br>基于约 29 万条 ADMET 相关数据，构建了 31 个 ADMET 预测模型，能预测口服吸收利用度、半衰期、清除率等 |
| 瑞士生物信息中心 SwissADME | http://swissadme.ch/<br>免费评估小分子 clog$P$、药代动力学性质、类药性、药物化学友好性的在线系统 |
| 毒性数据网络数据 ChemIDplus | http://chem.sis.nlm.nih.gov/chemidplus/<br>每天更新的化合物数据库，包含超过 40 万条化学记录，其中 30 余万条记录含有化学结构。可通过名称、CAS 登记号、分子式、分类代码、结构式和/或物理性质等进行搜索 |
| 人类的代谢组学数据库 HMDB | http://www.hmdb.ca/<br>2007 年发布，是一个综合性的、维基百科式的数据库，包含了超过 40000 个实验测定的人类代谢物，涵盖了内源性代谢物、食物以及食物代谢物、药物、毒物、化妆品、污染物等。收录了数百个代谢途径、数千个 NMR 和 MS 数据以及化学式和分子量信息等 |
| 京都基因和基因组学百科全书 KEGG | http://www.kegg.jp/kegg/<br>KEGG 是目前世界上广泛使用的代谢数据库，里面涵盖了基因、蛋白质、葡聚糖、代谢物和途径的相关数据，涉及数百个不同的人体组织；KEGG 收录了两个 CYP450 酶的代谢通路：map00982 和 map00983，涵盖了 16 个药物的近 110 个代谢物和序列数据 |

| 名称 | 网址/说明 |
|------|-----------|
| 药物结合数据库 BindingDB | https://www.bindingdb.org/<br>收录了超过一百万个从文献中整理的蛋白质结合数据,涵盖了 40 万个小分子和接近 7000 个蛋白质。这个数据库提供结合常数、热力学参数、结合/解离速率常数、抑制率等数据 |
| 药物基因组学知识数据库 PharmGKB | https://www.pharmgkb.org/<br>2001 年发布,包括了药物、药物代谢、药理学数据,提供世界上最认真注释的药物基因组学数据,也包含了超过 60 个美观的插图用于注释代谢途径以及描述 50 个不同药物的药物代谢动力学性质。但没有相关化学结构信息 |

化合物不良的药代动力学性质和毒性（ADMET）是限制药物发现的重要因素,因而是药物筛选中需要重点关注的问题,而高质量的数据是准确预测 ADMET 的基础。为此,我们通过文本挖掘、手工查错等技术手段构建了一个小分子药代动力学性质和毒性相关数据检索及预测的在线服务系统 admetSAR（http://lmmd.ecust.edu.cn/admetsar1/）。该在线服务系统收录了近 10 万个分子的约 22 万条药代动力学性质和毒性相关实验数据,并含有 22 个定性分类和 5 个定量预测模型,还提供有用户友好型的操作界面。其中毒性预测模型,包括口服急性毒性、致癌性、致突变性、基因毒性、心脏毒性、肝脏毒性、内分泌干扰性、眼刺激性和腐蚀性、皮肤刺激性和腐蚀性以及化合物的生态环境毒性等,涉及 25 种毒性端点。网站目前已获得国内外广大用户的广泛使用和认可,除学术用户外,许多制药企业也在使用该网站,相关研究论文也被广泛引用,是 ESI 高被引论文。著名的药物数据库 DrugBank（http://www.drugbank.ca/）,自 2014 年初发布的第 4 版开始,使用我们的 admetSAR 来预测其数据库中的所有药物的 ADMET 性质。

最近,我们将 admetSAR 升级到了 2.0 版（http://lmmd.ecust.edu.cn/admetsar2/,图 9-16）[112]。相比于之前的 1.0 版,新版拥有更好的用户界面和结果显示,以及更多高质量的模型。新版的 admetSAR 除了可以预测化合物更多类型的 ADMET 性质（含 40 个二分类模型、3 个多分类模型和 4 个回归模型）外,还增添了对化合物 ADMET 性质进行优化的工具 ADMETopt（参见前面第 8 章 8.6 节）。

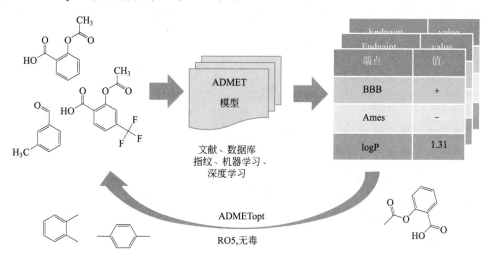

图 9-16　admetSAR 2.0 版的整体方案

从文献和数据库中收集 ADMET 相关数据,并用分子指纹或描述符表征,然后使用机器学习方法构建预测模型;对于需要优化的分子,可以使用 AMDETopt 利用骨架跃迁方法对分子的 AMDET 性质进行优化

　　药代动力学性质和毒性的计算机准确预测将会极大地提高药物开发成功的比率，降低研究成本。尤其是采用类药性标准，在高通量虚拟筛选之前即将非类药的分子排除考虑之外，以便将精力和费用集中于具有类药性的分子中进行先导化合物的发现和优化，也将有效地缩短药物开发的时间。尽管如此，要达到这个目标，还有许多工作需要完成。

　　首先，由于药代动力学性质和毒性是涉及机体内的过程，而目前所用的数据大都是体外数据，或者动物体内数据，这些数据与真正的人体内的数据都有差距。而且还有许多在目前条件下已超出我们掌握之外的情况，比如个体差异和体内 pH 值的影响，因而尚难以建立准确的预测模型。目前已有人采用"虚拟人体（Virtual Human）"手段来研究，即将人体的生理过程数学模型化，能对不同的人种、个体和个体的集合进行取样建模，然后研究化合物在虚拟人体中的动力学行为并预测相关性质，这种方法也叫做基于生理过程的药代动力学模拟（Physiologically Based Pharmacokinetic Simulation，PBPK）。效果如何，尚待观察。

　　其次，在现有的定量预测模型建立过程中，所使用的实验数据无论是数量还是质量均存在问题。从数量上而言，由于已知实验数据只限于一些特定结构系列，因而所建立的模型也只能用于预测与建模所用的结构类似的新分子的相关性质，对不同结构类型的分子则无能为力，因而用途相当有限。而现代组合化学和虚拟组合库设计技术则能提供千变万化的新型结构分子，若不能建立一个超越结构类型的通用预测模型，则计算机预测的能力将会大打折扣。从质量上来说，文献报道的用于建模的实验数据，通常都是在不同实验室不同实验条件下测定的，彼此之间缺乏兼容性和可比性，将这样的数据用在一起所建立的模型，其可靠性也就可想而知了。因此，最理想的办法就是使用统一的测试模型，在相同的模拟生理条件下，测试结构尽可能多样化的化合物，再使用这些实验数据来建立一个通用预测模型，并且最好是使用两到多个方法来对同一性质建模，以提高结果的可信度。

　　当然计算机预测并不能取代实验测试，在药物开发的后期，对所有临床候选药物仍要进行必要的体外与体内测试，但计算机的早期预测已将可能具有不良 ADMET 性质的分子排除于进一步研究之外，进入临床研究的候选药物的成功率将大大提高，药物开发的成本也将大大降低。

1. 试述口服药物的体内过程。
2. 为什么要进行药代动力学性质与毒性预测？其难点是什么？
3. 试述化合物 ADMET 预测的一般流程。
4. 什么是药物代谢？如何进行药物代谢预测？
5. 什么是计算毒理学？目前毒性预测大体分为几种类型？对药物设计有何意义？

参考文献

[1]　Hutchins S，Torphy T，Muller C. Open partnering of integrated drug discovery：continuing evolution of the pharma-

ceutical model. Drug Discov. Today，2011，16：281-283.

[2] Zhou Z W，Zhou S F. Application of mechanism-based CYP inhibition for predicting drug-drug interactions. Expert Opin. Drug Metab. Toxicol.，2009，5：579-605.

[3] Lazarou J，Pomeranz B H，Corey P N. Incidence of adverse drug reactions in hospitalized patients：a meta-analysis of prospective studies. JAMA，1998，279：1200-1205.

[4] Yu H，Adedoyin A. ADME-Tox in drug discovery：integration of experimental and computational technologies. Drug Discov. Today，2003，8：852-861.

[5] Veith H，Southall N，Huang R，et al. Comprehensive characterization of cytochrome P450 isozyme selectivity across chemical libraries. Nat. Biotechnol.，2009，27：1050-1055.

[6] van de Waterbeemd H，Gifford E. ADMET *in silico* modelling：towards prediction paradise? Nat. Rev. Drug Discov.，2003，2：192-204.

[7] Cheng F，Li W，Liu G，et al. *In silico* ADMET prediction：recent advances，current challenges and future trends. Curr. Top. Med. Chem.，2013，13（11）：1273-1289.

[8] Ferreira L L G，Andricopulo A D. ADMET modeling approaches in drug discovery. Drug Discov. Today，2019，24：1157-1165.

[9] Bhhatarai B，Walters W P，Hop CECA，et al. Opportunties and challenges using articial intelligence in ADME/Tox. Nature Materials，2019，18：418-422.

[10] Mannhold R，Poda G I，Ostermann C，et al. Calculation of molecular lipophilicity：state-of-the-art and comparison of log$P$ methods on more than 96000 compounds. J. Pharmaceut. Sci.，2009，98：861-893.

[11] Fujita T，Iwasa J，Hansch C. A new substituent constant，$p$，derived from partition coefficients. J. Am. Chem. Soc.，1964，86：5175-5180.

[12] Leo A，Jow P Y，Silipo C，et al. Calculation of hydrophobic constant（log$P$）from pi and f constants. J. Med. Chem.，1975，18：865-868.

[13] Ghose A K，Crippen G M. Atomic physicochemical parameters for three-dimensional structure-directed quantitative structure-activity relationships. I. Partition coefficients as a measure of hydrophobicity. J. Comp. Chem.，1986，7：565-577.

[14] Wildman S A，Crippen G M. Prediction of physicochemical parameters by atomic contributions. J. Chem. Inf. Comput. Sci.，1999，39：868-873.

[15] Wang R，Fu Y，Lai L. A new atom-additive method for calculating partition coefficients. J. Chem. Inf. Comput. Sci.，1997，37：615-621.

[16] Cheng T，Zhao Y，Li X，et al. Computation of octanol-water partition coefficients by guiding an additive model with knowledge. J. Chem. Inf. Model.，2007，47：2140-2148.

[17] 王艳玲，李婕，王任小. 有机化合物脂水分配系数和溶解度的计算方法. 物理化学学报，2010，26：1742-1754.

[18] Klopman G，Zhu H. Estimation of the aqueous solubility of organic molecules by the group contribution approach. J. Chem. Inf. Comput. Sci.，2001，41：439-445.

[19] Hou T，Xia K，Zhang W，et al. ADME evaluation in drug discovery. 4. Prediction of aqueous solubility based on atom contribution approach. J. Chem. Inf. Comput. Sci.，2004，44：266-275.

[20] Duan B，Li Y，Li J，et al. An empirical additive model for aqueous solubility computation：success and limitations. Acta Phys. Chim. Sin.，2012，28：2249-2257.

[21] Jain N，Yalkowsky S H. Estimation of the aqueous solubility I：application to organic nonelectrolytes. J. Pharm. Sci.，2001，90（2）：234-252.

[22] Ran Y，He Y，Yang G，et al. Estimation of aqueous solubility of organic compounds by using the general solubility equation. Chemosphere，2002，48（5）：487-509.

[23] Wang J，Hou T，Xu X. Aqueous solubility prediction based on weighted atom type counts and solvent accessible surface areas. J. Chem. Inf. Model.，2009，49：571-581.

[24] Ding F，Smith J M，Wang H. First-principles calculation of p$K_a$ values for organic acids in nonaqueous solution. J. Org. Chem.，2009，74：2679-2691.

[25] Jensen J H，Swain C J，Olsen L. Prediction of p$K_a$ values for druglike molecules using semiempirical quantum chemical methods. J. Phys. Chem. A，2017，121：699-707.

[26] Manchester J, Walkup G, Rivin O, et al. Evaluation of p$K_a$ estimation methods on 211 druglike compounds. J. Chem. Inf. Model., 2010, 50: 565-571.

[27] Yu D, Du R, Xiao J-C. p$K_a$ prediction for acidic phosphorus-containing compounds using multiple linear regression with computational descriptors. J. Comp. Chem., 2016, 37: 1668-1671.

[28] Harding A P, Wedge D C, Popelier P L A. p$K_a$ prediction from "quantum chemical topology" descriptors. J. Chem. Inf. Model., 2009, 49: 1914-1924.

[29] Hou T, Wang J, Zhang W, et al. ADME evaluation in drug discovery. 7. Prediction of oral absorption by correlation and classification. J. Chem. Inf. Model., 2007, 47: 208-218.

[30] Zhao Y H, Le J, Abraham M H, et al. Evaluation of human intestinal absorption data and subsequent derivation of a quantitative structure-activity relationship (QSAR) with the Abraham descriptors. J. Pharm. Sci., 2001, 90: 749-784.

[31] Klopman G, Stefan L R, Saiakhov R D. ADME evaluation 2. A computer model for the prediction of intestinal absorption in humans. Eur. J. Pharmacol. Sci., 2002, 17: 253-263.

[32] Hou T, Wang J, Li Y. ADME evaluation in drug discovery. 8. The prediction of human intestinal absorption by a support vector machine. J. Chem. Inf. Model., 2007, 47: 2408-2415.

[33] Shen J, Cheng F, Xu Y, et al. Estimation of ADME properties with substructure pattern recognition. J. Chem. Inf. Model., 2010, 50 (6): 1034-1041.

[34] Geldenhuys W J, Mohammad A S, Adkins C E, et al. Molecular determinants of blood-brain barrier permeation. Ther. Deliv., 2015, 6: 961-971.

[35] Hou T, Xu X. ADME evaluation in drug discovery. 3. Modeling blood-brain barrier partitioning using simple molecular descriptors. J. Chem. Inf. Comput. Sci., 2003, 43: 2137-2152.

[36] Fan Y, Unwalla R, Humblet C. Insights for predicting blood-brain barrier penetration of CNS targeted molecules using QSPR approaches. J. Chem. Inf. Model., 2010, 50: 1123-1133.

[37] Carpenter T S, Kirshner D A, Lau E Y, et al. A method to predict blood-brain barrier permeability of drug-like compounds using molecular dynamics simulations. Biophys. J., 2014, 107: 630-641.

[38] Adenot M, Lahana R. Blood-brain barrier permeation models: discriminating between potential CNS and non-CNS drugs including P-glycoprotein substrates. J. Chem. Inf. Comput. Sci., 2004, 44: 239-248.

[39] Martins I F, Teixeira A L, Pinheiro L, et al. A Bayesian approach to *in silico* blood-brain barrier penetration modeling. J. Chem. Inf. Model., 2012, 52 (6): 1686-1697.

[40] Wang Z, Yang H, Wu Z, et al. *In silico* prediction of blood-brain barrier permeability of compounds by machine learning and resampling methods. ChemMedChem, 2018, 13: 2189-2201.

[41] Chen L, Li Y, Yu H, et al. Computational models for predicting substrates or inhibitors of P-glycoprotein. Drug Discov. Today, 2012, 17: 343-351.

[42] Seelig A. A general pattern for substrate recognition by P-glycoprotein. Eur. J. Biochem., 1998, 251: 252-261.

[43] Didziapetris R, Japertas P, Avdeef A, et al. Classification analysis of P-glycoprotein substrate specificity. J. Drug Targeting, 2003, 11: 391-406.

[44] Penzotti J E, Lamb M L, Evensen E, et al. A computational ensemble pharmacophore model for identifying substrates of P-glycoprotein. J. Med. Chem., 2002, 45: 1737-1740.

[45] Li W, Li L, Eksterowicz J, et al. Significance analysis and multiple pharmacophore models for differentiating P-glycoprotein substrates. J. Chem. Inf. Model., 2007, 47: 2429-2438.

[46] Li D, Chen L, Li Y, et al. ADME evaluation in drug discovery. 13. Development of *in silico* prediction models for P-glycoprotein substrates. Mol. Pharm., 2014, 11: 716-726.

[47] Chang C, Bahadduri P M, Polli J E, et al. Rapid identification of P-glycoprotein substrates and inhibitors. Drug Metab. Dispos., 2006, 34: 1976-1984.

[48] Chen L, Li Y, Zhao Q, et al. ADME evaluation in drug discovery. 10. Predictions of P-glycoprotein inhibitors using recursive partitioning and naïve Bayesian classification techniques. Mol. Pharm., 2011, 8: 889-900.

[49] Brewer F K, Follit C A, Vogel P D, et al. *In silico* screening for inhibitors of P-glycoprotein that target the nucleotide binding domains. Mol. Pharmacol., 2014, 86: 716-726.

[50] Klepsch F, Vasanthanathan P, Ecker G F. Ligand and structure-based classification models for prediction of P-glyco-

protein inhibitors. J. Chem. Inf. Model.，2014，54：218-229.

[51] Yamazaki K，Kanaoka M. Computational prediction of the plasma protein-binding percent of diverse pharmaceutical compounds. J. Pharm. Sci.，2004，93：1480-1494.

[52] Votano J R，Parham M，Hall L M，et al. QSAR modeling of human serum protein binding with several modeling techniques utilizing structure-information representation. J. Med. Chem.，2006，49：7169-7181.

[53] Ingle B L，Veber B C，Nichols J W，et al. Informing the human plasma protein binding of environmental chemicals by machine learning in the pharmaceutical space：applicability domain and limits of predictability. J. Chem. Inf. Model.，2016，56：2243-2252.

[54] Sun L，Yang H，Li J，et al. *In silico* prediction of compounds binding to human plasma proteins by QSAR models. ChemMedChem，2018，13（6）：572-581.

[55] Chou K C，Shen H B. Recent progress in protein subcellular location prediction. Anal. Biochem.，2007，370：1-16.

[56] Zheng N，Tsai H N，Zhang X，et al. The subcellular distribution of small molecules：from pharmacokinetics to synthetic biology. Mol. Pharm.，2011，8（5）：1619-1628.

[57] 乔善平，闫宝强. 蛋白质亚细胞定位预测研究综述. 计算机应用研究，2014，31（2）：321-327.

[58] Min K A，Zhang X，Yu J，et al. Computational approaches to analyse and predict small molecule transport and distribution at cellular and subcellular levels. Biopharm. Drug Dispos.，2014，35（1）：15-32.

[59] Zheng N，Tsai H N，Zhang X，et al. The subcellular distribution of small molecules：a meta-analysis. Mol. Pharm.，2011，8（5）：1611-1618.

[60] Yang H，Li X，Cai Y，et al. *In silico* prediction of chemical subcellular localization via multi-classification methods. MedChemComm，2017，8（6）：1225-1234.

[61] Guengerich F P. Cytochrome P450 and chemical toxicology. Chem. Res. Tox.，2008，21（1）：70-83.

[62] Rydberg P，Gloriam D E，Zaretzki J，et al. SMARTCyp：a 2D method for prediction of cytochrome P450-mediated drug metabolism. ACS Med. Chem. Lett.，2010，1（3）：96-100.

[63] Zaretzki J，Bergeron C，Huang T-W，et al. RS-WebPredictor：a server for predicting Cyp-mediated sites of metabolism on drug-like molecules. Bioinformatics，2013，29（4）：497-498.

[64] Kirchmair J，Williamson M J，Afzal A M，et al. Fast Metabolizer（FAME）：a rapid and accurate predictor of sites of metabolism in multiple species by endogenous enzymes. J. Chem. Inf. Model.，2013，53（11）：2896-2907.

[65] Cai Y，Yang H，Li W，et al. Computational prediction of site of metabolism for UGT-catalyzed reactions. J. Chem. Inf. Model.，2019，59（3）：1085-1095.

[66] Hritz J，de Ruiter A，Oostenbrink C. Impact of plasticity and flexibility on docking results for cytochrome P450 2D6：a combined approach of molecular dynamics and ligand docking. J. Med. Chem.，2008，51：7469-7477.

[67] Li J，Cai J，Su H，et al. Effects of protein flexibility and active site water molecules on prediction of sites of metabolism for cytochrome P450 2C19 substrates. Mol. BioSyst.，2016，12（3）：868-878.

[68] Cruciani G，Carosati E，de Boeck B，et al. Metasite：understanding metabolism in human cytochromes from the perspective of the chemist. J. Med. Chem.，2005，48（22）：6970-6979.

[69] Li J，Schneebeli S T，Bylund J，et al. IDSite：an accurate approach to predict P450-mediated drug metabolism. J. Chem. Theory Comput.，2011，7（11）：3829-3845.

[70] Tyzack J D，Williamson M J，Torella R，et al. Prediction of cytochrome P450 xenobiotic metabolism：tethered docking and reactivity derived from ligand molecular orbital analysis. J. Chem. Inf. Model.，2013，53：1294-1305.

[71] Vasanthanathan P，Taboureau O，Oostenbrink C，et al. Classification of cytochrome P450 1A2 inhibitors and noninhibitors by machine learning techniques. Drug Metab. Dispos.，2009，37：658-664.

[72] Cheng F，Yu Y，Shen J，et al. Classification of cytochrome P450 inhibitors and non-inhibitors using combined classifiers. J. Chem. Inf. Model.，2011，51（5）：996-1011.

[73] Afzelius L，Zamora I，Masimirembwa C M，et al. Conformer-and alignment-independent model for predicting structurally diverse competitive CYP2C9 inhibitors. J. Med. Chem.，2004，47（4）：907-914.

[74] Vasanthanathan P，Lastdrager J，Oostenbrink C，et al. Identification of CYP1A2 ligands by structure-based and lig-and-based virtual screening. MedChemComm，2011，2：853-859.

[75] Marechal J D，Yu J，Brown S，et al. *In silico* and *in vitro* screening for inhibition of cytochrome P450 CYP3A4 by comedications commonly used by patients with cancer. Drug Matab. Dispos.，2006，34：534-538.

[76] Yang H, Sun L, Li W, et al. *In silico* prediction of chemical toxicity for drug design using machine learning methods and structural alerts. Frontiers in Chemistry, 2018, 6: 30.

[77] Reisfeld B, Mayeno A N (eds.). Computational Toxicology: Volume I. Methods in Molecular Biology, 2012, vol. 929. Springer Science+Business Media.

[78] 李杰, 李柯佳, 张臣, 等. 计算系统毒理学: 形成、发展及应用. 科学通报, 2015, 60 (19): 1751-1760.

[79] U. S. EPA. Label Review Manual. Chapter 7: Precautionary Statements. Revised July 2014. https://www.epa.gov/sites/production/files/2015-03/documents/chap-07-jul-2014.pdf

[80] Devillers J. Prediction of mammalian toxicity of organophosphorus pesticides from QSTR modeling. SAR QSAR Environ. Res., 2004, 15 (5-6): 501-510.

[81] Toropov A A, Rasulev B F, Leszczynski J. QSAR modeling of acute toxicity for nitrobenzene derivatives towards rats: comparative analysis by MLRA and optimal descriptors. QSAR Comb. Sci., 2007, 26 (5): 686-693.

[82] Zhu H, Martin T M, Ye L, et al. Quantitative structure-activity relationship modeling of rat acute toxicity by oral exposure. Chem. Res. Toxicol., 2009, 22 (12): 1913-1921.

[83] Raevsky O A, Grigorev V Y, Liplavskaya E A, et al. Prediction of acute rodent toxicity on the basis of chemical structure and physicochemical similarity. Mol. Inform., 2011, 30 (2-3): 267-275.

[84] Li X, Chen L, Cheng F, et al. *In silico* prediction of chemical acute oral toxicity using multi-classification methods. J. Chem. Inf. Model., 2014, 54 (4): 1061-1069.

[85] Ames B N, McCann J, Yamasaki E. Methods for detecting carcinogens and mutagens with the Salmonella/mammalian-microsome mutagenicity test. Mutat. Res., 1975, 31: 347-364.

[86] Krishna G, Horisberger M. *In vivo* rodent micronucleus assay: protocol, conduct and data interpretation. Mutat. Res., 2000, 455: 155-166.

[87] Kazius J, McGuire R, Bursi R. Derivation and validation of toxicophores for mutagenicity prediction. J. Med. Chem., 2005, 48: 312-320.

[88] Zheng M, Liu Z, Xue C, et al. Mutagenic probability estimation of chemical compounds by a novel molecular electrophilicity vector and support vector machine. Bioinformatics, 2006, 22: 2099-2106.

[89] Hillebrecht A, Muster W, Brigo A, et al. Comparative evaluation of in silico systems for Ames test mutagenicity prediction: scope and limitations. Chem. Res. Toxicol., 2011, 24: 843-854.

[90] Xu C, Cheng F, Chen L, et al. *In silico* prediction of chemical Ames mutagenicity. J. Chem. Inf. Model., 2012, 52: 2840-2847.

[91] Fan D, Yang H, Li F, et al. *In silico* prediction of chemical genotoxicity using machine learning methods and structural alerts. Toxicol. Res., 2018, 7: 211-220.

[92] Yuan J, Pu Y, Yin L. Predicting carcinogenicity and understanding the carcinogenic mechanism of *N*-Nitroso compounds using a TOPS-MODE approach. Chem. Res. Toxicol., 2011, 24: 2269-2279.

[93] Benigni R, Bossa C, Netzeva T, et al. Mechanistic QSAR of aromatic amines: new models for discriminating between homocyclic mutagens and nonmutagens, and validation of models for carcinogens. Environ. Mol. Mutagen., 2007, 48: 754-771.

[94] Tan N, Rao H, Li Z, et al. Prediction of chemical carcinogenicity by machine learning approaches. SAR QSAR Environ. Res., 2009, 20: 27-75.

[95] Tanabe K, Lucic B, Amic D, et al. Prediction of carcinogenicity for diverse chemicals based on substructure grouping and SVM modeling. Mol. Divers., 2010, 14: 789-802.

[96] Li X, Du Z, Wang J, et al. *In silico* estimation of chemical carcinogenicity with binary and ternary classification methods. Mol. Inform., 2015, 34 (4): 228-235.

[97] Wang S, Li Y, Wang J, et al. ADMET evaluation in drug discovery. 12. Development of binary classification models for prediction of hERG potassium channel blockage. Mol. Pharm., 2012, 9: 996-1010.

[98] Zhang C, Zhou Y, Gu S, et al. *In silico* prediction of hERG potassium channel blockage by chemical category approaches. Toxicol. Res., 2016, 5 (2): 570-582.

[99] Ekins S, Williams A J, Xu J J. A predictive ligand-based Bayesian model for human drug-induced liver injury. Drug Metab. Dispos., 2010, 38: 2302-2308.

[100] Chen M, Hong H, Fang H, et al. Quantitative structure-activity relationship models for predicting drug-induced

liver injury based on FDA-approved drug labeling annotation and using a large collection of drugs. Toxicol. Sci.，2013，136：242-249.

[101] Xu Y，Dai Z，Chen F，et al. Deep learning for drug-induced liver injury. J. Chem. Inf. Model.，2015，55：2085-2093.

[102] Zhang C，Cheng F，Li W，et al. *In silico* prediction of drug induced liver toxicity using substructure pattern recognition method. Mol. Inform.，2016，35（3-4）：136-144.

[103] Li J，Gramatica P. Classification and virtual screening of androgen receptor antagonists. J. Chem. Inf. Model.，2010，50（5）：861-874.

[104] Li J，Gramatica P. QSAR classification of estrogen receptor binders and pre-screening of potential pleiotropic EDCs. SAR QSAR Environ. Res.，2010，21（7-8）：657-669.

[105] Panaye A，Doucet J-P，Devillers J，et al. Decision trees versus support vector machine for classification of androgen receptor ligands. SAR QSAR Environ. Res.，2008，19（1-2）：129-151.

[106] Chen Y，Cheng F，Sun L，et al. Computational models to predict endocrine-disrupting chemical binding with androgen or estrogen receptors. Ecotoxicol. Environ. Safety，2014，110：280-287.

[107] Sun L，Yang H，Cai Y，et al. *In silico* prediction of endocrine disrupting chemicals using single-label and multi-label models. J. Chem. Inf. Model.，2019，59（3）：973-982.

[108] Ashby J. Fundamental structural alerts to potential carcinogenicity or noncarcinogenicity. Environ. Mutagen.，1985，7：919-921.

[109] Yang H，Li J，Wu Z，et al. Comparison of identification methods for structural alerts using chemical Ames mutagenicity dataset as a benchmark. Chem. Res. Toxicol.，2017，30（6）：1355-1364.

[110] Yang H Sun L，Li W，et al. Identification of non-toxic substructures：a new strategy to avoid potential toxicity risk. Toxicol. Sci.，2018，165（2）：396-407.

[111] Yang H，Sun L，Wang Z，et al. ADMETopt：a web server for ADMET optimization in drug design via scaffold hopping. J. Chem. Inf. Model.，2018，58（10）：2051-2056.

[112] Yang H，Lou C，Sun L，et al. admetSAR 2.0：web-service for prediction and optimization of chemical ADMET properties. Bioinformatics，2019，35（6）：1067-1069.

## 拓展阅读

[1] Tsaioun K，Kates S A.（Eds.）ADMET for Medicinal Chemists. A Practical Guide. John Wiley & Sons，Inc. 2011.

[2] Di L，Kerns EH. Drug-Like Properties. Concepts，Structure，Design，and Methods from ADME to Toxicity Optimization. Academic Press，2016.

[3] Ekins S.（Ed.）Computational Toxicology：Risk Assessment for Chemicals. John Wiley & Sons，Inc. 2018.

[4] 程飞雄. 系统药物设计方法发展及应用研究［D］.上海：华东理工大学，2013.

[5] 杨弘宾. 化合物 ADMET 性质预测与优化方法研究［D］.上海：华东理工大学，2019.

[6] 蔡迎春. 基于机器学习的药物代谢预测研究［D］.上海：华东理工大学，2019.

## 第四篇

# 应 用 篇

# 第10章
# 药物设计应用实例

**学习要点**

◎ 了解药物设计已有许多成功案例，包括许多上市药物，更多的案例在临床前和临床研究中；

◎ 通过案例学习，了解药物发现是一个多学科交叉合作的过程，药物设计在其中起着催化剂的作用；

◎ 通过抗流感病毒药物扎那米韦和奥司他韦的设计过程，了解药物设计的成功奥秘；

◎ 通过另外几个在研药物的设计过程，了解药物设计的关键贡献。

## 10.1　概　　述

既然计算机辅助药物设计（Computer-Aided Drug Design，CADD）这么有用处，那么一定会有人问："到底市场上有没有药物是由计算机直接设计出来的呢？"这也是从事药物设计的计算化学家们经常被问到的一个问题。很可惜答案暂时还是否定的。一方面是因为提问者把药物发现的过程过度简化了，认为药物能像房屋、机器一样，先在图纸上设计好，然后按图施工建造即可；另一方面又把计算机的作用无限夸大了，认为计算机无所不能，设计出药物自是理所当然的事，否则就是没有用处。

事实上药物发现是一个非常复杂的过程，需要多学科的共同努力，没有一门学科能独立完成新药发现的任务。一个天然化合物或设计的合成化合物未经任何修饰，而直接成为药物，在今天也是不可想象的，因为在药物发现的过程中有太多的未知和障碍需要克服。而且 CADD 是一个先归纳后演绎的过程，它的成败完全依赖于已有知识的可靠性、准确性和完整性。当然，随着大数据和人工智能时代的到来，机器学习、深度学习等人工智能技术已被广泛应用于药物发现过程中[1,2]，预计在不远的将来，自动化的药物发现和设计将很可能成

为现实[3]。此处所讲的成功实例，并不是指计算机从一开始就设计好且未加任何修饰的药物，而是指 CADD 在整个药物发现过程中起着至关重要的作用[4,5]。

实际上，CADD 中的 CA 相当于 Catalyst，即催化剂，没有催化剂，化学反应也可以进行，只不过要花费更多的时间和代价而已。药物设计也是如此，没有 CADD，药物化学家凭经验也有可能设计和发现新药，但是进程要缓慢得多，且不可预测，而 CADD 可以加速这个进程，并且降低成本。

自 CADD 诞生之日起，近六十年来，已有至少 60 个药物是通过计算机辅助设计方法研制成功并上市的，进入临床阶段研究的候选药物则更多。成功的实例是对其所起作用的最好证明，这也是药物设计学科获得快速发展的推动力。1996 年我们写了"计算机辅助药物设计正在走向成功"一文[6]，文中列举了一些通过计算机辅助设计方法成功进入临床试验的候选药物案例，如今这些药物早已进入市场，并且又有了更多的成功实例，说明 CADD 技术已经十分成熟。"他山之石，可以攻玉"，因此，本章希望通过对一些药物设计的成功实例进行介绍，能够对读者进行药物发现和设计时有所启迪。下面首先简单地介绍一下基于配体药物设计和基于结构药物设计的成功实例。

## 10.1.1 基于配体药物设计的成功实例

早期的药物设计主要是采用经典的 QSAR 方法，即在没有药物作用靶标知识的基础上，通过天然产物来源或随机筛选等手段得到先导化合物，然后合成一系列先导化合物的衍生物，并测定每个化合物的药理活性，再进行 QSAR 分析，以发现其结构与活性之间的内在联系，在此基础上再有目的地设计并合成一些具有更好的活性的类似物，如此循环。

在采用 QSAR 方法辅助发现并成功上市的药物中，著名的有 20 世纪 70 年代成功开发的治疗胃溃疡的药物组胺 $H_2$ 受体拮抗剂西咪替丁（Cimetidine）和后续的雷尼替丁（Ranitidine）、法莫替丁（Famotidine）[7]，以及 1983 年上市的合成抗菌药物诺氟沙星（Norfloxacin，AM-715，图 10-1)[8]。尤其是受到诺氟沙星成功的鼓舞，一大批 6-氟喹诺酮类药物借助于 QSAR 方法被相继开发出来，包括环丙沙星和氧氟沙星，成为一类主要的广谱抗菌药物。笔者本人 20 世纪 90 年代在中国科学院上海药物研究所攻读博士学位时，也曾采用 3D-QSAR 方法研究过氧氟沙星类似物，最终使具有自主知识产权的安妥沙星于 2009 年上市。

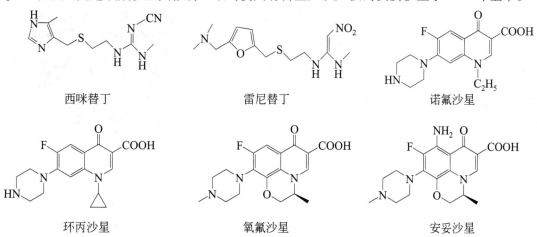

图 10-1　几个采用 QSAR 方法成功上市的药物

近年来 QSAR 方法在药物设计中仍然发挥着重要的作用，成功设计的代表性药物有：美国杜邦（DuPont）公司采用分子模拟、分子形状分析和 QSAR 等方法，开发的第一个血管紧张素Ⅱ型受体拮抗剂洛沙坦（Losartan）[9]，于 1995 年上市，用于治疗高血压；由英国葛兰素史克（GSK）公司开发的同类药物依普罗沙坦（Eprosartan），于 1998 年上市。GSK公司采用分子模拟和活性类似物逐步接近法，开发的第一个 5-羟色胺 1D 受体激动剂舒马曲坦（Sumatriptan），于 1993 年上市，用于治疗偏头痛[10]；阿斯利康（AstraZeneca）公司开发的同类药物佐米曲普坦（Zolmitriptan），于 1997 年上市。此类药物现已至少有 7 个在市场上。

## 10.1.2　基于结构药物设计的成功实例

20 世纪 80 年代中期随着结构生物学的兴起，基于结构药物设计（SBDD）方法逐渐出现，并在 90 年代中期走向成熟，成为继 QSAR 之后先导化合物优化的另一个重要工具，从而使得更多的计算机辅助设计的药物走向市场。基于结构药物设计的成功之处在于采用分子模拟方法图示出疾病蛋白质靶标的活性位点的形状和性质，然后去发现或裁剪出与蛋白质活性位点的形状、性质相匹配的小分子。

基于结构药物设计的第一个成功实例是施贵宝（Squibb）公司开发、1981 年上市的著名抗高血压药物卡托普利（Captopril）[11]。该药为第一个血管紧张素转化酶（ACE）抑制剂，它的成功开发是一个重大突破，为药物发现带来了革命性的、基于结构药物设计的全新思想（本书第 1 章曾有详细介绍）。随着卡托普利的成功，采用 QSAR 方法，更多的 ACE抑制剂被相继开发出来，以克服卡托普利的一些缺陷，如默克（Merck）公司的恩纳普利（Enalapril），施贵宝公司的福森普利（Fosinopril）等。

基于结构药物设计真正引人注目的成功是在抗 AIDS 病药物 HIV-1 蛋白酶抑制剂的开发。该酶的晶体结构最早于 1989 年被测定[12]，第一个拟肽类抑制剂是罗氏制药公司的沙奎那韦（Saquinavir），于 1995 年底上市[13]。至 2006 年已有 10 个药物被不同的制药公司开发出来进入市场，比如利托那韦、茚地那韦、奈菲那韦，其中奈菲那韦是第一个非肽类抑制剂（图 10-2）[14]，于 1997 年 3 月上市。这类抑制剂被美籍华裔科学家何大一用于发明了"鸡尾酒疗法"，对艾滋病（AIDS）的治疗起了很大的作用。

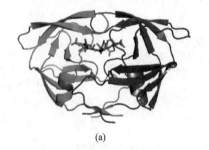
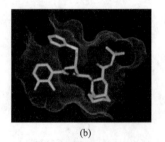

(a)　　　　　　　　　　　　　　　(b)

图 10-2　（a）HIV-1 蛋白酶二聚体结构示意图（中间为底物肽结合在活性口袋上，PDB 代码：4HVP）；（b）奈菲那韦与结合口袋形状互补示意图

基于神经氨酸酶与底物唾液酸复合物的晶体结构，1993 年澳大利亚莫纳什（Monash）大学药学院的 Itzstein 等采用 SBDD 方法设计合成了扎那米韦（Zanamivir）[15]，经 GSK 公司开发，于 1999 年上市，为抗流感病毒药物；1995 年，美国吉利德科学（Gilead Sciences）

公司对扎那米韦做了改进，设计合成了另一个神经氨酸酶抑制剂奥司他韦（Oseltamivir）[16]，即著名的抗流感药物达菲（Tamiflu），也于1999年成功上市。在2007年暴发的禽流感疫情中，达菲是治疗禽流感的战略药品。下面10.2节将对这两个药物的设计进行详细介绍。

　　诺华（Novartis）制药公司开发的格列卫（Gleevec）是第一个酪氨酸激酶抑制剂，通用名为伊马替尼（Imatinib），于2001年上市，用于治疗慢性骨髓型白血病[17]。它的成功开发是基于结构药物设计史上的又一个里程碑，已成为药物开发的一个经典模式。在此之前的癌症化疗药物不能区分癌细胞和正常细胞，而格列卫能专一性作用于癌细胞，从而大大减少对正常细胞的伤害。随着格列卫的成功开发，更多的激酶抑制剂通过计算机辅助设计手段被发现[18]，近几年已相继上市，用于治疗癌症。如：AstraZeneca制药公司开发的吉菲替尼（Gefitinib，商标名Iressa）于2003年5月上市，用于治疗小细胞肺癌；美国Genetech、OSI以及瑞士罗氏制药公司共同开发的厄洛替尼（Erlotinib，商标名Tarceva）于2004年11月上市，也用于治疗肺癌；GSK公司开发的拉帕替尼（Lapatinib，商标名Tykerb）于2007年3月上市，用于治疗实体瘤和乳腺癌、肺癌。这三种药物都是表皮生长因子受体（EGFR）酪氨酸激酶抑制剂，它们有共同的结构特点，都通过占据ATP结合部位而发生作用，但是它们与靶标的结合还是有一些差异（图10-3）。浙江贝达药业研发了我国第一个具有自

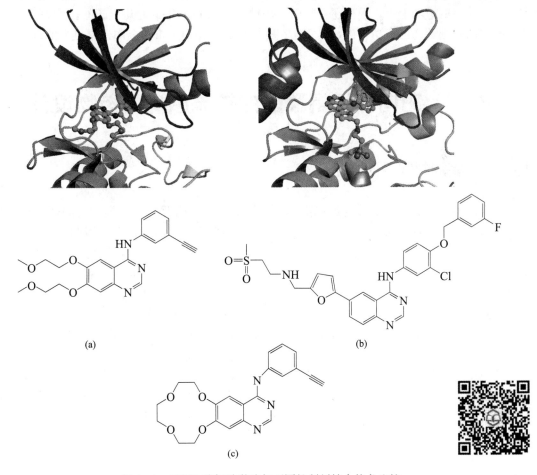

图10-3　EGFR酪氨酸激酶与不同抑制剂结合构象比较

（a）厄罗替尼与靶标活性口袋的结合（PDB代码：1M17）；（b）拉帕替尼与靶标活性口袋的结合
（PDB代码：1XKK）；（c）埃克替尼结构式

主知识产权的 EGFR 酪氨酸激酶抑制剂埃克替尼（Icotinib），于 2011 年上市，用于治疗非小细胞肺癌。从结构上说，埃克替尼只是将厄洛替尼的侧链成环，从而成功突破了原专利（图 10-3），二者作用机制及疗效很相似，但埃克替尼具有更好的安全性。

基于结构药物设计对提高药物专一性或选择性具有不可替代的作用。因为许多酶或受体具有多个亚型，而这些亚型的结构非常相似，当需要设计的药物只作用于某个亚型而不影响其它亚型时，其它方法就无能为力了。这方面的一个例子是 1998 年上市的环氧化酶 COX-2 抑制剂塞来昔布（Celecoxib，商标名 Celebrex），用于治疗风湿性关节炎[19]。自此之后，已有 5 个选择性 COX-2 抑制剂进入了市场。尽管其中多个 COX-2 抑制剂随后由于副作用而被勒令退出市场，但这主要是由于靶标本身有问题而造成的，且说明药物对 COX-2 的选择性太好，并不能掩饰药物设计的成功。

除上述列出的成功药物之外，抗阿尔茨海默病药物、乙酰胆碱酯酶抑制剂多奈哌齐（Donepezil）[20]，抗艾滋病药物、第一个 HIV-1 整合酶抑制剂雷特格韦（Raltegravir）[21]，抗Ⅱ型糖尿病药物、DPP-IV 抑制剂西他列汀（Sitagliptin）[22] 等也是药物设计的成功实例，有兴趣的读者可以自行阅读相关的文献。

本章接下来先介绍一个早期的经典药物设计案例，该案例是关于抗流感病毒药物扎那米韦和奥司他韦的成功上市，现在还在临床应用中。随后介绍几个近几年新的药物设计案例，这些案例的候选药物已成功转让，尽管还在临床研究中，但上市的概率还是挺大的。

# 10.2　靶向神经氨酸酶的抗流感病毒药物设计

## 10.2.1　酶抑制剂设计概述

酶在许多疾病的发生发展过程中扮演着关键的角色，因此它是一类主要的药物作用靶标。一般目标是发现酶抑制剂（Inhibitor），以降低酶的催化活性，但不引起酶蛋白变性。酶抑制剂一般分为不可逆抑制剂和可逆抑制剂。不可逆抑制剂与酶以共价键结合，酶一旦被抑制后就无法再恢复活性状态，因此绝大部分情况是寻找可逆抑制剂。可逆抑制剂又可分为竞争性抑制剂、非竞争性抑制剂和反竞争性抑制剂三类。竞争性抑制剂与底物竞争结合酶的活性位点（抑制剂和底物不能同时结合到活性位点）；非竞争性抑制剂可以与底物同时结合到酶上，但抑制剂不结合到酶的活性位点，而是变构位点；反竞争性抑制剂比较少见，抑制剂不能与处于自由状态下的酶结合，而只能和酶-底物复合物结合。

竞争性抑制剂是最常见的抑制剂类型，设计时需要了解酶催化底物的反应机制，甚至是过渡态机制，然后设计一个底物的类似物，或者模拟过渡态，以便设计的药物分子能与底物竞争结合酶的活性位点，这也叫做基于机制的药物设计。具体设计过程可参看下面的神经氨酸酶抑制剂设计实例。

## 10.2.2　流感与神经氨酸酶

流行性感冒（简称流感）是由流感病毒引起的急性病毒性呼吸道传染病，临床表现为发

热、头痛、肌痛、乏力、鼻塞、咽痛和咳嗽，或有肠胃不适，早期与传染性非典型肺炎的鉴别诊断困难。流感能加重潜在的疾病（如心肺疾患）或者引起继发细菌性肺炎或原发流感病毒性肺炎。我国是流感多发地，老年人以及患有各种慢性病或者体质虚弱者，患流感后容易出现严重并发症，病死率较高。

控制流感的策略主要有两条：一是利用流感疫苗进行预防；二是通过化学药物进行预防和治疗。由于流感病毒的抗原变异能力强，加之个体免疫力的不同，疫苗的保护率并不高；而且，疫苗只对已知的流感病毒亚型有预防作用，而对于由抗原性漂移或抗原性转换所产生的新型流感病毒无效。因此，流感主要通过化学药物进行预防和治疗。

神经氨酸酶（Neuraminidase），也叫做唾液酸酶（Sialidase），是流感病毒包膜上重要的酶，能催化裂解存在于唾液酸末端的 N-乙酰基神经氨酸与相邻糖基间的酮苷连接桥，从而促进病毒在呼吸道的传播，这是因为该键的断裂可使病毒从感染的细胞中释出，并阻止病毒从宿主细胞释出后的聚集。同时神经氨酸酶可以通过裂解呼吸道黏膜中的唾液酸，阻止病毒灭活，促进病毒渗入到呼吸道上皮细胞中。因此神经氨酸酶是一个理想的抗流感病毒的靶标，通过对神经氨酸酶的特异性抑制，能够有效地抑制流感病毒在机体内的扩散，从而起到抗流感的作用（图 10-4）[23]。

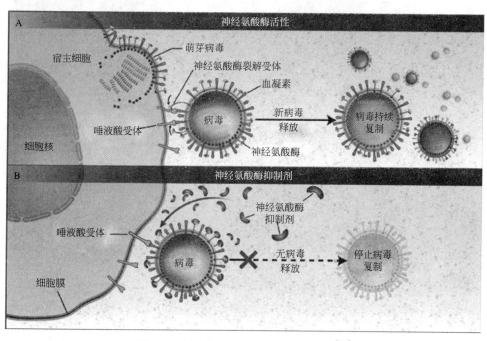

图 10-4　神经氨酸酶抑制剂的作用机理[23]

神经氨酸酶的晶体结构于 1983 年被确定[24]，是由 4 个相同的亚基组成的四聚体。酶活性位点位于各个亚基表面的"口袋"中，在所有 A 型和 B 型流感病毒中形成的活性部位的残基都是高度保守的，活性部位的某些区域可直接与其底物神经氨酸相结合，这为药物的设计和开发提供了非常重要的信息。神经氨酸酶的活性区域，按其与底物的作用方式可分为如图 10-5(c) 所示的 S1～S5 区域[25]：S1 由 3 个精氨酸残基（Arg118、Arg292、Arg371）组成，提供一个带正电的静电区域，能与抑制剂中带负电的取代基（如羧基）形成盐桥；S2是由 Glu227 和 Glu119 形成的带负电区域，能与抑制剂分子中的羟基、氨基或胍基形成氢键；S3 包括由 Trp178 和 Ile222 侧链形成的疏水性区域及与之相邻的 Arg152 侧链形成的极

性区域；抑制剂的羰基氧与 Arg152 形成氢键，而甲基等疏水基团与 Trp178 和 Ile222 形成的疏水区口袋作用；S4 不被抑制剂的任何基团占据，是 1 个由 Ile222、Ala246 的侧链和 Arg224 的疏水面形成的较大的疏水口袋；S5 是一个混合性的区域，由 Glu276 的羧基和 Ala246 的甲基构成，其中 Glu276 与抑制剂的疏水性侧链羟基形成氢键。根据神经氨酸酶的晶体结构，人们已合理设计了许多选择性高、活性强的化合物，并成功上市了扎那米韦（Zanamivir）和奥司他韦（Oseltamivir）。

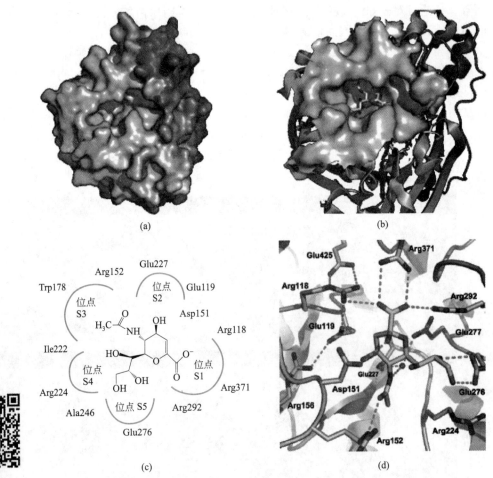

图 10-5　（a）神经氨酸酶的晶体结构（PDB 代码：2HTR）[25]；（b）Neu5Ac2en 在晶体活性区域的对接方式；（c）神经氨酸酶的活性区域；（d）Neu5Ac2en 与残基的作用方式

## 10.2.3　扎那米韦的设计

扎那米韦是澳大利亚生物技术公司 Biota 与莫纳什大学药学院合作研制[15]，后转让给葛兰素（Glaxo）公司进行开发，1999 年在美国上市，用于治疗流感，2006 年被批准用于预防 A 型和 B 型流感，为第一个商业化的神经氨酸酶抑制剂，商品名为 Relenza。

该药物的设计可追溯到 1974 年，当时 Meindl 等根据神经氨酸酶催化反应的过渡态设计合成了第一个可抑制流感病毒神经氨酸酶的抑制剂 2-脱氧-2,3-脱氢-N-乙酰神经氨酸（Neu5Ac2en），但由于活性及选择性太低，所以无临床使用价值[26]；1983 年 Colman 等首

次报道了神经氨酸酶与底物唾液酸复合物的晶体结构（图10-5）[24]；之后根据神经氨酸酶活性口袋的结构特点，Itzstein 等用碱性的胍基替代 Neu5Ac2en 的 4-羟基，合成出对流感病毒神经氨酸酶抑制效果提高 500 倍的 4-胍基的扎那米韦[15]。

具体的基于结构药物设计的流程如下[15]：首先使用神经氨酸酶与唾液酸的复合物晶体结构，将唾液酸及其过渡态类似物分别对接到酶的活性位点，然后使用 GRID 等软件分析活性位点，以充分获取唾液酸及其类似物与酶的相互作用信息。通过这些分析，对已知的不饱和唾液酸类似物 Neu5Ac2en 进行基团取代，并预测出能量更好的取代结构，分析发现 Neu5Ac2en 的 4-羟基被氨基取代效果更好。根据神经氨酸酶与 Neu5Ac2en 复合物的晶体结构发现，Neu5Ac2en 中 4-羟基位于神经氨酸酶口袋中心的 S2 区域，与该区域的 Glu227 和 Glu119 残基之间形成氢键。Itzstein 用氨基取代 Neu5Ac2en 的 4-羟基（图10-6），结合力增强（$K_i = 50\text{nmol/L}$），测定其与神经氨酸酶的复合物晶体结构，发现氨基与 Glu119 形成了盐桥。用基团更大、碱性更强的胍基取代 Neu5Ac2en 的 4-氨基（图10-6），结合力更强（$K_i = 0.2\text{nmol/L}$），测定其与神经氨酸酶的复合物晶体结构，发现胍基末端的氮与 Glu119 形成了盐桥，与 Glu227 形成较强的电荷-电荷作用。

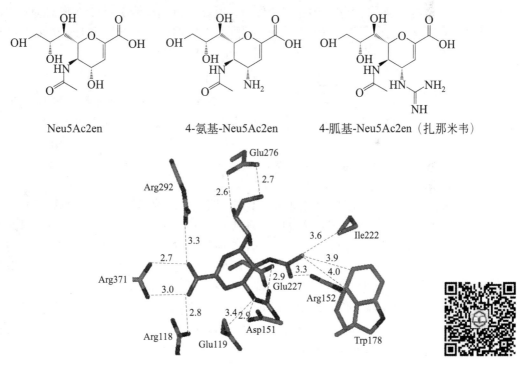

图 10-6　由 Neu5Ac2en 衍生得到的化合物结构式，以及扎那米韦与靶标的结合模式

虽然化合物 Zanamivir 显示了很好的抑制活性，但是，由于它的强极性，口服生物利用度很低（2%～3%），因此只能通过吸入给药才能起到抗流感的作用。而对于流感而言，口服给药是一种既方便又经济的治疗和预防方式。因此，设计一种新型的口服神经氨酸酶抑制剂仍是大家所希望实现的。

## 10.2.4　奥司他韦的设计

奥司他韦是由美国吉利德科学（Gilead Sciences）公司研制，后转让给罗氏制药

（Roche）公司开发，1999 年 11 月首次登陆瑞士和美国，商品名为著名的"达菲（Tami-flu）"。目前已经在全球 60 多个国家和地区上市，为全球公认的最有效的防治流感的药物之一。

本研究的目的就是以扎那米韦为先导化合物，开发口服有效的神经氨酸酶抑制剂。从神经氨酸酶与 Neu5Ac2en 的复合物晶体结构可以看出［图 10-5(d)］，Neu5Ac2en 的二氢吡喃环部分与神经氨酸酶没有直接的作用，而且 Neu5Ac2en 中母核吡喃环上的取代基都处于平伏键，因此，人们考虑用苯环代替二氢吡喃环。首先苯环的平面结构可以满足取代基的定位，其次苯环的疏水性可以增加化合物的生物利用度，最后从合成上来说，苯环的引入可以使化合物的化学合成和立体化学更简单化。

1995 年，Mearek 等基于神经氨酸酶复合物结构设计了一类具有简单的 4-乙酰氨基苯甲酸母核结构的化合物，没有发现活性；紧接着，Williams 等在苯环中引入胍基，得到扎那米韦的苯环类似物也没有活性。这些说明完全平面的苯环结构有局限性。根据 X 射线晶体结构研究，发现 Neu5Ac2en 与唾液酸的羧基氧和环处于相似的位置，这表明 Neu5Ac2en 可能是过渡态。Neu5Ac2en 的双键使吡喃糖环中的氧原子周围成一个平面，由此猜想可能会形成 C2 正离子，且氧原子对它起到稳定的作用。过渡态氧慃作为关键的过渡态模拟物，其中的氧慃离子是双键的电子等排体（图 10-7），因此考虑用构型差异较小的环己烯来代替氧慃环。己烯环在化学性质上比二氢吡喃环稳定，并且容易修饰。

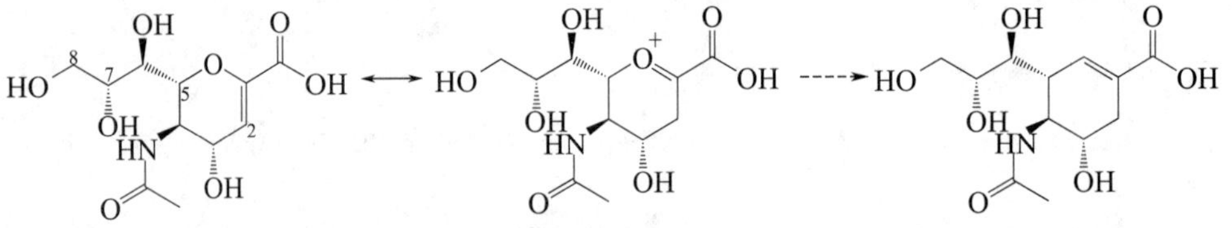

图 10-7　Neu5Ac2en 的过渡态

Neu5Ac2en 和神经氨酸酶的复合物晶体结构表明，侧链丙三醇的 C7 上的羟基并没有与酶的活性位点残基形成任何作用。这表明，将其去掉可能并不会影响到化合物对酶的亲和力。侧链上末端的两个羟基与 Glu276 形成一个二齿螯合物，C8 上的羟基与 Arg224 的烃基形成疏水作用［图 10-5(d)］。为了优化该位置的侧链，首先直接用一个羟基取代，得到的化合物 **1** 显示了不错的活性（$IC_{50} = 6.3 \mu mol/L$），接着他们用甲氧基甲基醚（MOM）保护羟基，意外发现化合物 **2** 活性有很大的提高（$IC_{50} = 0.2 \mu mol/L$），从而导致疏水口袋的发现（图 10-8）[27]。进一步用不同的烷烃链来取代 MOM，以优化疏水相互作用，最终得到的 GS-4071 显示出与扎那米韦相当的酶活性和细胞水平活性（$IC_{50} = 1nmol/L$，$EC_{50} = 2.7nmol/L$）。复合物晶体结构表明，GS-4071 与扎那米韦的结合构象很相似（图 10-8）[27]。

虽然 GS-4071 活性与扎那米韦相当，且脂溶性好，有利于口服给药，但其口服生物利用度仍然偏低（只有 4%），因此通过前药原理，对羧酸官能团进行乙酯化，从而制成了口服剂型的前药 GS-4104，此即奥司他韦。

## 10.2.5　案例启示

严格意义上讲，扎那米韦才是神经氨酸酶抑制剂的 First-in-Class，但市场表现方面，奥司他韦远比扎那米韦强劲。从时间来看，两个药物几乎同时上市，但市场表现却有着天壤之

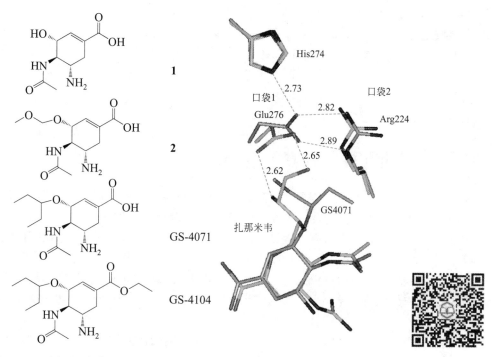

图 10-8　己烯环上取代基的优化过程及 GS-4071 与扎那米韦（Zanamivir）结合构象比较

别，其主要原因就在于给药方式的差异。而这一点，从根本上又源于科学家不同的新药设计思维。后来的事实证明，口服给药更容易被患者接受。

从本案例可以看到，神经氨酸酶复合物的晶体结构对药物设计具有重要的指导作用。扎那米韦可以说是以酶的天然底物唾液酸为先导化合物，根据相互作用模式，只作了简单的结构改造，就获得了候选药物。但因为其极性太强，使得该药并不适合口服给药，因此制成了鼻腔吸入剂，从而影响了该药的市场份额。

对于奥司他韦，其研发目的很明确，就是以扎那米韦为先导化合物，开发口服有效药物。其中应用了过渡态理论，获得的理想化合物是 GS-4071，但该化合物口服生物利用度也不高，这一点与扎那米韦的情形非常类似。面对同样的问题，吉利德的科学家采用了前药原理，对 GS-4071 进行酯化得到化合物 GS-4104，从而达到目的。

# 10.3　靶向 μ 阿片受体的新型镇痛药物设计

## 10.3.1　GPCR 配体设计

G 蛋白偶联受体（GPCR）为含有七个跨膜螺旋的膜蛋白，是最大的药物作用靶标超家族，在第 2 章中曾有介绍。据统计，靶向 GPCR 的药物销量占全球市场的 27％，因此 GPCR 一直是药物研发的重要靶标之一。GPCR 配体设计通常是与天然配体竞争结合位点，也有结合到变构位点的例子。由于膜蛋白水溶性很差，很长时间都没有晶体结构可以利用，直到 2000 年才有第一个牛视紫红质结构被测定，2007 年第一个人体 β2 肾上腺素受体结构

被测定。因此，早年的 GPCR 配体设计主要采用经典的 QSAR 方法，比如组胺 $H_2$ 受体拮抗剂西咪替丁等的发现；1990 年获得细菌视紫红质七个跨膜螺旋结构后，以该结构为模板，采用同源模建方法建立了许多 GPCR 的结构模型，并用于配体设计；2007 年以后，由于模板的准确度提高，所模建的结构模型更趋合理化。2010 年之后 GPCR 晶体结构测定取得重大突破，目前已有至少 50 个 GPCR 家族成员结构被实验测定，使得直接针对实验结构进行配体设计成为了主流[28]。

## 10.3.2 镇痛药与阿片受体

吗啡、可待因和芬太尼等阿片类药物目前仍是临床治疗疼痛的主要镇痛药，这些药物主要通过激活三种主要的阿片受体亚型 $\mu$、$\delta$ 和 $\kappa$ 阿片受体（分别为 $\mu OR$、$\delta OR$ 和 $\kappa OR$）而发挥作用。但这类药物通常含有许多副作用，比如恶心、呕吐和便秘，长期使用更会导致耐受性和/或成瘾性。尽管在过去的几十年中已经投入了大量资源来发现更安全的阿片类药物，但基本没有发现更为有效的镇痛药物，从而打击了人们开发镇痛药物的热情。这里主要有两个原因：首先是缺乏高分辨率的实验测定的阿片受体晶体结构信息；其次是阿片受体的生物学非常复杂，没有完全弄清楚[29]。

但这种情况目前正在改变[30]。首先是阿片受体结构研究取得了真正突破，所有已知阿片受体亚型的高分辨率晶体结构都已被实验测定，包括小鼠 $\mu OR$（PDB 代码：4DKL，分辨率 2.8Å）[31]、小鼠 $\delta OR$（PDB 代码：4EJ4，分辨率 3.4Å）、人体 $\kappa OR$（PDB 代码：4DJH，分辨率 2.9Å）等。其次，已认识到作用于特定受体的不同配体可以触发不同的信号反应，最常见的是通过采用不同配体作用于 $G_{i/o}$ 或 $\beta$-Arrestin($\beta$-抑制蛋白)，从而开辟了设计"偏向性的"阿片类药物的可能性，这些阿片类药物可激活与治疗相关的信号通路，但不会激活产生不良反应的信号通路（图 10-9）。例如，最近已经表明阿片类药物如吗啡和羟吗啡酮是 G 蛋白偶联的有效激动剂，但分别是 $\delta OR$ 和 $\mu OR$ 的 $\beta$-Arrestin 竞争性拮抗剂或部分激动剂[32]。类似地，6′-胍基纳曲吲哚（6′-GNTI）是 G 蛋白激活的 $\kappa OR$ 的有效部分激动

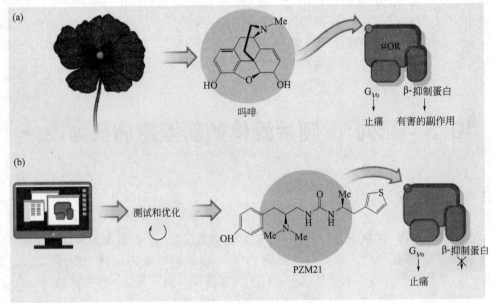

图 10-9　老靶标的新生物学导致新型镇痛药物的发现[29]

剂，也是阻断 β-Arrestin 募集的拮抗剂[33]。相比之下，最近显示的 κOR 部分激动剂 12-epi-salvA 是 β-Arrestin 偏向的配体，并且是 β-Arrestin-2 介导的信号传导途径的有效激活剂。鉴于最容易上瘾的阿片类配体似乎促进与 $G_{i/o}$ 而不是 β-Arrestin 形成更强的相互作用，并且与镇痛作用不同，阿片受体激活诱导的不良反应似乎依赖于 β-Arrestin（至少对 κOR 是这样），识别有效偏向一种蛋白质或另一种蛋白质的阿片类配体代表了发展非成瘾和/或有效镇痛药的新方向。

作为这种努力的一部分，2016 年 9 月顶尖期刊 *Nature* 报道，美国和德国科学家基于 μ 阿片受体（μOR）的结构，通过计算机虚拟筛选和设计，发现了不同于吗啡的小分子骨架，保持了激活 $G_{i/o}$ 信号的麻醉作用，但避免了 β-Arrestin 调节的抑制呼吸系统的副作用[34]，从而为开发新一代镇痛药打下了基础。下面予以简单介绍。

### 10.3.3　新型镇痛药的设计过程[34]

研究者首先使用 DOCK Blaster（http://blaster.docking.org/）对非活性状态的 μOR 结构（PDB 代码：4DKL）进行受体准备，将其中的共结晶配体吗啡喃去除，其位置用 45 个匹配球体替代，然后进行第一轮虚拟筛选。使用 DOCK 3.6（http://dock.compbio.ucsf.edu/）将来自 ZINC（http://zinc.docking.org/）的 300 多万个市售的类先导化合物分子对接到 μOR 的正构位点，优先考虑那些能与关键残基形成相互作用的配体，包括对结合亲和力和亚型选择性具有决定作用的残基。对于每种化合物，平均产生 130 万个构象，并使用 DOCK 3.6 中基于物理的能量函数来评估各构象与受体结合口袋的互补性。如同在对接和筛选中常见的那样，对排名最靠前的那些分子还要视觉检查未明确包含在打分函数中的特征，也即手工检查了排名前 2500 位（0.08%）的对接分子的结构新颖性，及其与关键极性残基如 Asp147 的相互作用情况，并且去掉那些具有构象限制的分子。最终选择了 23 个具有高打分的分子进行实验测试（图 10-10），这些分子在超过 300 万个对接分子中排名从 237 位到 2095 位不等。与 ChEMBL16 中标注的 5215 个 μOR 配体相比，这些命中分子的基于扩展连接性指纹 4（ECFP4）的 Tanimoto 相似性系数（Tc）为 0.28 到 0.31，这与探索新型骨架的目标相一致。在所测试的 23 个化合物中，7 个对 μOR 的结合亲和力 $K_i$ 值从 2.3μmol/L 到 14μmol/L，显示了很不错的初步结果。

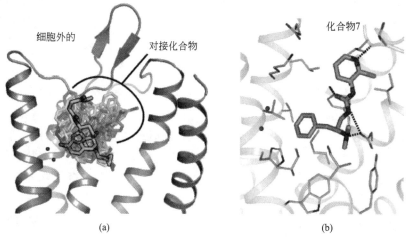

图 10-10　（a）所选择的 23 个化合物在受体口袋的对接构象叠加；
（b）化合物 7 的详细对接构象

这些新配体被预测将以新的方式与 μOR 相互作用。大多数阿片类配体使用阳离子胺与 Asp147 进行离子配对，这是 μOR、δOR、κOR 和 nociceptin 受体与不同骨架配体结合时观察到的典型相互作用。正如预期的那样，对接配体重现了这种相互作用，但与这个抛锚点天冬氨酸产生额外的氢键作用的优先级相比要少得多。在几种新配体中，尿素羰基被模拟为与 Tyr148 形成氢键，而其余配体通常占据了吗啡喃未探测到的位点。这种在对接构象中发现的与 Asp147 形成双氢键作用的情况，以前在阿片样配体中尚未预测或观察到，并且 ChEMBL16 中 5215 个标注的阿片样配体中只有 50 个含有脲基团。

尽管第一轮虚拟筛选的命中分子具有较好的结构新颖性，但它们的结合亲和力很低。为了增强结合力和选择性，研究者进行了第二轮虚拟筛选，将第一轮筛选中排名前三的命中分子（化合物 **4**、**5** 和 **7**），在 ZINC 数据库中搜索相似性大于 0.7 的类似物，同时，也使用这三个化合物的骨架进行子结构搜索，共得到了 500 个可购买的化合物，然后如同第一轮筛选一样进行分子对接，并手工检查与受体的相互作用情况。保留关键识别基团但带有体积较大的取代基或者能进一步延伸到受体的细胞外侧，最终挑选了 15 个打分最高的类似物进行实验测试，其中 7 个化合物的 $K_i$ 值在 42nmol/L 和 4.7μmol/L 之间。令人鼓舞的是，有几个化合物显示对 μOR 具有较好的专一性（化合物 **12～15**）。然后，他们研究了几个活性更强类似物的信号传导能力和功效。虽然对接采用的结构是非活性态 μOR，但化合物 **8** 和 **12～14** 激活了 $G_{i/o}$，其中最有效的化合物 **12** 能强烈激活具有低水平 β-Arrestin-2 募集的 $G_{i/o}$（图 10-11）。

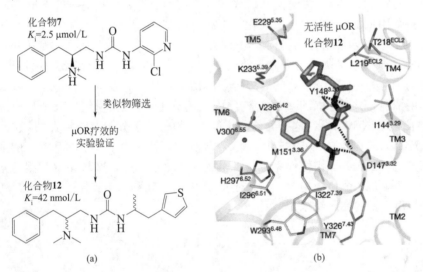

图 10-11　(a) 从化合物 7 到化合物 12 的发现过程；(b) 化合物 12 的详细对接构象

为了优化化合物 **12**，他们合成了立体化学纯的异构体并引入了酚羟基。其中 (S,S)-立体异构体将结合亲和力（$K_i$）提高到了 4.8nmol/L，信号传导 $EC_{50}$ 为 65nmol/L，这是化合物 **12** 的四种异构体中最强和最有效的 $G_{i/o}$ 信号激动剂。被引入制备化合物 (S,S)-**21** 的酚羟基，被设计用于探索与 His297 形成水介导的氢键，这是一种在 μOR 与 β-FNA 形成的复合物结构以及 δOR 和 κOR 的其它结构中观察到的相互作用。该羟基易于被容纳在对接的 μOR-**12** 复合物中，改善了预测的对接能量。化合物 (S,S)-**21** 在 $G_{i/o}$ 活化测定中的 $EC_{50}$ 值为 4.6nmol/L，具有 76% 的功效，并且在放射性配体结合测定中的 $K_i$ 值为 1.1nmol/L，较化合物 **12** 提高了 40 倍。(S,S)-**21** 的其它三种立体异构体结合力和效力都要低得多，这表明配体的强度和效力具有专一的立体化学要求。研究者将化合物 (S,S)-**21** 命名为 PZM21（图 10-12）。

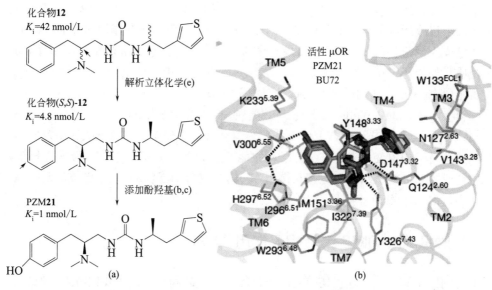

化合物**12**
$K_i$=42 nmol/L

解析立体化学(e)

化合物(*S*,*S*)-**12**
$K_i$=4.8 nmol/L

添加酚羟基(b,c)

PZM21
$K_i$=1 nmol/L

(a)

活性 μOR
PZM21
BU72

(b)

图 10-12 （a）PZM21 的结构优化过程；（b）PZM21（蓝色）与活性 μOR 的
对接构象，及共结晶激动剂 BU72 的结合模式（橙色）

因为 PZM21 是针对 μOR 的非活性构象而发现的，所以其与活性 μOR 的对接复合物尚不清楚。为了进一步研究其受体结合构象，他们进行了更详细的对接和分子动力学模拟研究，所得到的模型再通过合成能扰乱或探测特定相互作用的分子来测试。这些关键的静电和氢键相互作用在长达 3μs 的 PZM21 与活性 μOR 复合物的分子动力学模拟中持续存在，酚羟基和与 His297 桥连的水分子之间的相互作用也一直存在，这进一步支持它们与模拟构象的相关性。

### 10.3.4　案例启示

本案例针对 μ 阿片受体的晶体结构，采用两轮基于结构的虚拟筛选策略，获得先导化合物 **12**，然后进行基于结构的先导化合物优化，最终得到候选药物分子 PZM21（$IC_{50}$ = 1nmol/L）。该分子是一种新型的阿片类潜在镇痛药，既能有效镇痛，又能避免目前常用镇痛药的副作用。而该分子的结构与现有的阿片类药物一点关系都没有。

本案例是跨学科跨领域合作的典范，它融合了蛋白质结构解析、计算机药物筛选、药物化学、临床前测试以及研究者的经验直觉。

# 10.4　靶向 MDM2-p53 相互作用界面的抗肿瘤药物设计

### 10.4.1　蛋白-蛋白相互作用

蛋白-蛋白相互作用在细胞活动和生命过程中扮演着非常重要的角色。基因调节、免疫

应答、信号转导、细胞组装等都离不开蛋白-蛋白的相互作用。蛋白质的这种相互作用一旦受到外界的干扰或断裂，就会引起病变。因此，靶向蛋白-蛋白相互作用的界面抑制剂发现，近二十年已成为制药公司和科研单位的新药研究热点。但是蛋白-蛋白相互作用界面的一些特点和性质，如相互作用界面面积较大、结合界面较为平坦、缺乏药物设计的小分子起点等，使得蛋白-蛋白相互作用的抑制剂设计充满了挑战[35,36]。

1995 年 Clackson 和 Wells 首次提出了蛋白-蛋白相互作用的"热点（Hotspot）"概念[37]，并获得丙氨酸扫描诱变研究的支持。热点通常包含酪氨酸、色氨酸和精氨酸的侧链，它们都能调整自身构象变化来容纳小分子，并能通过氮和氧原子与小分子形成强氢键作用，通过芳香环或胍基形成疏水或静电相互作用[35]。热点概念在药物发现中已被证明很有帮助，可用于识别蛋白-蛋白相互作用界面上能高效结合配体的潜在区域。

## 10.4.2　肿瘤与 MDM2-p53 相互作用[38]

肿瘤抑制因子 p53 是细胞损伤引起的生长停滞、衰老和凋亡的主要调节者，通过各种应激类型快速诱导高的 p53 蛋白表达水平，能阻止携带潜在突变性受损 DNA 的细胞的不良增殖，从而抑制肿瘤的生长。尽管 p53 在 50% 的人类癌症细胞里仍保持野生型的状态，但它的功能却往往会被抑制。MDM2 的过度表达，就是其中抑制 p53 功能的主要机制。

MDM2 基因最初是在自发转化的小鼠 3T3 成纤维细胞的染色体外双微体上识别得到，后来发现 MDM2 蛋白与 p53 蛋白实际相连。从那时起，出现了令人信服的证据，证明 MDM2 在控制 p53 方面具有生理学关键作用。缺乏 MDM2 的小鼠胚胎在植入后会早期死亡，但如果其同时缺乏 p53 则可完全被拯救。这提供了令人信服的遗传证据，即 MDM2 的最重要作用是 p53 功能的生理调节，至少在早期发育中是这样的。重要的是，MDM2 本身是 p53 诱导型基因的产物。因此，这两个分子通过自动调节负反馈回路相互连接，目的是在没有应激的情况下维持低细胞 p53 水平（图 10-13）。

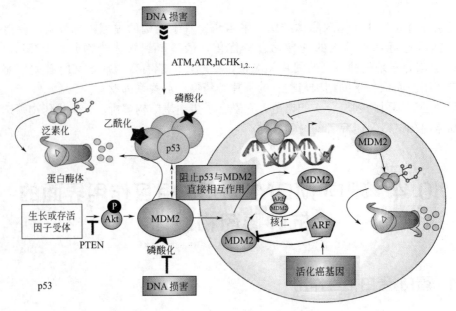

图 10-13　MDM2 与 p53 相互作用示意图，p53 刺激 MDM2 的表达，而 MDM2 抑制 p53 的活性[38]

所以，阻止 p53 和 MDM2 的直接相互作用，以此来保持 p53 抑制肿瘤生长的功能，从而可发展新型抗肿瘤药物。已知人体 MDM2 是含有 491 个氨基酸（aa）的磷蛋白，其通过氨基末端结构域与存在于 p53 的氨基末端反式激活结构域中的 α-螺旋相互作用，MDM2 与 p53 的氨基末端反式激活结构域的结合直接阻断其转录活性。1996 年，来自纪念斯隆-凯特琳癌症中心的科学家在 *Science* 上发表了 MDM2 与 p53 的一段序列（15～29 位氨基酸残基）的复合物晶体结构（图 10-14）[39]。该结构显示，两种蛋白质之间的直接相互作用定位于 MDM2 的氨基末端的相对小的（aa 25～109）疏水口袋结构域和 p53 的氨基末端的 15-aa 两亲肽。随后将 p53 蛋白上的最小 MDM2 结合位点定位于残基 18～26 内，定点突变显示 p53 残基 Leu14、Phe19、Leu22、Trp23 和 Leu26 的重要性，其中 Phe19、Trp23 和 Leu26 是最关键的。因此，p53 突变体上的 MDM2 结合位点对 MDM2 的降解具有抗性。同样，MDM2 上的 Gly58、Glu68、Val75 或 Cys77 突变导致 p53 结合不足。相互作用结构域显示 p53-MDM2 界面呈现紧密的“锁钥”构型，由 19～26 号残基（与 Phe19、Trp23 和 Leu26 接触）形成的两亲性 p53 的 α-螺旋的疏水侧深深地嵌入 MDM2 的疏水性裂缝。Thr18 对 p53 的 α-螺旋的稳定性非常重要。MDM2 裂缝由 26～108 号残基构成，包括两个结构相似的部分，这两个部分折叠成由 14 个疏水和芳香残基排列的深槽。实验测定的 p53-MDM2 相互作用强度 $K_d$ 为 60～700nmol/L，视 p53 肽链的长度而定。Ser15 和 Ser20 的磷酸化不影响结合，但 Thr18 磷酸化使结合减弱 10 倍，表明 Thr18 的磷酸化仅导致 p53-MDM2 结合的消除。DNA 损伤介导的体内复合物的破坏也仅需要 Thr18 磷酸化。然而，电离辐射后 p53 的稳定化是由于磷酸化-磷酸化级联对 MDM2 结合的抑制作用，磷酸化-磷酸化级联首先需要 p53 Ser15 的磷酸化，这是随后 Thr18 磷酸化所必需的。核磁共振研究揭示了 MDM2 整体结构的全局构象变化，远远超过 p53 肽结合的结合裂隙。总之，构象和疏水性似乎是 MDM2 和 p53 之间相互作用的两个关键要求。

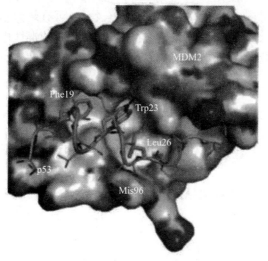

图 10-14　MDM2-p53 的复合物晶体结构（PDB 代码：1YCR）[39]

该晶体结构为药物化学家提供了设计药物的一双眼睛。在该结构的基础上，美国密歇根大学的王少萌教授课题组开展了靶向 MDM2-p53 相互作用界面的抑制剂设计研究，并取得了重要成果，下面予以简单介绍。

### 10.4.3　MDM2抑制剂的发现历程

王少萌教授的 MDM2 抑制剂的发现过程历时十余年，堪称合理药物设计的经典案例。

从图 10-14 的复合物晶体结构可以看出，MDM2 有一个深深的疏水性裂隙，p53 通过三个疏水性氨基酸：Phe19、Trp23 和 Leu26 与 MDM2 疏水裂隙相互作用，从而产生很强的结合亲和力。这个小而深的疏水裂隙，就是设计 MDM2 抑制的理想位点。

研究人员开展基于结构药物设计的最初逻辑为[40]：p53 的 Trp23 残基的吲哚环，深埋在 MDM2 的一个疏水空腔里，而且吲哚环的 NH 与 MDM2 骨架羰基有氢键作用。因此，Trp23 残基极有可能是 p53 和 MDM2 结合的关键。他们据此搜索了一些可以模拟 Trp23 残基与 MDM2 相互作用的子结构，并发现羟吲哚（Oxindole）的结构可以完美地模拟 Trp23 侧链与 MDM2 的相互作用（图 10-15）。由于许多抗癌药物是天然产物或天然产物的衍生物，所以他们进一步使用子结构搜索技术来寻找含有羟吲哚环的天然产物。从中发现了天然生物碱类的结构，比如螺旋前列素 A 和 Alstonisine，这些结构里含有螺环-羟吲哚的核心结构（图 10-15）。然后他们通过计算机模拟技术发现，虽然这些化合物由于空间位阻而很难融入 MDM2 的疏水裂缝，但螺（羟吲哚-3,3′-吡咯烷）核心结构可用作设计新一类 MDM2 抑制剂的起点（图 10-15）。羟吲哚可以在氢键形成、与 MDM2 的疏水相互作用中，与 p53 中的 Trp23 侧链形成紧密的模拟，并且螺吡咯烷环提供了刚性支架，从中可以投射两个疏水基团以模拟 Phe19 和 Leu26 的侧链（图 10-14）。接着他们在四氢吡咯的不同位置设计了取代基，并使用 GOLD 软件将设计的结构对接到 MDM2 的结合裂缝中。对接结果表明（图 10-16），图 10-15 中的化合物 **1a** 在与 MDM2 的相互作用中与 p53 非常相似，并预测 **1a** 应该与 MDM2 具有良好的亲和力。基于荧光偏振的结合实验证实，**1a** 与 MDM2 的 $K_i$ 值是 8.46μmol/L，进一步优化 **1a**，在其左上角苯环间位增加一个氯原子，以增加其疏水相互作用，结果使得 **1d** 活性更好（$K_i = 86$nmol/L）。化合物 **1d** 可有效抑制含有野生型 p53 的癌细胞的增殖，并对缺失 p53 的癌细胞具有选择性，对正常细胞的毒性极低。因此，该化合物可作为有希望的先导化合物，用于进一步的结构优化。

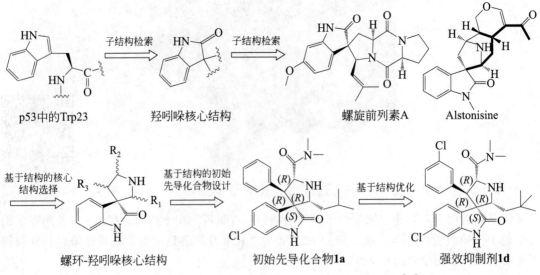

图 10-15　基于结构的策略设计一类新的 MDM2 抑制剂[40]

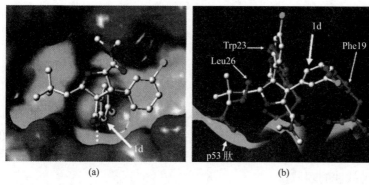

图 10-16 （a）化合物 **1d** 与靶标 MDM2 的对接模型；
（b）化合物 **1d** 与 p53 肽三个关键残基的叠合模型[40]

很快，研究人员又继续衍生出 MI-63（$K_i$＝3nmol/L，图 10-17）[41]。MI-63 可以透膜，在野生型 p53 的癌细胞里已经可以非常高效的激活 p53 的功能，并可以抑制癌细胞的生长。在 p53 敲除或缺失的癌细胞里，MI-63 并没有明显的效果，体现了 MI-63 对含野生型 p53 癌细胞的高度选择性。

但是，MI-63 的药代动力学性质并不是很理想，生物利用度不高。于是他们再接再厉，又进行了新的优化。其中 MI-147（$K_i$＝0.6nmol/L）既具有 MI-63 的活性和选择性的优点[42]，口服利用度也得到改善，并在 SJSA-1 异种移植模型体内通过口服给药显著抑制了肿瘤的生长。2013 年，他们公开发表了 MI-888（$K_i$＝0.44nmol/L，图 10-17），该分子具有更好的药代动力学性质以及更强的体内抗肿瘤活性。同年，他们与赛诺菲-安万特的科学家一起，阐释了含螺环氧化吲哚结构的化合物可逆性开环-闭环出现的不同异构体的现象及其对活性的影响[43]。

之后，他们得到了 MI-77301（图 10-17），其专利于 2010 年 6 月以 3.98 亿美元转让给欧洲制药巨头赛诺菲-安万特（Sanofi-Aventis），目前正在临床试验研究中。

MI-63　　　　　　　MI-147　　　　　　　MI-888

MI-77301,SAR405838　　　　　　　RG7388

图 10-17　几个代表性 MDM2 抑制剂结构

受此鼓舞，罗氏制药（Roche）的科学家也发现了 RG7388（图 10-17），已进入临床试验阶段，详细过程在此不再赘述[44]。

### 10.4.4　案例启示

本案例采用基于结构药物设计方法设计新型有效的非肽小分子 MDM2 抑制剂，以靶向 p53-MDM2 相互作用，目标是最终开发出全新类型的抗癌药物。研究证明基于结构的策略可用于设计高效、非肽、小分子抑制剂，以靶向蛋白-蛋白相互作用，这仍然是化学生物学和药物设计中非常具有挑战性的领域。

本研究从 1996 年 MDM2 晶体结构的发表到 2010 年抑制剂专利转让，中间经历了 14 年时间，说明干一件事情要有耐心，要持之以恒，才有希望取得成果。

# 10.5　靶向雄激素受体-DNA 相互作用界面的抗肿瘤药物设计

## 10.5.1　蛋白质-DNA 相互作用

DNA 和蛋白质之间的相互作用是生物过程的基础，涉及 DNA 包装、修复、重组、复制和转录等许多基本生命过程。随着越来越多的蛋白质-DNA 复杂结构通过 X 射线晶体学或核磁共振波谱在高分辨率下得到阐明，蛋白质-DNA 相互作用的实验和理论研究进展迅速，并对 DNA 结合蛋白的生物学作用及其与 DNA 的识别机制提供了许多重要的见解。现有的蛋白质-DNA 复杂结构，可以根据 DNA 结合表面的结构基序将 DNA 结合蛋白分为若干组，如螺旋-转角-螺旋、锌指、亮氨酸拉链等结构类型[45]。因此，蛋白质-DNA 相互作用也是潜在的药物作用靶标，可设计药物分子阻止二者的结合。

## 10.5.2　雄激素受体与前列腺癌

核受体（Nuclear Receptors）是一类 DNA 结合蛋白家族，含有超过 50 个成员蛋白。雄激素受体（Androgen Receptor，AR）属于核受体超家族，包括 N 端转录激活区、DNA 结合区（DBD）、铰链区、配体结合区（LBD）四个结构域。雄激素是男性性激素，通过与 AR 相结合而发挥作用，AR 与雄激素相互作用的同时也伴随着 AR 生理功能的发挥和结构的变化：核转运、转录、磷酸化更新。AR 功能异常将引起相关疾病，比如治疗前列腺癌的一种主要策略就是阻断雄激素受体[46]。然而现有药物的发现都只是考虑 AR 的配体结合区（即占据雄激素的结合位点），目前已报道的用于治疗前列腺癌的雄激素受体拮抗剂众多，截至 2014 年 2 月，临床前研究 30 个，Ⅰ期临床 24 个，Ⅱ期临床 81 个，Ⅲ期临床 27 个，这些都是结合在配体结合区，没有结合在 DNA 结合域的。

结合在配体结合区的一个主要问题是，容易产生耐药性。因此，发现结合在其它结构域的雄激素受体阻断剂具有十分广阔的前景。加拿大英属哥伦比亚大学（UBC）温哥华前列

腺研究中心 Cherkasov 团队人员，在仔细研究了雄激素受体的生物功能的基础上，使用分子模拟软件 MOE 的 Site Finder 模块，在雄激素受体的晶体结构数据中，找到了位于 DNA 结合区的全新小分子结合位点（图 10-18）。以此为基础研发新型雄激素受体拮抗剂，从而通过阻断雄激素受体与 DNA 的结合而发挥治疗作用[47]。

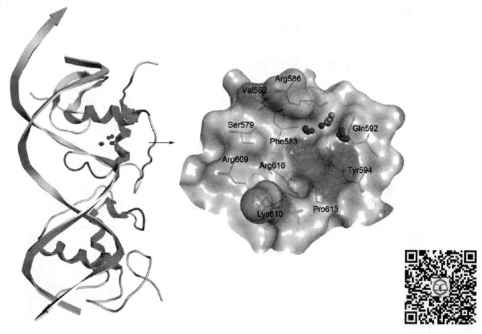

图 10-18　分子模拟发现雄激素受体拮抗剂在 DNA 结合区的新口袋

红色的点表示结合位点，粉色表示疏水表面，绿色表示极性表面

## 10.5.3　虚拟筛选获得苗头化合物 [47]

研究人员首先使用大鼠的 AR DBD（PDB 代码：1R4I）作为模板，同源模建了人体的 AR DBD 结构模型，然后采用分子模拟软件 MOE 预测了潜在的小分子结合位点（图 10-18）。然后采用基于结构的虚拟筛选方法，针对预测的 AR DBD 的小分子结合位点，使用三种分子对接程序（Glide、eHits 和 ICM）筛选了 ZINC 化合物库的约 300 万个类先导化合物分子，保留三种打分都较好的前 5000 个小分子。然后对入围的小分子计算各种配体描述符，如配体效率、$logP$、$pK_i$ 等。最终挑选了 48 个化合物进行生物活性测试，从中得到了 $IC_{50}$ 值约为 $3\mu mol/L$ 的苗头化合物 vpc14203（图 10-19）。

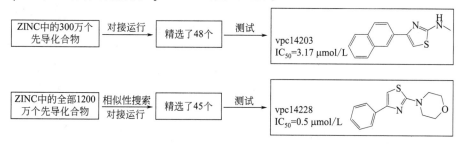

图 10-19　两轮虚拟筛选流程图

为了探索这个母核结构的成药空间，他们进一步在 ZINC 数据库的 1200 万化合物中搜索相似分子，综合运用子结构匹配技术、拓扑分子指纹相似性、ROCS 分子形状相似性等计算方法，并对找到的相似分子再次进行多种对接打分评价，最终挑选了 45 个 vpc14203 类似物，再次进行生物活性测试，从中发现了 $IC_{50}$ 值为 $0.5\mu mol/L$ 的活性分子 vpc14228（图 10-19）。生物膜干涉实验证实了 vpc14228 对雄激素受体的抑制活性来自于全新的分子机制，即作用于 DNA 结合区而不是雄激素结合区。

## 10.5.4　CADD 辅助先导化合物优化

尽管 vpc14228 的结合活性较好，也无明显的副作用，但它的半衰期非常短，仅有 10min。因此，必须对其优化以提高代谢稳定性。他们利用商业软件 ADMET-Predictor 7.2，发现这个分子包含的苯环是极易被 CYP 酶修饰的片段（图 10-20）。因此，针对这个片段，他们使用 ROCS 软件设计了替代片段（比如取代基修饰或替换成杂环），并对设计的衍生物用薛定谔软件的自由能微扰算法（FEP）预测活性。他们合成了 34 个预测较优的衍生物，其中 6 个衍生物活性比 vpc14228 还要好，并且半衰期提高到半小时。

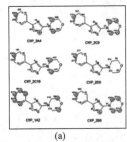
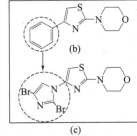
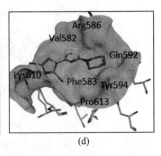

图 10-20　CADD 辅助先导化合物代谢性质优化

（a）ADMET-Predictor 预测的分子中具有代谢反应性的原子位点（红色标出）；（b）vpc14228 中的苯环预测出来可以被替换；（c）苯环被杂环替换后的结构 vpc14449 被合成出来；
（d）vpc14449 与 vpc14228 具有非常相似的结合模式

由于这类化合物属于非常有前景的 First-in-Class 新药，他们申请了美国临时专利，相关论文发表在药物化学领域权威期刊 *Journal of Medicinal Chemistry*[48] 和 *Journal of Biological Chemistry*[49]，从而引起了企业界的强烈兴趣，最终获得了 1.42 亿美元的成果转让费。

## 10.5.5　案例启示

本案例由加拿大英属哥伦比亚大学（UBC）温哥华前列腺研究中心 Cherkasov 团队完成。案例充分利用 CADD 理念与技术，以相对较短的时间和较少的资源，从苗头化合物发现到候选化合物的 ADMET 优化，完成了雄激素受体新型拮抗剂的药物临床前研究，成果专利以 1.42 亿美元转让给了企业，这是加拿大历史上最大的学术成果转让案例。

因此，开展药物设计研究，首先应深入研究靶标，掌握尽可能多的生物功能知识和实验技术细节；其次，应验证虚拟筛选工具，全面准备好小分子数据库。在虚拟筛选过程中使用多种不同的软件和技术，综合考虑基于受体和基于配体的方法，使用"一致性"打分。重视

阴性结果，建立化学信息模型来区分阴性和阳性分子。建立 QSAR 模型给结果重新打分，并迭代优化工作流程。手动分析和检查对接产生的构象，根据化学经验提出合理的构效关系假设，并购买或合成化学实体进行验证。

在新药发现的各个阶段应与实验员密切合作，从阴性结果中吸取经验，不断调节优化 CADD 流程。分析 hit 的构效关系，搜索 hit 的类似物，探索这类活性分子的化学空间，评估合成可行性。在先导化合物优化过程中，使用 FEP 方法预测结合能力，同时考虑所设计的化合物的 ADMET 性质。

## 本章小结

本章给出了四个真实的研究案例，供大家学习。靶标涉及酶、受体、蛋白-蛋白相互作用、蛋白-核酸相互作用等类型，所采用的设计方法也各有侧重，但都是根据需要，综合应用前面介绍的各种计算机辅助设计方法，具有借鉴意义。

最近，著名期刊 *Nature Biotechnology* 报道了一个研究案例，采用深度学习算法，从选择靶标，到产生新药候选分子，仅仅用了 21 天的时间（过去需要数月甚至数年的时间），从中可以看到人工智能在药物设计中的推动作用和巨大潜力[50]。相信在不远的将来，会有更多的通过人工智能技术设计的候选药物会进入临床研究，甚至进入市场应用。

## 思 考 题

1. 试各列举几个基于配体设计和基于结构设计的上市药物的例子。
2. 通过对奥司他韦的设计理念及过程学习，谈谈你的心得体会或感想。
3. 通过对新型镇痛剂 PZM21 的设计过程学习，试述药物设计在先导化合物发现和优化过程中的重要作用。
4. 从 MDM2-p53 相互作用抑制剂设计过程，谈谈靶向蛋白-蛋白相互作用界面抑制剂的挑战性，如何才能克服。
5. 从靶向雄激素受体-DNA 相互作用界面抑制剂发现案例，了解挑战 First-in-Class 药物设计的意义。
6. 试着从文献中学习一个新的候选药物的发现过程，并阐述 CADD 在其中的关键作用。
7. 畅想一下，随着人工智能技术的快速发展，药物设计会在哪些方面取得突破？

## 参考文献

[1] Fleming N. Computer-calculated compounds. Nature，2018，557：S55-S57.
[2] Chen H，Engkvist O，Wang Y，et al. The rise of deep learning in drug discovery. Drug Discov. Today，2018，23：1241-1250.
[3] Schneider G. Automating drug discovery. Nat. Rev. Drug Discov.，2018，17：97-113.
[4] Jorgensen W L. The many roles of computation in drug discovery. Science，2004，303：1813-1818.
[5] Griffen E J，Dossetter A G，Leach A G，et al. Can we accelerate medicinal chemistry by augmenting the chemist with

big data and artificial intelligence? Drug Discov. Today，2018，23：1373-1384.

[6] 唐赟，蒋华良，陈凯先，等.计算机辅助药物设计正在走向成功.生命科学，1996，8（4）：5-9.

[7] Brimblecombe R W，Ganellin C R. Cimetidine and other histamine $H_2$-receptor antagonists. In：Williams M et al. (eds.) Drug Discovery and Development，pp. 353-385，Humana Press，1987.

[8] Ito A，Hirai K，Inoue M，et al. *In vitro* antibacterial activity of AM-715, a new nalidixic acid analog. Antimicrob. Agents Chemother.，1980，17：103-108.

[9] Timmermans P B，Duncia J V，Carini D J，et al. Discovery of losartan, the first angiotensin II receptor antagonist. J. Human Hypertension，1995，9 (Suppl. 5)：S3-S18.

[10] Humphrey P P A. The discovery and development of the triptans, a major therapeutic breakthrough. Headache，2008，48：685-687.

[11] Smith C G，Vane J R. The discovery of captopril. FASEB J.，2003，17 (8)：788-789.

[12] Miller M，Schneider J，Sathyanarayana B K，et al. Structure of complex of synthetic HIV-1 protease with a substrate-based inhibitor at 2. 3Å resolution. Science，1989，246 (4934)：1149-1152.

[13] Roberts N A，Martin J A，Kinchington D, *et al.* Rational design of peptide-based HIV proteinase inhibitors. Science，1990，248：358-361.

[14] Kaldor S W，Kalish V J，et al. Viracept (nelfinavir mesylate，AG1343)：A potent, orally bioavailable inhibitor of HIV-1 protease. J. Med. Chem.，1997，40：3979-3985.

[15] von Itzstein M，Wu W Y，Kok G B，et al. Rational design of potent sialidase-based inhibitors of influenza virus replication. Nature，1993，363：418-423.

[16] Kim C U，Lew W，Williams M A，et al. Influenza neuraminidase inhibitors possessing a novel hydrophobic interaction in the enzyme active site：design，synthesis，and structural analysis of carbocyclic sialic acid analogues with potent anti-influenza activity. J. Am. Chem. Soc.，1997，119：681-690.

[17] Capdeville R，Buchdunger E，Zimmermann J，et al. Glivec (STI571，Imatinib), a rationally developed, targeted anticancer drug. Nat. Rev. Drug Disc.，2002，1：493-502.

[18] Noble M E M，Endicott J A，Johnson L N. Protein kinase inhibitors：insights into drug design from structure. Science，2004，303：1800-1805.

[19] Flower R J. Case history：The development of COX-2 inhibitors. Nat. Rev. Drug Disc.，2003，2：179-191.

[20] Sugimoto H，Ogura H，Arai Y，et al. Research and development of donepezil hydrochloride, a new type of acetylcholinesterase inhibitor. Jpn. J. Pharmacol.，2002，89 (1)：7-20.

[21] Summa V，Petrocchi A，Bonelli F，et al. Discovery of raltegravir, a potent, selective orally bioavailable HIV-integrase inhibitor for the treatment of HIV-AIDS infection. J. Med. Chem.，2008，51 (18)：5843-5855.

[22] Thornberry N A，Weber A. Discovery of Januvia (Sitagliptin), a selective dipeptidyl peptidase IV inhibitor for the treatment ofo type 2 diabetes. Curr. Top. Med. Chem.，2007，7 (6)：557-568.

[23] Moscona A. Neuraminidase inhibitors for influenza. N. Engl. J. Med.，2005，353：1363-1373.

[24] Varghese J N，Laver W G，Colman P M. Structure of the influenza virus glycoprotein antigen neuraminidase at 2. 9Å resolution. Nature，1983，303：35-40.

[25] Russell R J，Haire L F，Stevens D J，et al. The structure of H5N1 avian influenza neuraminidase suggests new opportunities for drug design. Nature，2006，443：45-49.

[26] Meindl P，Bodo G，Palese P，et al. Inhibition of neuraminidase activity by derivatives of 2-deoxy-2,3-dehydro-*N*-acetylneuraminic acid. Virology，1974，58 (2)：457-463.

[27] Kim C U，Lew W，Williams M A，et al. Influenza neuraminidase inhibitors possessing a novel hydrophobic interaction in the enzyme active site：design，synthesis，and structural analysis of carbocyclic sialic acid analogues with potent anti-influenza activity. J. Am. Chem. Soc.，1997，119：681-690.

[28] Hauser A S，Attwood M M，et al. Trends in GPCR drug discovery：new agents, targets and indications. Nat. Rev. Drug Discov.，2017，16：829-842.

[29] Kieffer B L. Designing the ideal opioid. Nature，2016，537：170-171.

[30] Filizola M，Devi L A. Grand opening of structure-guided design for novel opioids. Trends Pharmacol. Sci.，2013，34：6-12.

[31] Manglik A，et al. Crystal structure of the mu-opioid receptor bound to a morphinan antagonist. Nature，2012，485：

321-326.

[32] Molinari P, et al. Morphine-like opiates selectively antagonize receptor-arrestin interactions. J. Biol. Chem., 2010, 285: 12522-12535.

[33] Rives M L, et al. 6'GNTI is a G protein-biased kappa opioid receptor agonist that inhibits arrestin recruitment. J. Biol. Chem., 2012, 287: 27050-27054.

[34] Manglik A, Lin H, Aryal DK, et al. Structure-based discovery of opioid analgesics with reduced side effects. Nature, 2016, 537: 185-190.

[35] Wells J A, McClendon C L. Reaching for high-hanging fruit in drug discovery at protein-protein interfaces. Nature, 2007, 450: 1001-1009.

[36] Jubb H, Higueruelo A P, Winter A, et al. Structural biology and drug discovery for protein-protein interactions. Trends Pharmacol. Sci., 2012, 33: 241-248.

[37] Clackson T, Wells J A. A hot spot of binding energy in a hormone-receptor interface. Science, 1995, 267: 383-386.

[38] Moll U M, Petrenko O. The MDM2-p53 interaction. Mol. Cancer Res., 2003, 1: 1001-1008.

[39] Kussie P H, Gorina S, Marechal V, et al. Structure of the MDM2 oncoprotein bound to the p53 tumor suppressor transactivation domain. Science, 1996, 274: 948-953.

[40] Ding K, Lu Y, et al. Structure-based design of potent non-peptide MDM2 inhibitors. J. Am. Chem. Soc., 2005, 127: 10130-10131.

[41] Ding K, Lu Y, et al. Structure-based design of spiro-oxindoles as potent, specific small-molecule inhibitors of the MDM2-p53 interaction. J. Med. Chem., 2006, 49: 3432-3435.

[42] Yu S, Qin D, et al. Potent and orally active small-molecule inhibitors of the MDM2-p53 interaction. J. Med. Chem., 2009, 52: 7970-7973.

[43] Zhao Y, Liu L, et al. Diastereomeric spirooxindoles as highly potent and efficacious MDM2 inhibitors. J. Am. Chem. Soc., 2013, 135: 7223-7234.

[44] Ding Q, Zhang Z, et al. Discovery of RG7388, a potent and selective p53-MDM2 inhibitor in clinical development. J. Med. Chem., 2013, 56: 5979-5983.

[45] Luscombe N M, Austin S E, Berman H M, et al. An overview of the structures of protein-DNA complexes. Genome Biology, 2000, 1: 1-37.

[46] Heinlein C A, Chang C. Androgen receptor in prostate cancer. Endocrine Reviews, 2004, 25: 276-308.

[47] Ban F, Dalal K, et al. Best practices of computer-aided drug discovery: lessons learned from the development of a preclinical candidate for prostate cancer with a new mechanism of action. J. Chem. Inf. Model., 2017, 57 (5): 1018-1028.

[48] Li H, Ban F, et al. Discovery of small-molecule inhibitors selectively targeting the DNA-binding domain of the human androgen receptor. J. Med. Chem., 2014, 57: 6458-6467.

[49] Dalal K, Roshan-Moniri M, et al. Selectively targeting the DNA-binding domain of the androgen receptor as a prospective therapy for prostate cancer. J. Biol. Chem., 2014, 289: 26417-26429.

[50] Zhavoronkov A, Ivanenkov Y A, Aliper A, et al. Deep learning enables rapid identification of potent DDR1 kinase inhibitors. Nat. Biotechnol., 2019, 37: 1038-1040.

## 拓展阅读

[1] Ghosh A K, Gemma S. 基于结构的药物及其他生物活性分子设计：工具和策略. 药明康德新药开发有限公司译. 北京：科学出版社, 2017.

[2] Fischer J, Rotella D P. (Ed. s) Successful Drug Discovery. Wiley-VCH, Weinheim, Germany. 2015: 1.

[3] Fischer J, Childers W E. (Ed. s) Successful Drug Discovery. Wiley-VCH, Weinheim, Germany. 2017: 2.

# 中文索引


## A

安全性 8

## B

靶标 11，28
半监督学习 98
半经验计算法 62，65
半衰期 280
棒状模型 55
比较分子场分析法 235，243
比较分子相似性指数分析法 235，243，245
边 155
变构位点 42
标签 97
标准偏差 95
不良反应 307
部分激动剂 44
部位特异性药物释放 146
部位指向性药物输送 145

## C

侧链 33，37
测试集 107，120
处方药物 8
处置 279
雌激素受体 217
从头计算法 62，64
催化三联体 42

## D

打分 190
打分函数 190
大数据 91
代谢 277
代谢位点 299
单纯型方法 73
单糖 46
G 蛋白偶联受体 44，153，337
笛卡尔坐标 57
底物 42
递归神经网络 106
电子等排性 138
电子密度 67
定量构效关系 10，12，15，16，232
定向库 121
动态模拟 55
毒性 278
端点 309
对映异构体 30
多靶标定量构效关系 163
多样性 133
多元线性回归分析 99，238

## E

二分网络 156
二级结构 41

## F

反向传播神经网络 105
反向分子对接 157
反向药效团匹配 157
反向激动剂 44
范德华表面 56
范德华相互作用 71
方差 95
非毒性子结构 316
非键相互作用 51
分布 277
分布量 280
分布系数 282
分类 98
分类决策树 297
分配系数 282

| | |
|---|---|
| 分子动力学 | 54，192 |
| 分子对接 | 15，17，158，188，189 |
| 分子轨道理论 | 63 |
| 分子力学 | 12，54 |
| 分子描述符 | 115 |
| 分子模拟 | 2，54，55 |
| 分子片段 | 211，212 |
| 分子设计 | 12 |
| 分子信息学 | 2 |
| 分子指纹 | 116，265 |
| 复杂网络 | 155 |

**G**

| | |
|---|---|
| 肝毒性 | 312 |
| 高通量筛选 | 17 |
| 供体 | 51 |
| 共轭梯度法 | 73 |
| 构象 | 30 |
| 构象异构体 | 30 |
| 构造模块 | 121，212 |
| 孤儿受体 | 43 |
| 骨架 | 33，37，259，266 |
| 骨架库 | 267 |
| 骨架跃迁 | 34，259 |
| 骨架指纹 | 268 |
| 归纳 | 97 |
| 国际非专有名 | 7 |
| 过采样 | 291 |
| 过拟合 | 98，120 |

**H**

| | |
|---|---|
| 哈米特方程 | 15，233 |
| 蒿甲醚 | 134 |
| 合理药物设计 | 16，187 |
| 核苷 | 48 |
| 核苷酸 | 48 |
| 核受体 | 44 |
| 核糖核酸 | 47 |
| 候选药物 | 132 |
| 互补性 | 133 |
| 化合物库 | 121 |
| 化合物数据库 | 121 |
| 化学基因组学 | 17 |
| 化学信息学 | 17，111 |
| 环体系 | 33 |

| | |
|---|---|
| 环形指纹 | 116 |
| 回归 | 98 |
| 回收率 | 166 |
| 活性景观 | 238 |
| 活性位点 | 42 |
| 活性悬崖 | 118，238 |

**J**

| | |
|---|---|
| 机器学习 | 92，97，160 |
| 基于靶标相似性推理 | 166 |
| 基于结构药物设计 | 14，15 |
| 基于配体药物设计 | 15 |
| 基于片段药物设计 | 211 |
| 基于网络推理 | 165 |
| 基于药物相似性推理 | 166 |
| 基组 | 65 |
| 激动剂 | 44 |
| 激活函数 | 104 |
| 急性毒性 | 309 |
| 集成学习 | 98 |
| 计算毒理学 | 306 |
| 计算化学 | 55 |
| 计算机辅助药物设计 | 1，328 |
| 计算机加速药物设计 | 3，13 |
| 计算机筛选 | 203 |
| 计算系统毒理学 | 308 |
| 计算药物化学 | 1 |
| 加权网络 | 156 |
| 假阳性 | 108 |
| 假阴性 | 108 |
| 价键理论 | 63 |
| 碱基对 | 49 |
| 交叉借读 | 308 |
| 交叉验证法 | 107 |
| 节点 | 155 |
| 拮抗剂 | 44 |
| 结构搜索 | 207 |
| 结构修饰 | 137 |
| 结合口袋 | 190 |
| 结合亲和力 | 52 |
| 结合位点 | 189 |
| 解离常数 | 285 |
| 经验药物设计 | 16，132 |
| 精度 | 166 |
| 警示子结构 | 35，235，314 |

静电势　67

静电相互作用　71

静态模拟　55

局部模型　309

矩阵　114

Z 矩阵　57

距离矩阵　114

卷积神经网络　106

均方根偏差　95

**K**

抗衡离子　76

空间填塞模型　55

跨膜转运　279

扩展连通性指纹　117

**L**

拉伸分子动力学　77

拉氏图　40

类别　98

类药性　32

离域能　67

离子通道　42，44

理论化学　55

力场　70

连接权　105

连接子　33

量子力学　12，54

邻接矩阵　114

灵敏度　109

留出法　107

留一法　108，281

孪药　146

逻辑回归　99

**M**

酶　14，42

门控　45

密度泛函理论　62，65

苗头化合物　133

命中化合物　133

**N**

内部验证　107

内分泌干扰物　313

内坐标　57

能量最小化　192

**P**

排泄　277

配体　43

配体结合区　218

配体效率　35，215

配位场理论　64

偏差　95

偏最小二乘法　99，238，309

片段　121，282

平均偏差　95

泊松-波尔兹曼方程　86

朴素贝叶斯　103，297

**Q**

前沿轨道　67

前药　133，142

欠采样　291

欠拟合　98

腔体　42

亲脂性效率　256

青蒿素　134

氢键供体　200

氢键受体　200

清除　280

球棒模型　55

全局模型　309

全新药物设计　188，211

**R**

热力学积分　81

人工神经网络　238，297，309

人工智能　92

人体小肠吸收性　287

人体血浆白蛋白　295

人血清白蛋白　279

溶剂可及表面　56

溶剂可及表面积　86

软受体对接　193

软药　148

**S**

三方网络　156

| | | | | |
|---|---|---|---|---|
| 三维定量构效关系 | 70，242 | | 脱靶 | 152 |
| 商品名 | 7 | | 脱靶重定位 | 174 |
| 深度神经网络 | 106 | | 脱氧核糖核酸 | 47 |
| 深度学习 | 92，97，104，106 | | | |

**W**

| | | | | |
|---|---|---|---|---|
| 神经网络 | 104 | | | |
| 渗透性 | 282 | | 外部验证 | 107 |
| 生物催化剂 | 42 | | 外部验证集 | 120 |
| 生物电子等排体 | 138 | | 外露点 | 107，240，286 |
| 生物电子等排原理 | 133，138 | | 外消旋体 | 30 |
| 生物利用度 | 13，32，279 | | 网络生物学 | 155 |
| 生物信息学 | 123 | | 网络药理学 | 17，155 |
| 适应度函数 | 104，192 | | 网络医学 | 155 |
| 手性 | 30 | | 无加权网络 | 156 |
| 首关代谢作用 | 279 | | 无监督学习 | 98 |
| 受试者工作特征 | 109 | | 无向网络 | 156 |
| 受体 | 14，42，51 | | 五倍律 | 17，32 |
| 枢纽 | 155 | | 误差 | 95 |
| 疏水性 | 282 | | | |

**X**

| | | | | |
|---|---|---|---|---|
| 数据 | 92 | | | |
| 数据库 | 93 | | 吸收 | 277 |
| 数据挖掘 | 93 | | 系统生物学 | 17，155 |
| 双前药 | 144 | | 系统搜索 | 191 |
| 水溶性 | 283 | | 系统药理学 | 17 |
| $\alpha_1$-酸糖蛋白 | 279，295 | | 系统药物设计 | 17 |
| 算术平均 | 95 | | 系综 | 76 |
| 随机森林 | 102，297 | | 系综对接 | 193，204，302 |
| 碎片 | 211 | | 细菌视紫红质 | 45 |
| "锁钥"模式 | 189 | | 先导化合物，先导物 | 11，132 |
| | | | 先导化合物发现 | 132 |

**T**

| | | | | |
|---|---|---|---|---|
| | | | 先导化合物优化 | 132 |
| 塔夫脱方程 | 233 | | 线性符号表示法 | 112 |
| 探针 | 243 | | 线性回归 | 99 |
| P-糖蛋白 | 291 | | 线性自由能关系式 | 233 |
| 糖苷键 | 47 | | 线性作用能方法 | 87 |
| 特征 | 97 | | 线状模型 | 55 |
| 特征选择 | 120 | | 相关系数 | 96 |
| 提问结构 | 206 | | 相似性 | 125，133 |
| 天然产物 | 8 | | 相似性搜索 | 160 |
| 同一性 | 125 | | 相似性指数 | 118 |
| 同源蛋白 | 125 | | 消除 | 279 |
| 同源模建 | 127 | | 新化学实体 | 17，132 |
| 同质网络 | 156 | | 信息 | 92 |
| 统计分析 | 97 | | 信息熵 | 316 |
| 图论 | 114 | | 信息增益 | 289，315 |
| 推荐算法 | 165 | | 虚拟筛选 | 17，188，203 |

序列比对 124
序列分析 124
血浆蛋白结合率 295
血脑屏障 279, 287, 289
循环神经网络 106
训练集 107, 120

## Y

演绎 97
样本 95
药代动力学 32, 277
药代动力学性质和毒性 17, 319
药理学 152
药品 6
药品通用名 7
药物 6
药物-靶标相互作用 164
药物重定位 173
药物代谢 298
药物毒理学 307
药物设计 12, 211
药物设计学 1
药物诱导肝损伤 312
药效团 17, 159, 199
药效团模建 188, 199
一级结构 41
"一致性"打分 195
遗传算法 103, 192, 238
抑制剂 332
应用域 240
硬药 148
优势骨架 259
优势结构 34, 121, 259
有害结局路径 308
有监督学习 98
有向网络 156
有效性 8
诱导-契合 51

诱导-契合对接 193
预测毒理学 306

## Z

杂化 64
杂化轨道 64
在靶 152
在靶重定位 174
$K$ 折交叉验证法 108, 281
真阳性 108
真阴性 108
正态分布 96
支持向量机 238, 297
知识 92
脂溶性 282
P 值 96
治疗指数 279
致癌性 311
致突变性 310
中心节点 155
周期边界条件 77
主成分分析 98, 238
专家系统 314
专一性 52, 109
子结构搜索 207
自动编码器 106
自洽场 65
自由能微扰 81
总体 95
组合化学 17
组合化学库 121
最低空轨道 67
最陡下降法 73
最高占有轨道 67
$k$-最近邻法 103
最近邻算法 297
最小二乘法 99

# 英文索引

## A

| | |
|---|---|
| *ab initio* | 62，64 |
| Absorption | 277 |
| Absorption，Distribution，Metabolism，Excretion，and Toxicity，ADMET | 17 |
| Acceptor | 51 |
| $\alpha_1$-Acid Glycoprotein，AGP | 279 |
| Activation Function | 104 |
| Active Site | 42 |
| Activity Cliff | 118，238 |
| Activity Landscape | 238 |
| Acute Toxicity | 309 |
| Adjacency Matrix | 114 |
| ADME/Tox，ADMET | 278，319 |
| Adverse Outcome Pathway，AOP | 308 |
| Adverse Reaction | 307 |
| Agonist | 44 |
| Allosteric Site | 42 |
| ANN | 238，297，309 |
| Antagonist | 44 |
| Applicability Domain | 240 |
| Arithmetic Mean | 95 |
| Artemether | 134 |
| Artemisinin | 134 |
| Artificial Intelligence | 92 |
| Autoencoder | 106 |

## B

| | |
|---|---|
| Backbone | 37 |
| Back-Propagation Neural Network，BPNN | 105 |
| Bacteriorhodopsin | 45 |
| Ball-and-Stick | 55 |
| Base Pair | 49 |
| Basis Set | 65 |
| Big Data | 91 |
| Binding Affinity | 52 |

| | |
|---|---|
| Binding Pocket | 190 |
| Binding Site | 189 |
| Bioavailability | 13，279 |
| Biocatalyst | 42 |
| Bioinformatics | 123 |
| Bioisosteres | 138 |
| Bioisosterism | 133，138 |
| Bipartite Network | 156 |
| Blood Brain Barrier，BBB | 279，287，289 |
| Building Block | 121，212 |

## C

| | |
|---|---|
| Carcinogenicity | 311 |
| Cartesian Coordinates | 57 |
| Catalytic Triad | 42 |
| Category | 98 |
| Cavity | 42 |
| Chemical Database | 121 |
| Chemical Library | 121 |
| Chemogenomics | 17 |
| Chemoinformatics | 17，111 |
| Chirality | 30 |
| Circular Fingerprint | 116 |
| Classification | 98 |
| Clearance | 280 |
| Combinatorial Chemical Library | 121 |
| Combinatorial Chemistry | 17 |
| Comparative Molecular Field Analysis，CoMFA | 235，243 |
| Comparative Molecular Similarity Indices Analysis，CoMSIA | 235，243，245 |
| Complementarity | 133 |
| Complex Network | 155 |
| Compound Library | 121 |
| Computational Chemistry | 55 |
| Computational Medicinal Chemistry | 1 |
| Computational Systems Toxicology | 308 |

Computational Toxicology 306
Computer-Accelerated Drug Design 3，13
Computer-Aided Drug Design，CADD 1，12，328
Configuration 30
Conformation 30
Conformer 30
Conjugate Gradient 73
Connection Weight 105
Consensus Scoring 195
Convolutional Neural Network，CNN 106
Correlation Coefficient，CC 96
Counterion 76
Cross-Validation 107
CT 297

# D

Data 92
Database 93
Data Mining 93
Deduction 97
Deep Learning 92，97，104，106
Deep Neural Networks，DNN 106
Delocalization Energy 67
*De Novo* Drug Design 188，211
Density Functional Theory，DFT 62，65
Deoxyribonucleic Acid，DNA 47
Deviation 95
Directed Network 156
Disposition 279
Dissociation Constant 285
Distance Matrix 114
Distribution 277
Distribution Coefficient，log$D$ 282
Diversity 133
Donor 51
Double Prodrug 144
3D-QSAR 70，242
Drug-Based Similarity Inference，DBSI 166
Drug Candidate 132
Drug Design 1，12
Drug-Induced Liver Injury，DILI 312
Drug-likeness 32
Drug Metabolism 298
Drug Repositioning，Drug Repurposing，Drug Re-profiling 173

Drug-Target Interaction，DTI 164
Drug Toxicology 307

# E

Edge，Link 155
Edocrine-disrupting Chemical，EDC 313
Electron Density 67
Electrostatic Interactions 71
Electrostatic Potential 67
Elimination 279
Empirical Drug Design 16，132
Enantiomer 30
Endpoint 309
Energy Minimization 192
Ensemble 76
Ensemble Docking 193，204，302
Ensemble Learning 98
Enzyme 14，42
Error 95
Estrogen Receptor 217
Excretion 277
Expert Systems 314
Extended Connectivity Fingerprint，ECFP 117
External Validation 107
External Validation Set 120

# F

False Negative，FN 108
False Positive，FP 108
Feature 97
Feature Selection 120
Fingerprint 265
First-Pass Metabolism 279
Fitness Function 104，192
Focused Library 121
$K$-Fold Cross Validation，$K$-CV 108，281
Force Field 70
Fragment 121，211，212，282
Fragment-Based Drug Design，FBDD 211
Framework 33
Free Energy Perturbation，FEP 81
Frontier Orbital 67
Functional-Class Fingerprint，FCFP 117

# G

GA 238

Gating                                                    45
Genetic Algorithm，GA                            103，192
Global Model                                              309
Glycosidic Bond                                           47
G-Protein Coupled Receptor，GPCR    44，153，337
Graph Theory                                             114

## H

Half-Life                                                 280
Hammett Equation                                    15，233
Hard Drugs                                               148
Hepatotoxicity                                           312
Highest Occupied Molecular Orbital，HOMO    67
High-Throughput Screening                           17
Hit                                                        133
Hold-Out                                                 107
Homology                                                 125
Homology Modeling                                      127
Hub                                                       155
Human Intestinal Absorption，HIA                 287
Human Serum Albumin，HSA                    279，295
Hybridization                                            64
Hybrid Orbital                                           64
Hydrogen-Bond Acceptor，HBA                      200
Hydrogen-Bond Donor，HBD                         200
Hydrophobicity                                           282

## I

Identity                                                  125
Induced-Fit                                               51
Induced-Fit Docking                                     193
Induction                                                 97
Information                                               92
Information Entropy                                      316
Information Gain，IG                               289，315
Inhibitor                                                 332
*In Silico* Medicinal Chemistry                        1
*In Silico* Screening                                   203
Internal Coordinates                                     57
Internal Validation                                      107
Inverse Agonist                                          44
Ion Channel                                          42，44
Isosterism                                               138

## K

Knowledge                                                 92

## L

Label                                                     97
Lead Compound，Lead                              11，132
Lead Discovery                                           132
Lead Optimization                                       132
Least Squares                                            99
Leave-One-Out Cross Validation，LOO-CV
                                                   108，281
Library                                                   93
Ligand                                                    43
Ligand-Based Drug Design，LBDD                    15
Ligand-Binding Domain，LBD                        218
Ligand Efficiency，LE                            35，215
Ligand Field Theory，LFT                           64
Linear Free Energy Relationship，LFER           233
Linear Interaction Energy，LIE                     87
Linear Regression                                        99
Line Notation                                           112
Linker                                                    33
Lipophilic Efficiency                                   256
Lipophilicity                                           282
Local Model                                             309
Lock-and-Key Model                               14，189
Logistic Regression                                     99
Lowest Unoccupied Molecular Orbital，LUMO   67

## M

Machine Learning                           92，97，160
Matrix                                                   114
Mean Deviation                                          95
Metabolism                                              277
MLR                                                      238
Molecular Descriptor                                   115
Molecular Design                                        12
Molecular Docking            15，17，158，188，189
Molecular Dynamics，MD                         54，192
Molecular Fingerprint                                  116
Molecular Informatics                                   2
Molecular Mechanics                              12，54
Molecular Modeling                        2，54，55，55
Molecular Orbital Theory                               63
Molecular Simulation                                    55
Monopartite Network                                    156
Monosaccharide                                          46

Multiple Linear Regression，MLR 99
Multitarget Quantitative Structure-Activity Relationship，mt-QSAR 163
Mutagenicity 310

## N

Naïve Bayes，NB 103，297
$k$-Nearest Neighbors，$k$-NN 103，297
Network-Based Inference，NBI 165
Network Biology 155
Network Medicine 155
Network Pharmacology 17，155
Neural Networks，NN 104
New Chemical Entity，NCE 17，132
Node 155
Non-bonded Interaction 51
Nontoxic Substructures，NTS 316
Normal Distribution 96
Nuclear Receptor 44
Nucleoside 48
Nucleotide 48

## O

OTC 8
Off-Target 152
Off-Target Repurposing 174
On-Target 152
On-Target Repurposing 174
Orphan Receptor 43
Outlier 107，240，286
Overfitting 98，120
Oversampling 291

## P

Partial Agonist 44
Partial Least Squares，PLS 99，238，309
Partition Coefficient，$\log P$ 282
Periodic Boundary Conditions，PBC 77
Permeability 282
P-Glycoprotein，P-gp 291
Pharmacokinetics，PK 32，277
Pharmacophore 17，159，199
Pharmacophore Modeling 188，199
Plasma Protein Binding，PPB 295
Poisson-Boltzmann，PB 86

Polypharmacology 152
Population 95
Precision，P 166
Predictive Toxicology 306
Primary Structure 41
Principle Components Analysis，PCA 98，238
Privileged Scaffold 259
Privileged Structure 34，121，259
Probe 243
Prodrug 133，142
Pro-prodrug 144
P-value 96

## Q

Quantitative Structure-Activity Relationship，QSAR 10，15，12，16，232
Quantum Mechanics 12，54
Query 206

## R

Racemate 30
Ramachandran Plot 40
Random Forest，RF 102，297
Rational Drug Design 16，187
Read-Across 308
Recall，R 166
Receiver Operating Characteristic，ROC 109
Receptor 14，42
Recommendation Algorithm 165
Recurrent Neural Network，RNN 106
Recursive Neural Network 106
Regression 98
Reverse Molecular Docking 157
Reverse Pharmacophore Mapping 157
Ribonucleic Acid，RNA 47
Ring System 33
Root Mean Square Deviation，RMSD 95
Rule-of-Five 32

## S

Sample 95
Scaffold 33，259，266
Scaffold Fingerprint 268
Scaffold Hopping 34，259
Scaffold Library 267

| | |
|---|---|
| Scoring | 190 |
| Scoring Function | 190 |
| Secondary Structure | 41 |
| Self-Consistent Field，SCF | 65 |
| Semi-empirical | 62，65 |
| Semi-Supervised Learning | 98 |
| Sensitivity，SE | 109 |
| Sequence Alignment | 124 |
| Sequence Analysis | 124 |
| Side Chain | 33，37 |
| Similarity | 125，133 |
| Similarity Index | 118 |
| Similarity Search | 160 |
| Simplex Algorithm | 73 |
| Site-directed Drug Delivery | 146 |
| Site of Metabolism，SOM | 299 |
| Site-specific Drug Release | 146 |
| Soft Drugs | 148 |
| Soft-Receptor Docking | 193 |
| Solubility | 283 |
| Solvent-Accessibility Surface Areas，SA | 86 |
| Solvent-accessible Surface | 56 |
| Space-Filling | 55 |
| Specificity，SP | 52，109 |
| Standard Deviation，SD | 95 |
| Statistical Analysis | 97 |
| Steepest Descent | 73 |
| Steered Molecular Dynamics | 77 |
| Stick | 55 |
| Structural Alerts，SA | 35，235，314 |
| Structural Modification | 137 |
| Structure-Based Drug Design，SBDD | 14，15 |
| Structure Search | 207 |
| Substrate | 42 |
| Substructure Search | 207 |
| Supervised Learning | 98 |
| SVM | 238，297 |
| Systematic Search | 191 |
| Systems Biology | 17，155 |
| Systems Drug Design | 17 |

| | |
|---|---|
| Systems Pharmacology | 17 |

**T**

| | |
|---|---|
| Taft Equation | 233 |
| Target | 11，28 |
| Target-Based Similarity Inference | 166 |
| TBSI | 166 |
| Test Set | 107，120 |
| Theoretical Chemistry | 55 |
| Therapeutic Index，TI | 279 |
| Thermodynamic Integration，TI | 81 |
| Toxicity | 278 |
| Training Set | 107，120 |
| Transport | 279 |
| Tripartite Network | 156 |
| True Negative，TN | 108 |
| True Positive，TP | 108 |
| Twin Drugs | 146 |

**U**

| | |
|---|---|
| Underfitting | 98 |
| Undersampling | 291 |
| Undirected Network | 156 |
| Unsupervised Learning | 98 |
| Unweighted Network | 156 |

**V**

| | |
|---|---|
| Valence Bond Theory，VBT | 63 |
| van der Waals Interactions | 71 |
| van der Waals Surface | 56 |
| Variance，Var | 95 |
| Vertex | 155 |
| Virtual Screening，VS | 17，188，203 |
| Volume of Distribution | 280 |

**W**

| | |
|---|---|
| Weighted Network | 156 |

**Z**

| | |
|---|---|
| Z-Matrix | 57 |